Mount Sinai Expert Guides
Critical Care
西奈山重症监护学

原著　[美] Stephan A. Mayer

　　　[美] Janet M. Shapiro

　　　[美] Umesh K. Gidwani

　　　[美] John M. Oropello

主译　张西京　陈　宇

中国科学技术出版社

·北 京·

图书在版编目（CIP）数据

西奈山重症监护学 /（美）斯蒂芬·A. 梅尔 (Stephan A. Mayer) 等原著；张西京，陈宇主译. —
北京：中国科学技术出版社，2023.1

书名原文：Mount Sinai Expert Guides: Critical Care

ISBN 978-7-5046-9714-1

Ⅰ.①西… Ⅱ.①斯… ②张… ③陈… Ⅲ.①险症—护理 Ⅳ.① R459.7

中国版本图书馆 CIP 数据核字 (2022) 第 133698 号

著作权合同登记号：01-2022-2982

策划编辑	丁亚红　焦健姿
责任编辑	方金林
文字编辑	卜　雯
装帧设计	佳木水轩
责任印制	徐　飞

出　　版	中国科学技术出版社
发　　行	中国科学技术出版社有限公司发行部
地　　址	北京市海淀区中关村南大街 16 号
邮　　编	100081
发行电话	010-62173865
传　　真	010-62179148
网　　址	http://www.cspbooks.com.cn

开　　本	889mm×1194mm　1/16
字　　数	1026 千字
印　　张	37
版　　次	2023 年 1 月第 1 版
印　　次	2023 年 1 月第 1 次印刷
印　　刷	运河（唐山）印务有限公司
书　　号	ISBN 978-7-5046-9714-1 / R·2936
定　　价	298.00 元

版权声明

译者名单

主　　译　张西京　陈　宇

副 主 译　苏斌虓　方宗平

译　　者　（以姓氏笔画为序）

方宗平　尹　路　白倬瑄　刘仁怀　闫　云

苏斌虓　李　仪　李　婧　杨正东　吴　优

张西京　陈　宇　范仲敏　姜生茂　贺　晨

贾　琪　郭晓峰　唐　军　满明昊

内容提要

本书引进自 WILEY 出版社，由美国纽约医学院神经病学和神经外科专家 Stephan A. Mayer 和西奈山伊坎医学院肺科、重症监护科、心脏病科、肝病科、重症外科等著名专家联合编写，是一部系统介绍重症医学诊断和治疗技术的实用性指导用书。全书共八篇 58 章，涵盖了重症监护的各个领域，包含基础技术和操作流程、心血管重症、呼吸重症、神经重症、外科重症、感染性疾病、肾脏疾病、血液和肿瘤。重点介绍了重症监护的临床诊断和有效的患者管理，使医护人员能在临床实践中迅速获得准确且具有指导价值的相关信息，提高危重患者的救治质量。本书内容丰富，紧扣临床，条理分明，便于速查和系统学习，可作为重症医学相关专业学生及临床工作者的参考用书。

原 书 序

即时获得准确且可操作的相关信息是提高患者救治质量的关键，现在比以往任何时候都更加需要这些信息。*Mount Sinai Expert Guides* 系列丛书通过提供准确、最新的指南，解决了这一重要需求。该指南由专家编写，辅以视频、参考资料等形式，以便读者在临床实践中参考应用。伊坎医学院（Icahn School of Medicine）于 1963 年建立，在临床救治和学术领域两方面，继承了自 1855 年西奈山医院（Mount Sinai Hospital）成立以来形成的卓越且深厚的传统。由伊坎医学院领导的、包括 7 家医院共同组成的西奈山卫生系统（Mount Sinai Health System）是目前美国大型卫生保健系统之一。医院在临床诊治方面不断应用新技术，正在给医学领域带来革命性改变。在优良的历史声誉和当下卓越的技术发展基础上，伊坎医学院主持编写了 *Mount Sinai Expert Guides* 系列丛书。各学科专家以易于理解的行文，提供了实用且明智的建议，是培训人员、各级医疗人员的理想选择。在美国，很少有医疗中心能够只靠自己的医生提供这种广度的指导，但给从业人员提供这样一种独特指导意见却是必不可少的。在完成本套丛书的过程中，我们幸运地结识了充满活力且睿智的合作伙伴 Wiley Blackwell 公司，共同为保障医疗专业人员受益、推进患者的治疗做出了不懈的努力。

Scott Friedman, MD
Series Editor
Dean for Therapeutic Discovery
Fishberg Professor and Chief, Division of Liver Diseases
Icahn School of Medicine at Mount Sinai
New York, NY, USA

译者前言

随着我国经济快速发展，医院建设日新月异，重症医学科作为医院十分重要的科室之一，担负着兜底医院医疗安全的重任。尤其是COVID-19疫情以来，重症医学科越来越受到重视。伴随着重症医学科的快速发展，医疗行业对重症医学医护团队的要求也越来越高。然而，由于地区发展不平衡，人员知识储备参差不齐，许多从业人员对各种重症治疗技术的操作也不够规范。

Mount Sinai Expert Guides: Critical Care 的原著者均为临床一线、经验丰富的重症医学专家及学者，在国际上具有一定的影响力，对ICU的前沿和进展及治疗技术把握准确。希望通过本书，使医护人员能够在临床实践中迅速获得准确且具有指导价值的相关信息，提高危重患者的救治质量。

在翻译过程中，我们努力保证原书信息的准确与完整。如果读者朋友在阅读过程中发现有异议的地方，希望能够不吝赐教，以便我们在以后的版本中进行修订。

感谢空军军医大学西京医院重症医学科各位同事在本书翻译中做出的贡献。

感谢陕西省医师协会重症医学医师分会给予的支持。

空军军医大学西京医院　张西京　陈宇

补充说明：本书配套视频和参考文献已更新至网络，读者可通过扫描右侧二维码，关注出版社"焦点医学"官方微信，后台回复"西奈山重症监护学"，即可获取资源。

原书前言

本书作为 *Mount Sinai Expert Guides* 系列丛书的一部分，旨在给予重症监护室的临床医生以指导。我们的目标是，在面对危重患者时，临床医生、医学生、培训人员或是教员可以通过这本书去了解疾病的生理学改变，并进行评估和管理。

2017 年西奈山重症监护医学研究所成立，我们汇集了来自西奈山卫生系统的专家，为复杂疾病的管理提供了最前沿的知识参考。我们希望这些信息和管理流程能够在床旁应用，并激励读者去深入研究医学文献，为患者提供更高质量的救治服务。

感谢我们的患者、同事和老师们，希望本书能提升患者的救治水平，促进医学知识的学习和分享。

Stephan A. Mayer

Janet M. Shapiro

目　录

第三篇　呼吸重症

第四篇　神经重症

第五篇　外科重症

第六篇　感染性疾病

第七篇　肾脏疾病

第八篇　血液和肿瘤

第一篇 基础技术和操作流程

Basic Techniques and Procedures

第 1 章

气道管理
Airway Management

Michael Kitz　著

白倬瑄　译　方宗平　校

本章概览

- 气道管理对于 ICU 医护人员来说是一项至关重要、挽救生命的技能。
- 在气道管理中，医生需要掌握多种设备的使用，包括气管导管、声门上气道设备、直接喉镜和可视喉镜。
- 医护人员应了解气道解剖，进行彻底的气道检查，充分认识面罩通气和气管插管的潜在危险。
- 为了提供安全有效的护理，医护人员需要制订完备的计划、进行适当的监测、仔细关注患者的体位，以及保证可及时提供设备和药物。
- 重要的是医生应该知道何时需寻求帮助，何时尝试"救援技术"，何时需升级到有创气道管理（即环甲膜穿刺或气管切开术）。

一、上呼吸道的功能解剖

- 人的气道由 2 个开口组成，鼻通向鼻咽部，口通向口咽部。这些通路在前部被上腭分隔，在后部相连接。会厌将口咽与喉咽（或下咽）在舌根下方分开。会厌通过在吞咽过程中覆盖喉部（声门）来防止误吸。喉是一个软骨骨架，由 9 块软骨及韧带和肌肉组成。甲状软骨部分起到保护声带的作用。位于环状软骨下方的是气管，气管大约在第 5 胸椎（T_5）处延伸到隆嵴，分成左右主支气管。右主支气管走行更直，这使其成为进行较深的气管插管的路径。

- 上气道的神经支配来自脑神经。鼻黏膜的感觉由三叉神经前部的眼支（V_1）和后部的上颌支支配。舌后 1/3、扁桃体和软腭下表面的感觉则由舌咽神经支配。

- 会厌以下，感觉由迷走神经分支支配。喉上神经分为外支和内支。内支为感觉神经，支配会厌和声带之间喉部的感觉。迷走神经的另一个分支是喉返神经，支配声带和气管下方的喉部感觉。

- 喉部肌肉的运动来自喉返神经的支配，但环甲肌（声带张肌）除外，它由喉上神经的外支支配。所有的声带外展肌都由喉返神经支配。

二、气道评估

- 完整的气道评估包括进行病史采集和体格检查，记录任何可能存在面罩通气困难、气管插管困难或两者都有困难的情况。
- 虽然 ICU 的气道管理通常是紧急的，甚至是危急的，但是未能识别出困难气道可能会产生潜在的严重后果。
- 最有可能预测困难气道的是既往史。其他"危险信号"包括头部和（或）颈部的放射史、气道或颈椎手术、阻塞性睡眠呼吸暂停、存在纵隔肿块、某些染色体异常或遗传性代谢紊乱。
- 如果可能的话，应确定最后一次摄食（饮水）的时间，因为 2h 内摄入液体或 8h 内进食固体膳食会增加患者误吸的风险。误吸的其他危险因素包括胃食管反流病（gastroesophageal reflux disease，GERD）、食管裂孔疝、妊娠、糖尿病（胃轻瘫）和病态肥胖。
- 体格检查应包括口腔和头颈部外部特征的评估，应再次注意面罩通气和（或）插管的潜在困难（表1-1）。

表 1-1　面罩通气和（或）插管困难的预测因素

面罩通气困难的预测因素	喉镜检查的困难因素
<li>没有牙齿<li>年龄 55 岁或以上<li>男性患者<li>面部有毛发<li>肥胖<li>阻塞性呼吸暂停	<li>覆𬌗<li>张口度＜ 3cm<li>Mallampati 分级Ⅲ级或Ⅳ级<li>距甲状腺距离＜ 3 指宽<li>颈围＞ 43cm（17 英寸）<li>颈部活动受限

- 应评估张口度、面部是否有毛发、是否有假牙。应注意任何松动的牙齿，并摘除假牙，以避免移位和潜在的误吸。
- Mallampati 分级描述了舌头相对于口腔的大小，这是一种有助于预测气管内插管困难程度的临床体征。传统检查时，患者坐位，头部处于中立位置，口张开，伸舌，不要发音。根据口咽结构的可见度进行评分。Mallampati Ⅰ级表示气管内插管相对容易，而Ⅳ级则表示考虑到其他临床体征，可能存在插管困难（图 1-1）。
- 颈部检查应注意任何肿块或甲状腺肿，以及气管是否偏离中线。还应该注意颈围、颈部伸展和弯曲的能力，以及与甲状腺的距离。

三、设备

- 对于所有的气道管理情况，充分的准备至关重要。
- 基本设备包括氧源（壁式或罐式）、吸引器、气囊面罩通气回路、直接喉镜或可视喉镜、各种尺寸的气管导管、声门上气道装置、血压计 / 心电图 / 脉搏血氧仪和 CO_2 检测装置。
- 声门上气道装置包括插入患者口腔并位于声门上方的喉罩气道（laryngeal mask airway，LMA）。由于这些设备不能防止胃内容物被误吸，因此在 ICU 中通常仅限于面罩通气和气管插管困难情况下的抢救使用。

- 有多种类型的直接喉镜可供选择，最常见的 2 种是 Macintosh 喉镜片（macintosh blade，MAC）和 Miller 喉镜片。两者都有多种尺寸，但通常情况下，MAC 3 或 Miller 2 适合标准尺寸的成人。

- 近年来，可视喉镜作为一种间接喉镜检查的形式，已在大多数医院中普及。不同可视喉镜在喉镜片形状、插入口腔时的正确位置、视频源的位置及可重复使用 / 一次性部件方面各不相同。Glidescope® 可视喉镜拥有自己的（非一次性）探针，同时伴有其独特的喉镜片形状。可视喉镜检查的一个潜在问题是，虽然它可以提供声门开口的清晰视图，但仍可能难以将气管内插管调整到合适的位置。

- 气管导管（endotracheal tubes，ETT）也有多种材料和尺寸可供选择。ICU 中最常用的是由聚氯乙烯制成的 ETT，该 ETT 具有倾斜的尖端，可以更好地观察插管情况，1 个侧孔（墨菲眼）防止黏液堵塞时管腔完全闭塞，还有 1 个充气袖带状的气囊。ETT 的大小根据内径（以毫米为单位）而定，成人的合适尺寸通常为 7.0～8.0mm。需要记住的是，如果需要进行支气管镜检查，小于 7.5mm 的 ETT 可能太窄而无法容纳成人支气管镜检查。

四、体位

- 正确的患者体位非常重要，应该在进行任何气道干预之前完成，特别是在尝试直接喉镜检查的情况下。正确的体位可能是喉镜检查成功的关键。

- 当操作者站在床头时，患者的头部应该尽可能地靠近（朝向）床头。床的高度应该根据操作者的习惯而定。

- 正确的体位可以从患者的口部到喉部形成一条直线。通过使用枕头 / 毯子将颈椎弯曲约 30°，同时伸展寰枕关节来完成，也就是经典的"嗅物位"。

- 肥胖患者的体位可能特别具有挑战性。可以通过抬高上背部和肩部形成斜坡，以适应足够的颈椎屈曲来实现。确认外耳道与胸骨切迹水平对齐可能是 1 个有用的指标。

五、预充氧

- 除最紧急的情况外，都应进行足够充分的预充氧。

- 其目的是用氧气置换肺部的氮气。这增加了患者呼吸暂停时血氧饱和度下降前的时间长度（"呼吸暂停时间"），在通气和插管变得困难的情况下提供安全的缓冲时间。

- 可以使用面罩、连续或双水平气道正压通气或经鼻高流量（high flow nasal cannula，HFNC）在至少 10L/min 的流量下提供 100% 氧气（纯氧）进行预充氧。通常需要大约 3min 的正常潮气量呼吸才能达到大约 90% 的呼气末氧浓度。

- 鉴于正常功能残气量（functional residual capacity，FRC）约为 2L，耗氧率为 200～250ml/min，适当预充氧的成人在血氧饱和度显著减低之前应该有 5～8min 的呼吸暂停时间。在 FRC 降低（如肥胖、妊娠、张力性腹水）或氧耗增加（如脓毒症、妊娠、甲状腺功能亢进）的情况下，应考虑到呼吸暂停时间会相应缩短。

六、球囊 – 面罩通气

- 能够使用球囊和面罩为患者通气是所有 ICU 医生都需要掌握的最重要的技能。如果面罩通气可行，那么无法气管插管并不致命，这是美国麻醉医师协会（American Society of Anesthesiologists，ASA）困难气道准则的重要组成部分。

- 面罩通气的相对禁忌证包括饱胃 / 反流风险、严重的面部创伤和不稳定的颈椎骨折。

- 进行球囊 – 面罩通气时，操作者左手持面罩，并将面罩覆在患者的口鼻处，中指、无名指和小指托住下颌，抬起面部扣入面罩，同时拇指和示指在靠近面罩与呼吸管路连接的接头周围形成 C 形。当呼吸球囊被挤压时，操作者应当注意到患者胸部起伏和面罩中的冷凝现象，而且不应听到任何由于密封不充分而导致气体泄漏的漏气声。注意不要压迫下颌下组织，因为这可能会使气道塌陷，使通气变得更加困难。

- 如果面罩通气困难，可以采用双手操作，其中 1 名操作者双手持面罩，2 根拇指置于面罩顶部，当助手挤压球囊时，其余手指托在下颌骨上将面部抬起扣入面罩。口腔和鼻腔气道同样有着重要作用，他们可以将舌头和会厌从咽后壁拉开，从而允许更多的气流通过。

七、喉镜检查和放置位置的确认

- 在确保充足的准备、正常工作的监护仪、调整好体位和预充氧后，通常会向患者施用诱导呼吸暂停的药物及麻醉药物，两者都是根据患者的病情和临床情况来选择的。还需要注意的是，在某些情况下，例如心脏停搏，可能不需要使用诱导剂。

- 当判断患者适当麻醉后，操作者左手持喉镜，用右手的拇指和示指打开患者的口腔。然后，将喉镜小心地置入患者口腔，注意不要损伤到患者的嘴唇或牙齿。如果是在弯曲的 MAC 镜片下，将舌头拨至左边，镜片尖部放在会厌前端的会厌谷，而 Miller 直喉镜片则插入到会厌下方的中线位置。将喉镜的手柄向上、向前提起，暴露声门。手柄绝对不能向后倾斜，因为这可能会导致牙齿损坏。然后在直视下将 ETT（气管导管）插入声门。插入 ETT 后，将喉镜和导丝（如果使用）一同取出。然后用 10ml 注射器向气囊内充气，压力不要超过 30mmHg。

- 为了确认气管插管的位置，将 ETT 连接呼吸球囊并进行通气，观察双侧胸腔的起伏、气管插管中的冷凝现象。最重要的确认气管插管位置的金标准，是通过二氧化碳浓度检测仪（二氧化碳图）进行持续呼气末 CO_2 监测。如果没有检测到持续的呼气末 CO_2，则须怀疑导管误入食管内，并应重新尝试喉镜检查。

- ETT 的远端应在声门之下、隆嵴之上。成人通常插入的距离为距患者唇 21～23cm。插管后应立即预约胸部 X 线检查（chest X-ray，CXR），以确认导管的正确位置。

- 视频 1–1 成功展示了一位病态肥胖患者的气管插管过程。注意准备好所有必要的设备，包括负压吸引器、喉镜、ETT 和口咽通气道，并保证上述设备可正常使用。另外，注意患者的正确体位，包括通过使用多条毯子来垫高肩部以达到大约 35° 的颈屈，以及同时保持轻微的头部伸展。这种组合使得从口到气管的视线几乎是直线。右手撑开口，左手持 MAC 喉镜片向内将舌拨向一边。喉镜片放置在会厌谷。在 45° 的方向施力则可看到声门开口。当 ETT 在声门处通过时，可以直接看到。然后退出喉镜，向气囊内充气，不超过 10ml。虽然双侧呼吸音和 ETT 中有雾的出现表明放置的是正确位置，但正确放置的金标准是连续呼气末 CO_2 波形图。

快速序贯诱导

- 这是一种特殊的诱导方法，在误吸风险很高时使用。
- 目标是尽快达到最佳的插管条件。
- 预充氧后，由助手维持环状软骨的压力，同时给予诱导剂（有关药物和剂量，参见第 2 章），然后注射 1.5mg/kg 琥珀胆碱或 1mg/kg 罗库溴铵，在没有面罩通气的情况下尝试喉镜检查。

八、困难气道

- 大多数困难气道是可以预见的，而且应该始终注意以适当的评估方法来识别，因为意想不到的困难气道会使患者发生潜在的缺氧、心力衰竭和神经损伤。
- 应该区分潜在的困难是因为不能进行面罩通气、插管，或者两者兼而有之。
- 一条很好的经验是，除非确定可以进行通气，否则不要给予患者肌松药物。
- 当怀疑困难气道时，正确的规划和设置、设备的可用性、体位和足够充分的预充氧就变得更加重要。
- 在预见困难气道的情况下，应在诱导前立即使用其他工具，如可视喉镜、纤维支气管镜，以及能够提供外科手术气道通路的工具。
- 如果预计气管插管和面罩通气会很困难，在清醒状态下使用局部麻醉药物和光纤插管，并保持最小限度的镇静则是金标准。这应该在附近设置开放的紧急气管切开术及有能力进行外科气道手术操作的情况下进行。也可以尝试通过滴定小剂量的不会导致呼吸暂停的诱导类催眠药物，如氯胺酮，来尝试"清醒观察"，直到患者可以耐受可视喉镜或直接喉镜下的简短检查为止。如果这个观点是可以接受的，那么可以像往常一样进行诱导，并用特定的设备给患者插管。
- 在诱导后发现插管困难的不良情况下，应尝试为患者使用呼吸面罩通气，并寻求帮助。如果面罩通气容易，可以尝试另一种插管方法，同时确认正确的体位和床位高度。如果面罩通气困难，应尝试双手面罩通气或放置口咽通气道。如果仍然困难，应考虑声门上气道放置，如 LMA（喉罩）。如果通气状况仍然不佳，可能需要紧急有创气道放置。

颈椎疾病

- 颈椎损伤，无论是因为外伤、先前的颈椎融合导致活动受限，还是类风湿关节炎引起的炎症，都会给气道管理带来挑战。颈托的存在也会使气道管理变得困难。颈椎屈曲和伸展的评估是谨慎的，并且，在创伤的情况下，应与脊柱外科医师讨论关于颈椎稳定性的问题。
- 在不稳定的颈椎损伤情况下，应使用纤维支气管镜进行插管。或者，可以尝试在助手协助情况下（双手牢牢固定头部，以免操作喉镜的医师无意中弯曲或伸展颈部）进行直接喉镜检查。

九、拔管

- 虽然拔管的决定在一定程度上是由客观数据决定的，但也取决于临床判断。
- 患者应具有平稳的生命体征，SpO_2 至少为 90% 或 FiO_2 为 40% 或更低（少），$PaCO_2 < 50mmHg$（除非已知存在慢性 CO_2 潴留），在最小压力支持下有足够的潮气量、完整的气道反射和基本精神状态。

- 还应考虑插管困难等具体情况，重新插管困难（如颌面手术后开口困难、严重的气道水肿），液体平衡和酸碱平衡紊乱。
- 如果有任何气道通畅的问题，可以考虑进行漏气试验（将气囊放气，听 ETT 周围的气流运动，并观察潮气量的减少），在需要重新插管的情况下使用备用 ETT。
- 对于存在基础肺功能障碍的患者，拔管后可以采用 BIPAP（双水平气道正压通气）或 HFNC（经鼻高流量通气）治疗，并能从中受益。

十、气管插管并发症

（一）气道损伤

- 气管插管可能会对软组织及牙齿和嘴唇造成损伤。
- 虽然在现代 ETT 中不太常见，但气囊过度充气（通常大于 30mmHg）会导致组织缺血，导致炎症和可能的气管狭窄，以及因喉返神经受压导致的声带瘫痪（麻痹）。声带麻痹会导致声音嘶哑和误吸。

（二）插管造成的生理应激反应

- 低血压是一种常见的诱导后反应，应有可预见性，尤其是危重患者。
- 如果麻醉药物剂量不足，可能会出现高血压和心动过速。
- 喉痉挛，一种喉部肌肉的不自主闭合，是在浅麻醉状态下对气道刺激的反应。由于无法通过闭合的喉部进行通气，可能会导致严重缺氧。治疗包括使用面罩进行温和的正压通气。如果失败，加深麻醉程度，同时给予琥珀胆碱，这样通常可使肌肉松弛。

（三）误吸

- 危重患者通常需要在饱腹状态下、机械性或生理性运动障碍的情况下进行气道管理，这使胃内容物误吸成为一种令人担忧的并发症。
- 如果怀疑存在误吸，应尽快将患者置于 Trendelenburg 体位（即仰卧头低位），然后抽吸咽部和气管（如果可以），并用 ETT 建立安全气道。
- 治疗通常采用对症支持治疗，除非怀疑吸入颗粒物或出现感染迹象，否则一般不需要应用抗生素和气管镜灌洗。

相关图像

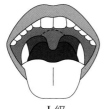 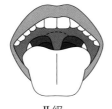 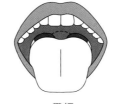 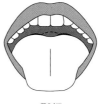

| Ⅰ级 | Ⅱ级 | Ⅲ级 | Ⅳ级 |
| 可以看到整个悬雍垂、硬腭、软腭和咽腭弓 | 可以看到软腭、咽腔、大部分悬雍垂 | 只有软腭和硬腭可见 | 只有硬腭可见 |

▲ 图 1-1　Mallampati 分级

第2章

镇静与镇痛
Sedation and Analgesia

Colin J. Sheehan　Michael Kitz　著

白倬瑄　译　方宗平　校

本章概览

- 镇痛与镇静主要用于防止患者自我伤害并确保患者舒适。例如，与呼吸机不同步的气管插管患者，术后开放性伤口的患者，以及无法通过常规措施控制疼痛的患者。
- 20% 的患者在从 ICU 出院后出现创伤后应激障碍（post-traumatic stress disorder，PTSD）。适当的靶向镇静治疗与降低 PTSD 发生率有关。
- "良好的镇静"与缩短 ICU 住院时间、减少呼吸机使用天数、改善出院时恢复独立功能及降低 ICU 死亡率有关。
- 与普通人群相比，重症患者疼痛发生率更高。在 ICU 住院期间，高达 70% 的患者会经历中至重度的疼痛。据测算，休息时疼痛的发病率高达 30%，大多数患者在常规日常清洁和护理干预期间会感到疼痛。
- 在 ICU 中有过疼痛的经历，与 ICU 后慢性疼痛和 PTSD 有关。
- 镇痛或积极为患者在使用催眠药物镇静之前，先使用镇痛药进行治疗的做法，可以缩短 ICU 住院时间和减少机械通气时间。

一、临床药理学

- 静脉输注时量相关半衰期（context-sensitive half-time，CSHT）被定义为，停止给药后血浆药物浓度降低 50% 所需的时间。"context"指的是输液的持续时间。
- CSHT 不同于消除半衰期，它根据输注持续时间长短与单次推注药物剂量的效果来解释效果持续时间的差异。例如，如果我们认为消除半衰期决定了丙泊酚的作用持续时间，那么单次推注给药就应使患者昏迷数小时。相反，由于药物从中心重新分布到外周区域，单次推注药物的剂量将在几分钟内消失。
- 同样，CSHT 还解释了为什么药物在较长时间的输液后，药效消失的时间越长。一种简单的，甚至不是完全科学的解释是，麻醉药物的效果会随着药物从中央室向外周的重新分布而减弱。但是，随着时间的推移，外周可能会达到饱和状态，导致中央室在浓度降低时重新填充或保持稳定状态。每种药物都有不同的分布容积，能以不同的速率填充。因此，我们发现，像瑞芬太尼这样几乎没有

CSHT 的药物，无论给药时间长短，都会在几分钟内消失，而咪达唑仑在需要足够长的时间输注后，可能需要几天时间才能消失。

二、监控方式

（一）镇静

- 有两种方法在监测镇静程度方面得到了很好的验证，结果相当。
  - Richmond 躁动 - 镇静评分（量表）RASS（表 2-1）从 -5（不可唤醒 / 昏迷）到 +4（有攻击性），0 代表保持冷静和警觉的患者（清醒自然状态）。典型的目标是 -1～-2 的轻度镇静。
  - Riker 镇静 - 躁动量表（表 2-2）从 1（无觉醒 / 昏迷 / 不可唤醒）到 7（危险躁动），其中 4 代表冷静和警觉的患者。典型的目标是 3 分的轻度镇静。
- 重症医学指南不推荐将客观监测方式（如脑电图、脑电双频指数或患者状态指数）作为常规监测工具。但是，如果患者瘫痪（通过神经肌肉阻滞药物或者临床状况），则建议使用客观监测设备。

（二）疼痛

- 建议使用经过验证的疼痛量表来确定治疗需求。应根据患者的情况使用语言或非语言量表。
- 数字分级量表是一种主观的疼痛分级方法。一种典型的方法是视觉模拟评分法，它使用 1 条 10cm 长的线，每厘米标记 1 个数字。要求患者按照这个等级对他们的疼痛进行评分，10 分是最严重的疼痛。对于认知能力不能建立这种关联的患者，可以选择面部表情量表评估法，它包括一系列 6 张不同的痛苦表情，要求患者指出最接近其当前状态的脸部表情。
- 当许多患者由于插管、镇静或者认知障碍而无法主动参与自己的疼痛评估时，也可以使用客观的疼痛评分。2 种最有效的方法是行为疼痛量表（behavioral pain scale，BPS）和重症监护疼痛观察工具（critical care pain observation tool，CPOT）。此外，最近已证明，CPOT 对创伤性脑损伤患者有效。

表 2-1　**Richmond 躁动 - 镇静评分（量表）**

分　值	术　语	描　述
+4	有攻击性	有暴力行为（明显的攻击行为，对他人有直接危害）
+3	非常躁动	拉拽气管插管，试图取下导管，打击工作人员，对他人有攻击行为
+2	躁动焦虑	频繁的无目的运动 / 人机对抗
+1	不安焦虑	焦虑紧张但身体动作不具有攻击性
0	清醒平静	清醒自然状态
-1	昏昏欲睡	尚未完全清醒，但可保持超过 10s，可通过眼神、语言交流
-2	轻度镇静	短暂清醒（不超过 10s），醒后可通过眼神、语言交流
-3	中度镇静	对声音有反应，但无眼神交流
-4	重度镇静	对声音无反应，但对身体刺激有反应
-5	昏迷	对声音及身体刺激都无反应

表 2-2　Riker 镇静 - 躁动量表

分　值	术　语	描　述
7	危险躁动	拉拽气管插管，试图拔除各种导管，攻击医护人员
6	非常躁动	反复语言提示劝阻仍不能安静，需要保护性约束
5	躁动	焦虑或轻度躁动，经言语提示劝阻可安静
4	安静且合作	安静，容易唤醒，服从指令
3	镇静	语言或躯体刺激可唤醒并能服从简单指令
2	非常镇静	对躯体刺激有反应，不能交流及服从指令，有自主运动
1	不可唤醒	对有害刺激无或仅有轻微反应，不能交流及服从指令

- BPS 由 3 部分组成，即面部表情、上肢运动和通气依从性（现已改为发声），每部分的得分为 1～4 分。总分在 5 分或以下的患者被认为是可以接受的疼痛。
- CPOT 由 4 部分组成，即面部表情、肢体活动、通气依从性或发声及肌张力。每个部分得分为 0～2 分，总分为 8 分。

三、镇静与镇痛药物

推荐剂量来自美国重症医学会（Society of Critical Care Medicine，SCCM）2013 年疼痛、躁动和谵妄指南。

（一）阿片类药物

- 根据 SCCM 指南推荐，阿片类药物是 ICU 患者一线镇痛用药。
- 作为药物的一个类别，当给予足够大的剂量时，他们具有一定的镇静作用，但没有遗忘作用。
- 不良反应相当普遍，包括呼吸抑制、低血压、皮肤瘙痒、恶心呕吐、瞳孔缩小和胃动力减弱。
- 阿片类药物的选择和剂量必须根据患者的个人情况决定。例如，在创伤 ICU 中的 1 名正在服用纳洛酮 / 丁丙诺啡的 24 岁的患者，在最初的 24h 内，他可能比 1 名 72 岁的肾衰竭患者需要多 1 个数量级的阿片类药物。

1. 芬太尼

(1) 药理学。

- 不含活性代谢产物的合成阿片类药物。
- 通过 CYP3A4 途径分解代谢，可能会延长某些化疗药物的疗效。
- 脂溶性强。
- 1～2min 起效，持续时间约为 40min。
- 消除半衰期为 2～4h。
- 在输注 6h 后，CSHT 为 200min；输注 12h 后，为 300min 或更长（在多器官功能衰竭时会增加）。

(2) 药物特有的不良反应。

- 胸壁僵硬：合成阿片类药物的一种非常罕见的不良反应，可能会因声门闭合和牙关紧闭而复杂化。

可能与药物剂量、给药速度、年龄、危重疾病及抗抑郁药物的使用有关。会造成患者呼吸抑制。需要立即使用纳洛酮逆转，并准备使用神经肌肉阻滞药进行紧急气管插管。如果没有进一步的并发症（如由于声门闭合引起的负性肺水肿），可以在僵硬和肌松停止后数小时内尝试拔管。这不是过敏反应，也不妨碍患者以后再使用这种镇痛药。

(3) 推荐剂量。

- 单次给药剂量：0.35～0.5μg/kg 静脉注射，每 0.5～1 小时 1 次。
- 静脉输注：0.7～10μg/(kg·h)。
- 自控镇痛：15～75μg 推注，锁定间隔时间为 3～10min。

2. 氢吗啡酮

(1) 药理学。

- 半合成阿片类药物。
- 经肝脏代谢，经肾脏排泄。
- 没有活性代谢产物。
- 起效时间为 5～15min，作用持续时间为 3～4h。
- 消除半衰期为 2～3h。

(2) 药物特有的不良反应：给药后会释放组胺。

(3) 推荐剂量单次给药剂量。

- 单次给药剂量：0.2～0.6mg 静脉注射，每 1～2 小时 1 次。
- 静脉输注：0.5～3mg/h。
- 自控镇痛：0.1～0.5mg 推注，锁定间隔时间为 5～15min。

3. 吗啡

(1) 药理学。

- 脂溶性差。
- 经肝脏代谢后产生活性代谢产物吗啡 -6- 葡萄糖醛酸。
- 经肾脏排泄。
- 起效时间为 5～10min，作用持续时间为 4～5h。
- 消除半衰期为 3～4h。

(2) 药物特有的不良反应。

- 肾衰竭时可出现药物蓄积。
- 会导致临床上显著的组胺释放。

(3) 推荐剂量。

- 单次给药剂量：2～4mg 静脉注射，每 1～2 小时 1 次。
- 静脉输注：2～30mg/h。
- 自控镇痛：0.5～3mg 推注，锁定间隔时间为 10～20min。

4. 美沙酮

(1) 药理学。

- 具有 NMDA 受体（N- 甲基 -D- 天冬氨酸受体）拮抗性和阿片受体激动性的合成阿片类药物。
- 经肝脏代谢，经肾脏排泄。
- 没有活性代谢产物。

- 起效时间为 10～20min，作用持续时间为 6～8h。
- 消除半衰期为 15～60h。

(2) 药物特有的不良反应。

- QTc（间期）延长：建议在使用本药物时进行心电图监测。

(3) 推荐剂量。

- 单次给药剂量：10～40mg，每 6～12 小时 1 次。
- 静脉输注：不推荐。

（二）苯二氮䓬类药物

- 与谵妄和创伤后应激障碍（posttraumatic stress disorder，PTSD）的发生率增加有关。
- 抗焦虑、健忘、抗惊厥。
- γ – 氨基丁酸（ γ -aminobutyric acid，GABA）激动药。
- 没有镇痛作用。
- 与阿片类药物协同作用抑制呼吸。
- 会引起低血压。
- 经肝脏代谢，经肾脏排泄。

1. 咪达唑仑

(1) 药理学。

- 脂溶性高。
- 产生活性代谢产物。
- 只有不含丙二醇的苯二氮䓬类制剂。
- 通过细胞色素 P_{450} 酶代谢。
- 起效时间为 2～5min，作用持续时间为 1～2h。
- 消除半衰期为 3～11h，有显著的 CSHT。
- 药物重新分配会导致药效的终止。

(2) 药物特有的不良反应：肾脏对活性代谢产物的消除作用。

(3) 推荐剂量。

- 单次给药剂量：0.01～0.05mg/kg。
- 静脉输注：0.02～0.1mg/(kg·h)。

2. 劳拉西泮

(1) 药理学。

- 没有活性代谢产物。
- 起效时间为 15～20min，作用持续时间为 1～2h。
- 消除半衰期为 3～11h。

(2) 药物特有的不良反应：溶液中含有丙二醇，当持续输注时，丙二醇会导致代谢性酸中毒和急性肾损伤。血清渗透压大于 12mOsm/L 时提示丙二醇中毒。

(3) 推荐剂量。

- 单次给药剂量：0.02～0.04mg/kg（最大剂量 2mg），根据需要每 2～6 小时 1 次。
- 静脉输液（一般不推荐）：0.01～0.1mg/(kg·h)（最大剂量 < 10mg/h）。

3. 地西泮（安定）

(1) 药理学。

- 活性代谢产物。
- 静脉注射起效时间为 2～5min，峰值效应为 1～2h，作用持续时间可变，但通常为 4～6h。
- 如果没有静脉通路，可以经直肠给药治疗癫痫发作。
- 因为活性代谢产物，消除半衰期在 20h 以上。

(2) 药物特有的不良反应。

- 呼吸抑制。
- 静脉炎。
- 使用丙二醇作为溶剂。
- 肾衰竭时，代谢产物会蓄积。

(3) 推荐剂量。

- 单次给药剂量：5～10mg 静脉注射。
- PRN（必要时，长期备用医嘱）剂量：每 5～6 小时 0.03～0.1mg/kg。
- 用于癫痫发作时的直肠给药剂量：发作时 0.2mg/kg，根据需要每 4～6 小时 1 次，癫痫持续状态 0.5mg/kg 静脉推注，按需每 10 分钟予以 0.25mg/kg，重复给药。

（三）其他镇静药物

1. 丙泊酚

(1) 药理学。

- 主要是 GABA 受体激动药。
- 催眠药、止吐药、抗惊厥药。
- 无镇痛作用。
- 98% 的蛋白质结合率。
- 没有活性代谢产物。
- 起效时间为 1～2min，作用持续时间为 5～10min。
- 丙泊酚在脂肪乳剂中提供 1.1kcal/ml 的热量，在调整肠内和肠外营养需求时应注意。

(2) 不良反应。

- 血管扩张和低血压。
- 心肌抑制。
- 呼吸抑制。
- 胰腺炎。
- 丙泊酚输注综合征。
  - 一种潜在的致命的综合征，以代谢性酸中毒、高甘油三酯血症和血管活性药物无效的低血压为特征。
  - 可能是由于线粒体功能障碍。
  - 治疗是停止丙泊酚输注，对症支持治疗。
  - 与长时间超过 70μg/(kg·min) 的剂量的输注有关。
  - 丙泊酚输注综合征发生率为 1%，死亡率为 33%。

(3) 推荐剂量。

- 单次给药剂量：0.1～0.3mg/kg，缓慢静脉注射。
- 静脉输注：5～50μg/(kg·min)。

2. 右美托咪定

(1) 药理学。

- α_2 受体激动药。
- 具有轻微呼吸抑制作用。
- 具有催眠和镇痛作用。
- 没有活性代谢产物。
- 负荷剂量后 5～10min 开始起效。

(2) 不良反应。

- 高血压：通常与负荷剂量有关。
- 低血压：通常与负荷剂量有关。
- 心动过缓。

(3) 推荐剂量。

- 负荷剂量：1μg/kg 超过 10min。
- 静脉输注：美国食品药品管理局（FDA）批准的最长 24h 内 0.2～0.7μg/(kg·h)，报道显示最大输液剂量为 1.5μg/(kg·h) 时，持续 1 个月都是安全的。

(4) 其他事项：没有证实对谵妄有好处。

3. 氯胺酮

(1) 药理学。

- NMDA 拮抗药。
- 催眠药、镇痛药。
- 产生活性代谢产物去甲氯胺酮。
- 术中应用单次剂量的氯胺酮后，不应减少阿片类药物的使用，同时谵妄的发生率也不会降低。
- 药物起效时间为 30～40s。
- 消除半衰期为 2～3h。

(2) 不良反应。

- 唾液分泌增加。
- 潜在的颅内压升高。
- 潜在的交感神经放电。
- 幻觉：可通过同时服用苯二氮䓬类药物减轻症状。
- 负性肌力作用：可能对心力衰竭的患者有害，需要进一步研究。

(3) 推荐剂量。

- 单次给药剂量：0.1～0.5mg/kg 静脉注射。
- 静脉输注：0.05～0.4mg/(kg·h)。

血管通路
Vascular Access

第3章

Jennifer Wang　John M. Oropello　著

白倬瑄　译　方宗平　校

本章概览

- 医护人员需要优化危重患者的中心静脉导管和动脉导管的置入。
- 穿刺置管过程中严格的无菌操作技术，对于最大限度地减少感染至关重要。感染是与穿刺置管过程相关的最严重和最常见的并发症。
- 一般情况下，应尽快拔除中心静脉和动脉导管，最大限度地降低感染的风险。

一、中心静脉通路

（一）适应证

- 静脉通路困难，采血频繁。
- 快速输注液体和血液制品（液体复苏）。
- 对小静脉注入有刺激的液体和药物（如升压药物、化疗药物、全肠外营养）。
- 肾脏替代治疗，血浆置换。
- 经静脉起搏，肺动脉导管。

（二）静脉通路部位

颈内静脉（internal jugular，IJ）、锁骨下内侧静脉（subclavian medial，SM）或外侧静脉（subclavian lateral，SL）、股静脉（femoral，F）。

（三）导管类型（图 3-1）

- 多腔或单腔导管（中心静脉通路导管）。
- 透析导管（大口径、双腔或多腔导管）。
- 导引器（用于快速复苏通道、临时起搏器或肺动脉导管置入的大口径管）。

（四）步骤

- 在手术操作前，确保已与患者的责任护士确认患者的姓名、具体手术名称及手术置管部位。
- 术前超声：当选择颈内静脉、锁骨下外侧静脉或股静脉做穿刺路径时，可在超声下直视操作。（注意：锁骨下内侧静脉入路的针尖置于锁骨下方，因此，在使用该路径时，无法在超声直视下行锁骨下静脉穿刺置管。）用超声探头扫描计划穿刺置管部位及穿刺点的上方、下方（或锁骨下外侧静脉入路的内侧），来判断有无血栓形成（图 3-2）或血管狭窄。视频 3-1 演示了锁骨下外侧静脉入路时血管的外观。在操作者左侧，头端（朝向头部，即更靠近锁骨）是锁骨下动脉（subclavian artery，SA）；在操作者右侧，尾端（朝向足部，即更靠近肺部）是锁骨下静脉（subclavian vein，SV）（因为血管还没有通过第 1 肋，严格来讲，更应该被称之为腋静脉）。需要注意的是，锁骨下静脉是可以压缩的、无搏动的。还要注意的是，在 SV 下方约 0.5cm 处有 1 条在右侧随着呼吸出现的闪烁的水平线，这是胸膜线。
- 对于任何颈部路径入路（颈内静脉、锁骨下内侧 / 外侧静脉），预先使用超声查看需要操作的一侧的胸膜，明确是否有肺（胸膜）滑动的存在及其程度（请参阅第 4 章，视频 4-1 和视频 4-2）。这可以提高术后超声评估气胸的准确性。
- 尽可能选择动脉不是直接位于静脉下方（颈内静脉）或直接在静脉上方（股静脉）的平面来优化置管位置。对于颈内静脉，将患者的头部转向置管的一侧可能会使颈内静脉移动到相对于颈动脉更靠外侧的位置。对于股静脉，将超声探头向腹股沟韧带上方移动，会定位到动脉内侧的静脉。将超声探头沿腿部向下移动（远离腹股沟韧带朝向膝盖方向）将定位动脉覆盖静脉的位置，从而使得置管变得更加困难。此外，下肢在膝部的屈曲和外旋也可能有助于股静脉从股动脉下方向内侧移动。超声能显示这一策略是否有效。
- 在超声仪器上选择合适的深度（图 3-3），在该深度处，静脉和动脉都能在屏幕上最大限度地显示，即所需的最小深度 [颈内静脉大致为 2～3cm，锁骨下外侧静脉为 4～5cm（包括胸膜线可视化），颈内静脉为 3～5cm]。（注：这需要超声探头横向定位。纵向仅显示静脉，而不显示动脉，除非动脉位于静脉正下方。横向入路是预防动脉意外穿刺的首选方法，尤其是对于经验较少或正在接受培训的医生而言。）
- 用葡萄糖酸氯己定和异丙醇（如氯己定）消毒穿刺置管部位，消毒直径约为 15cm。
- 洗手，戴上帽子、口罩、无菌衣和无菌手套。
- 准备无菌区域：用无菌单和无菌手术洞巾覆盖患者，使其只显露出消毒准备好的区域。
- 将无菌超声凝胶放入无菌超声探头盖中，然后将超声探头插入无菌盖中，用橡皮筋固定探头盖。
- 将带有凝胶的无菌超声探头放置在穿刺置管部位。
- 抽取 5～10ml 的 1% 利多卡因并在注射器上贴好标签。
- 用无菌生理盐水冲洗导管的所有端口。对于三腔导管，夹闭蓝色和白色端口，但不要夹住棕色端口；对于透析导管，夹闭红色端口，但不要夹闭蓝色端口（导丝从此端口穿出）。
- 轻柔但牢固地将导引器针头更换到穿刺针上，确保针头不会卡在注射器上。
- 取下导丝（guidewire，GW）头端的盖帽，并将导丝收回到塑料护套中，直到露出 2mm。
- 将纱布放置在置管部位附近的无菌区域。
- 将无菌生理盐水吸入注射器，准备在置管后冲洗所有端口。
- 在无菌台上按照使用顺序放置工具：利多卡因、穿刺针和注射器、导丝、皮肤扩张器、手术刀、导管、持针器、缝合线。

- 用非惯用手握住超声探头，选择置管部位，用惯用手注入利多卡因 3～10ml，然后将利多卡因注射器放入锐器海绵内。
- 用非惯用手握住超声探头，用惯用手持穿刺针和注射器（视频 3-2）。
- 一旦穿刺针刺穿皮肤，通过拉动注射器的柱塞引入负压。
- 在超声引导下，以 70°～80° 的角度缓慢推进注射器（图 3-4）。
- 一旦血液被吸入注射器，同时在静脉内靠近中心的部位见到穿刺针针尖（视频 3-3：30～31s），放下超声探头，同时用非惯用手固定住穿刺针。用惯用手取下注射器。
- 将导丝送入穿刺针，直到 20cm 标记正好在穿刺针的入口点之前；20cm 标记在穿刺针上显示为 2 条平行的灰色线条。同时观看心电监护仪；如果当时出现新的房室异位或心律失常，立即撤回导丝，然后重新置入至较浅的深度，如 15cm。
  - 如果在置入导丝的过程中遇到任何困难（导丝不能向前推进，如反弹），撤回导丝，重新连接穿刺针注射器，同时在超声下观察静脉并重新予以负压。切勿强行将导丝置入静脉，因为这会损坏血管壁，导致静脉穿孔和误穿入动脉。对导丝施加过大的力将导致导丝弯曲。
  - 如果发现穿刺针位于静脉中心位置（如未埋入血管后壁）且导丝无法推进，可将穿刺针旋转 90°并再次尝试推进导丝。
  - 如果经过反复多次尝试后，仍有摩擦和反弹现象，请退出穿刺针，然后在不同的部位再次尝试该操作步骤。
- 退出穿刺针并放入锐器海绵中。
- 超声显示导丝在静脉内而不是在动脉内（必须满足这 2 个标准）（图 3-5）。
- 沿导丝置入皮肤扩张器，与皮肤之间留出 2cm 的间隙。
- 使用手术刀在穿刺点做 1 个小的皮肤切口。在将手术刀放置在无菌台上之前，请将手术刀放入保护套中。注意：如果皮肤组织较薄，可以在不做手术切口的情况下推进扩张器。这有助于减少术后穿刺部位的出血，尤其是要考虑到有凝血障碍的患者或术后将开始进行抗凝治疗的患者。
- 将皮肤扩张器向前推进 3～4cm，然后退出扩张器。用另一只手按住穿刺部位保持压力以防止出血。
- 沿导丝置入导管，确定始终保持与导丝的接触（即在放置导丝和沿导丝置入导管时，必须始终有一只手握住导丝）。
- 当导管接近皮肤时，将导丝拔出，直到退出（三腔导管的棕色端口或透析导管的蓝色端口）。一只手握住导丝的末端，另一只手将导管推进血管。
- 退出导丝。当导丝完全移除后，告知护士"导丝已拔出"。
- 施加适当的负压，直到端口管路中出现静脉血，然后用无菌盐水冲洗端口和管路。确保端口管路中没有血液，然后夹闭。对所有管路重复此步骤。在所有端口盖上盖子。
- 在每个缝合部位附近注入 1ml 利多卡因。
- 将导管缝合到皮肤上，确保缝线处舒适紧贴，但不能过紧或过松。
- 用葡萄糖酸氯己定和异丙醇清洁穿刺置管部位并晾干（1～2min）。
- 涂抹敷料，如 Bio-patch（含葡萄糖酸氯己定的亲水性聚氨酯吸收泡沫），然后是 Tegaderm（透明薄膜敷料），或者是单用浸渍氯己定的 Tegaderm（不需要 Bio-patch）。
- 颈静脉导管和锁骨下静脉导管在使用前通常需要胸部 X 线检查（chest X-ray，CXR）确认位置，除非在紧急情况下；而股静脉导管可以立即使用。

- 如果在静脉置管后的任何时间点有提示气胸的体征或症状，请在手术置管一侧进行胸膜超声检查。肺部滑动排除气胸（胸膜滑动征）（详见第 4 章，视频 4-1 和视频 4-2）。

（五）并发症的处理

- 血栓形成：拔除导管，评估是否需要抗凝血治疗。
- 穿刺部位出血：压迫 [亲水性聚合物和高铁酸钾粉末（如 StatSeal）止血，缝合]。
- 误穿入动脉：要血管手术拔除；不要试图自己拔除导管。

（六）后续注意事项

- 应每天检查导管穿刺部位，以确保穿刺部位清洁、干燥、无红斑或分泌物。
- 敷料污染时应更换敷料，每周至少更换 1 次。
- 导管留置时间不应超过必要的时间，并且应在适应证解决后立即拔除。

二、动脉通路

（一）适应证

- 持续血压监测（如血管活性药物治疗、休克）。
- 频繁的动脉采血（如呼吸衰竭、休克）。

（二）动脉部位

- 桡动脉、腋动脉（腋窝）、股动脉（图 3-6）。

（三）导管类型

- 血管留置针、穿刺针（血管套管和导丝合并为一个整体）、分开的导丝和穿刺针（图 3-7）。

（四）步骤

- 穿刺手术前，需要与患者的主管护士确认患者的姓名、手术过程和穿刺部位。
- 术前超声：在超声上显示动脉（桡动脉、腋动脉、股动脉），同时观察穿刺部位及其附近的动脉有无狭窄。
- 选取最佳穿刺体位。对于桡动脉，使掌心向上，固定。对于腋动脉，放置 1 个柔软的手腕约束装置。
- 在超声仪器上选取容易显示动脉的深度，即所需的最小深度（大致是桡动脉约为 2cm，腋动脉为 2～3cm，股动脉为 4～5cm）。（注意：这需要超声探头的横向定位。）
- 用葡萄糖酸氯己定和异丙醇（洗必泰）清洁穿刺置管部位，直径约为 15cm。
- 洗手，穿戴帽子、口罩、无菌手术衣和无菌手套。
- 准备无菌区域：用无菌巾单和无菌洞巾覆盖患者，只显露出准备好的区域。
- 将无菌超声凝胶放入无菌超声探头盖中，然后将超声探头插入无菌盖中，用橡皮筋固定探头盖。
- 将带有凝胶的无菌超声探头放置在穿刺置管部位。
- 抽取 5～10ml 的 1% 利多卡因并在注射器上贴好标签。

- 取出穿刺针，轻轻将穿刺针牢固地拧到注射器上。
- 从纸盖上取下导丝，并将导丝收回到塑料保护套中，直到露出 2mm。
- 将纱布放在穿刺置管部位附近的无菌区域。
- 在无菌工作台上按使用顺序放置药品及器械：利多卡因、穿刺针和注射器、导丝、导管、持针器、缝合线。
- 用非惯用手握住超声探头，选择穿刺部位，用惯用手注入利多卡因 3～4ml，再将利多卡因注射器放入锐器海绵内。
- 用非惯用手握住超声探头，用惯用手持穿刺针和注射器。
- 一旦穿刺针刺穿皮肤，通过拉动注射器上的柱塞来引入负压。
- 缓慢推进注射器，以 70°～80° 的角度行腋动脉（图 3-8A）或股动脉穿刺置管，使用较浅的角度（如 ≤ 45°）行桡动脉置管（图 3-8B），所有的操作均在超声引导下进行。
- 一旦血液被吸入注射器，并在动脉内靠近中心的部位看到穿刺针的针尖，此时放下超声探头，并用非惯用手固定住穿刺针。用惯用手拧下注射器。（根据操作者的喜好，可以选择在没有连接注射器的情况下进行穿刺。）
- 将导丝长度的一半送入穿刺针。
  - 如果在置入导丝的过程中遇到任何困难（导丝不能向前推进，如反弹），撤回导丝，重新连接穿刺针注射器，同时在超声下观察动脉并重新施加负压。切勿强行将导丝置入动脉，因为这会导致血管壁损害和动脉穿孔。对导丝施加过大的力会导致导丝弯曲。
  - 如果发现穿刺针针尖位于动脉内部的中心位置（如未埋入后壁），且导丝无法推进，此时可将穿刺针旋转 90° 并尝试继续推进导丝。
  - 如果仍然遇到阻力或反弹，退出穿刺针并予以按压，直到止血；确认无出血后，可以在不同部位再次尝试该操作。
- 退出穿刺针并将其放置在锐器海绵中。
- 在超声下观察动脉内导丝的情况。
- 沿导丝置入导管，确保始终保持与导丝的接触（即在放置导丝和沿导丝置入导管时，必须始终有一只手握住导丝）。
- 当导管接近皮肤时，将导丝拔出，直到它退出动脉导管。一只手握住导丝末端，另一只手将动脉导管推进血管。
- 退出导丝后立即盖住导管末端以防止出血。当导丝完全退出后，言语示意"导丝取出"。
- 以无菌方式将连接管应用于动脉导管。
- 让护士预冲动脉导管，然后在固定导管之前检查监护仪上的动脉波形（图 3-9）是否良好。
- 在缝合部位注入 1ml 利多卡因。
- 将导管缝合固定于皮肤上，缝合线穿透皮肤，然后将缝合线缠绕在动脉导管周围 3 次后打结。确保缝合处牢固舒适，不能过紧或过松。
- 用葡萄糖酸氯己定和异丙醇清洁穿刺置管部位并晾干（1～2min）。
- 应用敷料覆盖，如 Tegaderm（透明薄膜敷料）或浸渍氯己定的 Tegaderm。
- 注意：上述描述使用了单独的穿刺针、动脉导管和游离导丝。一些套件则将导丝集成到穿刺针和动脉导管的组件中（图 3-7B）；这种情况下，在进入动脉后，导丝将通过组件推进到动脉中，然后沿导丝置入导管并移除整个组件。或者，也可以在没有导丝的情况下进行桡动脉通路穿刺，以类似于静脉导管置管的方式在穿刺针组件上使用超声，在动脉穿刺后将导管置入到穿刺针上。

（五）并发症的处理

- 血栓形成：拔除导管，血管外科会诊，根据需要进行抗凝血治疗。
- 血肿：点压 [亲水性聚合物和高铁酸钾粉（如 StatSeal ）止血]，缝合，血管外科会诊。
- 神经压迫（如腋动脉假性动脉瘤）：拔除导管、血管手术 / 神经科会诊。

（六）后续注意事项

- 应每天检查穿刺部位，以确保穿刺部位清洁、干燥、无红斑或分泌物。
- 敷料污染时应更换，每周至少更换 1 次。
- 一旦指征消失，应立即拔除导管。
- 动脉导管拔除后：2h 内护士应监测穿刺部位有无出血 / 血肿。

相关图像

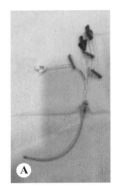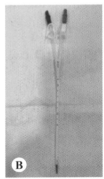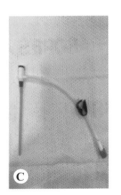

▲ 图 3-1 导管类型

A. 多腔导管；B. 大口径导管（如透析、血浆置换）；C. 导引器 / 插管器

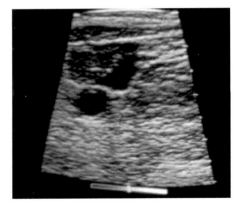

▲ 图 3-2 右颈内静脉非闭塞性血栓（此图彩色版本见书末）

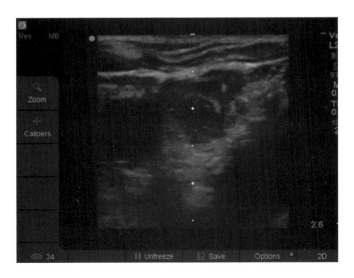

◀ 图 3-3 深度比例设置为 2.6cm

需要注意的是血管的入口点在 1cm 处，操作者在操作时应该了解这些深度

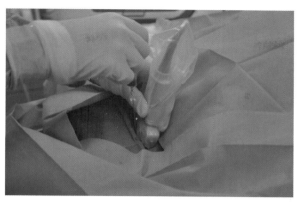

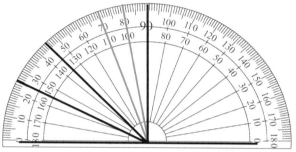

▲ 图 3-4　注意穿刺针与超声探头之间的夹角为 **70° ～ 80°**。这优化了针尖和静脉穿刺的可视性。这个角度适用于颈内静脉、锁骨下外侧静脉（或腋静脉）和股静脉的中心静脉通路

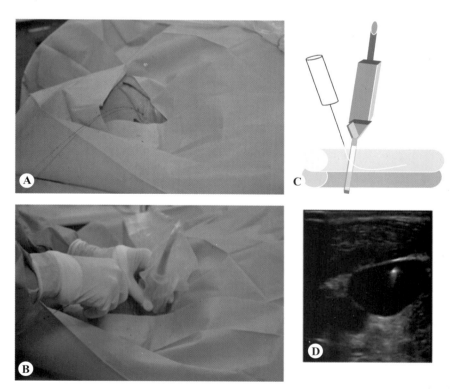

▲ 图 3-5　导丝的超声波检查

A. 静脉穿刺后，将导丝穿过穿刺针，然后退出穿刺针；B 至 D. 超声再次放置在穿刺部位以观察导丝（C），并在血管扩张之前确认导丝在静脉内而非在动脉内（D）

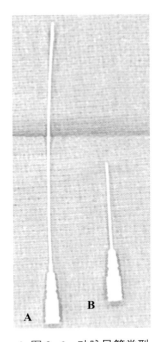

▲ 图 3-6 动脉导管类型

A. 用于腋动脉或股动脉管路的较长导管（12cm）；B. 用于桡动脉管路的较短导管（4.5cm）

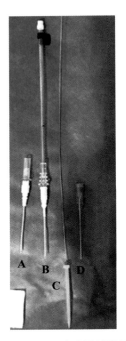

▲ 图 3-7 动脉导管类型

A. 动脉穿刺针；B. 组件（穿刺针、血管导管和导丝合并在一个套装中）；C 和 D. 分开的导丝和穿刺针

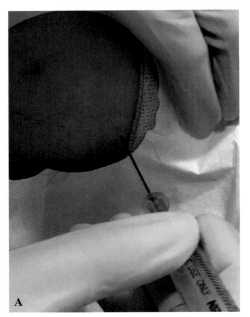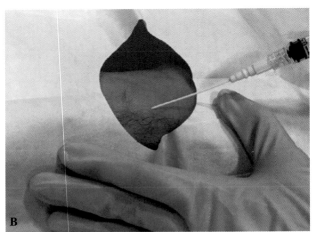

▲ 图 3-8 动脉导管穿刺时导引器的角度

A. 腋动脉入路穿刺针角度较大（70°～80°）。在较大的腋下血管或股血管中，这种较陡的角度可用于改善超声（未显示）下针尖的显影。B. 桡动脉穿刺置管，穿刺针定位角度较小（如 45° 或更小），以避免穿透这条小动脉的后壁

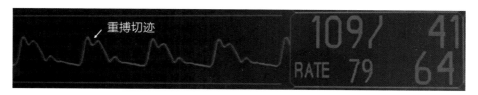

▲ 图 3-9　动脉波形，波峰后跟有重搏切迹 / 重搏波。在将导管缝合到位之前，应确认恰当合适的波形（如没有衰减）

相关资源

推荐网站

http：//www.carefusion.com/our-products/browse-brands/chloraprep

http：//www.ethicon.com/healthcare-professionals/infection-prevention/biopatch-protective-disk-chg

http：//www.3m.com/3M/en_US/company-us/all-3m-products/～/All-3M-Products/Health-Care/Medical/Tegaderm/?N=5002385+8707795+8707798+8711017+8711738+3294857497&rt=r3

第4章 床旁超声

Bedside Ultrasound

Daisi Choi　John M. Oropello　著

李　婧　译　方宗平　校

本章概览
- 床旁超声是一种安全、无创的诊断方法，可以用来快速评估不明原因的低血压，并识别可逆性休克的病因。对于及时排除危及生命的紧急情况，也可以提供重要帮助。
- 重点评估创伤超声检查（focused assessment using sonography for trauma，FAST）是一种初步评估出现低血压或休克征象的创伤患者的标准。目前为止，尚无标准化的超声检查方法来评估危重患者。
- 2009年，美国胸科医师学会发表了一份共识声明，其中描述了重症监护超声的使用。在常规 ICU 工作中，重症医师应掌握以下技能。
  - 重症超声心动图。
  - 胸膜超声检查。
  - 肺部超声检查。
  - 腹部超声检查。
  - 血管超声检查：指示血管通路及诊断静脉血栓。

一、适应证

- 对不明原因的低血压和休克进行初步评估。
- 无创监测血流动力学并实时评估治疗效果。
- 呼吸衰竭。
- 心脏停搏。
- 血管通路。

二、基本概念

（一）超声波物理学（表 4-1）

- 声波：一系列的机械压力波，需通过介质传播。

表 4–1　超声波物理学的特点

身体组织	声阻抗	反射程度
空气	非常低	高
肝脏、血液、肾脏	"一般"软组织	低
骨	非常高	高

- 超声波在通过组织时发生衰减、反射、折射和散射。
- 声阻抗：超声波通过组织时所受的阻力。
- 反射的程度是由 2 个组织在其分界面上的声阻抗差异大小决定的。
- 超声图像是由反射的回声形成的。

（二）超声设备

- 换能器（探头）：发出可穿透组织的超声波，同时接收反射回的声波。
- 最接近换能器的组织结构显示在超声屏幕顶部的"近端"。
- 所有探头在换能器的一侧都有 1 个"指示器"（通常是 1 个凸起或凹槽），与超声屏幕上的索引标记相对应。探头的类型见图 4–1 和表 4–2。
- 一般放射学的惯例是将屏幕索引标记放在屏幕的左侧，而将探头指示器"指向"患者的右侧或头部。这意味着屏幕左侧的图像对应着患者的右侧或朝向患者头部的组织结构。
- 心脏科医生则使用相反的惯例（详见操作步骤部分）。
- 在任何超声检查或操作之前，使用凝胶确认探头的方向至关重要。操作者将探头放置在预定的接触点上方后，敲击探头的右侧会使超声屏幕右侧移动。如果为左侧发生移动，则应将探头旋转 180°。

（三）基础按键

- 深度：通过增加或减少超声光束的深度来调整视野的深度。增加深度可以看到更深的结构，减少深度可以放大浅表的结构。
- 增益：通过改变回声的放大率来调整图像的亮度。
- 时间增益补偿：在选定的深度调整增益，可考虑到声波在组织的衰减，从较深的组织返回的声波会越弱。

表 4–2　探头类型

线性阵列探头	相控阵探头	大型曲线探头
通常被称为血管探头 • 高频率（通常为 5～10MHz） • 占用面积大 • 对表层结构有良好的图像分辨率，但组织穿透力弱 • 用于血管、肺部（尤其是胸膜）	通常被称为心脏探头 • 占用面积小；声波从单点发出，向外呈扇形传播 • 低频率（通常为 1～5MHz） • 良好的组织穿透力，但图像分辨率低 • 用于心脏、肺部、腹部	• 占用面积大；声波大面积发出并向外呈扇形扩散 • 低频率（通常为 2～5MHz） • 组织穿透力强，但图像分辨率低 • 用于腹部

- 冻结：创建"静止"或"冻结"的二维图像。
- 模式如下所示。
  - B模式（亮度）：标准的扫描模式，使用不同的灰度来提供二维图像的结构信息。
  - M模式（运动）：对朝向或远离探头的结构进行时间维度上的测量。
  - 彩色多普勒：区分血管和非血管结构，并显示血流方向。

（四）基本术语

- 回声性：图像的亮度（振幅）。
- 高回声/超声：结构比周围组织产生更多的回声而显得更亮/更白。
- 低回声：由于产生的回声少，结构看起来比周围组织暗。
- 等回声：与周围组织的亮度相同。
- 无回声：由于完全没有回声，该区域显示为黑色。

（五）超声成像的伪影

- 阴影：超声波的部分或全部反射（如胆结石、肋骨）。
- 后期增强：无回声的液体填充结构后方的区域显得更亮（如膀胱）。
- 边缘伪影：超声波在圆形结构边缘发生折射而形成的阴影。
- 镜像伪影：当超声波反射到高反射表面（如膈肌）时，结构的图像被复制。
- 混响伪影：超声波在2个高度反射的表面（如胸膜）之间反弹。
- 环比伪影：当高回声结构投下狭窄的阴影时，呈现针尖样影。

三、操作步骤

（一）心脏超声检查

1.探头的选择和方向

- 使用相控阵"心脏"探头。
- 心脏学科常规使用的屏幕或探头方向，是将屏幕索引标记放在屏幕的右侧（与一般放射学惯例相反）。

2.扫描技术

- 有4个标准视图（图4-2）。
- 胸骨旁长轴：将探头置于胸骨正左侧的第3或第4肋间处。当使用心脏学科常规方向时（标记在屏幕右侧），将探头指示器指向患者的右肩。将探头反向指向患者的左臀，此时屏幕上的标记将固定在左侧，同时获得与传统心脏病学成像一致的图像，否则，图像将会颠倒。
- 胸骨旁短轴：将探头从长轴视图旋转90°，以获得左心室的环形短轴视图。如果使用传统心脏病学方向，将探头指向患者的左肩。如果使用一般放射学方向，则将探头指向患者的右臀。在短轴视图下调整探头的角度可观察到左心室的不同部分，包括心尖、乳头肌（中段）、二尖瓣（心脏底部）和主动脉瓣（"奔驰"标志）。
- 四腔心：在短轴视图的方向上，从乳头线（男性）或乳房下皱褶（女性）的侧面，向左滑动探头至最大脉冲点。调整探头的位置，使心室间隔位于超声屏幕的中心，此时左心位于屏幕右侧，反之亦然。

- 剑突下：将探头置于剑突下，以肝脏为声窗，向患者的左肩倾斜。如果使用传统的心脏病学方向，将探头指向患者的左侧。否则，将探头指向患者的右侧，并通过这个角度转向评估下腔静脉（inferior vena cava，IVC）。

3. 临床应用

(1) 评估心包积液或心脏压塞的情况。

- 渗出液表现为心包腔内的无回声区。
- 心脏周围往往有大量渗出液。
- 凝固的血液或渗出物回声更强。
- 如果发现有渗出物，应密切观察右心的舒张期塌陷，这提示出现心脏压塞。

(2) 评估整个左心室的功能、收缩功能和大小。

- 收缩性最好使用胸骨旁视图来评估。
- "良好"的收缩力：在收缩期，左心室壁几乎接触并掩盖了心室腔；在胸骨旁长轴的视图下，可见二尖瓣前叶的剧烈运动。
- "不良"的收缩力：收缩期和舒张期之间心室壁的移动或心室腔的变化很小。
- 在低血容量条件下，心室腔体积小。

(3) 评估右心室的应变能力（图 4-3）。

- 大面积肺栓塞的典型标志。
- 右心室扩张：右心室的大小超过左心室。
- 室间隔壁矛盾运动或"D"字征：在胸骨旁短轴视图下最明显。正常的左心室是圆形的，但在舒张期，右心室压力增加使室间隔变平或向左心室凸出。
- McConnell 征：右心室功能障碍，其特征是顶点被遗漏。常被描述为"在右心室顶端的蹦床上跳跃的隐形人"。

要点 / 临床经验

- 肋骨会阻挡超声波，并遮挡心脏的视野。可以通过旋转心脏探头并调整其角度，使超声射线与肋骨平行。
- 心外膜脂肪垫可能被误认为渗出物，其在心脏前方最为突出。
- 在个别情况下，如果有些视野难以看清，可将患者转为左侧卧位以改善视野。

（二）下腔静脉超声检查

1. 探头选择和方向

- 使用相控阵"心脏"探头或曲线型探头。
- 屏幕 / 探头方向与心脏剑突下视图方向相同。

2. 扫描技术

- 从心脏剑突下视图开始，将探头旋转 90°，使探头指示器指向头侧。
- 在中线稍稍向右滑动探头，直到下腔静脉（inferior vena cava，IVC）在纵切面上被观察到。

- 确定 IVC 汇入右心房的位置，以确认 IVC 与腹主动脉可被观察到（图 4-4）。
- 在 IVC 和右心房交界处尾端 2cm 处测量 IVC 直径。
- 在 IVC 上使用 M 模式，通过图像方式显示 IVC 口径变化，以此观察呼吸变化。

3. 临床应用
- 通过评估 IVC 直径和塌陷程度来估计血管内容量并监测其对液体冲击试验的反应（表 4-3）。
- 中心静脉压（central venous pressure，CVP）和 IVC 直径的相关性，以及随着呼吸变化而出现的百分比变化。
- IVC 直径＜ 1cm →出现液体反应性的概率较高。
- IVC 直径＞ 2.5cm →出现液体反应性的概率较低。
- IVC 直径为 1～2.5cm →概率不确定。

表 4-3　血管内容量评估

血管内容量状态 *	IVC 口径	IVC 塌陷程度	中心静脉压
容量不足	小（＜ 1cm）	＞ 50%	＜ 10cmH$_2$O
容量过载	大（＞ 2.5cm）	＜ 50%	＞ 10cmH$_2$O

*. 除容积过载以外的某些临床情况下（如心脏压塞），可能会出现下腔静脉（IVC）充盈胀大而呼吸变化很小的情况

要点 / 临床经验
- 切勿将搏动的腹主动脉误认为 IVC。如果是 IVC，则可见该血管汇入右心房，同时可见汇入 IVC 的肝静脉。
- "胀大的 IVC" 并不完全说明容量负荷过大。先评估心脏功能可使 IVC 的测量结果更有意义。

（三）肺部超声检查

1. 探头选择和方向
- 使用相控阵 "心脏" 探头（适用于大多数肺部检查）。
- 对胸膜表面进行详细检查时使用线性阵列 "血管" 探头。
- 将探头指示器指向患者的头部（一般放射学惯例）。

2. 扫描技术
(1) 将探头放在肋骨间隙上，使肋骨的阴影显示在超声屏幕的每一侧。
(2) 正常的肺部影像（图 4-5 和视频 4-1）。
- 胸膜线：屏幕上方的闪亮回声线。
- 肺滑行征：表现为胸膜线的周期性移动，代表脏胸膜和壁胸膜相对于胸壁的移动。
- A 线：重复的水平伪影，由超声波在皮肤和胸膜之间的反射引起。A 线之间的宽度等于探头（在皮肤表面）和胸膜线之间的距离。
- 海岸征：M 模式下肺滑行征的图像。通常被描述为 "沙滩上的波浪"（波浪代表静止的胸壁，沙滩代表充满空气的肺组织）。

- B 线：出现在胸膜表面的垂直伪影。这些像激光束一样的伪影，消除了 A 线并投射至屏幕的底部。B 线在胸膜前通常难以发现，而在后方依赖区或许可见（1～3 条）。

(3) 将探头垂直滑下胸壁，可检查邻近间隙。

(4) 沿着前胸壁、侧胸壁和后胸壁重复操作该检查步骤。

3. 临床应用

(1) 评估气胸。

- 未见肺滑行征，B 线缺失（视频 4-2）。
- 条码征或平流层征：在 M 模式下，出现平行的水平线表示没有肺滑行征（图 4-6）。
- 肺点征：过渡点（气胸的边界和正常胸膜界面之间）处可见间歇性的肺滑行征。该征象在病理情况下出现，有助于估测气胸的面积。

(2) 评估胸腔积液。

- 渗出物显示为无回声区，通常出现在依赖区。故对仰卧位的患者，检查其后胸壁尤为重要。
- 肺部扇动或水母征：萎陷肺漂浮在胸腔积液中（图 4-7）。

(3) 评估肺水肿和实变情况（表 4-4）。

表 4-4　心源性肺水肿和非心源性肺损伤的特点

心源性肺水肿	非心源性肺损伤
• 均匀的 B 线分布 • 平滑的胸膜线 • A 线缺失	• 不均匀的 B 线分布 • 不规则的胸膜表面

- 弥漫性 B 线（单个区域内超过 3 条）提示异常（图 4-8）。
- 实变的肺部表现出似肝脏的回声，称为"肝化"（图 4-9）。
- 支气管显示为点状的高回声病灶。

要点 / 临床经验

- 切勿将胸壁误认为胸膜线。
- 未见肺滑行征虽然可提示气胸，但在其他情况下也可能发生，如肺纤维化、肺挫伤、肺气肿、主支气管插管和胸膜固定术等。
- 在任何经胸手术前后需常规检查肺滑行征情况，以评估是否人为因素造成气胸，如中心静脉通路。
- 在患者床头抬高的情况下，检查胸腔积液可提高检出率，因为此时液体会聚集在横膈上方。

（四）腹部超声检查

1. 探头的选择和方向

- 使用相控阵"心脏"探头或弧形探头。
- 将探头指示器指向患者的右侧或头部（一般放射学惯例）。

2. 扫描技术

- Morison 凹陷与血胸视图。将探头的指示器指向患者的头部，置于右腋中线靠近下肋间隙处。识别肝脏和肾脏。将探头向头侧滑动以探查胸腔积液，向尾侧滑动以探查腹腔内游离液体（图 4–10）。
- 脾脏凹陷与血胸视图。将探头置于左腋后线靠近下肋间隙处，指示器指向患者的头部。识别脾脏和肾脏。将探头向头侧和尾侧滑动，同 Morison 凹陷视图。
- 膀胱视图。将探头置于耻骨上方，向尾部倾斜。将指示器指向患者的右侧以获得横向视图，指向头部以获得矢状视图。移动探头以扫描整个膀胱，寻找游离液体（图 4–11）。
- 肾脏视图。使用与 Morison 凹陷和脾脏凹陷视图相同的标记，分别定位双肾。移动探头以扫描整个肾脏。
- 腹主动脉视图。将探头置于上腹部，指示器指向患者右侧，以获得横向视图。识别患者左侧的主动脉和右侧的下腔静脉。从上腹向脐部扫描观察主动脉，直到看到髂骨为止。获得至少 3 个横向视图后，测量主动脉直径。后将探头指向患者的头部，以获得从腹腔到髂骨的矢状视图。

3. 临床应用

(1) 评估腹膜内游离液体。

- 当患者仰卧时，Morison 凹陷是上腹膜中最低位区。
- 盆腔是腹膜中最可靠的低位区，也是最有可能检出游离液体的区域。

(2) 评估泌尿道。

- 为了评估无尿或少尿，扫描肾脏和膀胱以寻找尿路梗阻的部位。
- 肾积水表现为肾脏中心的无回声区或"熊掌"样影。
- 肾积水的程度与尿路梗阻的程度有关。
- 膨大、充盈的（无回声）膀胱表明膀胱出口处梗阻。
- 双侧肾积水而膀胱正常或排空，表明双侧输尿管受压。

(3) 评估主动脉瘤。

- 腹主动脉瘤是指主动脉直径＞ 3.0cm。

要点 / 临床经验

- 在多个视窗仔细扫描，以评估腹腔内游离液体。
- 切勿将肾囊肿误认为肾积水。囊肿一般位于肾脏的外周。
- 动脉瘤通常合并血栓。测量直径时应测量主动脉两侧外壁之间的距离，以免将血栓误认为主动脉壁导致测量结果不准确。

（五）下肢静脉超声检查

1. 探头的选择和方向

- 使用线性阵列"血管"探头。
- 将探头指示器指向患者的右侧（一般放射学惯例）。

2. 扫描技术

- 选取合适的体位，即稍外展和外旋髋关节。

- 开始时，将探头沿腹股沟皱褶置于横向位置，找到股静脉（common femoral vein，CFV）。
- 将探头用力压迫静脉。如果在施加足够的压力后，动脉发生变形，而静脉仍未完全塌陷，则提示可能存在血凝块。
- 沿着大腿内侧向 CFV 的分叉处扫描，观察股浅静脉和股深静脉。每隔 1cm 压迫 1 次，以系统地评估血凝块的存在。
- 最后，将探头置于膝盖后面的腘窝处，找到位于动脉浅层的腘窝静脉。用力压迫静脉以评估血凝块。

3. 临床应用
- 评估下肢静脉血栓（图 4-12）。

要点 / 临床经验
- 抬高床头或使患者置于反 Trendelenburg 位，使下肢静脉最大限度地扩张。
- 切勿认为无回声的管腔即为通畅的管腔，因为急性血凝块可能也是无回声的。
- Baker 囊肿或淋巴结可能被误认为血凝块。

四、处理 / 治疗原则

1. 为快速诊断不明原因的休克，人们提出了多种定点护理的超声方案。

2. 快速休克超声（rapid ultrasound in shock，RUSH）检查是 2010 年制订的分步抢救性超声方案，包含了许多研究中曾提出和验证的核心超声原则（表 4-5）。

3. RUSH 检查将床旁生理评估简化为 3 个步骤，即评估"泵""容量池"和"管路"。

表 4-5　快速休克超声（RUSH）检查方案

RUSH 检查	低血容量休克	心源性休克	阻塞性休克	分布性休克
泵	• 心脏过度收缩 • 心脏体积小	• 心脏过度舒张 • 心脏体积大	• 心包积液 • 右心室劳损 • 心脏过度收缩	• 心脏过度收缩（脓毒症早期） • 心脏过度舒张（脓毒症晚期）
容量池	• IVC 塌陷 • IJV 塌陷 • 腹腔积液 • 胸腔积液	• IVC 扩张 • IJV 扩张 • 肺火箭征 • 胸腔积液 • 腹腔积液	• IVC 扩张 • IJV 扩张 • 肺滑行征消失（PTX）	• IVC 正常 / 小 • IJV 正常 / 小 • 胸腔积液（肺水肿） • 腹腔积液（腹膜炎）
管路	• 腹主动脉瘤（AAA） • 主动脉夹层	正常	深静脉血栓	正常

IVC. 下腔静脉；IJV. 下颈静脉

相关图像

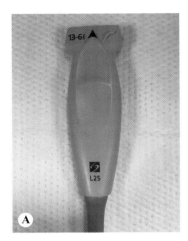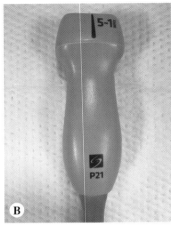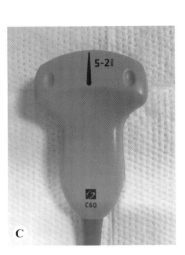

▲ 图 4-1 探头类型

A. 线型；B. 相控阵型；C. 大型曲线型

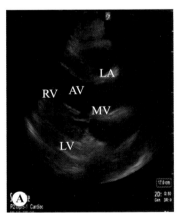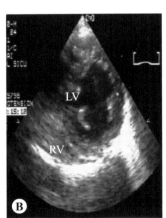

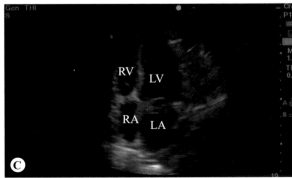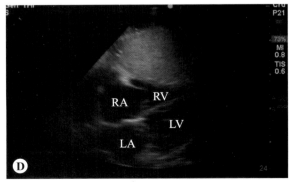

▲ 图 4-2 标准的床旁心电图视图

A. 胸骨旁长轴，收缩期，主动脉瓣开放，二尖瓣关闭；B. 胸骨旁短轴，乳头肌中部水平；C. 四腔心视图；D. 剑突下视图

LA. 左心房；LV. 左心室；MV. 二尖瓣；RA. 右心房；RV. 右心室

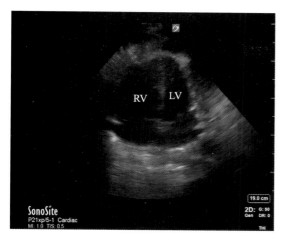

▲ 图 4-3　右心室（RV）应变

RV 的大小超过了左心室（LV）的大小；RV 的压力在舒张期使室间隔变平或向 LV 弯曲（心尖四腔心）

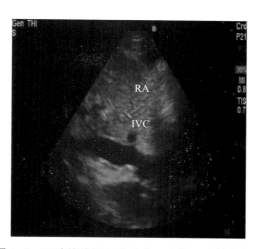

▲ 图 4-4　下腔静脉汇入右心房，确保下腔静脉与腹主动脉可被观察到

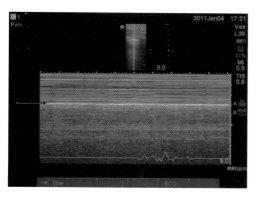

▲ 图 4-5　M 模式下的"海岸征"

较粗的第 1 条水平线（箭）是胸膜线。胸膜线以上是胸壁产生的（正常）水平线。在胸膜线以下的是肺组织，注意观察肺滑行征的"沙滩"样外观。肺滑行征可排除完全性气胸

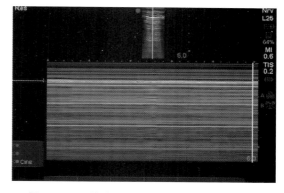

▲ 图 4-6　M 模式下的"条码征"或"平流层征"

较粗的第 1 条水平线是胸膜线。胸膜线以上是胸壁产生的（正常）水平线。在胸膜线以下的是肺组织，注意存在（不正常的）直的水平线，表明没有肺滑行征。没有肺滑行征可能提示发生气胸或为胸膜切除术后的肺部

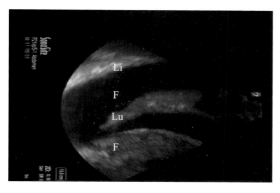

▲ 图 4-7　胸腔积液

无回声液体（F）围绕着肺部（Lu），可见下面的膈肌和肝脏（Li）；在实时图像中，肺部会在胸腔积液中动态地漂浮，这被称为"肺扑动"

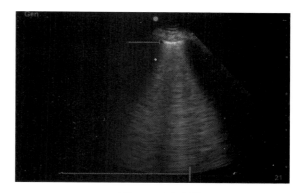

▲ 图 4-8　肺水肿

可见从胸膜线（箭）下降并延续到屏幕末端的垂直线（B 线）

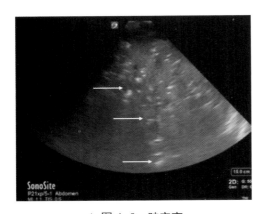

▲ 图 4-9 肺实变

右肺超声显示许多支气管充气征（箭），回声呈现圆形（横向）或纵向

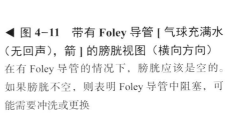

▲ 图 4-10 肝脏和右肾之间的潜在空间被称为 Morison 凹陷

在此图像中，肝脏和肾脏之间的无回声空隙（箭）表明存在腹腔内游离液体

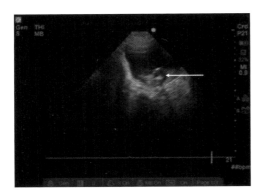

◀ 图 4-11 带有 Foley 导管 [气球充满水（无回声），箭] 的膀胱视图（横向方向）

在有 Foley 导管的情况下，膀胱应该是空的。如果膀胱不空，则表明 Foley 导管中阻塞，可能需要冲洗或更换

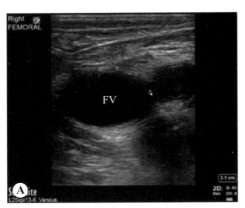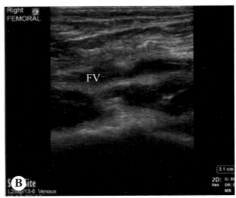

▲ 图 4-12 评估下肢静脉血栓的情况

A. 无压迫时，静脉呈无回声状态，内部无回声物质；B. 通过超声探头压迫时，股静脉（FV）塌陷，这表明在该水平的股静脉中没有血栓

相关资源

推荐网站

www.emcrit.org/rush-exam/original-rush-article/

www.sonoguide.com

支气管镜
Bronchoscopy

Moses Bachan　Zinobia Khan　著
李　婧　贾　琪　译　方宗平　校

第5章

本章概览

- 对于呼吸功能不全的患者，用支气管镜进行紧急评估可以降低发病率和死亡率。
- 支气管镜检查提供了一种评估气道的手段，可同时用于诊断和治疗。
- 所有重症监护医生都必须熟练掌握支气管镜检查，并能在危急情况下完成该抢救操作。
- 需紧急行支气管镜检查的情况如下所示。
  - 插管困难。
  - 黏液阻塞所致的完全性肺不张。
  - 血液和胃内容物误吸后灌洗。
  - 清除异物。
  - 咯血。

一、概述

支气管镜检查是一种检查气道的方法。可分为 3 种类型，如下所示。

- 软质支气管镜检查（或白光支气管镜检查）：使用较小的（直径 5~6mm）软质仪器，可进入远端呼吸道。该检查需要给予患者有意识的镇静。
- 硬质支气管镜检查：通常在手术室进行，使用比软质镜更大的硬性器械，只能进入近端气道。该操作需在全身麻醉下进行。
- 虚拟支气管镜检查：使用图像来重建气道的三维立体成像，属于非侵入性的检查。

在本章中，我们将重点讨论软质支气管镜检查，该检查可用于重症监护室的患者。

二、支气管镜

- 支气管镜顶部的手柄用于操作支气管镜镜头尖端在同一平面内上下移动。用右手拇指拨动手柄，手柄向上则镜头向下移动，反之亦然。
- 顶部凸起的灰色按钮用于抽吸液体。使用时用右手示指堵住抽吸口，并依靠手腕的活动移动尖端。
- 顶部第 2 个凸起的灰色旋钮用于灌注液体或置入附件（操作管道）。

三、适应证

- 肺不张。
- 大量误吸后灌洗。
- 未确诊的肺炎，获得检查标本。
- 经皮气管造口术。
- 插管困难时置入气管内导管（endotracheal tube，ETT）。
- 评估气管造口导管或 ETT。
- 减轻黏稠分泌物或黏液堵塞，主要用于脊髓损伤的患者（通常在机械通气患者拔管前进行）。
- 咯血。
- 清除呼吸道小异物。
- 疑似气道梗阻的病因探查，如气管狭窄、支气管内病变。

四、操作前准备

- 获得知情同意（在重症监护室，这通常来自医疗保健代理人）。
- 对于非急诊或未插管的患者，条件允许时，操作前至少禁食 4～6h；操作前应暂停管饲营养。
- 开始操作。
- 准备：必须进行术中监护，包括心电图、血压监测、氧饱和度监测。支气管镜、支气管镜附件（如刷子、镊子、球囊）、支气管镜适配器（呼吸机和支气管镜可通用）、标本收集系统、生理盐水（部分可冰冻）、酒精、玻片、肾上腺素、利多卡因（溶液和凝胶）、氧气、ETT、口贴、纱布、注射器、抽吸系统、静脉注射液、镇静药、镇痛药、润滑剂、血管收缩药和复苏药物（如纳洛酮，必要时可配备）。
- 防护服。
- 人员：支气管镜医生、支气管镜医生助理（协助使用镊子、刷子，固定 ETT 等）、重症监护护士和呼吸科医生。
- 实验室检查：一般不需要，但出现咯血时需检测部分凝血酶原时间（partial thromboplastin time，PTT）和国际标准化比值（international normalized ratio，INR）。
- 对于未插管的患者，应使用利多卡因气雾剂或利多卡因凝胶对鼻 / 气道进行麻醉。
- 对于插管的患者，ETT 的直径至少应为 7.5～8mm，以使常规支气管镜通过。否则，需更换 ETT。
- 对于插管的患者，操作前可用利多卡因喷洒气道或将利多卡因雾化吸入。在整个操作过程中较为安全的使用剂量为 400～600mg。
- 对未插管的患者应给予一定量镇静药，以达到中度镇静为宜。常规药物为咪达唑仑（支气管镜检查时应注意抽吸分泌物）或丙泊酚与芬太尼合用（可减少呛咳）。对于已插管或镇静状态的患者，需要增加镇静药的基础用量。
- 通常在支气管镜检查中，患者应吸入纯氧。在 ICU，需行支气管镜检查的患者大多已是插管状态。

五、操作步骤

- 调整床的高度，使医生的非优势手可以触及支气管镜的插入口（口、鼻、ETT 或气管造口装置），而另一只手臂可以灵活伸展以控制支气管镜。

- 保持支气管镜在呼吸道的中央。如果在支气管镜的尖端位于气道壁上时进行抽吸，会出现瘀斑或红斑。
- 将润滑的支气管镜通过鼻腔向声带方向推进，或通过 ETT 推进（视频 5-1）以检查肺部。操作时应缓慢推进，确保没有阻力。肺部节段和小叶的划分见图 5-1。
- 喉前部可见软骨环，而后部结构平坦。
- 对于插管的患者，不应看到声带，因为 ETT 应穿过声带，且尖端应置于隆嵴以上 3~4cm。如果看到声带，则表示 ETT 在声门以上，故仍需推进。
- 支气管镜进至隆嵴（视频 5-2），此时气管环位于前方。如果支气管镜医生位于患者后方进行操作，则右主支气管在右边，反之亦然，见图 5-1。
- 接着支气管镜可进入右主支气管。此时可见支气管中间部位于 3 点钟方向，同时可见右上叶（right upper lobe，RUL）支气管（图 5-2）。在大多数的患者中，RUL 有 3 个开口，即顶端、前段和后段（称为奔驰征）。而小于 3% 的患者可见 4 个开口。
- 从 RUL 支气管中撤出镜头，回到支气管中间部，于正前方可见右下叶（right lower lobe，RLL）支气管。RLL 的上段与右中叶（right middle lobe，RML）相对，而 RML 形似字母 D（称为鱼嘴征）。
- 将支气管镜撤回至主支气管，然后向左支气管推进。左主支气管比右主支气管长。一旦进入左主干支气管，就可以看到一个"次级支气管"。左主支气管管腔较细且无气管环，以此可与主支气管鉴别。
- 左支气管上下叶在二级隆嵴处分开。
- 在对预测的未感染的肺叶 / 段进行探查后，可在感染肺叶 / 段处采集标本。将支气管镜对准有问题的肺叶 / 段并夹住，然后喷洒盐水（每次 10~15ml），然后将生理盐水吸入样本容器中。
- 如果看到病变部位，使用刷子 / 镊子采集标本，可制作玻片，或清洗刷子并将标本送检进行培养或细胞学检查。而病变活检通常由胸外科医生处完成。
- 如果支气管内发生活动性出血（视频 5-3），可在出血部位喷洒肾上腺素或冰生理盐水以控制出血，并使用支气管镜来阻断出血。在支气管镜的末端插入带小气囊的导管并充气，可达到暂时止血的效果。在大量咯血的情况下，可以对不出血的肺组织进行通气，使出血的肺组织萎陷。该操作可能需要使用硬性支气管镜。一般可选用介入技术、支气管动脉栓塞或手术等方式进行止血。
- 软质支气管镜配合 7.5mm 的 ETT 使用较为合适，可用于观察并可插入插管困难的气管。
- 镊子和回收篮可从软质支气管镜顶端的工作口插入，清除气道内的小异物。
- 在 ICU，可借助于支气管镜在可视状态下完成床旁气管切开术。

六、常见并发症

（一）操作前

- 麻醉药物所致：喉痉挛、支气管痉挛。
- 镇静药物所致：低血压、心动过缓（丙泊酚）。

（二）操作中

- 喉痉挛、支气管痉挛。
- 低氧血症。
- 发热。

- 咯血。

（三）并发症的处理（表 5-1）

表 5-1 并发症的处理

并发症	治疗方法
低血压	输液、血管活性药
喉痉挛	利多卡因（外用）
支气管痉挛	支气管扩张药
低氧血症	如果未吸入纯氧，增加吸入氧浓度；如果已吸入纯氧，则撤出支气管镜直至氧饱和度上升
咯血	通常为少量；如果中度咯血，可局部使用肾上腺素、填塞或使出血肺组织萎陷
发热	可能在操作后 24h 内发生；一般无须治疗，也可以给予解热药

七、随访

在常规进行气道清理、探查和灌洗操作后，一般无须做胸部 X 线片（CXR），CXR 通常用于肺不张的疗效评估。

相关图像

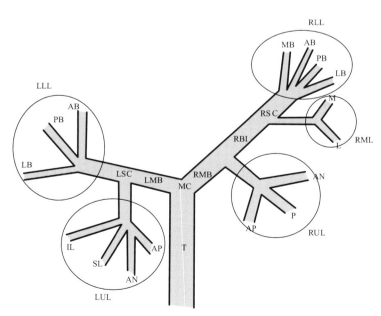

▲ 图 5-1　支气管树的简化图（未按比例绘制），支气管镜医生站在患者身后的床头，很容易看到

T. 气管；MC. 主干；RMB. 右主干支气管；RBI. 右中间支气管；RSC. 右副支气管；RUL. 右上叶；AN. 前部；AP. 顶端；P. 后部；RML. 右中叶；L. 外侧；M. 内侧；RLL. 右下叶；AB. 前基底；LB. 侧基底；MB. 中基底；PB. 后基底；LMB. 左主干支气管；LSC. 左次干支气管；LUL. 左上叶；IL. 下舌叶；SL. 上舌叶；LLL. 左下叶

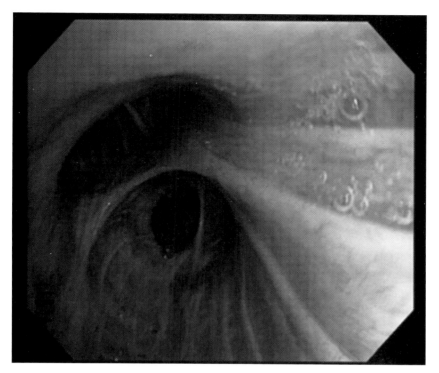

▲ 图 5-2　右上叶（此图彩色版本见书末）

第6章

床旁经皮气管切开术
Bedside Percutaneous Dilational Tracheostomy

George Coritsidis　Viren Kaul　著
李　婧　贾　琪　译　方宗平　校

本章概览

- 床旁经皮气管切开术（percutaneous dilational tracheostomy，PDT）是一项利用 Seldinger 技术和渐进式扩张的方法通过较小的气管切口以插入气管套管的手术方式。
- 在重症监护环境下，PDT 是一项较为安全的手术，在可行的条件下应为第一选择。与开放式气管切开术相比，它更具优势，且并发症往往更少。
- 选择合适的手术对象一般需要其血流动力学稳定，没有出血性疾病且颈部解剖结构正常。
- 与开放式气管切开术相比，PDT 的出血量更少。对于使用抗凝血药、INR 异常或血小板计数严重失调的患者，可以补充适当的血液制品或推迟手术至情况好转、稳定后再进行。
- 在床旁气管切开术中常使用支气管镜引导，但因为其未表现出更好的优势，故不做常规要求。不常规使用支气管镜的术者可以选择将其用于困难病例中。

一、背景

- 气管切开术从 1909 年开始被使用。
- 使用 Seldinger 技术的经皮气管切开术可以在 ICU 的床旁进行气管切开。

二、气管切开术的优势（表 6-1）

- 对于预计需要长期机械通气或需要建立人工气道以清除阻塞物或分泌物的患者，可以考虑行气管切开术。
- 对于需要机械通气 2 周以上的患者，气管切开术有利于避免声带的持续性损伤。
- 气管切开术使患者更容易耐受，并减少镇静药的使用。因此，其更有助于物理治疗、护理，以及使通气患者转出 ICU。
- 气管切开通气减少了气道阻力和无效腔，进而减少呼吸做功，故加快了呼吸机脱机速度。
- 其他优点包括患者的舒适度高，可以开始经口进食、交流和活动，同时减少呼吸道感染的可能。

表 6-1　气管切开术的优势和风险

优　势	风　险
• 确保气道安全 • 加速脱机或从 ICU 转出 • 便于护理 • 方便交流 • 提高舒适度，能够经口进食 • 可进行运动 / 康复理疗	• 气胸 • 气管 – 无名动脉瘘

（一）早期与晚期气管切开术

- 早期气管切开术的定义尚未统一，一般在插管后 4 天内进行。

- 如果预估插管时间延长至 2 周以上，则考虑提前行气管切开术。

- 如果因经口插管或多次拔管失败使患者产生较强的不适感，也应考虑行早期气管切开术。

- 早期干预的好处尚不明确。但在一些研究中发现，对脑外伤或蛛网膜下腔出血患者行早期气管切开术，可观察到其住院时间（length of stay，LOS）缩短和肺部感染率有所降低。然而，在神经外科患者中，考虑到其精神状态问题和对脱机的恐惧，医生往往会提前行气管切开术。一项综述和 Meta 分析也表明，早期气管切开术的施行缩短了机械通气的时间和住院时间。

- 早期气管切开术对降低患者死亡率无明确收益。

- 一般来说，决定是否行气管切开术应该参考插管后 1 周内对患者的评估结果，即患者在未来 1 周内拔管的可能性，因为第 1 周的病程往往可以预测患者对呼吸机的依赖性。

（二）开放式气管切开术与床旁 PDT 的比较

- 床旁方法是以开放、切割的方式进行，或通过使用 Seldinger 方法的 PDT 进行。Seldinger 方法本质上是一项在床旁进行的非可视下操作。

- 床旁 PDT 的主要优点是更有效地利用患者在病房的时间，节约了患者运输和全身麻醉的时间。

- 床旁 PDT 的其他优点还包括切口较小，减少了伤口愈合不良、瘢痕和切口出血的可能性，并降低了局部的感染风险。该手术也可以更加及时地实施。

- 使用 PDT 可以明显缩短在 ICU 的住院时间及气管切开置管的时间，因此可进一步节约成本。

- 最重要的是，床旁 PDT 和开放性气管切开术的主要并发症和死亡率无明显差异。

三、危险因素

- PDT 的手术风险包括气胸（pneumothorax，PTX）、气管 – 无名动脉瘘、气道损伤和狭窄、出血、感染和死亡。

- 该手术的死亡率低于 1%，而主要并发症发生率为 5%～10%。

- PDT 所致的出血量很小。术前应对气管进行超声检查，评估是否有较小的交叉静脉，此种情况并不常见，但可能导致出血。

- PTX 是一种严重的并发症，如果未及时识别和治疗，则可能致命。它表现为呼吸困难、低血压和

（或）因张力性 PTX 而导致的氧饱和度降低，往往发生在气管切开后的几分钟内。因此在手术过程中应随时准备好胸腔引流管套件。

- 无名动脉瘘是一种外科急症，发生时间或早或晚。对气管切开部位发生的出血，外科医生应立即评估其来源，因为当发生无名动脉瘘时，对管道进行的任何操作都可能使其对瘘管的压塞作用消失，而这可能是致命的。
- 气管狭窄和气管畸形可能是气管切开术的晚期并发症。

四、选择床旁 PDT 的手术对象

（一）患者的病史和临床状况

- 气管切开的指征：脱机 / 拔管失败，缓解气道阻塞或清除分泌物。
- 既往手术史：明确是否曾做过颈部手术、气管切开术或气管前部 / 颈部的放疗。
- 血流动力学稳定，心脏状况稳定。
- 无出血，凝血功能良好（最好是 INR ＜ 1.5，血小板计数 ＞ 50 000/dl）。
- 不存在严重的败血症。
- 欲行 PDT 前，应牢记该手术为可选择性的手术，所以应注意避免潜在并发症的发生。

（二）对手术对象的检查

- 理想的 PDT 患者应具有清晰的解剖结构，即细长的颈部、可触及的气管，且可以安全地过度伸展。第 1 项标准是为这项非直视下的手术操作提供解剖学保障，即气管切开的部位在第 3 和第 4 气管软骨之间。软骨环的舒展是正确定位的关键。一般来说，近期颈部受伤、病态肥胖、曾做过气管切开术或颈部照射是床旁 PDT 的禁忌证。颈前区感染或烧伤、甲状腺肿或颈部肿块，也是 PDT 的禁忌证。这类患者最好采用开放性手术治疗。
- 如果存在颈椎损伤，PDT 同样是禁忌的，如果需解决该问题，则需要在神经外科或神经内科医生的许可下使其颈部过伸。颈部不能过伸的患者，如颈椎骨关节炎患者，最好行手术治疗。值得注意的是，紧急气管切开时不行 PDT，而更多地选择头端环甲膜作为气管切开术的首选解剖结构。
- 体格检查的重点是了解是否有淋巴结肿大、烧伤、感染、肿块、瘢痕（以前的手术或旧的气管切开瘢痕）、创伤和甲状腺肿大。检查皮肤浅表的小静脉，以避免在手术过程中损伤。如果需要的话，超声可有助于识别任何异常的血管或其他异常情况，这些异常情况可能会使 PDT 改为开放式手术。
- 评估颈部过伸的程度。判断颈部是否短粗，是否由于颈椎关节炎而无法伸展。如果由于患者肥胖或颈部过短而无法触摸到气管解剖结构，或无法过度伸展使胸骨切迹以上至少可有 2 指距离，则禁忌行 PDT。
- 颈部肥胖的患者行 PDT 有可能成功，与理想操作对象相比，他们可能更需要支气管镜的协助，并使用更长的气管切开管。患者的血流动力学必须稳定，因为手术过程中可能需要较大剂量的镇静药或肌松药。导致 PDT 手术延长的最常见原因是镇静药相关的低血压，这需要给予静脉输液或血管活性药物的处理。术前评估颈部过伸的程度需要充分的镇静，这表明在手术前即需要进行液体复苏。还要注意，由于迷走神经的影响，心动过缓可能会更严重。
- 应给予患者满意的气体交换，不需要高呼气末正压通气（positive end-expiratory pressure，PEEP）。

（三）相对禁忌证

1. 解剖学方面

- 曾做过气管切开术、颈部手术。
- 皮肤感染或烧伤。
- 短小肥胖的颈部、甲状腺肿、淋巴结肿大、颈部肿块。
- 脊柱损伤，无法过伸。

2. 生理学方面

- 出血性疾病。
- 高需求（高 PEEP）。
- 血流动力学不稳定。
- 营养状况不佳。

五、PDT 操作步骤

- 该手术（视频 6-1）可以在重症监护室进行，操作过程中须有持续的生命体征监测。
- 术前至少禁食 6h，并且在手术前暂停使用肝素皮下注射。
- 保证所有手术用品和措施必须无菌，如使用无菌衣、口罩、手套、无菌巾，以及无菌的 PDT 套件。

（一）无须支气管镜引导的手术

- 首先给予适当的镇静药。可给予芬太尼和丙泊酚，最好静脉输注给药，并进行滴定，使患者在触诊气管时保持静止姿势，无呛咳或呕吐。如出现低血压，则由外科医生和麻醉医生共同决定是否给予输液或血管活性药，以及是否继续手术。该手术不要求肌松药，而对那些在充分镇静后仍有运动的患者可适当使用。
- 待患者充分镇静后，在其肩胛骨下居中位置放置 1 个卷垫，使颈部过度伸展（图 6-1）。如果头下方没有放置枕头，那么最好使头部悬在空中。但如果患者没有得到充分的镇静，这种姿势可能会使其苏醒。
- 准备 PDT 套件（图 6-2）：检查气管切开管（tracheostomy tube，TT）气囊是否完好，然后抽出所有空气；充分润滑 TT 和套管；准备导丝；在皮下和导管注射器中注入 1% 利多卡因 / 肾上腺素；用生理盐水冲洗扩张器。
- 将吸入氧气浓度增加到 100%；吸引清除气管内（endotrachea，ET）和口腔内的分泌物；清洁颈前区皮肤并在胸骨切迹和中线上方 2 指处皮下注射利多卡因 / 肾上腺素。然后，助手给 ETT 气囊放气，同时增加潮气量以补偿泄漏的气体量（在潮气量的基础上增加 100ml）。
- 在胸骨切迹上方 2 指处和环状软骨下方 2 个软骨环处寻找穿刺点，并沿气管中线垂直进针。
  - 在气管中线上没有肌肉或大血管。胸锁乳突肌、胸骨舌骨肌和胸骨甲状肌都位于侧方。穿刺点太高会导致软骨的损伤；太低可能会导致气管切开管侵犯无名动脉，形成动脉瘘管。
- 抽吸装有 1% 利多卡因 / 肾上腺素的注射器制造负压条件，同时缓慢进针。当有空气被吸入注射器时，说明针头已进入气管。
  - 吸出空气证明了进入含气管腔，有可能进入了 ET，但如果如此，在穿刺时应感受到极大的阻力。

更可能的情况是针头在气管内，但针尖可能划伤了 ET 的表面。这时气囊可能会被破坏而漏气，但此时应该继续操作。提前增加的潮气量应能维持通气。

- 立即固定针头，将手指置于针头和颈部皮肤的交界处，以避免针头移位。注入 5ml 的 1% 利多卡因 / 肾上腺素溶液。
- 在手术过程中通过气囊反复确认位置，尤其是在移动或可能出现移位的情况下。在任何时候，如果针头的位置出现问题，则重新进行穿刺操作，其中包括上述的气管触诊。

- 一旦针头接触到 ET，嘱助手来回拉动 ET，术者感受针头的移位，并确认其在 ET 上的位置（图 6-3A）。
  - 逐渐将 ET 拉至 20cm 处或感觉针头离开 ET 时（图 6-3B），此时 ET 通常在 18～19cm。
- 将针头向尾端倾斜并推进导管，它应该很容易进入气管。
  - 如果推进导管时立即出现阻力，则其可能未在 ET 的前方，或者可能位于一盲袋中。将针头返回垂直位置；通过气囊再次确认位置，并让助手将 ET 稍稍向头侧牵拉。如上所述，重新尝试推进导管。
  - 导管进入气管后，应能自由通过。当其进入分叉处时可引起咳嗽，此时可通过支气管镜或超声确认（图 6-4）。
- 使用手术刀在导管旁上下纵向切开一竖直切口。随后使用扩张器扩张气管切口，之后可看到带血的分泌物从切口处流出。将塑料导丝放置在金属导丝上，接着使用锥形扩张器扩张。锥形扩张器上的标记可用来确定扩张程度，以适应气管的管径，在扩张过程中做到缓慢进行、持续扩张。
  - 在手术前进行超声检查，检查解剖结构异常并预估有出血风险的血管。它也有利于确认导管在气管腔内的位置。在手术过程中如果出现任何问题，超声检查或支气管镜检查都可以提供重要帮助。
- 完全扩张后移除扩张器，将 TT 通过导管插入。同样，保持患者处于颈部过伸的状态是顺利完成此步骤的关键。
- 从 TT 上取下套管，用内套管替换它，并连接至呼吸机上。如果患者在机械通气时潮气量未达到设定值，一定不要拔管（从 ET 中逸出的气体可能会虚假地使潮气量数值偏低）；此时聆听呼吸声并评估氧饱和度和呼吸末有助于判断 TT 的位置。
- 移除 ETT，将 TT 缝合固定，并进行 CXR 检查以排除 PTX。

（二）在支气管镜引导下的手术

- 在气管切开术中使用支气管镜引导并不是常规要求，至少在临床研究中尚未显示出明显的优势。
- 它允许术者在直视下进行 ETT 的定位和进针穿刺。
- 支气管镜对复杂的颈椎病患者或肥胖患者可能更有用。在手术过程中出现不确定因素时，使用支气管镜也可提供重要帮助。
- 支气管镜检查的优点：在手术过程中支持实时的针尖定位，降低穿刺难度；准确进行腔内放置和隆嵴上测量；如果在手术中出现 ETT 或 TT 移位，可在其引导下进行更换。
- 支气管镜检查的缺点：需要额外的设备和人员（支气管镜医生）及更高的成本；支气管镜检查会阻塞气道，可能影响通气。

（三）并发症的处理

- 气胸：在已诊断或疑似的 PTX 发生恶化时，立即在第 1、第 2 肋骨间的前部放针。除非明显为单侧

PTX，否则要双侧放针。

- PTX 也可以在术后出现，这就是 CXR 总是在术后进行的原因。如果出现气胸，则需要放置胸腔引流管以防止出现张力性气胸。

六、随访

- 按照标准进行气管切开护理，并逐步脱离呼吸机。
- 当患者在指定天数内不使用机械通气而可以自主呼吸，分泌物减少，能够通过口腔咳出分泌物，并且气道可保持通畅时，即可考虑拔管。

相关图像

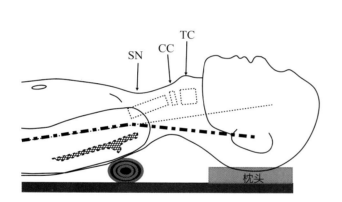

▲ 图 6-1　气管切开术的患者体位
在肩胛骨下放置"卷垫"，以最大限度地伸展颈部。可在枕部放置一个枕头。TC. 甲状软骨；CC. 环状软骨；SN. 胸骨上切迹

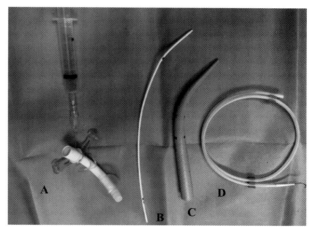

▲ 图 6-2　大多数经皮气管切开术套件中的基本组件
A. 气囊充气的气管切开管；B. 塑料导丝鞘，上端有凸起，以避免扩张器对气管后部的损伤；C. 气管切开的锥形扩张器；D. 导丝

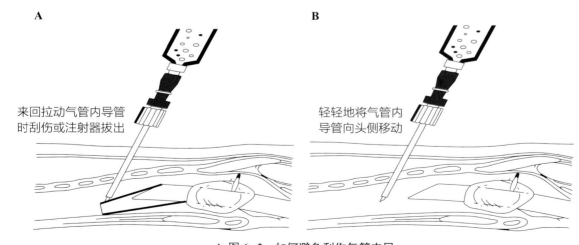

A

B

来回拉动气管内导管时刮伤或注射器拔出

轻轻地将气管内导管向头侧移动

▲ 图 6-3　如何避免刮伤气管内层
A. 针头刮擦气管内层；B. 轻轻地将气管内层向头侧移动

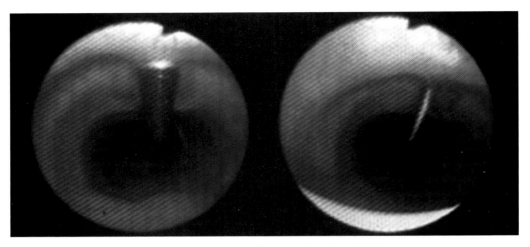

▲ 图 6-4 针和导丝（此图彩色版本见书末）

营养支持及全肠外营养

Nutritional Support and Total Parenteral Nutrition

Rohit R. Gupta　Roopa Kohli-Seth　著

范仲敏　译　方宗平　校

第7章

本章概览

- 重症患者代谢需求增加，易发生营养不良。
- 应尽早开始营养支持以降低发病率和死亡率。
- 营养不足与过度支持均会对患者产生不良影响。
- 条件允许应首选肠内营养。
- 营养支持需要专业团队的配合及密切的监测，以避免感染与代谢并发症的发生。

一、背景

- ICU 患者面临全身感染、失血、机械通气支持、多器官衰竭、自主摄食受限及长期卧床等挑战，使他们容易处于营养不良状态。
- 重症患者表现为能量需求增高、蛋白质合成与降解同时存在、脂肪分解及胰岛素抵抗增加的特征性代谢亢进状态。
- 营养不良状态与创伤愈合延迟、医源性感染、呼吸机依赖延长、肾功能不全和内分泌紊乱等不良结局直接相关。
- 在评估患者营养需求与提供营养支持时需谨记以下要点：肠内营养是指通过胃肠道提供营养物质；肠外营养是指通过静脉给予营养。

二、重症患者的营养目标

- 危重疾病期间的热量需求增加。如果膳食摄入量无法满足患者热量需求，将导致其处于以分解蛋白质和脂质储备为特征的代谢状态。
- 营养过度与营养不足一样是有害的，因其可导致过量 CO_2 的产生，可能加剧呼吸衰竭及肝脏与其他器官中的脂肪沉积。
- 患者对营养支持的反应随疾病的潜在因素而改变。需注意确保高血糖或高甘油三酯血症等代谢紊乱不会加剧或恶化。

- 矿物质、维生素和微量元素等微量营养素是重症患者营养治疗的必要成分。它们的缺乏表现为全身性疾病。

三、肠内营养

- 经胃肠道给予营养是营养支持的首选途径。具有更符合生理特性、费用低及代谢相关并发症少等优点。
- 肠内营养可保持肠黏膜完整性，并激活免疫调节和内分泌作用等保护性肠道功能。
- 肠内营养存在误吸、吸收不良、肠缺血及耐受性改变等潜在风险因素。
- 在无禁忌证的情况下，肠内营养应在进入 ICU 后 48～72h 内开始。早期喂养可降低肠道通透性、减少能量赤字，相应地降低发病率与死亡率。
- 肠内营养的启动需要通过鼻胃饲管建立临时肠内通路。预计长期不能吞咽的患者，可使用经皮内镜下胃造瘘术（percutaneous endoscopic gastrostomy，PEG）。
- 胃扩张、运动能力差或有误吸风险的患者，可使用幽门后置管代替胃饲管。

肠内营养配方

- 肠内制剂是非蛋白质与蛋白质热量比例固定的预混溶液，可提供 1～1.5kcal/ml 的能量密度。24h 内喂养总量通过所需热量 [25kcal（kg·d）] 与制剂能量密度的比值计算。
- 根据患者消化和吸收蛋白质的能力，配方制剂中的蛋白质成分可以选择全蛋白（大豆 / 酪蛋白）、多肽或必需氨基酸。
- 有研究在肠内制剂中添加精氨酸、谷氨酰胺、抗氧化剂和 ω-3 多不饱和脂肪酸等补充剂以期减少炎症并调节免疫应答。虽然动物和体外研究结果良好，但目前尚无足够的临床证据推荐广泛采用。
- 容量丢失和高钠血症可通过在肠内营养的同时补充游离水来纠正。

四、全肠外营养

- 全肠外营养制剂（total parental nutrition，TPN）旨在通过静脉注射提供所有必需的常量营养素和微量营养素。它可保证为患者提供持续、可控的营养摄入。
- 常量营养素包括碳水化合物和脂类，是热量的主要来源。TPN 溶液中的蛋白质是为满足机体增加的合成功能需求而设计的，亦是能量来源之一。
- 微量营养素包括电解质（钠、钾、镁、钙、氯、硒、铬）、缓冲液（磷酸盐、醋酸盐）和其他化合物（维生素、胰岛素、法莫替丁）。
- 制剂的总用量应根据患者的容量状况进行调整，并满足每日液体需求量。
- TPN 制剂应即用即配，以避免降解及微生物污染。

（一）全肠外营养适应证

- 无法进行长期肠内营养的胃肠系统疾病。
  - 创伤、肠穿孔、手术切除、瘘管及肠扭转。

- 炎症性疾病，包括重度坏死性胰腺炎、阑尾脓肿及坏疽性胆囊炎。
- 免疫性疾病，包括肠移植排斥反应和移植物抗宿主病。
- 感染，包括严重难辨梭菌感染、感染性腹膜炎和腹内脓肿。
- 吸收障碍疾病，包括短肠综合征与炎症性肠病。
- 肿瘤疾病，包括梗阻性肿瘤生长、放疗和化疗诱导的黏膜炎、瘘管和狭窄。
- 血管疾病，包括出血和缺血性肠病。
- 无法充分摄取肠内营养的疾病。
  - 营养储备不良的严重恶病质患者。
  - 无法获得或维持肠内通路。
  - 肠内营养无法达到 50% 的营养需求。
  - 出现胃肠道耐受性恶化表征。
- 连续肠外营养。

（二）能量与宏量营养素剂量计算

- 每日能量需求根据患者的理想体重（ideal body weight，IBW）来计算（表 7–1）。如果患者体重超过理想体重的 20%，则使用调整体重。如果患者体重少于理想体重的 90%，则使用实际体重。
- 用于确定总能量需求的预估每日能量消耗为 25kcal/(kg·d)。体质指数（BMI）> 30 的肥胖患者，能量需求降低为 22kcal/(kg·d)。
- 蛋白质含量由疾病严重程度、手术创伤及器官系统衰竭等因素决定（表 7–2）。这使得蛋白摄入量与机体合成需求相匹配。同时，由蛋白质提供的热量应计入总能量需求，以最大限度地减少过度营养的风险。
- 总热量需求的 1/2 是由碳水化合物提供的。而剩余 1/2 在脂质和蛋白质之间分配，两者比例由患者的蛋白质需求决定。每个组分的量通过能量方程式计算（表 7–3 与表 7–4）。

（三）微量营养素与其他添加剂

- 在 TPN 溶液中加入电解质以维持渗透压和电解质平衡。钠、钾、镁、钙以氯化物、醋酸盐或磷酸盐的形式加入。
- 标准添加物包括硫胺素、叶酸、多种维生素和硒、铬、铜、锰等微量元素。
- 通过在 TPN 溶液中添加和滴定短效胰岛素可调控血糖。
- 其他可添加入 TPN 制剂的药物依赖于其溶解度和稳定性，如 H_2 受体拮抗药与肝素。
- 溶解 TPN 溶液中的添加剂至少需要 150ml 游离水。如患者存在额外的游离水缺乏应增加用量。

（四）实施

- 肠外营养应通过安全的中心静脉通路输注。可避免外渗导致的静脉炎和损伤并发症。为了减少感染，我们建议保留一个专用的全肠外营养输注端口。
- TPN 溶液应在 24h 内以固定的速率输注完毕。严重胆汁淤积或肝功能障碍的患者，TPN 可超过 12h。
- 开始 TPN 最重要的是要从半强度溶液开始，以减少电解质紊乱、高血糖和再喂养综合征等并发症。
- 当患者停止 TPN 时，在完全停用前，溶液的热量强度应缓慢降低 50%。

表 7-1　确定患者理想体重（IBW）[*]

男性 IBW=48kg+2.7kg×（身高 –5ft）×12
女性 IBW=45.5kg+2.2kg×（身高 –5ft）×12
实际体重大于 1.2 倍 IBW 的患者，采用调整体重（ABW）=[（实际体重 –IBW）×0.25] + IBW
实际体重小于 0.9 倍 IBW 的患者，采用实际体重

[*]. G. J. Hamwi Formula（1964）
注：身高的单位为英尺；1 英尺（ft）=30.48 厘米（cm）

表 7-2　确定蛋白质需求（g/d）

生理应激、术后或伤口愈合 =1.2～2.0g/(kg·d)× 体重（kg）[*]
严重疾病 =1.5g/(kg·d)× 体重（kg）
肾衰竭，而非肾脏替代治疗 =0.8～1.2g/(kg·d)× 体重（kg）
血液透析 = 1.2～1.4g/(kg·d)× 体重（kg）
连续性静脉 – 静脉血液过滤≥ 1.5g/(kg·d)× 体重（kg）

[*]. 体重由表 7-1 决定

表 7-3　确定热量和宏量营养素需求（g/d）：碳水化合物

总热量需求 = 体重（kg）×25kcal/(kg·d)
1/2× 总热量需求 = 碳水化合物的热量
1/2× 总热量需求 = 蛋白质的热量 + 脂质的热量
碳水化合物（g）= 碳水化合物热量 / 每克碳水化合物的热量[*]
=1/2× 总热量需求 / 每克碳水化合物的热量
=0.5× 体重（kg）×25kcal/3.4kcal/g
= 体重（kg）×3.67g/(kg·d)

[*]. 碳水化合物 =3.4kcal/g；脂质 =10kcal/g；蛋白质 =4kcal/g

表 7-4　确定热量和宏量营养素需求（g/d）：脂质与蛋白质

脂质热量 + 蛋白质热量 =1/2 总热量需求
蛋白质热量 = 蛋白质需求（表 7-2）× 每克蛋白质热量[*]
=1.5g/(kg·d)× 体重（kg）（严重疾病）× 4kcal/g
脂质（g）= 脂质热量 / 每克脂质热量[*]
=[（1/2× 总热量需求）– 蛋白质热量]/ 每克脂质热量
=[（1/2× 总热量需求）– 蛋白质热量]/10kcal/g

[*]. 碳水化合物 =3.4kcal/g；脂质 =10kcal/g；蛋白质 =4kcal/g

（五）特殊情况

1. 重度呼吸衰竭

- 呼吸衰竭或严重呼吸机依赖的患者，应注意避免过度喂养。过度喂养可促使机体转向脂质合成，同时动脉血 CO_2 水平升高，可能延长脱机时间。

- 产生相同能量的过程中，脂质氧化产生的 CO_2 比碳水化合物少 25%。因此，对于高碳酸性呼吸衰竭患者，更大比例的热量需求应由脂质来满足。

2. 肾功能不全

- 肾功能不全导致的代谢性酸中毒继发于大量有机酸的堆积和碳酸氢盐丢失的增加。应调整 TPN 制剂成分，提供额外的碳酸氢盐（如醋酸盐），以避免医源性高氯性酸中毒。
- 持续的肾脏替代治疗通过透析液 / 超滤液可导致高达 65g/d 的蛋白质损失。因此，以较高的速度 [≥ 1.5g/(kg·d)] 补充蛋白质储备至关重要。
- 容量超负荷是肾功能不全的常见并发症，并对心脏和肺等其他器官产生不良影响。通过减小 TPN 溶液的总体积有助于防止这种情况的发生。
- 应实时监测患者的电解质水平以避免危及生命的高钾血症及其他电解质紊乱的发生。

3. 肝衰竭

- 患者自身合成功能较差，需要补充更多的蛋白质。
- 应考虑补充水溶性维生素等微量营养素储备。
- 支链氨基酸在肝性脑病患者的使用，产生了不同结局，不能推荐为标准措施。
- 如果总胆红素＞ 4，应减少微量元素铜和锰的摄入，以避免毒性作用（这些元素依赖于胆汁排泄）。

（六）监测

- 每日床旁检查评估血管通路部位外观、容量状态、神经功能、体重和启动肠内营养的准备情况非常重要。
- 实验室检查包括电解质、葡萄糖、肝脏功能和血脂的日常监测。
- 需延长 TPN 的患者，可适时监测促甲状腺激素（thyroid-stimulating hormone，TSH）、甲状旁腺激素（parathyroid hormone，PTH）、维生素 D、甲状腺素运载蛋白和肉碱水平等参数。
- 24h 氮平衡已被证实为改善预后的标志。它是通过从消耗的总氮中减去排泄的总氮（通过尿和粪便）来计算的。每克负氮平衡反映 6.25g 蛋白质或 30g 肌肉质量的损失。
- 间接测热法通过测量消耗的 O_2 和产生的 CO_2 来测量静息能量需求和呼吸商（respiratory quotient，RQ）。虽然其需要在专门的设备和培训上进行大量的投资，但间接测热法可提供是否正存在喂养过度或不足的信息。
- RQ＜ 0.8 表示机体处于分解代谢状态，脂肪和蛋白质被用于能量主要来源。相反，RQ＞ 1.0 表示过度营养。TPN 患者的 RQ 目标值为处于 0.8～1.0。

（七）并发症

- 导管感染仍然是肠外营养的主要感染并发症。常见病原体包括表皮葡萄球菌、念珠菌和金黄色葡萄球菌。对于 TPN 患者，建立导管监测和维护程序是必要的。而在疑似感染患者中，应更换中心导管的位置。
- 肠外碳水化合物的使用增加及伴随的胰岛素抵抗是导致高血糖的主要原因。可通过逐步调整患者的碳水化合物目标及定期监测血糖来避免。目标血糖应维持在 140～180mg/dl。
- 高甘油三酯血症主要由脂质输注、应激激素的产生和肾功能不全所致。严重时（甘油三酯＞ 1000mg/dl）可诱发急性胰腺炎。如果血浆中甘油三酯浓度超过 400mg/dl，应将脂质从 TPN 制剂中去除。
- 肝脂肪变性和胆汁淤积是长期肠外营养的并发症。脂肪肝多见于儿童，其确切病因尚不清楚。在缺乏肠内营养的情况下，常发展为胆汁淤积。早期恢复肠内营养是治疗的关键。熊去氧胆酸和胆囊收缩素的使用实验结果不一。

- 严重营养不良的患者使用全胃肠外营养，可能会发生再喂养综合征。钾、磷、镁在细胞内快速转移可导致横纹肌溶解性心衰和心律失常。实时监测并及时更换电解质可避免此并发症的发生。

- 肠黏膜萎缩发生在缺乏肠内营养的情况下。黏膜剥脱和局部免疫受损可导致细菌过度生长和细菌易位的风险增加。早期启动肠内营养有助于减少感染和易位的风险。抗生素类药物如新霉素抑制细菌生长的作用尚不明确。

血糖控制
Glycemic Control

第8章

Amira Mohamed　Adel Bassily-Marcus　著

范仲敏 **译** 方宗平 **校**

本章概览

- ICU 高血糖患者推荐静脉输注胰岛素。
- 静脉输注胰岛素时，应每小时监测 1 次血糖，直到达到目标值，并持续至少 4h。
- 一旦病情稳定，经口进食的患者应开始使用长效胰岛素和餐时胰岛素；持续喂养的患者应开始每 6 小时注射 1 次中效胰岛素。
- 当换用长效胰岛素时，总胰岛素剂量应根据胰岛素输注最后 6h 所需胰岛素量计算。

一、背景

- 近几十年来，ICU 血糖控制的定义发生了巨大变化。20 世纪 90 年代，提倡严格控制血糖。然而，随后的研究报道了低血糖并发症的发生。
- 使用血糖评估流程规则者的生存率（normogly-cemia in intensive care evaluation-survival using glucose algorithm regulation，NICE-SUGAR）试验指出严格控制血糖会增加死亡率，因此，目前指南推荐一种更宽松的方案，即将目标血糖水平控制在 140～180mg/dl。在美国，糖尿病的患病率已高达 23.9%，其中 40% 尚未确诊。而住院患者的糖尿病患病率高达 25%。然而，由于没有常规进行住院患者糖尿病研究，这一数字很可能被低估了。据估计，缩短 ICU 住院时间、降低脓毒症和肾衰竭发生率、减少机械通气使用，可使每例患者在医疗费用上节省 3160 美元。
- ICU 中引起高血糖的原因较为复杂，不仅限于糖尿病，还受到应激激素（如皮质醇）水平变化的影响，包括应激诱导或医源性类固醇水平升高。高血糖的发病原因常难以区分，因此无法精确每一病因的发病率。

二、发病机制

- 大量研究证实，与单纯糖尿病患者相比，应激诱导的高血糖或医源性高血糖是导致发病率和死亡率增加的独立危险因素。

- 多种因素作用于重症非糖尿病患者的血糖升高，例如，应激激素和炎症介质导致胰岛素抵抗，糖异生速率增加。然而，由此产生的高血糖是死亡的直接原因，还是仅为疾病严重程度的一个指标尚不清楚。
- 高血糖对重症患者的影响包括白细胞功能障碍、氧化应激增加、高凝状态，同时也与心肌损伤和脑卒中梗死体积增加相关。
- 最近的研究证据表明，应激引起的高血糖与糖尿病继发的高血糖死亡风险不同。与糖尿病高血糖相比，应激性高血糖会导致更严重的不良结局，包括感染风险增加和住院时间延长。

三、高血糖的危险因素

- 糖尿病。
- 药物包括外源性糖皮质激素、血管升压药、锂盐和 β 受体拮抗药。
- 炎症包括脓毒症。
- 过度喂养、静脉注射葡萄糖、常用肠外营养。
- 透析溶液、抗生素溶液。
- 胰岛素不足。
- 血容量不足可致高血糖。
- 卧床休息。

四、高血糖的预防

为了减少高血糖的不良影响，必须及早识别，早期管理。除此之外，目前尚无任何证据表明其他有效预防高血糖发生的方法。

五、诊断

（一）ICU 高血糖的鉴别诊断（表 8-1）

表 8-1　高血糖的鉴别诊断

鉴别诊断	特　征
糖尿病	糖化血红蛋白升高，体重下降，多尿，烦渴
激素紊乱，如库欣病或肢端肥大症	皮质醇 / 生长激素升高，体重增加，库欣病特征
药物，如类固醇、拟交感神经药	用药史

（二）典型表现

重症患者的高血糖表现与健康糖尿病患者不同。多尿、多饮及其他常见的高血糖症状在重症患者并不常见。患者主要表现为急性肾损伤和尿量减少。由于疾病的严重性，如处于谵妄和机械通气状态，患者无法交流他们的症状。此外，体格检查无法明确葡萄糖的变化，因此常规血液检测葡萄糖对确定诊断是必要的。

（三）临床诊断

1. 病史

症状取决于高血糖水平和症状持续时间。

- 心血管：心肌损伤，电解质失衡导致的心律失常。
- 原发性：嗜睡。
- 胃肠道：恶心、呕吐。
- 神经：精神状态改变、脑病、癫痫、舞蹈病及其他不自主运动。
- 肾脏：多尿、急性肾损伤。

2. 体格检查

- 根据高血糖的病因不同，体格检查可出现不同的阳性体征。然而，由于应激性高血糖是重症患者最常见的病因，体格检查可能无法很好地暴露问题。
- 体格检查的结果可能包括糖尿病的黑棘皮病及库欣病的库欣样特征。

（四）实验室检查

- 血气分析仪精确度高，使其成为重症监护室的理想检测手段。血气分析需要动脉采血，通过动脉血监测，是控制血糖的首选方法。尽管是有创的，专家共识一致推荐血气作为重症患者血糖监测的首选方法。
- 血糖非侵入式即时检测（point-of-care，POC）设备，使用针刺手指或通过血管留置针获得少量血液进行检测，是应用最广泛的血糖检测方法。可快速提供检测结果，适于血糖波动不定的重症患者。然而，POC 检测的准确性无法保证，有时可与参考值相差 20% 之多。
- 连续血糖监测系统是一种很有应用前景的检测方法，其可每 10 秒对间质间隙内的葡萄糖进行检测，每 5 分钟提供 1 次平均血糖值。
- 当缺乏 POC 和连续血糖监测等精确检测手段，血糖趋势可能比绝对血糖值更有价值。
- 在 ICU 中，应激相关高血糖是急性的，因此通常不会引起糖化血红蛋白的升高，这是区分应激引起的高血糖和长期糖尿病的潜在方法。

（五）疾病诊断的常见错误

- 由于继发性高血糖的发生，在 ICU 中糖尿病常被漏诊。一项研究显示，26% 的糖尿病患者在入住 ICU 期间未被确诊。这些患者需要输注胰岛素的可能性更高，平均血糖更高，高血糖和低血糖的比例增加（即高血糖变异性），死亡率增加。这些发现表明，高度怀疑糖尿病以预测胰岛素需求，可能是有益的。
- 由于重症患者血糖变异度大，建议进行常规监测，甚至连续监测。入院时血糖正常的患者在 ICU 住院期间可能无法保持血糖正常，甚至可能需要根据高血糖的程度输注胰岛素。因此，推荐对病情危重患者进行常规血糖监测，并对胰岛素治疗进行严格指导。

六、治疗

- 重症患者的理想血糖目标存在极大争议。多项试验产生了矛盾的结果。最初提倡严格控制血糖水平，随着高血糖作为机体适应压力的一种方式被认识，这一建议受到了挑战。21 世纪初，Leuven surgical 试验证实强化血糖控制可降低死亡率。尽管这项试验存在缺陷，但它确定了一个严格的血糖控制目标，即 120mg/dl 左右。

- 然而，随后的 NICE-SUGAR 试验，将目标血糖水平设定为低于 180mg/dl，与强化血糖控制相比，死亡率和低血糖发生率降低。尽管有相互矛盾的证据，目前共识推荐将血糖水平控制在 140～180mg/dl。
- 目前尚无普遍推荐的胰岛素治疗方案来控制重症患者的血糖。然而，为了避免可能有害的长期低血糖的发生，通常选择输注胰岛素和间歇性输注短效胰岛素，当患者病情稳定后可转为皮下胰岛素注射。
- 鉴于重症患者代谢状态的不可预测性，ICU 不使用口服药物来控制血糖。
- 基于血糖水平，可选择静脉输注或皮下注射胰岛素。如血糖水平大于 220mg/dl 或连续 2 次大于 180mg/dl，则首选静脉输注途径。如血糖水平在 160～179mg/dl，则选择皮下注射。皮下胰岛素的选择包括短效胰岛素、滑动胰岛素、中效胰岛素和长效胰岛素。

（一）首选胰岛素给药途径（表 8-2）

表 8-2　胰岛素给药途径的选择

血糖水平（mg/ml）	途　径
160～179	皮下
180～219	皮下
＞ 220	静脉
连续 2 次＞ 180	静脉

（二）血糖水平的监测

　　静脉输注胰岛素时，应每小时检测 1 次血糖，直至血糖稳定在目标范围内 4h 以上，随后每 2 小时检测一次。如果病情、胰岛素输注速率或营养支持等条件发生改变，建议重新改为每小时检测 1 次血糖。使用皮下胰岛素时，最初每 2～4 小时检测 1 次血糖，常选择进餐和就寝时，直至连续 4 次血糖稳定在目标范围内。

（三）从静脉输注转换为皮下注射胰岛素

- 24h 胰岛素需要量的计算方法为，将最后 6h 胰岛素输注量除以 6 再乘以 20，此为 1 天内注射的总胰岛素量。
- 每日胰岛素总用量的 40% 为长效胰岛素，60% 为短效胰岛素，每日 3 次。
- 如果使用中效胰岛素，总用量分为 4 份，每 6 小时给药 1 次。
- 如果患者每小时胰岛素注射量少于 2U，可以考虑开始使用短效胰岛素。
- 皮下注射胰岛素 60min 后停止静脉输注。

（四）营养与胰岛素

- 对于经口进食的患者，优先选择长效和短效胰岛素。
- 持续营养患者考虑选择中效胰岛素。
- 如果禁食，则给予基础胰岛素并适时给予速效胰岛素。
- 如果持续喂养，使用中效和长效胰岛素维持，并添加短效胰岛素。

（五）并发症的管理

ICU 血糖控制最常见的并发症是低血糖，定义为血糖水平低于 80mg/dl。死亡率与血糖水平之间的关系呈 "J 形"，表明在 2 个极端情况下死亡率均会增加，因此避免低血糖的发生非常重要。

- 血糖为 90～120mg/dl：维持胰岛素输注，1h 内重复检测血糖。
- 血糖为 71～89mg/dl：维持胰岛素输注，30min 内重复检测血糖。
- 血糖为 51～70mg/dl：给予 50% 葡萄糖 25g，15min 内重复检测血糖。
- 血糖 < 50mg/dl：给予 50% 葡萄糖 50g，如有条件使用动脉血确认，15min 内重复检测血糖。

（六）治疗与处理

见图 8-1。

七、预后

临床、动物和体外研究均表明，急性高血糖是引起免疫系统功能障碍、凝血异常和总死亡率增加的致病因素。

相关图像

▲ 图 8-1　重症患者的血糖管理

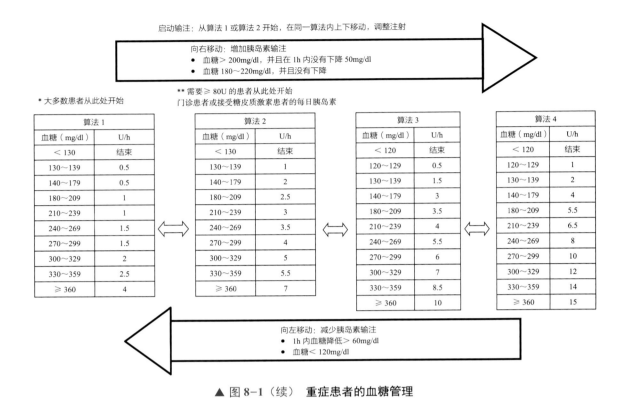

▲ 图 8-1（续） 重症患者的血糖管理

相关资源

1. 推荐网站

http://resources.aace.com/protocols.html

2. 指南

国际指南

标　题	来　源	日期与网址
Diabetes Care in the Hospital	American Diabetes Association	2019 https://care.diabetesjournals.org/content/42/Supplement_1/S173
Insulin Infusion Guideline	Society of Critical Care Medicine	2012 https://journals.lww.com/ccmjournal/Fulltext/2012/12000/Guidelines

3. 证据

证据类型	标　题	评　论
Clinical trial	*Normoglycemia in Intensive Care Evaluation Survival Using Glucose Algorithm Regulation [NICE-SUGAR] trial*	Significantly higher 90 day mortality in intensive glucose control group compared with moderate glucose control
Clinical trial	*Leuven Surgical Trial*	Intensive glucose control significantly reduced ICU length of stay, hospital length of stay, duration of mechanical ventilation, and acute kidney failure

并发症预防
Prevention of Complications

Anthony R. Manasia　Nidhi Kavi　著
范仲敏　译　方宗平　校

第9章

本章概览
- ICU 相关并发症会增加重症患者的发病率、死亡率和社会经济负担。
- 侵入性操作及与药物相关不良事件的发生会带来严重的后果，尤其是在经常进行这些操作的 ICU 中。
- 熟悉特定的并发症及其管理可以减少不良事件的发生率。

一、神经系统并发症

使用 ICU 疼痛评估工具和每日间断镇静可减少 ICU 住院时间（length of stay，LOS）及患者死亡率。适当的镇痛和镇静（见第 2 章）可以显著改善 ICU 幸存者的预后、缩短机械通气时间、减少谵妄，以及长期身体和认知功能障碍的发生率。

- 疼痛、焦虑、躁动和创伤后应激障碍（post-traumatic stress disorder，PTSD）在 ICU 的机械通气患者中得到了广泛的研究。随机对照试验显示，没有任何镇静药物能改善危重患者的死亡风险。例如，与咪达唑仑相比，丙泊酚的拔管时间和镇静后恢复时间可能更短。然而，丙泊酚导致高甘油三酯血症和低血压的风险更高。

- 丙泊酚还可能导致丙泊酚相关输注综合征（propofol-related infusion syndrome，PRIS），包括加重代谢性酸中毒、横纹肌溶解、高甘油三酯血症、低血压和心律失常。PRIS 的风险因素如下所示。
  - 高剂量丙泊酚。
  - 长期输注。
  - 肝脏疾病。
  - 使用血管升压药。
  - 潜在的线粒体疾病。

- 右美托咪定与其他镇静药相比，发生药物相关谵妄的风险更低，但其可增加心动过缓和低血压的风险。

- 只有少数重症患者需要深度镇静，以治疗重度呼吸衰竭 [如急性呼吸窘迫综合征（acute respiratory

distress syndrome，ARDS）等]、颅内高压及难治性癫痫状态。

- 每日间断镇静并使用镇静量表以达到轻度镇静目的，已被证实可减少呼吸机使用时间，最终减少 LOS。RASS 镇静评分和 Riker 镇静躁动评分（见第 2 章）可靠性高，被临床实践指南推荐。
- 危重症多发性神经病变（critical illness polyneuropathy，CIP）和肌病（critical illness myopathy，CIM）是危重症及其管理的主要并发症。CIP/CIM 同时影响运动与感觉轴突，最终延长脱机时间及身体机能恢复。脓毒症、全身炎症反应综合征及多器官功能衰竭在 CIP/CIM 中扮演重要角色。避免高剂量类固醇、长时间神经肌肉阻滞、长时间制动等危险因素，治疗基础疾病及支持治疗是治疗的主要内容。在 ICU，早期活动和物理治疗已被证实可以预防并辅助治疗 CIP。在 ICU 中进行早期康复是安全的，并有增强肌力、增加功能灵活性、提高生活质量和减少 ICU 谵妄等益处。

二、心血管并发症

心肌缺血、心律失常等心血管并发症对 ICU 患者构成严重生命威胁。快速型心律失常可由患者自身的心脏病引起，也可由药物引起。因此，血流动力学监测在 ICU 是必要的。可以为患者提供细致的管理并为确定导致心脏功能变化的病因提供依据。

- 自 20 世纪 90 年代以来，床旁经胸超声心动图（transthoracic echocardiography，TTE）的使用得到普及，现已成为评估大多数血流动力学障碍的原因及液体反应性的重要工具。
- 我们推荐对血流动力学不稳定的患者早期使用目标导向的床旁 TTE。特别是血流动力学支持需求增加的患者，以确定潜在可治疗的病因并帮助指导液体复苏。心脏超声可帮助重症监护医师缩小鉴别诊断范围，快速诊断，早期治疗。
- 心律失常是 ICU 的常见问题。导致心律失常的可预防因素包括电解质紊乱、儿茶酚胺过量和药物相关的不良反应。显示心脏缺血迹象的患者应密切监测 EEG 和心脏生物标志物。密切监测心电图 QT 间期延长有助于避免尖端扭转等心律不齐。
- 对于接受普鲁卡因胺、胺碘酮、某些抗生素（红霉素、戊他脒、酮康唑）、三环抗抑郁药和氟哌啶醇等药物治疗的患者，应特别监测校正后的 QT 间期（QTc）。
- 最后，电解质紊乱尤其是低钾、低钙和低镁血症等，应积极适当补充电解质，以预防和治疗某些心律失常。

三、血液系统并发症

- 输血常用于危重症患者。既往实践将重症患者的血红蛋白维持在 > 10g/dl。而基于多中心随机对照试验的最新指南表明，对于大多数患者，将血红蛋白阈值设定为 7～8g/dl 具有同等或更好的结局，并降低了感染、输血反应和容量超负荷风险。
- 2016 年美国血库协会（American Association of Blood Banks，AABB）指南对血流动力学稳定且无活动性出血的患者提出以下建议。
    - 血红蛋白 < 6g/dl：推荐输血。
    - 血红蛋白为 6～7g/dl：通常可能需要输血。
    - 血红蛋白为 7～8g/dl：在评估患者的临床状态后，输血可能适用于进行骨科手术或心脏手术的患者，以及有稳定心血管疾病的患者。

- 血红蛋白为 8～10g/dl：通常无输血指征，但对某些患者（如有症状性贫血、出血、伴有缺血的急性冠脉综合征及血液 / 肿瘤疾病有严重血小板减少出血风险的患者）可考虑输血。
- 血红蛋白＞ 10g/dl：除特殊情况，一般不需要输血。
- 由于住院时间延长、不活动、制动和经常处于高凝状态，危重患者发生静脉血栓栓塞症（venous thromboembolism，VTE）的风险增加。与深静脉血栓形成相关的死亡率非常高，并常进展为更严重的并发症，如肺栓塞。
- 所有患者均应在入院时即开始考虑 VTE 的预防。大多数 ICU 患者属于 VTE 和肺栓塞的高危人群，尤其是做过手术或有重大创伤的患者。如无出血或凝血障碍禁忌，这些患者应尽早使用低剂量普通肝素（5000U/12h，皮下注射）或低分子肝素（依诺肝素 40mg/d，皮下注射）预防治疗。应向所有患者提供间歇性气动加压装置，直到安全启用抗凝血药。

四、胃肠道并发症

危重疾病与严重分解代谢应激状态有关，这种状态可增加感染的风险、延长住院时间并提高死亡率。危重病医学学会与美国肠外和肠内营养学会现建议在入院 24～48h 内进行早期肠内营养。

- 肠内营养可增加胃肠道血流量，减少细菌易位，改善脓毒症免疫应答，提高整体生存率。
- 在危重症患者中进行的大量前瞻性随机对照试验，比较了肠内和肠外营养的效果。结果表明，肠外营养的感染相关并发症较多（尤其是肺炎和中心静脉感染）密切相关，而肠内营养可显著降低医院 LOS、营养支持费用和感染率。
- 危重症患者由于胃黏膜灌注不足、黏膜保护因子减少、胃酸分泌增加，发生应激相关胃肠道病变的风险较高。这些病变可能导致上消化道出血，并与 ICU 死亡风险增加相关。
- Cook 等对 2252 名 ICU 患者进行的一项大样本、前瞻性、多中心试验显示，应激性溃疡出血患者的死亡率为 49%，而未发生胃肠道出血的应激性溃疡患者的死亡率为 9%。机械通气和凝血功能障碍是与应激性溃疡出血相关的两个主要危险因素。
- 抑酸药物可有效降低出血率，推荐高危患者预防使用。质子泵抑制剂和 2 型组胺受体拮抗药已被证实可防止危重症患者胃肠道出血。并推荐机械通气、伴随脓毒症或脓毒性休克、凝血障碍及过去 12 个月有上消化道出血史等风险因素的 ICU 患者使用。
- 应激性溃疡的常规预防并不能降低 ICU 的总死亡率，因此，一旦度过危急期，应重新评估患者应激性溃疡预防的必要性。

五、肾脏并发症

- 低钠血症是危重症患者最常见的电解质紊乱之一，多因过度静脉补液以及肾脏对液体的处理能力受损所致。低钠血症是充血性心力衰竭死亡率增加的预测因子，也是一般患者人群疾病严重程度的标志之一。每日监测静脉输液量及避免使用低渗溶液是防止电解质紊乱的关键。
- 脑桥中央髓鞘溶解（central pontine myelinolysis，CPM）是一种大脑渗透性破坏，可导致非炎性脱髓鞘，尤其是脑桥。CPM 是快速纠正低钠血症所致的一种危及生命的并发症。因此，应采取保守的方案来纠正低钠血症，在第 1 个 24h 不超过 8mEq/L，并在 48h 内不超过 15～20mEq/L。密切监测血清钠水平对预防未被认识的快速纠正至关重要。当使用 3% 的生理盐水时，需每 4 小时监测血钠浓度。

- 肾功能不全、横纹肌溶解、烧伤和（或）创伤可致高钾血症。高钾血症还与地高辛、血管紧张素转换酶抑制药、血管紧张素受体抑制药、肝素、非甾体抗炎药（non-steroidal anti-inflammatory drug，NSAID）及琥珀酰胆碱等药物的常规使用相关。高钾血症的治疗包括胰岛素加葡萄糖、吸入高剂量 β 受体激动药；钙剂被用于 T 波高尖等心电图改变。聚苯乙烯硫酸酯钠盐是另一种常用于治疗高钾血症的制剂，然而，需要注意其起效缓慢，且与肠坏死并发症有关。

- 造影剂肾病（radiographic contrast nephropathy，CIN）是 ICU 医院获得性急性肾损伤的常见病因。可致住院时间延长、不良临床结局；以及整体死亡率升高 5.5%。危重症患者因病情严重，同时伴有脓毒症、低血压、低血容量等并发症；以及使用肾毒性药物，发生 CIN 的风险较高。预防 CIN 的主要方法是水化（造影前和造影后）和使用低渗透压造影剂。

  - N- 乙酰半胱氨酸（N-acetylcysteine，NAC）是一种潜在的预防 CIN 的药物。最近的临床试验通过比较有无 NAC 治疗的 ICU 加碘造影剂使用患者急性肾损害的发生率，观察 NAC 在 ICU 预防 CIN 的疗效。结果表明 NAC 能抑制血清肌酐的升高，但不能改善整体肾功能。此外，NAC 静脉给药可致类过敏反应等不良反应。NAC 的效用并不确切，因此并不推荐用于预防 CIN。

六、操作相关并发症

- 中心静脉置管（见第 3 章）是 ICU 的常见操作。其并发症因插管的位置和次数而异。可分为感染性并发症和机械性并发症，如动脉穿刺、气胸和房 / 室心律失常。与锁骨下或颈内静脉相比，股骨静脉穿刺的感染率更高，而锁骨下静脉穿刺的出血难以控制。

- 明确的证据表明，超声引导下置管可减少上述机械性并发症的发生率。我们建议有条件尽可能使用超声引导下进行，包括在插管前通过超声观察导丝。术后快速的床旁肺部超声可评估气胸。远程监测应贯穿于整个室性期前收缩检测过程，尤其在引入导丝及监测血压和氧合时。

- 气管插管术（见第 1 章）亦是 ICU 常用操作。循环衰竭是围插管期和插管后最常见和最危险的并发症，其次是缺氧和误吸。与麻醉医生在手术室进行的插管不同，在 ICU 进行的插管没有具体的指南。对任何需要气道管理患者的初始评估都应首先预测可能增加插管困难风险的危险因素。MOCOCHA 评分（表 9-1）是一个用于预测困难气道的评分系统（12 个项目中有 3 个及以上提示高风险）。我们建议在插管困难时尽早使用喉电视摄影术辅助（GlideScope™），以避免多次插管、气道损伤、食管插管和（或）长时间缺氧。

- 气道管理可分为 3 部分，即插管前、插管中和插管后。插管前侧重于进行无创通气改善氧合，如高流量氧疗，我们更倾向于使用无创双水平正压通气（bilevel positive airway pressure，BIPAP）。BIPAP 的并发症包括无效腔、肺恶性膨胀和将空气通入胃中。

  - 对于有胃肠道出血或呕吐的患者，我们强烈推荐在插管时进行鼻胃抽吸，以清除胃残余物，降低误吸风险。插管时应重视血流动力学监测并预测镇静药使用可能导致的循环衰竭。为维持平均动脉压高于 65mmHg，应在备以血管加压药物的支持下开始静脉补液。

  - 插管后应立即使用 CO_2 测定仪确认插管位置，并适当镇静，同时开始使用肺保护性通气。插管前后使用床旁超声来评估肺活动，有助于确认气管内插管是否充分，并在影像学确认前排除主支气管插管。

表 9-1 **MOCOCHA** 评分计算工作表

	评分 *
患者相关因素	
• Mallampati 分级为Ⅲ级或Ⅳ级	5
• 睡眠呼吸暂停综合征（阻塞性）	2
• 颈椎活动障碍	1
• 张口＜ 3cm	1
病理相关因素	
• 昏迷	1
• 重度低氧血症（＜ 80%）	1
操作者相关因素	
• 非麻醉科医生	1
共计	12

*. 评分 0～12；0= 容易气道；12= 非常困难气道

七、ICU 感染控制

在美国，每年与医疗保健相关的感染约有 170 万人，导致 99 000 人死亡。ICU 中最常见的两种器械相关感染是中心静脉相关血流感染（central line-associated bloodstream infection，CLABSI）和导管相关尿路感染（catheter-associated urinary tract infection，CAUTI）。

- CLABSI 是指中心静脉插管患者的血液感染，不能归因于任何其他部位的感染。CLABSI 与医院 LOS、医疗费用和患者整体死亡率增加相关。2013 年，一项针对美国医疗保健相关感染对经济影响的 meta 分析发现，CLABSI 在保健系统的费用支出占额最高，可达 45 814 美元。
- 自 2008—2013 年，预防集束化治疗及审核内容清单的实施使 CLABSI 的发生率下降了 46%。然而，在美国 ICU 和急症护理机构，每年仍有大约 30 100 例 CLABSI。着重于 CLABSI 感染的预防审核内容清单主要包括：最佳位置选择（避免股骨进入）、适当的手卫生、使用氯己定消毒剂以及在插入过程中最大限度使用消毒隔离措施。
  - 使用超声引导颈静脉内置管已被证实可降低 CLABSI 及其他非感染性并发症的风险，应尽可能加以利用。同时，设备的维护至关重要的，可进一步降低感染率。因此，推荐在插入导管前对导管中心进行消毒，在换药时保持无菌敷料干燥，最重要的是在不再需要时立即取出导管。
- 尿路感染（urinary tract infection，UTI）是常见的医院获得性感染，2011 年美国急症护理医院记录显示约有 93 000 例尿路感染。UTI 约占 ICU 医院感染的 12%。导尿会给老年人带来额外的风险因素，如需要身体约束、活动不便可增加静脉血栓栓塞以及血尿的风险。
  - 使用 CLABSI 相似的审核内容清单及集束化治疗可降低 CAUTI 的风险、减少导尿管的不当使用。手卫生及无菌置管是降低感染风险的关键。保持导管的封闭引流系统并在不再需要时及时拔除导管对于降低 CAUTI 发生率同样发挥重要作用。
- 呼吸机相关肺炎（ventilator-associated pneumonia，VAP）可发生于 9%～27% 的插管患者。VAP 的发生不仅提高死亡率，还与呼吸机使用时间及 LOS 的增加有关。
  - 预防策略包括患者体位、设备、手卫生以及床旁呼吸护理（如定期抽吸）已被证实可降低 VAP 率。

– 含漱氯己定可以减少口咽分泌物的细菌定植，从而减少短期插管患者 VAP 的发生率。

同时请参阅第 44 章（获得性感染）

相关资源

推荐网站

https://www.cdc.gov/hai/surveillance/progress-report/index.html

Umesh K. Gidwani　Nidhi Kavi　著

范仲敏　译　方宗平　校

> 本章概览
> - 在 ICU 中姑息治疗占据重要地位，是提升 ICU 生命质量的重要策略。
> - 在 ICU 中早期纳入姑息治疗可改善患者预后并提高临终决策方面的家庭满意度。
> - 随着人口老龄化的到来，ICU 仍将面临发病率、死亡率持续升高及社会经济负担增加的困境。
> - 姑息治疗应成为 ICU 治疗的一个组成部分，以提高临终关怀的质量。

一、背景

- 随着人口的迅速增长与现代医学的进步，平均预期寿命在过去 10 年中显示出稳定的增长。重症监护室中患有危及生命疾病的老年患者数量激增，尽管有现代医疗手段的加持，重症监护室的死亡率仍然很高。
- 据估计，美国约 20% 的死亡发生在 ICU 住院期间或住院后不久。而 ICU 出院的患者中，有相当一部分人存在躯体和神经认知症状，严重影响生活质量。

二、姑息治疗

- 近 10 年来，ICU 的姑息治疗有了显著增长。随着其与 ICU 治疗模式的早期整合，不仅改善了终末期症状管理，而且提高了患者和家庭的整体满意度。
- 世界卫生组织对姑息治疗的定义强调其最关键的作用：通过早期识别、评估及治疗疼痛和其他问题（如躯体、心理等）以预防和减少痛苦。
- 2010 年，一项里程碑式的随机试验使姑息治疗得到进一步的认可。此项试验随访了是否启动早期姑息治疗对转移性非小细胞肺癌患者的影响。结果表明，早期姑息治疗可显著提高生活质量，改善患者情绪。同时，姑息治疗组在生命终末期的侵入性治疗减少，总生存期延长。虽然该试验是在门诊患者中由家庭医生进行的，但其表明了与患者 / 代理人就其疾病进行早期目标导向讨论的重要性，治疗应符合患者的意愿。

三、姑息治疗的益处

- ICU 姑息治疗的作用是帮助患者及其家属做出价值导向的决定。这种决策模式侧重于确立护理目标、解决患者症状和提供家庭支持。
- 姑息会诊团队能够在人工生命维持手段（用于延长死亡过程）停止后提供情感支持和心理疏导，尤其有助于提高治疗的连续性。
- 多项研究表明，姑息治疗可有效缩短 ICU 住院时间、更好利用医疗资源、减少 ICU 费用，最终减少不恰当治疗方法的使用。
- 这些研究还发现，早期就患者预后及治疗方案进行沟通可提高家庭满意度，减少家庭焦虑、愧疚和创伤后应激障碍。

四、ICU 姑息治疗的推荐模式

- 先进姑息治疗中心（Center to Advance Palliative Care，CAPA）的临床实践指南提供了一种将早期姑息治疗整合到晚期重症患者管理中的标准化方法。
- 这些临床实践指南遵循美国国家质量论坛的框架及临终关怀与临终关怀的首选实践，以及质量姑息治疗美国国家共识的标准。这些准则由 CAPC 在其改善 ICU 姑息治疗（improving palliative care in the ICU，IPAL-ICU）项目中实施。
- IPAL-ICU 模式将姑息治疗纳入 ICU 系统，建立姑息治疗会诊的筛查标准（如晚期恶性肿瘤、严重认知障碍、多器官功能衰竭、ICU 住院时间延长、冲突或缺乏治疗目标），制订指导方针，以及一整套预期结果的衡量标准。
- 创建 IPAL-ICU 治疗模式的终极目标是实现 4 个关键点，如下所示。
  - 及时与患者及家属沟通。
  - 根据患者的偏好、目标和价值观制订临床决策。
  - 重点为患者提供缓解症状和提高舒适度的护理。
  - 提供家庭护理开放通道及 ICU 支持。
- 该指南鼓励作为"整合模式"的一部分，每天进行多学科查房，以收集更新患者在 ICU 期间的医疗进展，并筛选可能受益于早期姑息治疗的新患者。一旦患者进入 ICU 且预计疗程为 5 天或更长，应开始筛选过程，确定姑息治疗标准，并开始与患者及其家属讨论预先护理计划。
- 根据 IPAL-ICU 算法的建议，姑息治疗沟通应从入 ICU 第 1 天开始，重点是建立患者与医生之间的良好关系。在 ICU 的第 1~3 天，应确定一个合适的医疗决策者，与其沟通严重危及生命的情况。可使用宣传单和录像向患者及其家属提供有关这些问题的信息。
- 在进入 ICU 的最初几天内可能很难预测患者病情，初次会面的目标是建立融洽的关系，并了解他们当前的健康状况。
- 在进入 ICU 的第 3 天，应组织家庭会面以进一步解决与患者病情相关的问题，并提供社会分工和精神支持。评估进一步是否需要姑息治疗至关重要，并应妥善安排正式姑息治疗会诊。一个正式的会诊可进行跨学科的家庭会议。建议每周召开会议，讨论下一步护理目标及生命终末期护理的可能性（流程图 10-1）。

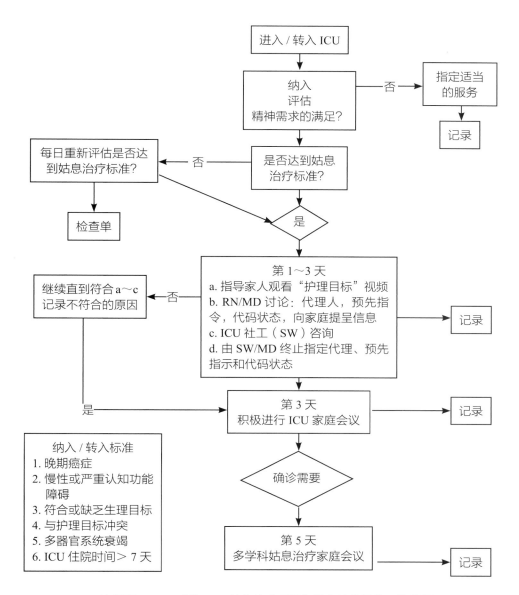

▲ 流程图 10-1 改善 ICU 姑息治疗项目指导方针的最终工作流程

五、人工生命支持装置及撤除

- 停止任何不符合患者护理目标的治疗时，应考虑到提高患者舒适度和减少焦虑。
- ICU 内最常见的治疗撤除是脱离机械通气。虽然是常规操作，但一个完善的方案可协助呼吸机撤离的自然过渡。该方案应重点决定呼吸机撤离的位置、对患者疼痛和呼吸困难等症状的预判和治疗，以及解决家庭焦虑的问题。
- 当决定撤除治疗时，还应考虑到其他维持生命的机械装置。机械循环支持设备、起搏器和除颤器均属此种设备，在决定停止治疗时应停用。与停用呼吸机后的症状控制类似，可使用阿片类药物、抗焦虑药物和抗胆碱能药物提高患者的舒适感。

第二篇　心血管重症
Cardiovascular Critical Care

第 11 章

血流动力学监测

Hemodynamic Monitoring

Josue Rivera　Leila Hosseinian　**著**

尹　路　**译**　方宗平　**校**

本章概览
- 在 ICU 进行救治的患者常需要进行多种血流动力学监测。
- 侵入性监测手段被认为可提升对患者血流动力学状态的了解，并引导医疗人员进行合理的治疗干预。
- 即使缺乏相关证据支持，在 ICU 中使用多种侵入性手段进行监测已成为临床共识。

一、动脉置管

（一）适应证

- 建议对所有需要正性肌力药、升压药以及严重通气不足且血流动力学不稳定的 ICU 患者进行直接动脉血压监测。此举可使医生对循环内动脉血氧合及血压的持续监测成为可能，并便于频繁采血。
- 随着动脉搏动向外周扩散，较高的收缩压和动脉压可使压力波形失真（图 11-1）。

（二）体表置管方位

- 桡动脉：常见的插管部位。用 Allen 试验检查尺动脉的侧支血流，但可靠性较低。
- 肱动脉：位于肘前窝，缺乏侧支循环，操作过程须注意正中神经损伤。
- 腋动脉：可因插管创伤或血肿引发腋神经损伤。
- 股动脉：易出现假性动脉瘤或形成动脉粥样硬化。
- 足背和胫后动脉：波形易受干扰。

（三）禁忌证

侧支循环障碍（如雷诺病）。

（四）并发症

- 发生率高达 10%。
- 血肿、出血、血管痉挛、动脉血栓、动脉瘤、夹层撕裂、假性动脉瘤、感染等。

二、高级动脉血流动力学监测

- 多家专业机构开发了根据动脉波形对心输出量进行评估的算法。通过对动脉脉搏曲线进行分析可评估每搏输出量，从而计算出心输出量，并可根据每搏输出量的变化评估患者的液体反应性。
- 动脉压波形的特征受血管顺应性、主动脉阻抗和外周动脉阻力变化的影响，限制了这类监护仪的准确性和实用性。

（一）脉搏曲线分析

其原理基于此假设，即每搏输出量与动脉波形收缩期曲线下的面积成比例。

1. 心排量监测系统（pulsion medical systems）

- 脉搏指数连续心输出量监测（pulse index continuous cardiac output，PiCCO）需要插入中心静脉通路和热稀释动脉管。
- 其通过结合脉搏曲线分析和经肺热稀释技术提供血流动力学监测，以支持 PiCCO 心脏指数 [L/(min·m^2)] 和每输出搏量（ml/kg）的持续显示。
- 每 8 小时需要对 PiCCO 进行重复校准，以获得更准确的经肺热稀释心输出量；若患者血流动力学不稳定，则须增加校准频率。
- 来自 PiCCO 系统的其他数据如下所示。
  - 血管外肺水指数（ml/kg）。
  - 总舒张末期容积（心脏前负荷量，单位：ml/m^2）。
  - 全身血管阻力指数 [dyn·s/(cm^5·m^2)]。
  - 每搏量变化（%）。

2. FloTrac™ 系统（edwards lifesciences）

- 需要一条动脉通路。
- 利用基于算法的脉搏曲线分析，提供持续的实时心输出量、每搏输出量及每搏输出量变化数据。
- 使用平均动脉压和周围动脉脉压的标准差和转换因子计算心输出量的估值。
- 无须校准。

（二）脉搏功率分析

LiDCO 系统

- 锂稀释法心输出量（lithium dilution cardiac output，LiDCO）需要外周或中心动脉通路。
- 使用脉搏功率分析而非脉搏曲线分析。该算法基于以下假设：心搏活动中，循环系统的净功率变化是进入循环的血液量、每搏输出量和流向外周的血流之差。
- 需要通过外周静脉通路使用经肺锂指示剂稀释技术进行校准。当患者接受锂或某些神经肌肉阻断剂时，其结果不准确。

三、中心静脉导管

- CVP 是通过中心静脉导管在右心房或腔静脉的水平进行测量的。它等于右心室舒张末期压力。

- CVP 可用来评估心脏的前负荷，即心脏充盈压。其被用于评估患者是否已充分复苏，并可帮助评估右心室功能。
- 中心静脉导管能输注可损害外周静脉的高渗溶液和药物并可进行连续静脉采血和静脉血气（venous blood gas，VBG）分析。
- 需要特别强调的是，临床已将 VBG 的乳酸和中心静脉饱和度测量值用来指导复苏工作。
- 正常中心静脉压为 2～8mmHg。

（一）常规方位

- 颈内静脉、锁骨下静脉、股静脉。

（二）并发症

- 发生率达 15%。
- 意外的动脉穿刺和（或）置管、气胸、血胸、心律不齐、静脉空气栓塞、感染等。

（三）波形成分

心脏搏动时会产生 CVP 波形，包括 3 个波和 2 个下降（表 11-1 和图 11-2）。

表 11-1　波形成分

波形 / 下降趋势	心动周期分期	心　电	力学变化
a 波	舒张末期	P 波后	心房收缩引起压力增加
c 波	收缩早期	R 波后	三尖瓣膨出进入右心房导致压力增加
v 波	收缩晚期	T 波结束时	心房收缩充盈导致压力增加
x 下降	收缩中期		心房舒张导致心房压下降
y 下降	舒张早期		心室早期充盈导致心房压下降

（四）关于 CVP 监测效果的争议

- 因静态测量缺乏临床意义，使用 CVP 来指导液体管理存在争议。对 CVP 进行趋势分析则有助于确定患者对液体冲击治疗的反应。
- 测量结果的有效性取决于是否进行了正确的校准，同时患者肺阻力和右心功能正常。

四、肺动脉导管监测

（一）背景

- Swan 和 Ganz 于 1970 年首次对肺动脉导管（pulmonary artery catheter，PAC）进行了描述，该诊疗手段于 20 世纪 80 年代被广泛应用。然而随着在 20 世纪 90 年代和 21 世纪初发布的相关临床试验报道，其热度有所下降。
- Connors 等于 1996 年发布了一项前瞻性随机试验，发现 PAC 可增加危重症患者的治疗费用，并增加住院时间和死亡率。

- 有研究者在液体和导管治疗试验中比较了急性肺损伤患者的死亡率、无呼吸机天数和 ICU 住院时间，发现 PAC 指导的复苏过程中患者有显著获益；使用 PAC 对 ICU 患者的住院天数和死亡率没有影响。

（二）流程

肺动脉导管需要将气囊导管置入右心房，穿过三尖瓣，进入右心室，穿过肺动脉瓣，直到"楔入"肺动脉。在每个解剖部位都可以看到不同的压力波形（图 11-3）。

（三）适应证

- 急性心肌梗死伴进行性低血压或可疑心脏器质并发症。
- 急性右心室衰竭。
- 术中 / 围术期的护理。
  - 血管外科手术。
  - 心外科手术。
  - 中 / 高危患者接受目标性复苏。
- 其他类型的休克。

（四）直接测量指标

- 右心房压（0～8mmHg）。
- 右心室压（收缩压 20～30mmHg，舒张压 0～5mmHg）。
- 肺动脉压（收缩压 20～30mmHg，舒张压 8～12mmHg）。

（五）间接测量指标

- 肺动脉楔压（pulmonary artery wedge pressure，PAWP）：左心室前负荷替代物（4～12mmHg）。
- 心输出量（cardiac output，CO）/ 心脏指数：使用热稀释技术进行测量（可靠性受三尖瓣或肺反流或心内分流的影响）。
  - 正常心输出量：4～8L/min。
  - 正常心指数：2.5～4L(min·m^2)。

（六）测量值的计算

- 每搏量（stroke volume，SV）= 心输出量 / 心率，正常值为 60～120ml。
- 全身血管阻力（systemic vascular resistance，SVR）=80×[（平均动脉压 – 右房压）/ 心输出量]，正常值为 1600～3000dyn/(s·cm^5)。
- 肺血管阻力（pulmonary vascular resistance，PVR）=80×[（平均肺动脉压 – 平均肺动脉楔压）/ 心输出量]，正常值为 37～250dyn·s/cm^5。

（七）并发症

- 发生率为 5%～10%。
- 出血、血肿、动脉穿刺 / 置管、气胸、血胸、快速性心律失常、右束支传导阻滞、完全性心脏传导阻滞、肺动脉破裂、心肌穿孔、感染。

五、超声心动图

超声心动图是一种快速、无创、依赖于操作者的血流动力学评估的测量工具，其有效性尚未在随机临床试验中得到证实。可用 5 个标准视图评估心脏功能和解剖结构（表 11-2）。

表 11-2　超声心动图视图

视　图	用于观察
胸骨旁长轴	心包积液，左、右心室大小和功能，室间隔
胸骨旁短轴	心包积液，左、右心室大小和功能，室间隔
心尖四腔心	心包积液，左、右心室大小和功能
肋下四腔心	左心室 / 右心室的大小和功能，心脏停搏时的首选视图
下腔静脉纵视图	确定预加载灵敏度

- 可以通过超声心动图对 SV 进行评估。
  - $SV = \pi \times R^2 \times$ 左心室流出道（left ventricular outflow tract，LVOT）速度时间间隔（velocity time interval，VTI），[R=LVOT 半径（cm）]。
  - 胸骨旁长轴视图用于测量左心室静脉曲张直径。
  - 顶端五腔视图用于通过脉冲多普勒仪测量 VTI。
- 下腔静脉尺寸与呼吸相关凹陷性可用于超声心动图肋下视图评估患者的右房压（right atrial pressure，RAP）和液体反应性。
  - 尺寸 ≤ 2.1cm，吸气时血管塌陷 > 50% =RAP 0～5mmHg。
  - 尺寸 > 2.1cm，吸气时血管塌陷 > 50% =RAP 5～10mmHg。
  - 尺寸 > 2.1cm，吸气时血管塌陷 < 50% =RAP 10～20mmHg。

相关图像

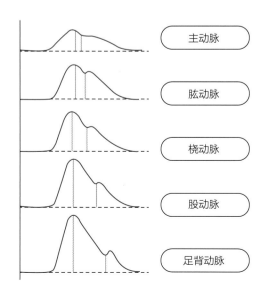

主动脉

肱动脉

桡动脉

股动脉

足背动脉

◀ 图 11-1　不同部位血管的动脉压力波形

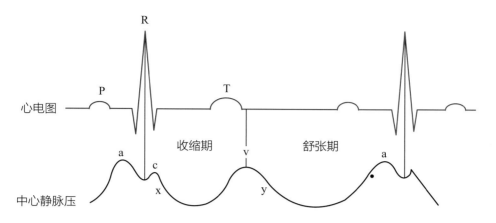

▲ 图 11-2　完整心动周期的中心静脉压波形成分

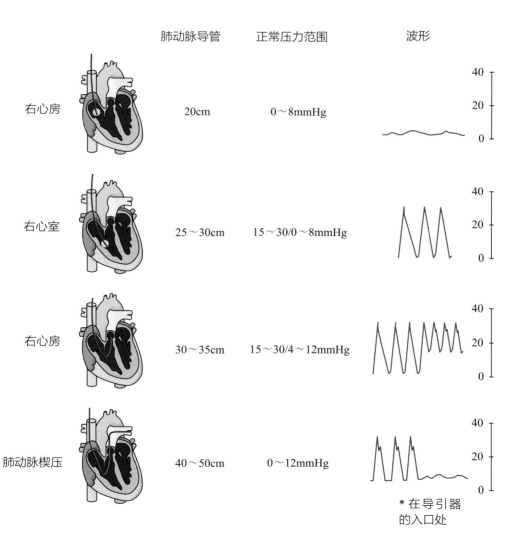

▲ 图 11-3　肺动脉导管埋置，放置在不同深度的导管可识别出不同的波形

血管活性药

Vasoactive Drugs

Ajay S. Vaidya　　Umesh K. Gidwani　著

尹　路　译　方宗平　校

本章概览
- 医护人员需要亲自测量患者的血压。
- 尽早建立中央通路以便于进行输液及血管升压治疗。
- 根据每个患者的休克生理学指标，定制个体化的临床管理方案至关重要，医护人员需要了解患者低血压发生的原因。
- 需要考虑患者血气 pH 及血管容量，若这两者未能纠正，血管活性药物的作用将十分有限。
- 血管活性药存在导致心律失常的风险，给药同时进行心率遥感监测十分重要。
- 血管活性药物效果有限，在给药后须密切关注血流动力学变化，并注意是否需要在适当时机进行额外血流动力学监测或给予机械循环支持。

一、生理

- ICU 使用血管活性药物的目的是通过影响左心室收缩力、容积状态和全身血管阻力（systemic vascular resistance，SVR）以改善平均动脉压（mean arterial pressure，MAP）和心输出量（cardiac output，CO）。血管加压素通常在发生循环性休克时使用。MAP 与 CO 和 SVR 的关系如下所示。

$$MAP \approx CO \times SVR$$

- 心输出量为每分钟心脏泵入循环系统的血液量。脉管网络中血管系统对血液流动产生的阻力称为系统血管阻力，主要由血管平滑肌张力维持；CO 与心率（heart rate，HR）和每搏量（stroke volume，SV）直接相关，其公式如下所示。

$$CO = HR \times SV$$

- 每搏量包含左心室舒张末期充盈压力（前负荷）、心室在收缩期排出血液的阻力（后负荷）和心肌收缩的内在能力（收缩力）。所有血流动力学因素都需要进行仔细问诊以锁定循环休克的病因，这对于根据患者的生理特点进行治疗方案的制订至关重要。

二、基本内容

- 血管加压素是通过激活各种受体靶点引起血管收缩（SVR）而使血压升高的药物。
- 正性肌力药是通过增加心肌收缩力来增加每搏量，从而增加心输出量的药物。
- 血管扩张药具有扩张血管的作用，也具有正性肌力药物的特性。
- 值得注意的是，一些血管活性药物可以作用于多个受体靶点，因此具有多重作用。

三、适应证

- 在 ICU 中通常使用血管升压药和正性肌力药来支持循环休克期间的血压并改善终末器官灌注。
- 血管扩张药包括静脉扩张药，可用于降低 SVR 及血压，或减少心脏充盈压。

四、休克类型

- 休克的类型分为 4 种，即心源性休克、分布性休克、低血容量休克和梗阻性休克，亦可发生混合性休克。
- 表 12-1 列举了每种休克的典型血流动力学变化，但临床情况通常涉及更复杂的生理指标变化。

五、血管活性治疗选择

了解所处理休克的生理机制，以及每种血管活性药物的目标受体对制订特定的临床情况治疗方案十分重要。

表 12-1　不同类型的休克状态

	心输出量	心 率	每搏量	全身血管阻力	静脉压
心源性休克	⬇	⬆	⬇	⬆	⬆
分布性休克（脓毒症、过敏反应、神经源性休克）	⬆（偶尔损伤）	⬆	⬆（偶尔降低）	⬇	正常或 ⬇
低血容量性休克	⬇	⬆	⬇	⬆	⬇
梗阻性休克（肺栓塞、心脏压塞、张力性气胸）	⬇	⬆	⬇	⬆	正常或 ⬇（在心脏压塞中上升）
混合性休克	⬇⬆	⬆	⬇⬆	⬇⬆	⬇⬆

（一）低前负荷

- 在分布性、阻塞性或低血容量性休克中，适当的液体复苏对改善血压、心输出量和终末器官的灌注至关重要。同时，进行血流动力学参数和充盈压力的监测具有积极意义。
- 对于混合休克状态，有创血流动力学监测可用于确定休克源，并根据患者的生理特点制订治疗方案。

（二）血管活性药物作用的受体

- 血管活性药物通常是肾上腺素能受体或副交感神经受体的激动剂或拮抗剂。该类受体代表了重症监护使用血管活性药物治疗的主要靶点（表 12-2）。

表 12-2　血管活性药物的作用

受 体	定 位	作 用
α_1 肾上腺素受体	血管平滑肌（周围血管、肾脏、冠状动脉）	系统性血管收缩——全身血管阻力（SVR）增加
α_2 肾上腺素受体	血管平滑肌及中枢神经系统	血管舒张——SVR 降低、镇静
β_1 肾上腺素受体	心肌	心率（变时性）和收缩力（变力性）增加；心输出量增加；微血管收缩
β_2 肾上腺素受体	血管平滑肌（周围血管和肾脏）	血管舒张；SVR 降低
多巴胺（D_1）受体	血管平滑肌（周围血管、肾脏、内脏、冠状动脉、脑）	毛细血管扩张
乙酰胆碱（Ach）受体	副交感神经系统（心脏、窦房结和房室结、胃肠道、眼）	对心脏有变时作用；阿托品是毒蕈碱乙酰胆碱受体的拮抗药；可刺激或加速房室结的传导
磷酸二酯酶 -3（PDE-3）受体	心肌及血管平滑肌	增强心肌收缩力并改善心脏；血管舒张
血管加压素（V_1，V_2）受体	血管平滑肌及肾集合管	V_1 受体激活导致血管收缩；V_2 受体介导肾集合管对水的重吸收

（三）血管活性药物使用的关键原则

- 诊断并了解低血压的发病机制。
    - 体格检查、尿量、实验室检测、影像和有创血流动力学监测是鉴别患者休克性质的重要工具。
    - 药物的种类和剂量选择应进行逐步滴定检测，使其足以维持终末器官的灌注血压，这可以通过诸如意识状态、尿量和血液乳酸水平等指标来证明。
    - 重症患者还需进行反复评估，了解患者对治疗的反应性，并确定是否出现了进行性血流动力学损害，以及需要改变治疗策略的不良反应。
- 根据患者情况制订血管活性药物治疗方案，以纠正低血压背后的特定血流动力学紊乱。
    - 需要对肾上腺素能受体及其作用机制进行了解。
    - 该原理的一个例子：单独使用 α 肾上腺素能受体激动药如去氧肾上腺素治疗，心源性休克引起的低血压中，使用这种药物改善左心室收缩不足引起的低血压似乎理所当然。然而，根据该药物在机体血流动力学中的作用机制，若无正性肌力的支持下使用该药可引发由于虚弱的左心室后负荷增加而导致的每搏量减少，使用去氧肾上腺素会适得其反。

- 大多数血管活性药物可作用于多种受体，其根据给药剂量能对不同类型的受体进行激活。
  - 这方面最好的例子是多巴胺，其在低剂量时优先激活 β_1 受体，在高剂量时优先激活 α 受体。
  - 相似的，多巴酚丁胺可通过激活 β_1 受体增加心肌收缩力；亦可同时激活 β_2 受体引起血管舒张。
  - 该原理可了解血管活性药物可能具有多种血流动力学效应，且根据剂量发挥不同的效应。
- 血管活性药具有直接及反射两种作用。
  - 血管系统存在多种生理调节机制，包括维持心血管稳态的自主神经系统。
  - 如去氧肾上腺素诱导血管收缩可导致平均动脉压升高，从而导致压力感受器的激活和代偿性心动过缓。
- 机体对血管活性药物的反应性会随着时间降低，该现象称为快速抗药反应。
  - 必须定期增加药物剂量或替换具有不同目标受体的新药物。
- 中央静脉通路和动静脉监测必不可少。
  - 儿茶酚胺和血管加压素由于半衰期短而可持续输注；由于其强力的血管收缩作用以及外渗造成的皮肤坏死，它们具有周围肢体缺血的显著风险。中心静脉通路通常是必要的。
  - 进行静脉血管活性药的输注时，基于可能出现快速血流动力学变化和如心律失常等副作用，需要同时对动脉通路进行有创血流动力学监测。

六、重要的血管活性药（表 12-3 至表 12-9）

表 12-3　肾上腺素

结合受体	• α_1、β_1、β_2 受体
药理学	• 低剂量时以 β 受体为主，高剂量时以 α 受体为主
剂量范围	• 0.01～0.10μg/(kg·min)（70kg 的成人，0.7～7μg/min）
临床使用场景	• 心脏停搏 • 极严重的血流动力学障碍 • 已使用血管加压素的患者须增加额外剂量 • 心脏手术后休克 • 右心室衰竭 • 速发型过敏反应
重要临床经验	• 用于顽固性严重休克，使用多种血管升压药作用不明显或存在严重血流动力学障碍时 • 可引发肠系膜、冠状动脉和肾脏的血流减少及局部缺血，从而导致乳酸酸中毒

表 12-4　去甲肾上腺素

结合受体	• α_1、β_1、β_2 受体
药理学	• β 受体活性低于肾上腺素 α 受体，在高剂量时占优势
剂量范围	• 0.01～3μg/(kg·min)（70kg 的成人，0.7～210μg/min）
临床使用场景	• 脓毒症休克（一线） • 心源性休克（一线） • 心脏手术后血管麻痹

（续表）

重要临床经验	• 如果需大量输注去甲肾上腺素，请先评估容量状态并检测血气 pH • 已证明去甲肾上腺素与包括多巴胺在内的其他升压药等效，且快速性心律失常等不良事件较少 • 在心源性休克中，去甲肾上腺素的死亡率低于多巴胺。这导致使用去甲肾上腺素作为心源性休克（包括急性心肌梗死引起的休克）的一线药物 • 脓毒症生存指南推荐去甲肾上腺素作为感染性休克的一线用药

表 12-5　多巴胺

结合受体	• α_1、β_1、β_2、D_1 受体
药理学	• 低剂量结合 DA 受体，促进血管舒张，尤其在内脏循环系统中；高剂量结合肾上腺素受体，导致血管收缩
剂量范围	• $0.5\sim3\mu g/(kg\cdot min)$，优先结合 D_1 受体；$3\sim10\mu g/(kg\cdot min)$，$\beta_1$ 受体弱激动作用，可促进去甲肾上腺素释放；$>10\mu g(kg\cdot min)$，增加 α_1 受体激动作用 　　– 毛细血管床的血管扩张作用（低剂量） 　　– 收缩性和变时性增强（中剂量） 　　– 血管收缩作用（高剂量）
临床使用场景	• 急性心肌梗死合并中度低血压心源性休克（收缩压 $70\sim100mmHg$）；大多数情况该药可被去甲肾上腺素所取代 • 症状性心动过缓（缓解性措施）
重要临床经验	• 尽管多巴胺用作血管加压药可以在建立中心通路时在外周使用，但其渗出仍是需要注意的不良状况 • 根据低剂量（$1\sim3\mu g/kg$）多巴胺的血管舒张及改善内脏循环血流量的作用，推测多巴胺对急性肾损伤改善肾血流是有用的。然而，临床试验并未证实该作用，因此目前不推荐这种用途

表 12-6　多巴酚丁胺

结合受体	• β_1、β_2 受体，次要结合 α_1 受体
药理学	• 合成儿茶酚胺优先激活 β_1 受体（β_1 与 β_2 的比例为 3：1），介导变力作用的 β_2 受体激活导致血管舒张，因此多巴酚丁胺可作用一种血管扩张药使用 • 高剂量进行性激动 α_1 受体，引起血管收缩
剂量范围	• $2\sim40\mu g/(kg\cdot min)$；ICU 心源性休克患者使用剂量很少超过 $10\mu g/(kg\cdot min)$
临床使用场景	• 急性收缩期失代偿性心力衰竭 • 与低心输出量相关的难治性脓毒性休克（也称为"低动力"或"冷"脓毒症，患者相对基数较少） • 药理学压力测试（例如局部缺血程度、脉搏灌注指数变异程度、主动脉瓣狭窄严重程度等）
重要临床经验	• 治疗数天后可出现药物耐受性逐渐增强 • 任意给药剂量均可诱发室性心律失常 • 多巴酚丁胺可显著增加心肌耗氧量，因此不可用于急性冠脉综合征、严重和不稳定的冠状动脉疾病及冠状动脉缺血患者 • 多巴酚丁胺具有正性肌力特性，可增加心肌收缩力和心输出量，其血管舒张作用可通过减少后负荷进一步改善心输出量。这使多巴酚丁胺成为治疗失代偿性心力衰竭的理想药物。如果用于治疗休克和低血压，切记使用去甲肾上腺素等药物作为初始药物

表 12-7　米力农

结合受体	• 磷酸二酯酶 3（PDE-3）受体
药理学	• 磷酸二酯酶 3 抑制药 • PDE-3 抑制可增加细胞内 cAMP 浓度，增强心肌收缩力并促进血管平滑肌松弛 • 半衰期较长（2~4h） • 经由肾脏清除
剂量范围	• 0.125~0.75μg/(kg·min)（肾脏调节）
临床使用场景	• 急性失代偿性收缩期心力衰竭 • 右心衰
重要临床经验	• 与儿茶酚胺相比，米力农具有更少的致心律失常和变时性不良反应，但其血管舒张作用可加重低血压，因此临床上限制米力农在休克患者治疗中的使用 • 如果在慢性心力衰竭或慢性心力衰竭后肾上腺素受体出现下调或脱敏，则米力农可作为 β 受体激动剂给药 • 其强效肺血管扩张作用可以通过降低肺血管阻力（右心室后负荷）来治疗右心室衰竭 • 半衰期较长（2~4h），给药后低血压可持续较长时间，因此短期输注可能比持续输注更有益

表 12-8　去氧肾上腺素

结合受体	• α_1 受体
药理学	• 单一的 α_1 受体激动药 • 较小的变力变时效应 • 起效快，半衰期短
剂量范围	• 0.4~9.1μg/(kg·min)（70kg 的成人，28~637μg/min） • 可进行弹丸法给药，通常为每 5~15 分钟 0.1~0.5mg
临床使用场景	• 动态腔内梯度：经导管主动脉瓣置换术（TAVR）后形成"自杀心室"，心尖 ST 段抬高性心肌梗死，肥厚型心肌病伴二尖瓣收缩期前移和左心室流出道梗阻，以及 Takotsubo 心肌病 • 西地那非和硝酸盐联合使用 • 经皮冠状动脉介入治疗或麻醉相关低血压 • 主动脉瓣狭窄伴低血压 • 心房颤动伴快速心室率和低血压 • 经皮操作过程中迷走神经刺激后低血压
重要临床经验	• 去氧肾上腺素通过升高全身血管阻力(后负荷)来提高平均动脉压，因此当 SVR ＜ 700dyn·s/cm^5 时效果较明显 • 心功能不全的患者后负荷增加可导致每搏量和心输出量减少 • SVR ＞ 1200dyn·s/cm^5 多为心源性休克患者，禁用去氧肾上腺素 • 可在中心静脉导管放置之前进行低浓度（20μg/ml）外周注射 • 一般不推荐用于感染性休克，除非发生去甲肾上腺素引起的严重心律失常 • 可引起反射性心动过缓

表 12-9　血管紧张素

结合受体	• V_1、V_2 受体
药理学	• 激活平滑肌的 V_1 受体可引起血管收缩作用 • 激活肾单位的 V_2 受体可诱导水通道转移至集合管细胞质膜
剂量范围	• 固定剂量：0.04U/min

（续表）

临床使用场景	• 患者病情需避免药物 β 样作用（如左心室流出梗阻、快速心律失常）或试图减少一线药物剂量时使用 • 低血压伴有严重酸中毒 • 作为难治性血管扩张性 / 感染性休克的二线药物
重要临床经验	• 患者存在缺氧和酸中毒（可减弱儿茶酚胺的作用）的情况下，该药物的血管收缩作用仍存在 • 高于 0.04U/min 的剂量可能导致冠状动脉、食管缺血和皮肤坏死 • 抗利尿激素停用后常发生反跳性低血压；为避免该情况，滴速每 30 分钟递减 0.01U/min

机械循环支持
Mechanical Circulatory Support

Natasha Pradhan　Tim Hinohara　Umesh K. Gidwani　著
李　仪　译　方宗平　校

第13章

> 本章概览
> - 当药物治疗效果不理想时，可以通过机械设备提供循环支持。
> - 这些装置可用于稳定患者生命体征，以逆转患者的心脏衰竭或为选择下一步的护理治疗争取时间。

一、机械循环支持装置和适应证概述

机械循环支持可以根据预计使用的持续时间进行分类。

（一）短期机械循环支持

- 用于药物难以控制的心源性休克。
- 通常仅短期使用（数日）。
- 包括以下几种。
  - 主动脉内球囊反搏术（intra-aortic balloon pump，IABP）。
  - Impella® 心脏辅助装置。
  - 体外膜肺氧合（extracorporeal membrane oxygenation，ECMO）。

（二）中期机械循环支持

- 此类装置具有可靠的体外泵，可持续使用数周。
- 通常用于紧急情况，为器官移植或进行临床决策争取时间。
- 包括以下 2 种。
  - TandemHeart® 心室辅助装置。
  - CentriMag® 心室辅助装置。

（三）持久（长期）机械循环支持

- 适用于对药物治疗无效的 NYHA Ⅳ期心衰患者。
- 包括以下 2 种。

- 左心室辅助装置（left ventricular assist device，LAVD）：用于左心室衰竭时器官移植前替代治疗或永久替代治疗。
- 完全型人工心脏（total artificial heart，TAH）：全心衰时器官移植前替代治疗。

二、短期机械循环支持装置

（一）主动脉内球囊反搏术

- 主动脉内球囊反搏术（intra-aortic balloon pump，IABP）目前是心源性休克的主要治疗手段，但现有证据表明其在心源性休克中的疗效并不是很好。目前有研究机构正在进行进一步的大规模研究。
- IABP 由一个加长的聚氨酯球囊（35～40ml）经皮插入股动脉。一个泵连接在球囊上，在舒张期（主动脉瓣关闭）使用氦气给球囊充气，在收缩期（主动脉瓣开放）给球囊放气。
- 理想位置：球囊尖端应位于隆嵴水平（图 13-1），球囊远端应位于肾动脉上方。为了方便患者坐直和下床活动，长时间使用时可以考虑腋下插入。

1. 适应证

- 心源性休克合并急性 ST 段抬高型心肌梗死（ACC/AHA Ⅱ a/b 期）。
- 难治性不稳定型心绞痛。
- 急性心肌梗死的器质性并发症 [乳头肌破裂导致二尖瓣反流或室间隔缺损（ventricular septal defect，VSD）]。
- 高危冠状动脉介入手术的支持治疗（如经皮冠状动脉介入治疗、冠状动脉搭桥术）。
- 难治性心力衰竭进一步治疗前的支持治疗。
- 难治性室性心律失常进一步治疗前的支持治疗。
- 等待进一步治疗的顽固性心肌梗死。

2. 禁忌证

- 中重度主动脉瓣关闭不全。
- 主动脉瘤。
- 主动脉夹层。
- 主动脉远端闭塞 / 严重狭窄。

3. 调节机制

- 舒张压升高→冠状动脉灌注改善→心肌供氧量增加。
- 平均动脉压升高（舒张压升高，收缩压降低）→改善全身血流量。
- 后负荷降低：球囊放气产生抽吸效应，导致舒张末期血压降低→收缩期射血开始时主动脉压降低→后负荷降低→增加每搏量，降低心肌耗氧量，改善全身灌注。

4. IABP 压力波形

- 非辅助波：球囊充气前的瞬时波（图 13-2）。
- 增强波：球囊充气时相关波。
- 辅助波：紧接在增强波之后的波称为辅助波（以 1 ：2 或更高的比例显示）。由于球囊充气，辅助后舒张末压降低，从而降低后负荷，"辅助"心室收缩。

5. 并发症

- 置入或移除过程中的血管并发症。
- 肢体缺血（3%～20%）。

- 球囊破裂（罕见）：连接管中出现血液。可将患者置于头低脚高位，并立即移除球囊。
- 溶血和消耗性血小板减少症。
- 导管相关感染。

（二）Impella 腔内导管式轴流泵

- Impella 是一种基于导管的装置，通过非脉动轴流阿基米德螺杆泵推进血液。
- 当 Impella 导管处于正确位置时，连接外部控制器系统，可调节转速以提供所需的流速。

1. 左心室 Impella

- Impella 最初旨在提供左心室支持。
- 通过经皮或手术插入股动脉，逆行推进使尖端轴流泵置于左心室（图 13-3A）。
- 泵将血液从左心室通过尖端附近的入口抽走，并将血液从导管排出至主动脉瓣远端的升主动脉。
- 有 3 种型号的 Impella，通过逐渐增大的轴向电机规格来实现不同的血流量。
  - Impella 2.5：导管直径 9Fr，12Fr 泵电机，流速高达 2.5L/min。
  - Impella CP：导管直径 9Fr，14Fr 泵电机，流速高达 4.3L/min。
  - Impella 5.0/LD：导管直径 9Fr，21Fr 泵电机，流速高达 5L/min。

2. 右心室 Impella

- Impella RP 旨在提供右心室支持；仅一种型号，流速高于 4.0L/min。
- Impella RP 通过股静脉插入右心房，穿过三尖瓣和肺动脉瓣，进入肺动脉（图 13-3B）。
- 位于终端 IVC 中的电机，通过导管推动血液，至肺动脉干中导管尖端附近打开的出口。

3. 适应证

- 用于严重冠状动脉疾病中，血流动力学稳定患者的高危冠状动脉介入。
- 心肌梗死或心内直视手术后心源性休克的治疗。
- Impella RP 用于常规治疗无效的难治性右心衰竭。

（三）体外膜肺氧合

- 体外膜肺氧合（extracorporeal membrane oxygenation，ECMO）提供类似于心脏手术中使用的心肺旁路循环的心肺支持。
- 从心血管系统中抽出血液，通过机械泵在体外进行循环氧合，然后重新注入体内循环（图 13-4）。
- ECMO 有 2 种基本类型：静脉 – 静脉（V-V）和静脉 – 动脉（V-A）。
  - V-V ECMO 通过给静脉血充氧并将其送回静脉循环来帮助氧合。
  - V-A ECMO 提供氧合和循环支持。静脉血液氧合并输回动脉循环，从而替代肺和心脏。
- 静脉通路通过颈内静脉或股静脉插管，动脉通路则是通过股动脉。
- 插管主要由心脏外科医生在床旁、导尿实验室或手术室进行操作。
- 需要组建一个 ECMO 团队，包括心脏病专家，心脏外科医生，重症监护护士和灌注师（经过特殊培训的呼吸治疗师）。

适应证

　　ECMO 用于常规治疗失败、死亡风险迫在眉睫、疾病过程可逆转，或者计划进行 VAD 或器官移植时。

- V-V ECMO 的适应证。
  - 急性呼吸窘迫综合征。

- 气道阻塞、肺挫伤或吸入烟雾后。
- 肺移植术后原发性移植器官衰竭。
- 肺移植等待期间。
- 哮喘导致的肺充血。
- 肺出血或大量咯血。
- V-A ECMO 的适应证。
  - 心源性休克。
  - 心脏手术后无法脱离体外循环。
  - 心脏或心肺移植术后原发性移植物衰竭。
  - 慢性心肌病时 VAD 或心脏移植的"桥梁"治疗。
  - 高危经皮心脏干预的围术期支持。

（四）禁忌证和并发症（表 13-1）

表 13-1　短期机械循环支持装置的禁忌证和并发症

装　置	禁忌证	并发症
所有装置	• 严重周围血管疾病 • 不可逆神经系统疾病	• 出血 • 血管损伤 • 感染 • 神经损伤
Impella LP/CP	• 中重度主动脉功能不全 • 中重度主动脉狭窄 • 左心室血栓 • 近期脑卒中 • 大动脉畸形 • 抗凝血禁忌证	• 溶血 • 泵移位 • 主动脉瓣损伤 • 左心室穿孔导致心脏压塞 • 主动脉瓣关闭不全 • 室性心律失常
Impella RP	• 肺动脉壁病变妨碍放置 • 三尖瓣或肺动脉瓣严重狭窄或反流 • 右心房或腔静脉血栓 • 抗凝血禁忌证	• 溶血 • 泵移位 • 三尖瓣 / 肺动脉瓣损伤 • 右心室穿孔导致心脏压塞 • 三尖瓣 / 肺动脉瓣关闭不全 • 室性心律失常
ECMO	• 严重的主动脉关闭不全 • 未察觉到的心脏停搏 • 播散性恶性肿瘤 • 非左心室辅助装置、心 / 肺移植的等待患者 • 抗凝血禁忌证	• 循环血栓形成 • 不完全逆行氧合导致上半身缺氧 • 左心室扩张 • 全身气体栓塞

三、中期机械循环支持装置

（一）TandemHeart

- TandemHeart 使用一个体外连续流动离心泵，将含氧血液从左心房抽出并泵入动脉循环（图 13-5）。
- 一根管插入股静脉，另一根管插入股动脉。

- 左心房通过静脉系统经膈刺入。
- 提供高达 4L/min 的血流量。
- 目前尚无关于 TandemHeart 的随机对照试验数据，这限制了其更广泛的应用。

适应证
- 心源性休克。
- 持续时间达到 6h 且不需要完全体外循环的循环支持（如二尖瓣再手术、瓣膜成形术、腔静脉手术）。

（二）CentriMag

- CentriMag 通过手术植入一个带有磁性转子的体外离心泵（图 13-6）。它可以为任一心室或两心室提供功能支持。
- 右心室功能支持时，为绕过右心室，导管放置于右心房和肺动脉。
- 左心室功能支持时，为绕过左心室，导管被放置于右心房和主动脉。
- 可以插入 2 个 CentriMag 装置来提供双心室功能支持。
- 提供高达 10L/min 的血流量。

适应证
- 心源性休克伴急性右心室衰竭，最多可使用 30 天。
- 急性左心室衰竭，最多可使用 6h，同时需考虑更长期的选择。

（三）禁忌证和并发症（表 13-2）

表 13-2　中期机械循环支持装置的禁忌证和并发症

装　置	禁忌证	并发症
CentirMag	• 抗凝血禁忌证	• 血栓栓塞事件 • 空气栓塞
TandemHeart	• 室间隔缺损 • 中重度主动脉瓣关闭不全 • 抗凝血禁忌证	• 导管移位 • 穿孔导致心脏压塞 • 血栓栓塞 • 插管时空气栓塞 • 心房分流进展

四、持久（长期）机械循环支持装置

（一）左心室辅助装置

左心室辅助装置是一种与患者心脏平行工作的机械泵，用于先进药物治疗无效的难治性晚期心脏衰竭。

1. 左心室辅助装置的演变
- 左心室辅助装置可分为第 1 代、第 2 代和第 3 代装置。
- 第 1 代设备提供脉动血流，体积大、噪声大、并发症发生率高。然而，它们演变出了第 1 个连续流动装置。
- 第 2 代设备体积更小，有 1 个轴流转子，由连接到小口径传动系统的电池提供动力。
- Thoratec HeartMate™ XVE 和 HeartMate II 设备在美国和其他国家广泛使用。血液从左心室顶端的流入导管流入泵内，然后通过流出管道回流至升主动脉。

- 具有里程碑意义的 REMATCH 研究（2001 年）显示，与药物治疗相比，使用 HeartMte XVE 左心室辅助装置治疗，终末期心衰患者生存率显著提高（1 年生存率分别为 52% 和 25%，P=0.002），生存质量明显改善。

- 第 3 代设备是离心泵，其耐久性长、体积小，并优化通过设备的血流，以最大限度地减少血栓形成和溶血的风险。

  - HeartMate™ HVDA 是一种连续流离心泵，叶轮部分为磁悬浮而没有轴承。

  - Thoratec HeartMate Ⅲ 是一款磁悬浮离心流泵，旨在最大限度地降低血栓形成的风险。

  - 在针对 366 名晚期心力衰竭患者的 MOMENTUM 试验（2018）中，比较 HeartMate Ⅲ 离心流泵和轴流泵，结果显示离心流泵在主要结局方面优于轴流泵（2 年无致残性脑卒中或生存期间无再次手术更换或移除故障设备）。死亡率和致残性脑卒中率在这组之间没有差异。

2. 组成部件

左心室辅助装置接收来自左心室的血液，并将其返回到升主动脉（图 13-7），图 13-8 和图 13-9 显示了部分组件的细节。

3. 适应证

- 心脏移植前"桥梁"治疗。
- 作为不符合移植条件的患者的长期辅助治疗（约占 40% 的植入物）。
- 潜在可逆性心肌病恢复前"桥梁"治疗。

4. 机械循环支持患者心脏停搏的处置流程

- 第 1 步：打电话给 VAD 的主治医生或同事。
- 第 2 步：建立动脉导管。最重要的一步是通过动脉导管监测准确的血压。
- 第 3 步：开始胸外按压。胸外按压存在套管移位的风险，但在平均动脉压为 0 的情况下应进行（此时患者实际上已经失去灌注，而在灌注不良的情况下，可以考虑其他恢复方法）。
- 第 4 步：在适当的情况下考虑大量补液和强心药。

5. 用于监测左心室辅助装置功能的参数（表 13-3）

表 13-3 监测左心室辅助装置功能的参数

参　数	定　义	范　围	升　高	降　低
流量	计算值（由功率和速度估算）与功率成正比 ↑功率 = ↑估计流量 ↓功率 = ↓估计流量	4～6L/min	功率的异常增高可能导致流量的错误升高，即由于泵内血栓形成导致转子阻力增加，从而导致高功率需求和流量读数错误升高	
功率	由系统控制器直接测量	HW：4～6W HMII：5～8W	高功率（趋势比瞬时峰值更重要）可能是由于血栓形成	流出端阻塞（弯曲、狭窄、主动脉接合）
速度	速度由医疗团队根据回声及包括血压和症状在内的临床指标进行优化，为每位患者个性化设定	HW：2600～3200 转 / 分 HMII：8600～9600 转 / 分	泵的程序设计中，通过降低速度以避免潜在的吸入事件	

（续表）

参 数	定 义	范 围	升 高	降 低
脉动指数（PI）（仅在 HMII 上显示）	与左心室剩余收缩力程度相关 [（最大流量 – 最小流量）/平均流量]	3～6	左心室收缩力增加：运动、正性肌力药、心肌恢复（罕见） • 前负荷增加 • 容量超负荷	左心室收缩力降低 • 左心室充盈不足 • 流入/流出道梗阻

HMII. 左心辅助装置 II；HW. 人工心脏

6. 左心室辅助装置故障修理（表 13–4）

表 13–4　左心室辅助装置的故障修理

	脉动指数	功 率	流 量	固定速度
HeartMate II	3～6	5～8W	4～6L/min	8600～9600 转/分
HeartWare	N/A	4～6W	4～6L/min	2600～3200 转/分
	泵参数	**超声结果**	**辅助诊断**	**治疗选项**
右心室衰竭	• 低脉动 • 低流量 • 可能发生抽吸事件	• 右心室扩张和功能障碍 • 室间隔向右偏曲	• 右心导管介入（RHC）	• 利尿药 • 正性肌力药 • 地高辛 • 肺血管扩张药 • 超声优化 • 临时经皮机械循环支持：Impella RP 设备、右侧 TandemHeart 设备
血容量减少	• 低脉动 • 抽吸事件 • 低流量	• 左心室压力减小	• 流体挑战反应 • 低血压 • 直立位生命体征	• 静脉内补液
心脏压塞	• 低流量 • 低脉动 • 抽吸事件	• 积液或局部右心室周围血凝块 • 心室辅助装置（VAD）支持下很少出现明显的压塞现象	• 查体 • 右心导管介入（RHC） • CT 扫描 • 低血压	• 心包引流/外科探查
泵内血栓形成	• 高动力 • 高流量 • 估计（错误的升高） • 低脉动	• 坡度速度研究 • 左心室输出量减少 • 左心室扩大 • 主动脉静脉（AoV）开放 • 二尖瓣反流（MR）增加	• 溶血试验 • 记录文件分析 • 右心导管介入（RHC） • 听诊（流动的粗糙杂音） • 左心室造影	• 增强抗凝血治疗 • 心衰时强心药治疗 • 溶栓（高出血风险） • 泵交换手术
容量超负荷	• 高脉动（偶见）	• 右心室功能紊乱 • 三尖瓣反流 • 左心室扩大 　– AoV 开放 　– MR 增强	• 体格检查：容量超负荷、颈静脉压力、啰音 • 右心导管介入（RHC）	
高血压	• 可能的高脉动（尤其是 VAD）	• 无特殊	• 多普勒血压	• 抗高血压治疗
泵或经皮导联失效	• 不保持设定速度 • VAD 运行不规则 • 控制报警器	• 左心室扩大 • 左心室低输出量 • MR 增强 • AoV 开放	• 听诊 • 记录文件分析 • 经皮导管 X 线检查	• 经皮导管修复 • 左心室辅助装置手术替换

（续表）

| 流入 / 流出道受阻 | • 高 / 低动力
• 高 / 低脉动
• 高 / 低流量 | • 坡度速度研究
• 左心室扩大
• 左心室低输出量
• AoV 开放
• MR 增强 | • CT 血管造影
• 胸部 X 线检查
• X 线透视检查
• 左心室造影
• 溶血试验 | • 支架植入术治疗流出道梗阻
• 泵更换 |

7. LAVD 相关并发症（表 13-5）

表 13-5 左心辅助装置相关并发症

并发症	详 情	病因 / 症状	检 查	治疗注意事项
出血	• 胃肠道出血（1 年内 20%） • 鼻衄	• 抗凝血（AC）相关 • 获得性血管性血友病因子缺乏 • 胃肠道血管发育异常和动静脉功能障碍	• 结肠镜检查和（或）内镜检查 • 如果条件不允许，考虑标记红细胞扫描	• 用 AC 和抗血小板治疗血流动力学上明显的出血 • AC 可能逆转 INR 升高和临床不稳定出血 • 当使用 AC 时密切监控设备参数
脑血管意外（1 年内 10%）	• 出血（1 年内 5%） • 血栓（1 年内 5%）	• 出现新的局灶性神经损伤，精神状态改变 • 泵血栓形成	• 头颈部 CT 血管造影（CTA） • 评估泵血栓形成的迹象 • 左心室辅助装置 CTA	• 神经内科和神经外科会诊 • AC 可能中止或逆转颅内出血 • 可能采取机械取栓治疗大血管闭塞
装置内血栓	• 低国际标准化比值（INR） • 高凝状态	• 可能出现功率尖峰、高流量警报、心脏栓塞事件、色素肾病、可乐色尿液 • 心衰症状	• 每天乳酸脱氢酶变化趋势（正常值上限的 3 倍） • 血浆游离血红蛋白 • 尿检：血红素尿 • 超声 RAMP 研究 • 左心室辅助装置 CTA	• AC 治疗：比伐卢定、肝素 • 选择性溶栓 • 手术心室辅助装置（VAD）置换 • 心衰时强心药治疗 • 如果有血红蛋白尿的证据，可以进行利尿
感染（包括设备相关感染，如传染性心内膜炎、纵隔炎、菌血症）	• 动力传动系统感染 • 容器感染	• 发热 / 寒战等 • 动力传动系统位置的放电和（或）疼痛	• 微生物学 • 动力传动系统位置 C/S、血培养 • 成像：胸部 CT 和腹部扫描检查有无深部感染	• ID 查阅 • 合适的抗生素 • 偶尔需要外科清创

（二）全人工心脏

- 全人工心脏是一种持久的机械循环支持装置，用于患有严重的双心室功能障碍或有其他结构异常的患者，而不适用于左心室辅助装置植入。
- 手术植入包括胸骨切开术，切除原有心室及其相关的房室瓣膜，并通过将每个合成心室连接到各个心房和大血管来植入全人工心脏。
- 全人工心脏通过类似于 LVAD 的传动系统连接到外部电源。
- 该装置由两种聚氨酯气动心室组成，每个都有一个单瓣斜盘阀。
- 最常用的 TAH 设备是 Cardiowest™ TAH（Syncardia）。

1. 适应证

- CardioWest 被批准作为移植装置的桥梁治疗，用于全心衰竭、有死亡风险的符合移植条件的患者。

2. 并发症

- 手术植入最常见的并发症包括感染（72%）、出血（42%）、肝功能不全（36%）和呼吸功能不全（30%）。
- 长期并发症包括传动系统失效、全身或传动系统感染、血栓栓塞事件和出血。

相关图像

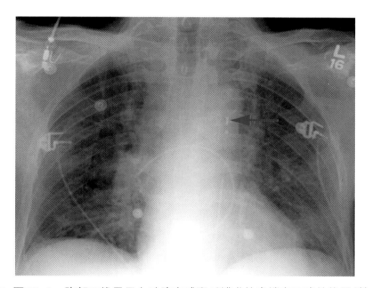

▲ 图 13-1　胸部 X 线显示主动脉内球囊反搏术的尖端在正确的位置（箭）

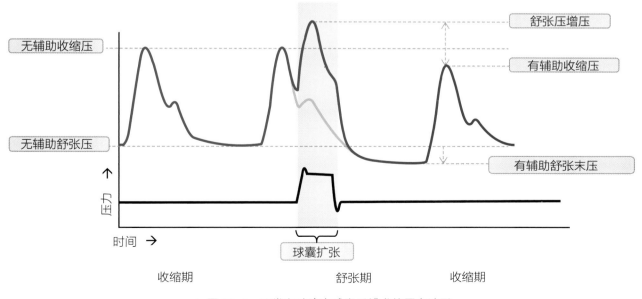

▲ 图 13-2　正常主动脉内球囊反搏术的压力波形

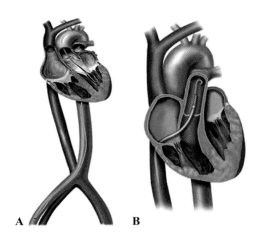

◀ 图 13-3　**A.** 左心导管，利用股动脉通路，引导导管进入左心室；**B.** 经股静脉插入右心辅助装置

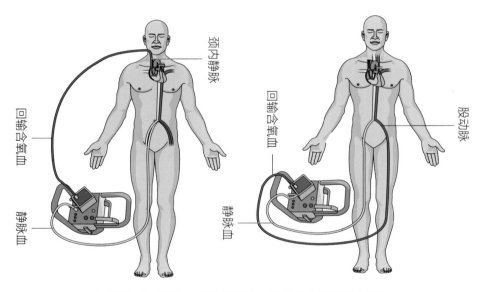

颈内静脉

回输含氧血

静脉血

回输含氧血

股动脉

静脉血

▲ 图 13-4　静脉 - 静脉和静脉 - 动脉体外膜肺氧合环路

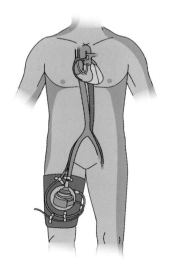

▲ 图 13-5　TandemHeart 协助左心室泵送含氧血液

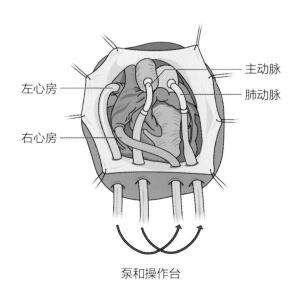

主动脉

左心房

肺动脉

右心房

泵和操作台

▲ 图 13-6　CentriMag 体外泵

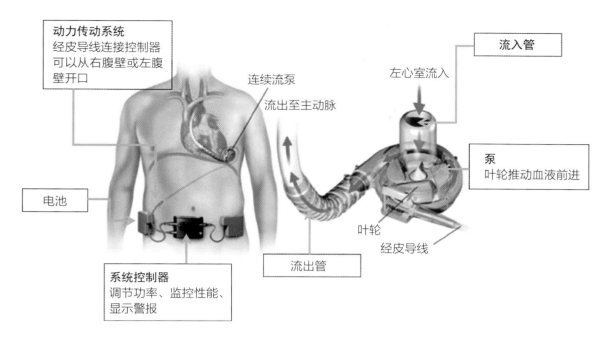

▲ 图 13-7　左心室辅助装置组件

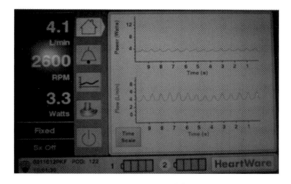

▲ 图 13-8　**HeartWare** 控制器显示屏

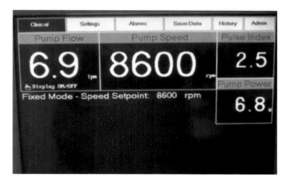

▲ 图 13-9　**HeartMate** Ⅱ 控制器显示屏

第14章

急性高血压和急性主动脉综合征

Acute Hypertensive and Aortic Syndromes

Gregory W. Serrao　Umesh K. Gidwani　著

李　仪　译　方宗平　校

本章概览
- 高血压急症是一种常见的临床事件，可导致主动脉夹层。
- A 型（升）主动脉夹层应采用手术处理。
- B 型（降）主动脉夹层应通过控制血压进行处理。

一、背景

- 高血压急症是指收缩压＞ 220mmHg 或舒张压＞ 120mmHg 的严重升高的高血压。
- 高血压急症是指严重升高的高血压伴有终末器官损伤的症状。
- 在心脏病危重护理条件下，高血压急症可表现为主动脉夹层。

（一）发病率 / 患病率

- 任何类型的高血压急症都很常见，1%～5% 的高血压患者在其一生中将经历高血压急症。
- 主动脉夹层的发生率大约为每年 100 万人中有 30 例。

（二）病因

- 慢性高血压患者易发生高血压急症和主动脉夹层。
- 几种情况可诱发主动脉夹层，包括马方综合征、血管炎、梅毒和特纳综合征。

（三）病理生理学

- 血液进入主动脉的中膜层，迫使内膜层分离，形成假腔，从而导致主动脉破裂、心包积血或依赖于主动脉供血的任何终末器官的缺血性损伤（图 14-1）。

（四）预测 / 危险因素

- 高血压。
- 遗传性 / 先天性主动脉疾病。

- 动脉粥样硬化。
- 创伤。
- 使用可卡因。
- 主动脉炎性 / 感染性疾病。
- 妊娠。

二、预防

减轻体重、调整饮食、避免吸烟和控制胆固醇可以预防高血压和主动脉疾病。

（一）筛查

- 美国预防服务工作组（US Preventive Services Task Force，USPSTF）建议 40 岁以上成人每年检查 1 次血压；18—39 岁有危险因素的成人每年检查一次血压；无危险因素和高血压病史的每 3 年检查 1 次血压。
- 美国预防服务工作组织建议：65—75 岁有吸烟史的男性应进行一次性超声筛查有无腹主动脉瘤。

（二）二级预防

- 坚持降压治疗方案和定期的医疗随访，可以预防第 2 次高血压急症或主动脉急症的发生。

三、诊断

- 急性疼痛是最常见的病史：根据夹层的位置，疼痛可发生在胸部、背部或腹部；不伴胸痛的夹层很少见。
- 在夹层情况下，可能会有脉搏短绌和双臂血压不一致（＞ 20mmHg）；如果夹层累及主动脉瓣，可能会有主动脉杂音；可能有局灶性神经功能缺损。
- D- 二聚体＜ 500ng/ml 可排除夹层。
- 胸部 X 线检查可能显示纵隔增宽。对于不能耐受造影剂或不能安全使用 CT 扫描仪的患者，可选择 TEE 或 MRA。选择的成像方式为 CT 血管造影（图 14–2）。

（一）主动脉夹层的鉴别诊断（表 14–1）

表 14–1　主动脉夹层的鉴别诊断

鉴别诊断	特　征
急性冠脉综合征	• 通常是逐渐发作的胸痛，描述为胸闷或挤压般疼痛，而不是撕裂样或辐射到背部的疼痛
食管破裂	• 通常在呕吐或食管手术后，常并发脓毒症 • 可能有纵隔挛缩
肺栓塞	• 胸膜性胸痛常伴有心动过速和缺氧，且有明确的胸部 X 线检查结果
气胸	• 突然发作的胸痛伴一侧呼吸音消失或减弱 • 可存在皮下肺气肿
心脏压塞	• 气短伴胸膜炎性胸痛 • 床旁经胸超声心动图容易识别 • 心电图常显示弥漫性 ST 段抬高，而非局灶性 ST 段抬高

（二）典型表现

- 主动脉夹层的典型表现为突发性疼痛，疼痛的位置因夹层的位置而异。
- 疼痛可为撕裂样疼痛，但通常只被描述为尖锐的疼痛。
- 疼痛通常较严重，可能与血流动力学不稳定或由于夹层导致的末端器官灌注不足的症状和体征有关。

（三）临床诊断

疼痛描述对于诊断主动脉夹层很重要。突然发作是夹层的典型特征。根据夹层的位置，疼痛可出现在胸部、背部或腹部。它可能与晕厥、神经症状或心力衰竭体征相关。

体格检查

- 根据夹层位置不同，颈动脉、肱动脉或股动脉可能会有脉搏短绌。
- 双臂血压可能会有显著差异。
- 如果伴有主动脉反流，可听到心脏杂音，即舒张期低杂音；1/3～1/2 的升主动脉夹层可闻及心脏杂音。
- 根据夹层位置不同，可能会发生神经功能缺损。

（四）辅助诊断

1. 实验室检查

- D- 二聚体：如果值低于 500ng/ml，可用于排除夹层。
- 已经进行了多项实验测试（可溶性弹性片段、平滑肌肌球蛋白重链、C 反应蛋白、纤维蛋白原、原纤维蛋白片段），但均未得到验证。

2. 影像学检查

- CT 血管造影：血流动力学稳定的患者首选检查。
- 血流动力学稳定的慢性肾病患者可以考虑 MRA。
- 超声心动图：TEE 是一种评估升主动脉夹层的快速检查方法，血流动力学不稳定的患者首选 TEE。
- 胸部 X 线检查：应用于所有胸痛患者和可能夹层患者的筛查。

（五）诊断流程（流程图 14-1）

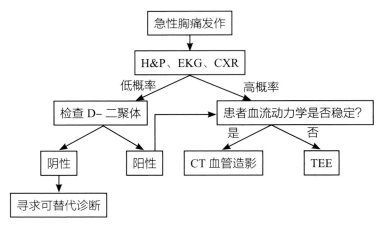

▲ 流程图 14-1 **胸痛和可疑主动脉夹层的诊断方法**

H&P. 病史和体格检查；EKG. 心电图；CXR. 胸部 X 线检查；TEE. 经食管超声心动图

（六）关于疾病诊断的潜在陷阱 / 常见错误

- 在表现为胸痛的患者中，发现心包积液或急性冠脉综合征，特别是 RCA 段，并不排除同时发生主动脉夹层的可能性。
- 6%～10% 的主动脉夹层患者可不出现疼痛。

四、治疗

（一）治疗原理

- 升主动脉夹层是外科急症。
- 在大多数患者中，降主动脉夹层可通过药物控制血压来治疗（表 14-2）。

表 14-2　主动脉夹层的治疗

治　疗	注　解
内科治疗 • 控制疼痛 　– 吗啡 • β 受体拮抗药（一线） 　– 拉替洛尔（20mg 单次注射后 0.5～2mg/min 维持） 　– 普萘洛尔（1～10mg 单次注射后 3mg/h 维持） 　– 艾司洛尔 [500μg/kg 单次注射后 50μg/(kg·min) 维持] • 血管扩张药（二线） 　– 硝普钠 [首选二线药物；起始剂量 0.2μg/(kg·min)] 　– 尼卡地平（起始剂量 2.5mg/h） 　– 依那普利（1.25mg 单次注射） **手术** • 开放式修复 • 血管内修复	• 在开始使用血管扩张药之前，确保使用足够的 β 受体拮抗药 • 硝普钠可引起氰化物毒性，肾功能不全或妊娠者应避免使用 • 避免使用肼屈嗪，因为它可能增加剪切应力，而且比其他控制血压的方法更不可逆 • 升主动脉夹层一般采用开放式修复治疗 • B 型主动脉夹层如果需要手术处理，通常可采用血管内修复技术

（二）并发症的预防 / 管理

- 如果使用硝普钠，首先要确保已使用足够的 β 受体拮抗药，因为硝普钠的血管舒张作用可能会导致交感神经张力增加，最终导致主动脉剪切张力增加。
- 避免直接使用血管扩张药如肼屈嗪，此类药物会增加主动脉壁的剪切张力。

（三）管理 / 治疗流程（流程图 14-2）

> **临床经验**
> - 最重要的是尽快使用药物治疗，使血压快速和持续的下降。
> - 为保证降血压时的安全，最好留置动脉导管。
> - 积极的疼痛管理将增加患者的舒适度，并降低血压。

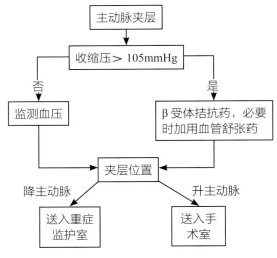

▲ 流程图 14-2　主动脉夹层的管理

五、特殊人群

孕妇

- 妊娠和分娩是主动脉夹层发生的危险因素。
- 夹层的处理方法相同；避免使用硝普钠，因为其氰化物毒性可能会影响胎儿，可使用尼卡地平代替。

六、预后

要点／临床经验
- 出院患者的 10 年生存率在 30%～88%。
- A 型和 B 型主动脉夹层的生存率相似。
- 多达 50% 的患者在 10 年后需要再次手术。

相关图像

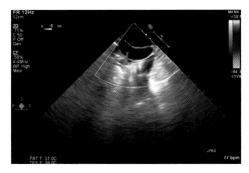

图 14-1　经食管超声心动图显示降主动脉的真腔和假腔及夹层皮瓣

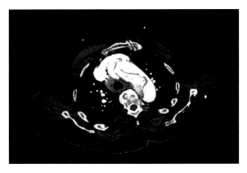

图 14-2　CT 血管造影显示升主动脉和降主动脉均有广泛的主动脉夹层

相关资源

1. 指南

美国指南

标　题	来　源	日期与网址
Guidelines for the Diagnosis and Management of Patients with Thoracic Aortic Disease	American Heart Association（AHA）	2010 http：//professional.heart.org/idc/groups/ahaecc-internal/@wcm/@sop/documents/downloadable/ucm_423806.pdf

国际指南

标　题	来　源	日期与网址
Guidelines on the Diagnosis and Treatment of Aortic Dieases	European Society of Cardiology（ESC）	2014 http：//eurheartj.oxfordjournals.org/content/ehj/35/41/2873.full.pdf

2. 证据

证据类型	标题和评论	日期与网址
Meta-analysis	*Meta-analysis of usefulness of d-dimer todiagnose acute aortic dissection* D-dimer levels are useful in excluding dissection if the value is lower than 500 ng/mL	2011 http：//www.sciencedirect.com/science/article/pii/S0002914910027311

第15章

心律失常
Cardiac Arrhythmias

Jorge Gonzalez-Panizo　　Jacob S. Koruth　**著**

李　仪　**译**　方宗平　**校**

本章概览

- 心律失常在 ICU 很常见，可能是 ICU 入院的原因，也可能是某种疾病状态所带来的后果。
- 心律失常发作可能是系统性疾病的体征，对患者的管理需要适当的诊断性测试和对异常状态的纠正。
- 药物需要根据患者的情况进行个性化选择。
- 对于血流动力学不稳定的房性或室性心律失常，需要紧急除颤 / 转复。

一、背景

（一）定义

1. 心动过缓（心率＜ 60 次 / 分）

- 窦房结功能障碍：窦性心动过缓 / 停搏。
- 房室传导阻滞：一度、二度（莫氏Ⅰ / Ⅱ型）和完全房室传导阻滞。

2. 心动过速（心率＞ 100 次 / 分）

- 窄 QRS 波（QRS ＜ 120ms）：心室上起搏点。
- 宽 QRS 波（QRS ＞ 120ms）：心室上起搏点伴有异常的室内传导或心室起搏点（通常为后者）。

（二）发病率 / 患病率

ICU 患者心律失常的发生率约为 40%，最常见的疾病状态为脓毒症休克和呼吸衰竭。

（三）病因

"5T" 和 "5H" 规则可用于 ICU 环境下诊断严重心律失常。

- 血栓形成（肺 / 心脏）、压塞（心脏）、张力性气胸、中毒、外伤。
- 低氧、低血容量、低体温、高 / 低钾、氢离子（酸中毒）。

（四）病理生理学

1. 心动过缓

- 窦房结功能障碍：由于年龄、药物等原因导致自主性下降。
- 房室传导阻滞：由于年龄、缺血、药物、感染等原因发生于房室结或希氏束 – 浦肯野系统。

2. 心动过速

- 自主性增加：如阵发性房性心动过速（AT）或多灶性房性心动过速（multifocal atrial tachycardia，MAT）。
- 触发活动：如尖端扭转型室速或地高辛中毒。
- 折返：临床上最常见的心动过速的原因，如房室结折返性心动过速（atrioventricular nodal re-entrant tachycardia，AVNRT）、房室折返性心动过速(atrioventricular re-entrant tachycardia，AVRT）、房扑(atrial flutter，AFl）、室性心动过速（ventricular tachy-cardia，VT）。

（五）预测 / 危险因素（表 15-1）

表 15-1　心律失常的预测 / 危险因素

- 年龄＞ 70 岁
- 男性
- APACHE 评分＞ 25
- 基础疾病（心脏 / 肺 / 甲状腺）
- 代谢紊乱
- 血容量波动
- 电解质紊乱
- 使用升压药物

二、预防

> 要点 / 临床经验
> 在 ICU 发生心律失常的风险可通过解决以下问题来降低。
> - 炎症 / 感染，尤其是肺部。
> - 甲状腺功能。
> - 冠状动脉灌注。
> - 电解质和酸碱代谢。
> - 血容量减少和贫血。
> - 使用强心药、血管升压药和拟交感神经激动药。

三、诊断

虽然临床病史和实验室检查对诊断有帮助，但心律失常的诊断主要是基于心电图。下面定义了一些常见的心律失常。

- 窦房结功能障碍：以窦性心动过缓、窦性停搏为特征。
- 二度房室传导阻滞，莫氏 I 型（文氏型）：PR 间期逐渐延长，直到 1 个 P 波脱落。只有 1 个 P 波脱落。它是房室结内传导延迟的结果，通常是良性的。
- 二度房室传导阻滞，莫氏 II 型：以希氏束 – 浦肯野纤维将脉冲从心房传到至心室时偶发的和不可预测的传导失败为特征。在脱落的 P 波前后，PR 间期没有变化。通常具有希氏束 – 浦肯野纤维潜在病变的症状和指标，有很大概率会进展到完全房室传导阻滞。
- 完全房室传导阻滞：这代表房室分离（不等的 PR 间期）和一种交界性或室性逃逸节律，其节律比房性节律慢（图 15–1）。这是由于房室结无法将心房的任何脉冲传导到心室造成的。
- 房颤（atrial fibrillation，AF）：无明显 P 波（通常可见心房活动，但不规律，频率 > 300 次 / 分）。RR 间期无规律（"心室不规则反应"）。
- 室上性心动过速（supraventricular tachycardia，SVT）：频率 140～220 次 / 分的规律窄 QRS 波。常可见（顺行或逆行）P 波，尤其见于下导联和 V_1 导联（图 15–2）。
- 单形性室性心动过速（ventricular tachycardia，VT）：规律的宽 QRS 波，但 QRS 波波形不一致且异常（图 15–3）。其他可以看到的特征包括房室分离、夺获搏动（正常传导系统在房室分离过程中暂时地进行的一次窦性搏动，产生正常的 QRS 波复合体）、融合搏动（当窦房结和心室复合体同时激活心室心肌细胞时产生）和心前区导联的正负一致性。
- 多形性室速：规律的宽 QRS 波，QRS 波轴、形态或两者频繁变化（图 15–4）。尖端扭转型室性心动过速（"扭转型室速"）是其中一种亚型，其 QRS 轴以一种渐进的、正弦的和循环的形式变化。QRS 波波峰宛如围绕等电位线扭转。

（一）鉴别诊断（表 15–2）

表 15–2　心律失常的鉴别诊断

心律失常	鉴别诊断	特　征
心房颤动	• 多灶性房性心动过速（MAT） • 典型的房扑（AFI）伴不同的心室反应	• MAT：可见 P 波（至少有 3 种不同的形态） • AFI：锯齿波
窄 QRS 波心动过速	• AVNRT/AVRT • AT/MAT • 一般房扑 • 心房颤动（AF）	• AVNRT/AVRT：可被腺苷终止 • AT/AFI：不可被腺苷终止，但可降低心率。AFI 中可见锯齿波 • AF：不规则，无 P 波
宽 QRS 波心动过速	• VT • 变异 SVT • AF+WPW	• VT：潜在的心脏病。P-QRS 波解离，夺获 / 融合搏动。心前区导联具有一致性 • SVT：可被腺苷终止。束支阻滞。相似的形态 / 轴向心电图基线和心动过速 • AF+WPW：不规则心室反应，QRS 波宽窄不一

AT. 房性心动过速；AVNRT. 房室结折返性心动过速；AVRT. 房室折返性心动过速；SVT. 室上性心动过速；VT. 室性心动过速；WPW.Wolff-Parkinson-White 综合征

（二）典型表现

- 除窦性心动过速是渐进式外，所有快速性心律失常都是突发的。可能出现心悸、呼吸短促、头晕或胸痛等症状，虽然潜在的疾病也会导致这些症状。
- 缓慢性心律失常：症状从无症状到头晕或晕厥发作。低心输出量或心力衰竭恶化导致呼吸急促。

（三）临床诊断

1. 病史

心律失常的诊断主要基于心电图，但是临床病史的一些特征可能是诊断的关键。

- 肺部疾病和心血管危险因素通常与房颤和心律失常有关。
- AVNRT/AVRT 在 40 岁以下的患者中更典型。
- 除非另有证实，否则宽 QRS 波心动过速应考虑为室速。心室功能障碍、结构性或瓣膜性心脏病、心肌梗死前心肌瘢痕和梗死后的患者应怀疑室速。
- 与正常 QT 间期相关的多态室性心动过速在急性心肌缺血时更为典型。当与获得的 QT 间期延长相关联时，药物或镁离子耗尽（在尖端扭转型室速时）是潜在原因。

2. 体格检查

- 在 ICU 中，应该重点关注血流动力学异常，这可能需要紧急心脏复律。
- 在宽 QRS 波心动过速时，潜在的心肌病体征（心脏肥大、舒张期或显著的收缩期杂音、心电图异常如束支阻滞或异常的复极）表明很可能为室性心动过速。
- 在宽 QRS 波心动过速时，颈部的冲击感常与阵发性室上性心动过速有关。这是因为当房室瓣关闭时，心房和心室同时收缩，导致静脉血液逆流所致。

3. 实用临床决策规则和流程

VT 诊断的心电图标准如下所示。

- 没有典型的右束支传导阻滞（right bundle branch block，RBBB）或左束支传导阻滞（left bundle branch block，RBBB）形态。
- 极度轴偏转（西北轴）：QRS 在 aVR 导联中为正，在 I 和 aVF 导联中为负。
- 宽复合波：LBBB 时形态大于 160ms，RBBB 时形态大于 140ms。
- 房室分离：不同频率的 P 波和 QRS 波伴 PR 间期绝对不等，这是非常特异性的。
- 夺获 / 融合搏动。
- 心前导联的正负一致性。
- Brugada 征：从 QRS 波起始点到 S 波最低点的距离 > 100ms。
- Josephson 征：在 S 波最低点附近的凹痕。
- RSR 复合波具有较高的"初始正向波"，这是支持诊断 VT 最具特征性的发现。与 RBBB 形成对比，RBBB 具有较高的"终末正向波"。

（四）辅助诊断

1. 实验室检查

- 轻微的钾离子浓度变化都会对传导性和自律性有显著的影响。因此，在所有电解质中，钾离子代谢紊乱是绝大多数临床心律失常的原因（如完全房室传导阻滞、心室颤动）。
- 钙、镁、钠离子会影响动作电位，非生理性浓度会诱发心律失常（镁离子浓度异常时可导致多灶性房性心动过速或尖端扭转型室速）。
- 应监测地高辛的浓度，尤其是肾功能不全的患者。

2. 影像学检查

对病因不明的室性心律失常患者应行经胸超声心动图检查，以排除器质性心脏病。如果血流动力学突然恶化或心律失常失控，应紧急行超声心动图检查。

（五）诊断流程（流程图 15-1 至图 15-3）

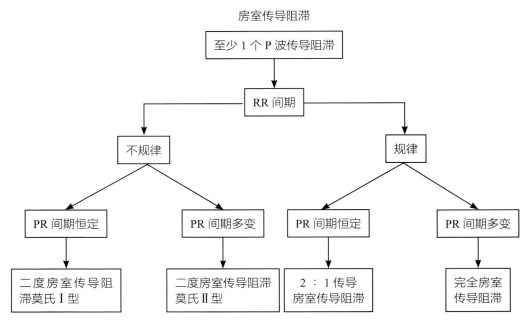

▲ 流程图 15-1　房室传导阻滞的诊断流程

改编自 Neumar 等，2010 年

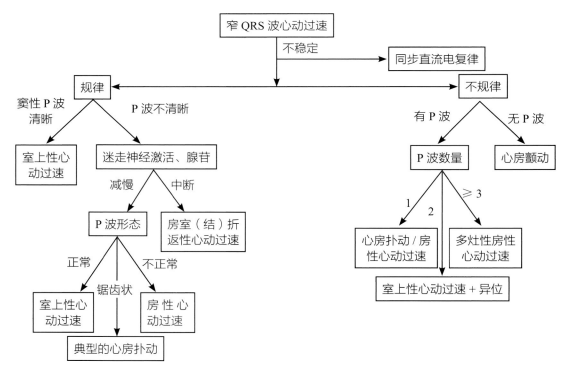

▲ 流程图 15-2　窄 QRS 波心动过速的诊断流程

改编自 Tracy & Boushahri，2014 年

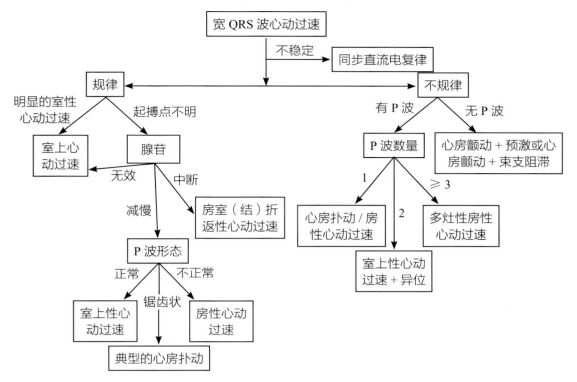

▲ 流程图 15-3 宽 QRS 心动过速的诊断流程

改编自 Tracy & Boushahri, 2014 年

（六）关于疾病诊断的潜在缺陷 / 常见错误

- 心室起源广泛复杂的室性心动过速可被误诊为室上性心动过速伴传导异常。在诊断不确定的情况下使用维拉帕米可能导致严重的血流动力学恶化。
- 心房扑动伴不同程度的房室传导阻滞和多灶性房性心动过速常被误诊为房颤。这通常是因为心电图显示不规则的心室反应，被自动视为房颤。

四、治疗

（一）治疗原理

1. 心动过缓

　　治疗任何可逆的病因。当引起显著的血流动力学损害时，治疗如下所示。

- 用下列方法之一进行急性期治疗。
  - 阿托品：静脉注射 0.5mg，必要时每 3～5 分钟重复 1 次，总剂量为 3mg。这对窦房结功能障碍或房室结水平的传导阻滞更有效。当阻滞位于希氏束或以下，或在移植心脏（缺乏迷走神经支配）中时，这种方法可能不太有效。
  - 异丙肾上腺素：10～20mg 静脉注射，根据临床反应重复给药，后以 1～4μg/min 的速度输注。
- 不要为了给予阿托品或异丙肾上腺素而延迟经皮起搏治疗。如果这些药物无效，考虑临时起搏。
- 如果起搏延迟或不可用，则开始输注以下药物之一。
  - 多巴胺：2～10μg/(kg·min)，根据临床反应滴定。

- 肾上腺素：2～10μg/min，根据临床反应滴定。
- 在心动过缓和血流动力学受损的情况下，检查有无心肌梗死或心室功能不全。

2. 心动过速

- 任何快速性心律失常引起的严重血流动力学受损应采用紧急直流电复律。
- 当可耐受时，选择镇静。
- 除心室颤动引起的心脏停搏外，应采用与 QRS 波同步的电击。双相波（100～200J 能量）比单相波（200～400J 能量）更好。垫片置于前后位效果更好。

3. 心房颤动

(1) 恢复窦性心律。

- 直流电复律：如前所述。
- 药物心脏复律：临床和血流动力学稳定的患者在发病后 48h 内。
  - 伊布利特：更有效但未在 ICU 患者中进行专门试验。
    - 患者＜60kg：静脉注射 0.01mg/kg，持续 10min 以上。
    - 患者＞60kg：静脉注射 1mg，持续 10min 以上。
    如果心律失常没有终止，可以重复 1 次。
- 胺碘酮：更安全：静脉注射 150mg 持续 10min 以上，然后静脉滴注 1mg/min 持续 6h，接着 0.5mg/min 持续 19h（24h 总共 1g）。

(2) 心率控制：如果发病时间＞48h，或在基础疾病仍未控制（术后、败血症等），而很难转归为窦性心律的稳定患者中。

- β- 受体拮抗药作为一线治疗药物。
  - 美托洛尔：2.5～5.0mg 静脉推注，持续 2min，最多 3 次。
  - 艾司洛尔：500μg/kg 静脉推注持续 1min，然后 50～300μg/(kg·min) 静脉注射。
- 钙通道阻滞药是一种很好的替代品，但如果是预激性房颤、心力衰竭和射血分数降低，则必须避免使用。
  - 维拉帕米：静脉滴注 0.075～0.15μg/kg，持续 2min，30min 后如果没有反应，可再给 10.0mg，然后 0.005mg/(kg·min) 静脉输注。
  - 地尔硫䓬：0.25mg/kg 静脉推注持续 2min，然后 5～15mg/h 静脉输注。
  - 阿米达隆，上述药物不能耐受时的一个合适的替代品：静脉输注 300mg 持续 1h，然后静脉输注 10～50mg/h 持续 24h。
  - 地高辛：起效时间＞1h。肾功能不全患者慎用。使用下列剂量之一。
    - 每 2 小时静脉注射 0.25mg（24h 内最多 1.5mg）。
    - 静脉推注 0.5mg+ 每 3～4 小时静脉输注 0.25mg（24h 内最多 1.5mg）。

4. 房室结折返性心动过速／房室折返性心动过速

- 首先刺激迷走神经。
- 如果无效，使用腺苷：6mg 静脉注射持续 1～3s（可给予骨髓输注），然后用 20mg 生理盐水快速冲洗。如果 1～2min 内没有转归，静脉注射 12mg，必要时重复第 2 次（总共 30mg；通过中心静脉导管注射时，剂量应减少 50%）。

- 维拉帕米和地尔硫草（剂量方案如前所述）也是非常有效的，但腺苷更快，并较少会抑制心功能。在预激情况下，应谨慎使用维拉帕米/地尔硫草治疗心律失常，因为它们可能会加速心室率。对于血流动力学受损的患者，胺碘酮可能是一种选择。

5. 房性心动过速/多灶性房性心动过速

- 中止/纠正诱发因素本身可能有效（主要是多灶性房性心动过速发生时电解质紊乱）。如果不是，美托洛尔或维拉帕米等控制心率药物已被证明是有效的（剂量方案如前所述）。

6. 单形性室性心动过速

- 胺碘酮作为一线用药：静脉注射 150mg，持续 10min 以上，可根据需要每 10 分钟重复 1 次；然后静脉滴注 1mg/min，持续 6h，然后 0.5mg/min，持续 18h（24h 内最大累积剂量 2.2g）。
- 利多卡因：对急性冠脉事件更有效：静脉注射 1~1.5mg/kg，每 5~10 分钟重复 0.5~0.75mg/kg（最大累积剂量 3mg/kg）；然后静脉滴注 1~4mg/min。
- 普鲁卡因胺（但如果 QT 延长，则不应使用）：15~18mg/kg 持续 25~30min 或 100mg，速度不超过 50mg/min，可每 5 分钟重复 1 次（最大累积剂量 1g）；然后静脉滴注 1~4mg/min。
- 索他洛尔（但注意促心律失常作用）：1~1.5mg/kg（或 100mg），10~20mg/min。

7. 多形性室性心动过速

- 静脉注射镁可作为第一步。
  - 镁：静脉注射 2g，持续 5~30min，如果需要，10min 后重复此剂量。随后连续输注 1g/h，持续 6h。
- 当 QT 间期正常时，寻找心肌缺血。
- 当 QT 间期延长（尖端扭转型室性心动过速）时，纠正电解质或药物等紧急因素。心室起搏或异丙肾上腺素也可以有效，因为 QT 间期随着心率的增快而缩短。

8. 复发性室性心动过速/室颤——电风暴

首先纠正潜在的和可逆的病因。最有用的药物是胺碘酮和 β 受体拮抗药。心室起搏或异丙肾上腺素可用于治疗离子通道疾病。在室颤的情况下，可用直流电除颤（不同步，最大能量）治疗。

（二）并发症的预防/处理

- 在未纠正的低钾血症或地高辛中毒的情况下，不要尝试直流电复律（有发生难治性心室颤动的风险）。
- 普鲁卡因胺、伊布利特：延长 QT 间期。如果 QT 间期增加 > 50%，则停止输液。
- 钙通道阻滞药：心功能抑制和低血压。可能需要血管升压药。
- 地高辛毒性（完全房室传导阻滞、节性心动过速）：一般情况下，地高辛停药 2~3 天内症状完全消失。同时，可能需要经静脉临时起搏。在需要立即中和地高辛效应的极端情况下，抗地高辛抗体可能有用。
- 腺苷：由于支气管痉挛诱导的哮喘患者禁用。可能需要支气管扩张药。
- 钙通道阻滞药、地高辛和腺苷：可在预激状态下加速心室率，因为它们缩短了通路的难治性顺行期。可能需要紧急除颤或直流电复律。

（三）处理 / 治疗流程（流程图 15-4 至流程图 15-6）

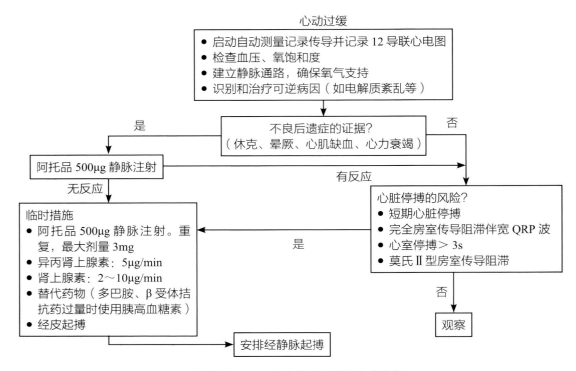

▲ 流程图 15-4　房室传导阻滞的治疗流程

改编自 Neumar 等，2010 年

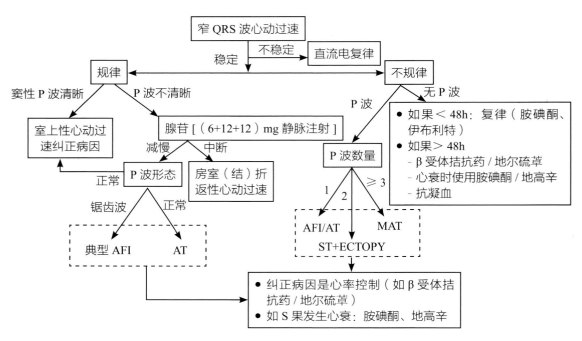

▲ 流程图 15-5　窄 QRS 波心动过速的治疗流程

改编自 Tracy & Boushahri，2014 年

AFI. 心房扑动；AT. 房性心动过速；MAT. 多灶性房性心动过速；ST. 窦性心动过速；ECTOPY. 异位

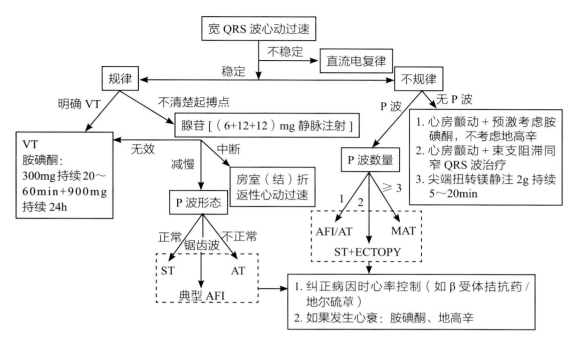

▲ 流程图 15-6　宽 QRS 波心动过速的治疗流程

改编自 Tracy 和 Boushahri，2014 年

VT. 室性心动过速；ST. 窦性心动过速；AFI. 心房扑动；AT. 房性心动过速；MAT. 多灶性房性心动过速；ECTOPY. 异位

要点 / 临床经验

- 在完全性房室传导阻滞时，逃逸性心率、宽 QRS 波且心室率 < 40bpm 通常意味着逃逸点位于远离窦房结希氏束下方（QRS 越宽，逃逸点离得越远，除非束支传导阻滞预先存在）。在这种情况中，阿托品或异丙肾上腺素应谨慎使用，因为它们可能会增加阻滞的程度，并使逃逸性心率恶化。
- 如果怀疑有其他传导通路存在，则应避免使用（或至少谨慎使用）地高辛和钙离子通道阻滞药。通过缩短传导通路的顺行性不应期，两种药物都可以进一步加速心室率。
- 宽 QRS 波心动过速最初应考虑为室速，除非证实有其他病因。

五、预后

要点 / 临床经验

- 除非心率得到控制，否则不受控制的房性心动过速往往会产生左心室功能障碍和随后的心衰症状，这是由相关的心动过速心肌病引起的。
- 窄 QRS 波心动过速本身很少是致命的。然而，它们的不良后果可能会显著恶化 ICU 患者的虚弱状态。
- 莫氏 Ⅱ 型房室传导阻滞很可能需要心室起搏，因为它倾向于发展为完全房室传导阻滞。
- 室性心动过速是猝死的重要原因之一。从预后良好的具有特发性室性心动过速而没有器质性心脏病患者中分辨出高危人群（心肌病、左心室功能障碍、冠状动脉疾病）是很重要的，因为后者将从植入式心脏除颤器（implantable cardioverter defibrillator，ICD）中获益。

相关图像

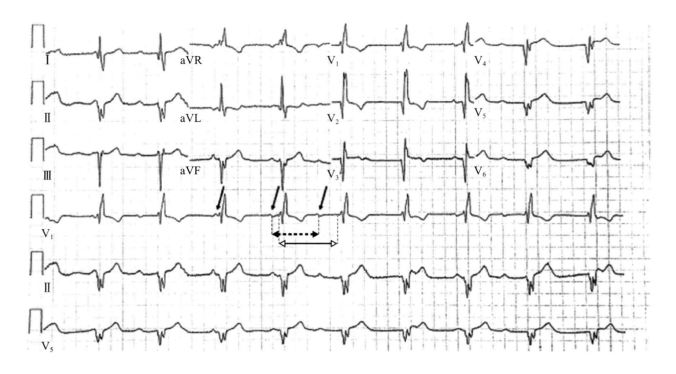

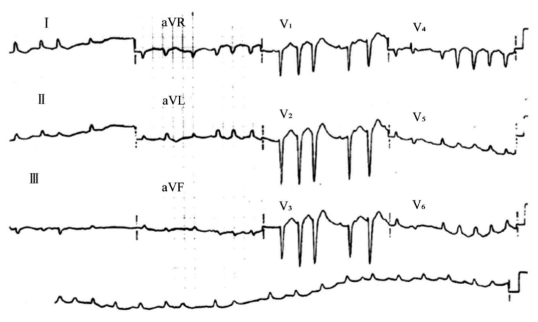

▲ 图 15-1　心电图 1：基线双束支传导阻滞患者的完全房室传导阻滞

心房活动（黑箭）速率为 70 次 / 分（粗体虚箭），与心室逃逸节律完全分离。后者的 QRS 波为 120ms，但其形态与基线心电图相似，且速率＞ 45 次 / 分（开放箭）。因此，这很可能是一个连接性逃逸（引自个人收集的资料）

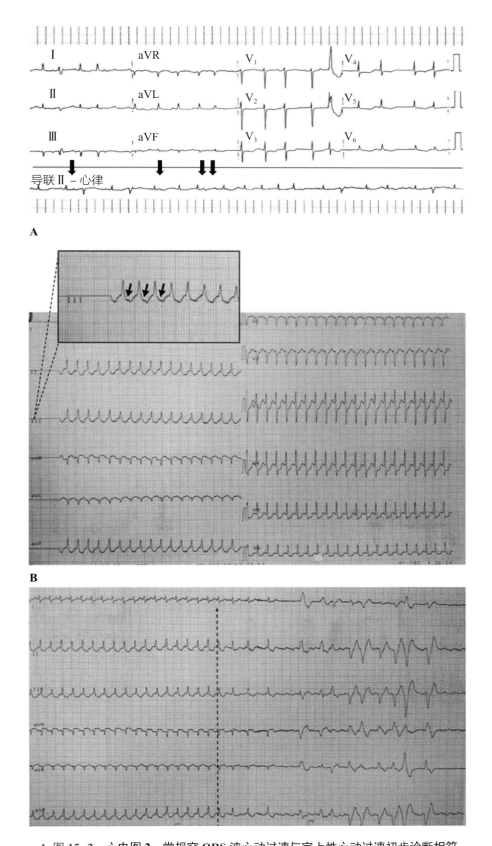

▲ 图 15-2 心电图 2：常规窄 QRS 波心动过速与室上性心动过速初步诊断相符

A. 下导联中 QRS 波 – 短 RP 间隔后出现逆行 P 波（黑箭），可能提示房室结折返性心动过速；B. 颈动脉窦加压（从黑箭开始）

最初减慢心室率，最终中止心动过速。这说明房室结是心动过速回路中的一个关键点（引自个人收集的资料）

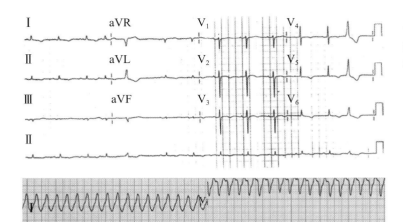

◀ 图 15-3　心电图 3：宽而规律的 QRS 波心动过速，伴不典型的束支传导阻滞（引自个人收集的资料）

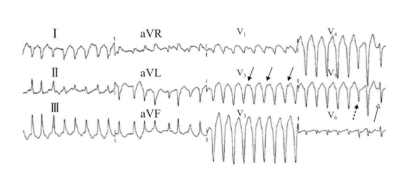

◀ 图 15-4　心电图 4：宽 QRS 波心动过速，表现为不典型的左束支传导阻滞、整个心前区导联呈负一致性、房室分离（黑箭）、夺获搏动（粗体虚箭）和融合搏动（开放箭）。这些特征与室性心动过速诊断相符。然而，夺获和融合搏动给人不规则搏动的错误印象，这可能会导致误诊为预激 / 变异心房颤动（引自个人收集的资料）

相关资源

1. 推荐网站

www.criticalcare.theclinics.com

www.esicm.org/icm-search

www.heart.org

2. 指南

美国指南

标　题	来　源	日期和参考文献
Guideline for the Management of Adult Patients with Supraventricular Tachycardia	American College of Cardiology (ACC)/ American Heart Association (AHA)/ Heart Rhythm Society (HRS)	2016 J Am Coll Cardiol 2016; 67(13): e27-115

（续表）

标　题	来　源	日期和参考文献
Guidelines for Cardiopulmonary Resuscitation and Emergency Cardiovascular Care	AHA	2015 Circulation 2015; 132: S315-67
Guideline for the Management of Patients with Atrial Fibrillation	AHA/ACC/HRS	2014 J Am Coll Cardiol 2014;64(21); e1-76
Guideline for the Management of ST-Elevation Myocardial Infarction: Executive Summary: a Report of the American College of Cardiology Foundation/American Heart Association Task Force on Practice Guidelines	American College of Cardiology Foundation (ACCF)/AHA	2013 Circulation 2013;127:529-55
Guidelines for Cardiopulmonary Resuscitation and Emergency Cardiovascular Care	AHA	2010 Circulation 2010;122(18 Suppl 3):S729-67
Guidelines for Device-Based Therapy of Cardiac Rhythm Abnormalities: a Report of the American College of Cardiology/American Heart Association Task Force on Practice Guidelines	ACC/AHA/HRS	2008 Circulation 2008; 117(21):e350-408

国际指南

标　题	来　源	日期和参考文献
Guidelines for the Management of Patients with Ventricular Arrhythmias and the Prevention of Sudden Cardiac Death	European Society of Cardiology (ESC)	2015 Eur Heart J 2015;36:2793-867
Guidelines for the Management of Atrial Fibrillation. The Task Force for the Management of Atrial Fibrillation of the European Society of Cardiology (ESC)	ESC	2010 Eur Heart J 2010;31:2369-429
Guidelines for Cardiac Pacing and Cardiac Resynchronization Therapy: The Task Force for Cardiac Pacing and Cardiac Resynchronization Therapy of the European Society of Cardiology. Developed in collaboration with the European Heart Rhythm Association	ESC	2007 Eur Heart J 2007;28(18): 2256-95

3. 证据

证据类型	标题和评论	日期和参考文献
Prospective trial	*Amiodarone to prevent recurrence of atrial fibrillation. Canadian Trial of Atrial Fibrillation Investigators* A prospective, multicenter trial that shows that amiodarone in low doses is more effective than sotalol or propafenone, with no significant increasing of risk of complications.	2000 N Engl J Med 2000;342（13）: 913-20
Retrospective trial	*Relationship of paroxysmal atrial tachyarrhythmias to volume overload: assessment by implanted* Retrospective analysis that showed that worsening pulmonary congestion is associated with increased frequency of atrial tachyarrhythmias (AT) in patients with left ventricular dysfunction.	2009 Circulation 2009;2：488-94
Review	*Diagnostic criteria of broad QRS complex tachycardia: decades of evolution* Despite all available criteria, broad complex tachycardias are still misdiagnosed or remain undiagnosed.	2011 Europace 2011;13：465-72

急性冠脉综合征

Acute Coronary Syndromes

Matthew Katz　Umesh K. Gidwani　著

郭晓峰 **译**　方宗平 **校**

本章概览

- 急性冠脉综合征（acute coronary syndromes，ACS）是一种潜在的危及生命的疾病，需尽快就诊以降低发病和死亡的风险。
- 抗凝药物和双重抗血小板药物是 ACS 的有效治疗方案。
- ST 段抬高型心肌梗死（ST elevation myocardial infarction，STEMI）是一种医学急症，除药物治疗外还需迅速进行血供重建。
- 非 ST 段抬高型 ACS（不稳定型心绞痛和非 ST 段抬高型心肌梗死）的患者应进行风险分级评估。低风险患者可以进行药物治疗，高风险患者应尽早进行血供重建。
- 戒烟、饮食和运动等有益于冠心病的一级和二级预防。

一、背景

（一）疾病定义

急性冠脉综合征的定义与心肌缺血相一致，症状都包括胸痛和呼吸短促。急性冠脉综合征的具体类型由心电图变化和心肌生物标志物检查进一步确定。

（二）疾病分类

急性冠脉综合征包括 3 种临床综合征，如下所示。

- ST 段抬高型心肌梗死（ST elevation myocardial infarction，STEMI）。
- 非 ST 段抬高型心肌梗死（non-ST elevation myocardial infarction，NSTEMI）。
- 不稳定性心绞痛（unstable angina，UA）。

（三）发病率 / 患病率

- STEMI 发病率：50/10 万。
- NSTEMI 发病率：158/10 万。

（四）病因

- 暴露于多种危险因素（如下文所述）会导致冠状动脉炎症和脂质斑块的形成。
- 薄弱的纤维帽和较大的脂质斑块容易破裂，导致动脉粥样硬化中的凝血因子暴露于血液中，随后形成血栓。
- 血栓导致冠状动脉管腔部分或全部闭塞，引起心肌缺血，严重时会导致心肌梗死。

（五）病理 / 发病机制

- ACS 的发病机制：心肌血液的需求和供应失衡会引起局部缺血，严重时会导致梗死。在本章中，我们重点讲述动脉粥样斑块的形成、破裂及冠状动脉血栓形成。
- 斑块始于血管内膜内的脂纹。首先，循环中的低密度脂蛋白分子聚集在冠状动脉内膜内，氧化后导致内膜炎症反应，引起内皮细胞细胞黏附分子的表达。在这种炎症的刺激下，趋化因子和细胞因子被释放，导致循环中的单核细胞迁移到内膜并分化为巨噬细胞。巨噬细胞清除氧化的低密度脂蛋白并转化为泡沫细胞，随后发生凋亡，泡沫细胞凋亡后形成富含坏死脂质的斑块（图 16-1）。
- 斑块容易破裂的几个特征：坏死脂质斑块体积较大、炎性细胞的刺激和薄弱的纤维帽。
- 通常 ACS 在粥样斑块破裂前没有明显血流限制。与慢性缺血性冠状动脉疾病相关的严重狭窄病变相比，ACS 血管钙化的情况并不明显。
- 当具有保护作用的内皮细胞受损时，斑块暴露于血液中会引发血栓的形成，这可能是纤维帽变薄或斑块破裂所导致的。
- 如果血栓几乎或完全闭塞血管时，会诱发心肌梗死，从而发生 STEMI。在活动性血栓或血管不完全闭塞的情况下，会出现非 ST 段抬高急性冠脉综合征（non-ST elevation acute coronary syndromes，NSTE-ACS），如 NSTEMI 或 UA（图 16-2）。

（六）预测 / 危险因素（表 16-1）

表 16-1　急性冠脉综合征的危险因素

危险因素	优势比
吸烟	2.9
糖尿病	2.4
高血压	1.9
肥胖（第三三分位数 vs. 第一三分位数）	1.6
社会心理压力	2.7
载脂蛋白 B/ 载脂蛋白 A1 比值	3.3

二、预防

心血管疾病的一级和二级预防是管理上述已知的危险因素。预防心血管疾病最有效的干预措施包括戒烟、控制血压、降胆固醇药物治疗、减肥和控制血糖。

（一）筛查

目前为止，还没有用于定期筛查无症状患者心血管疾病的检测方法。

- 动脉粥样硬化性心血管疾病（atherosclerotic cardiovascular disease，ASCVD）风险评估表适用于40—79岁的患者，以预测未来10年心血管疾病和脑卒中的风险。然而，这从未在文献中被证实有效。

- 其他潜在的心血管疾病筛查试验包括高敏感性C反应蛋白、冠状动脉钙化评分和踝肱指数。这些试验同样没有被临床试验证实，目前ACC指南中的ⅡB级建议，上述筛查试验可作为辅助评估心血管风险。如果在ASCVD风险评估后对开始药物治疗仍存在一定程度的不确定性，可以考虑进行额外的风险分级评估。

（二）一级预防

- 戒烟是心血管疾病一级预防中最有效的干预措施之一。

- 高血压是心血管疾病和脑卒中的重要危险因素。最近的指南建议30—59岁的患者保持血压＜140/90mmHg，60岁以上的患者保持血压＜150/90mmHg。然而，SPRINT试验的最新数据表明，心血管高危人群血压目标＜130/80mmHg可能会降低发生严重心血管疾病的风险。

- 他汀类药物降低低密度脂蛋白是心血管疾病高危患者有效的一级预防。最新数据表明，他汀类药物对心血管疾病低风险患者的一级预防也有显著作用。

- 减肥可以改善血压和胰岛素抵抗。然而目前的研究表明，减肥对心血管疾病的发生没有显著影响。

- 虽然低剂量阿司匹林在心血管疾病的二级预防中有明显的益处，但在一级预防中的作用不太明确。目前USPSTF指南建议将低剂量阿司匹林作为一级预防用于50—69岁的成人（其10年ASCVD风险大于10%）。

（三）二级预防

与一级预防相似，心血管疾病二级预防也是管理主要危险因素。

- 戒烟在心血管疾病的二级预防中起着重要作用，目前在指南中属于Ⅰ类推荐。

- 在二级预防指南中，目标血压140/90mmHg也属于Ⅰ级推荐。然而，如上文所述，SPRINT试验的数据可为降低目标血压提供依据。

- 对于ACS患者，他汀类药物治疗被推荐为一级用药，且他汀类药物没有明显禁忌证。

- 对于ACS患者，使用阿司匹林终身抗血小板治疗以及使用P2Y12抑制药12个月的双重抗血小板治疗被推荐为一、二级用药。

- β受体拮抗药在ACS患者的二级预防中是有效的。

三、诊断

要点 / 临床经验

- 急性冠脉综合征患者通常表现为持续性胸痛，最常见的是胸骨后疼痛，可放射至双臂、下颌和颈部。患者如有其他方面的病史，包括高龄，有冠心病家族史，ACS风险会增加。如患者是男性，有冠心病个人病史，或有其他ACS的危险因素，如糖尿病和高脂血症，也应该警惕ACS。

- 老年人和女性患者较其他患者更容易出现不典型症状，如上腹痛、消化不良和胸膜炎性胸痛。
- ACS 体征不明显，甚至可表现完全正常。部分可表现为 S4 奔马律、急性二尖瓣关闭不全导致的心脏杂音或者由于传导阻滞导致的 S_2 分裂。
- 心电图可以协助 ACS 的诊断，在临床初步诊断中至关重要。
- 心肌肌钙蛋白有助于心肌梗死的诊断，胸部 X 线检查或 CT 扫描有助于鉴别其他引起胸痛的原因，如气胸和主动脉夹层。

（一）鉴别诊断（表 16-2）

表 16-2　急性冠脉综合征的鉴别诊断

鉴别诊断	诊断要点
主动脉夹层	患者通常诉胸痛且向背部放射。查体时患者双上肢血压不同，如果合并主动脉瓣关闭不全，听诊时可闻及舒张期杂音。胸部 X 线检查可出现纵隔增宽
心包炎	患者常有近期病毒感染的病史。疼痛通常与体位有关，仰卧位时疼痛会加重，而身体前倾时疼痛可缓解。查体可发现心包摩擦感或心音异常。心电图的典型表现为弥漫性 ST 段抬高伴 PR 压低，超声心动图可发现心包积液
肺栓塞	患者通常表现为呼吸急促和胸痛。有长期卧床史、近期手术史，也可有恶性肿瘤史或血栓家族史。心电图最常见的表现为窦性心动过速，但也可有右心室衰竭的表现，如右束支传导阻滞或右心室轴右偏
气胸	患者近期可有胸壁外伤史，可能会出现呼吸急促和胸膜炎性胸痛。查体时可发现患侧呼吸音减弱和气管偏曲。胸部 X 线检查、CT 或床旁超声均可确诊
弥漫性食管痉挛	可表现为不同程度的硬质和流质食物的吞咽困难，内镜检查、上消化道造影和食管测压可协助诊断

（二）典型表现

- ACS 最常见的症状是所谓的"典型"症状。典型的症状为胸骨后或左胸骨区域的压榨性疼痛，通常放射到一侧或两侧手臂，有时疼痛还可以放射到下巴、背部和肩膀。ACS 胸痛往往呈弥漫性且无法定位，通常表现为渐进性，在数分钟内逐渐加重。
- 疼痛持续 10~30min 的可能为不稳定心绞痛，而持续超过 30min 的疼痛可提示心肌梗死或非心源性疼痛。

（三）临床诊断

1. 病史

- 在接诊胸痛患者时，需要考虑以下几个方面的病史。ACS 的典型症状是胸骨后或左胸部区域的压榨性疼痛，并常放射至一侧或双侧手臂以及下颌和背部。持续时间有助于区分心源性和非心源性疼痛，因为持续数秒或反之连续数天的疼痛怀疑心源性胸痛的可能性较小。
- 休息或硝酸甘油可缓解的疼痛通常被认为是心源性疼痛。然而几项研究表明，上述条件在区分心源性和非心源性疼痛的作用是有限的。

- 与 ACS 相关的其他症状包括恶心、呕吐、大汗和呼吸急促。值得注意的是，多达 1/3 的急性心肌梗死患者可无胸痛表现，尤其是女性、老年患者和糖尿病患者更易出现无典型症状。因此，在采集病史时应全面评估冠状动脉疾病的危险因素，这有助于确定和排除 ACS 的诊断。

2. 体格检查

- ACS 的患者体格检查多无明显异常。

- 在急性心肌缺血的情况下，患者可发生心力衰竭，查体时可闻及肺部啰音和颈静脉搏动感增强。ACS 其他体征可能有：乳头肌功能障碍时继发二尖瓣反流所导致的全收缩期杂音、S_4 奔马律或 S_2 异常分裂。

- 然而，这些体格检查对 ACS 不敏感或无特异性，其存在与否并不能完全排除或确诊 ACS。但体格检查可用于寻找引起胸痛的其他非心源性病因。

3. 实用的临床诊断和评分表

有 2 种实用的方法帮助 ACS 患者进行风险分级。

(1) TIMI 风险评分（表 16-3）。

表 16-3 TIMI 风险评分

分 数	死亡、新发或复发心肌梗死、紧急血供重建
0～1	4.7%
2	8.3%
3	13.2%
4	19.9%
5	26.2%
6～7	40.9%

TIMI 风险评分在入院时通过 7 个不同危险因素的总和计算，每个危险因素的值为 1 分。这些变量为：年龄≥ 65 岁，冠状动脉疾病危险因素≥ 3 个，既往冠状动脉狭窄≥ 50%，心电图 ST 段改变，过去 24h 内心绞痛次数≥ 2，最近 7 天内使用阿司匹林，以及心肌标志物升高。TIMI 风险评分有助于将非 ST 段抬高急性冠脉综合征患者分为低风险（＜ 2）和高风险（≥ 2）

(2) 急性冠脉综合征患者死亡风险的 GRACE 风险模型（表 16-4 至表 16-6）。
① 每项危险因素的分值。
② 所有预测因素总分。
③ 查找与总分对应的院内死亡风险。

（四）辅助诊断

1. 实验室检查

- 心肌肌钙蛋白（I 和 T）是诊断心肌梗死的敏感和有特异性的指标，应对每例疑似 ACS 患者进行检查，通常在症状出现后 2～4h 内呈阳性。目前建议心肌肌钙蛋白应在就诊时检查，3～6h 后再次检查。如果连续检查肌钙蛋白正常，但心电图和临床表现与高危 ACS 一致，则应在 6h 后再次检查肌钙蛋白水平。

- 其他心肌生物标志物如 CK-MB 和肌红蛋白不再被认为是必要的检查，因为它们的灵敏度和特异性低于心肌肌钙蛋白。

表 16-4　**GRACE 风险模型危险因素的分值**

危险因素		分 值	危险因素		分 值
Killip 分级	Ⅰ	0	年龄（岁）	＜ 30	0
	Ⅱ	20		30—39	8
	Ⅲ	39		40—49	25
	Ⅳ	59		50—59	41
收缩压（mmHg）	≤ 80	58		60—69	58
	80～99	53		70—79	75
	100～119	43		80—89	91
	120～139	34		≥ 90	100
	140～159	24	肌酐（mg/dl）	0～0.30	1
	160～199	10		0.40～0.79	4
	≥ 200	0		0.80～1.19	7
心率（次 / 分）	＜ 50	0		1.20～1.59	10
	50～69	3		1.60～1.99	13
	70～89	9		2.00～3.99	21
	90～109	15		≥ 4.0	28
	110～149	24	其他因素	入院时心脏停搏	39
	150～199	38		ST 段偏移	28
	≥ 200	45		心肌酶水平升高	14

表 16-5　**GRACE 风险模型总分**

Killip 分级	收缩压	心 率	年 龄	肌 酐	心脏停搏	ST 段	心肌酶	总 分

表 16-6　**GRACE 风险模型分值与死亡率**

分 值	死亡率（%）	分 值	死亡率（%）	分 值	死亡率（%）	分 值	死亡率（%）
≤ 60	0.2	110	1.1	160	5.4	210	23
70	0.3	120	1.6	170	7.3	220	29
80	0.4	130	2.1	180	9.8	230	36
90	0.6	140	2.9	190	13	240	44
100	0.8	150	3.9	200	18	≥ 250	≥ 52

GRACE 风险模型使用的分数基于 8 个不同的参数，范围为 1～372。可以用来推断住院和出院后死亡率的风险。该风险模型也常用于将患者分为低风险（＜ 109）和高风险（≥ 109）人群

2. 影像学检查

- 心电图（electrocardiography，ECG）在可疑 ACS 患者的初步评估中至关重要，应该在就诊后的 10min 内进行。除 $V_{2\sim3}$ 导联外，当两个相邻的导联 ST 段抬高 ≥ 1mm 时，心电图可诊断为 STEMI。男性患者 ≥ 40 岁，$V_{2\sim3}$ 导联 ST 段抬高 ≥ 2mm，或 40 岁以下，$V_{2\sim3}$ 导联 ST 段抬高 ≥ 2.5mm，可诊断为 STEM。女性患者 $V_{2\sim3}$ 导联 ST 段抬高 ≥ 1.5mm 时，可诊断为 STEMI。心电图其他导联 ST 段变化也可怀疑 MI，应引起重视，例如：出现新的左束支传导阻滞；$V_{1\sim4}$ 的 ST 压低可提示后壁心肌梗死；aVR ST 抬高合并多导联 ST 压低可提示 STEMI 合并左主干或近端 LAD 闭塞。其他心电图改变包括 T 波倒置和 ST 段压低可能提示心肌缺血；大幅度病理性 Q 波提示陈旧性心肌梗死。心电图应该在就诊的第 1 小时内每 15～30min 检查 1 次，并观察患者病情进展。

- 胸部 X 线检查可用于鉴别非心源性胸痛的病因，如气胸。如果结果显示纵隔增宽，可考虑是主动脉夹层引起的。大多数表现为胸痛的患者通常会要求做胸部 X 线检查。

- 胸部 CT 血管造影有助于鉴别肺动脉栓塞和主动脉夹层，新的研究表明，冠状动脉 CT 造影在确定或排除低危胸痛冠心病患者的诊断方面可能具有更重要的意义。

- 介入引导的冠状动脉造影是诊断冠心病金标准，对于所有 STEMI 患者，有持续缺血的证据，且没有禁忌证，都应该在发病最初 12～24h 内行冠状动脉造影。对于缺血再灌注治疗失败的 NSTE-ACS 患者，或者根据 GRACE 或 TIMI 评分处于高危状态的患者，也应该进行冠状动脉造影。

- 无创心脏检查可用于低中危 NSTE-ACS 患者缺血的评估和预测预后。运动负荷心电图试验可用于无症状且稳定 12～24h 的不稳定心绞痛患者，或在 NSTEMI 后的 2～5 天进行。运动负荷心电图实验可用于能够活动且静息心电图正常的患者。对于静息状态心电图异常的患者，可以进行心肌灌注显像（如铊负荷试验）。对于无法活动的患者，应进行冠状动脉造影。

（五）ACS 诊断流程（流程图 16-1）

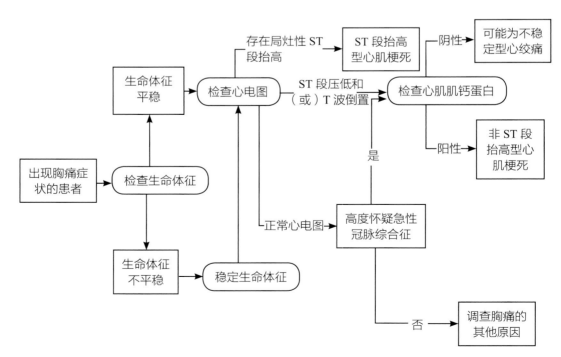

▲ 流程图 16-1　急性冠脉综合征的诊断流程

（六）关于疾病诊断的潜在错误 / 常见误区

- 在接诊胸痛患者时，全面考虑鉴别诊断很重要，仅局限于 ACS 的诊断而不考虑其他可能危及生命的胸痛原因可能会导致不良的后果。
- 患者出现"非典型"症状的情况并不少见，尤其是女性、老年人和糖尿病患者。由于"非典型症状"不易鉴别，所以应密切考虑急性冠脉综合征患者的危险因素。

四、治疗

（一）治疗原则

- 无论是 STEMI 还是 NSTE-ACS，ACS 基本的治疗原则都是一样的。
- 标准的一线治疗是使用 162～325mg 的非肠溶型阿司匹林和 P2Y12 抑制药进行抗血小板治疗。
- 抗凝治疗也适用于 STE-ACS 或 NSTE-ACS，STEMI 治疗的基石是紧急血供重建。
- 目前的治疗指南建议 STEMI 患者在出现症状的最初 12～24h 内，以及在第一次就诊 90min 内接受经皮冠状动脉介入治疗（PCI）。
- 如果 STEMI 患者就诊于不具备 PCI 能力的医院，则应将其转至具有 PCI 能力的医院。如果患者转至具备 PCI 能力的医院预期时间 > 120min，应在就诊后 30min 内对患者进行溶栓治疗，然后在 3～24h 内被转移到有 PCI 能力的医院进行干预。
- NSTE-ACS 患者接受上述药物治疗后，使用 TIMI 或 GRACE 评分系统进行风险分级评估，风险较高的患者（TIMI ≥ 2 或 GRACE ≥ 109）建议在 24h 内尽早进行有创治疗，而风险较低的患者应进行缺血再灌注治疗。
- 如果风险较低的患者未能进行缺血再灌注或治疗后无效，也应进行 PCI 治疗。

（二）治疗表（表 16-7）

表 16-7　急性冠脉综合征（ACS）的治疗

治　疗	备　注
药物治疗 • 抗血小板药物 　– 阿司匹林首次 162～325mg，随后每日 81mg • P2Y12 抑制药 　– 氯吡格雷首次 300～600mg，随后 75mg/d 　– 普拉格雷首次 60mg，随后 10mg/d 　– 替卡格雷首次 180mg，随后 90mg/d，2 次 / 天 　– 坎格雷洛：静脉推注 30μg/kg，然后持续输注 4μg/(kg·min)	• 阿司匹林是所有 ACS 患者的标准一线治疗药物，应长期服用。对于那些不能耐受阿司匹林的患者，可以使用氯吡格雷 • 在阿司匹林的基础上应继续服用 P2Y12 抑制药至少 1 年 　– 氯吡格雷已被证明与阿司匹林联合使用在预防死亡和心血管疾病方面优于单独使用阿司匹林。冠脉搭桥术前至少 5 天应停止用药 　– 普拉格雷已被证明是与阿司匹林联合使用的有效 P2Y12 抑制药，但与氯吡格雷相比，有增加出血风险的可能，这种风险增加尤其见于有脑血管事件既往史的患者、75 岁以上的患者和体重 < 60kg 的患者。因此，普拉格雷禁用于这些患者。当在 PCI 术前用药时，普拉格雷也有增加出血风险的可能，因此不适用于"前期"治疗 　– 替卡格雷已被证实疗效优于氯吡格雷。但仅在同时服用 75～100mg 阿司匹林的患者中才能受益，因此建议患者同时服用 81mg 阿司匹林。呼吸困难是替卡格雷的常见不良反应，但很少限制其使用 　– 坎格雷洛是目前唯一可用于静脉注射的 P2Y12 抑制药。与氯吡格雷相比，它在围术期的缺血事件发生率明显降低。由于坎格雷洛半衰期短，在患者与冠状动脉旁路移植术中起到重要作用

（续表）

治 疗	备 注
• GP IIb/ III a 抑制药 　– 依替巴肽静脉注射 180μg/kg，随后以 2μg/(kg·min) 的速度连续输注 　– 替罗非班静脉注射负荷剂量为 25μg/kg，随后以 0.15μg/(kg·min) 的速度连续输注 　– 阿昔单抗静脉注射负荷剂量为 0.25mg/kg，随后以 0.125mg/(kg·min)（最大值 10μg/min）的速度持续输注 12h	• GP IIb/ III a 抑制药有很强的抗血小板功能，在 P2Y12 抑制药和双重抗血小板治疗成为标准治疗之前就经常使用。现行指南建议未接受 P2Y12 抑制药充分治疗的患者，在 PCI 时使用其治疗 NSTEMI。对于接受了氯吡格雷充分治疗并在 PCI 时用肝素抗凝血的患者，也认为其是有效的。目前尚无足够的数据支持其与新型 P2Y12 抑制药联合使用
• 抗凝血药物 　– 依诺肝素 1mg/kg，每 12 小时皮下注射 1 次 　– 比伐卢定 0.75mg/kg，术前静脉推注 1.75mg/kg，随后持续输注 1.75mg/kg 　– 普通肝素（UFH）60U/kg 静脉滴注（最大 4000U），第 1 次静脉滴注 12U/(kg·h)（最大 1000U/h） 　– 磺达肝癸钠 2.5mg 皮下注射每日 1 次给药	• 除了双重抗血小板治疗外，抗凝血是所有确诊 ACS 患者的标准治疗 　– 与 UFH 相比，依诺肝素已被证明能显著减少复发性缺血事件，而出血风险显著增加。鉴于它经肾脏排泄，应避免在有明显肾功能障碍（EGFR ＜ 30）的患者中使用。建议使用时间为整个住院期间或直至 PCI 结束 　– 比伐卢定适用于行 PCI 治疗的 STEMI 患者，或正在接受早期侵入性治疗的 NSTE-ACS 患者，可给予比伐卢定直至进行 PCI。已经证明，与使用 GP IIb/ III a 抑制药的 UFH 或 LMW 肝素相比，单独给予比伐卢定的效果无明显差异，反而出血的风险更低。然而，最近的数据表明，UFH 的疗效可能优于比伐卢定，出血风险无显著增加 　– 多项试验表明，UFH 是一种用于 ACS 的有效抗凝血药。UFH 通常是肾功能不全患者的首选抗凝血药，因为它不需要调整剂量 　– 磺达肝癸钠已被证明在 NSTE-ACS 治疗中有效，通常在住院期间或 PCI 之前使用。值得注意的是，肌酐清除率＜ 30 的患者禁忌使用。此外，如果患者接受 PCI 治疗，必须额外服用一种具有抗 II a 活性的抗凝血药，以防止导管血栓形成
• 溶栓药 　– 阿替普酶 15mg，随后 20mg/30min，然后 35mg/60min 　– 替普酶 40mg/70～80kg，单次静脉推注	• 溶栓药仅适用于 PCI 预期时间超过 120min 的 STEMI 患者。在 NSTE-ACS 的情况下，禁忌使用溶栓药
• 辅助药物治疗 　– β 受体拮抗药 　– 高效他汀类药物 　– ACE 抑制药 　– 血管紧张素受体阻滞药	• β 受体拮抗药已被证明可以降低心律失常和再梗死的可能性。现行指南建议，所有无心源性休克等禁忌证证据的患者均应在 24h 内给予 β 受体拮抗药 • 所有没有禁忌证的 ACS 患者都应服用大剂量的他汀类药物 • ACE 抑制药通常适用于所有具有高风险特征的 STEMI 患者（既往 MI 或 STEMI、射血分数＜ 40%）。还可用于射血分数降低（＜ 40%）的 NSTE-ACS 患者 • 血管紧张素受体阻滞药通常是二线治疗药物，用于不能耐受 ACE 抑制药的患者
创伤性治疗 • 经皮冠状动脉介入治疗（PCI） • 冠状动脉旁路移植术（CABG）	• 早期 PCI 血供重建是 STEMI 和高危 NSTE-ACS 治疗的基石。在 STEMI 的情况下，目前的建议如前文所述，在 90min 内紧急对主要病变支进行 PCI。NSTE-ACS 现行治疗指南是针对高危或缺血再灌注治疗失败的患者实施早期 PCI（24h 内） • 冠状动脉旁路移植术是另一种可用于血供重建的选择。尽管它比 PCI 更具侵入性，但在多支或左主干病变、冠状动脉解剖复杂及合并糖尿病等疾病的患者中显示出较 PCI 明显的优势
其他治疗 • 心脏康复	• 综合心血管康复计划有助于改善心血管疾病的危险因素，并鼓励患者改变健康的生活方式，通常推荐给所有符合条件的患者使用

（三）并发症的预防及处理

1. 出血

• 应评估所有患者的出血风险。危险因素包括女性、肾功能不全和高龄患者。抗凝血药和抗血小板药应尽可能按体重服用，并根据肾功能进行调整，防止出血。

- 在轻微出血的情况下，不应中断抗凝和抗血小板治疗。然而对于大出血，可能需要停用和逆转抗血小板药物和抗凝药物。

- 建议的输血标准是 ACS 患者的血红蛋白为 8g/dl。

2. 脑卒中

- PCI 是导致颅内出血的高危因素。

- 有限数据表明，在 PCI 后出现脑卒中时，溶栓治疗是可行的。因此，在进行围术期脑卒中的治疗前，应全面权衡溶栓的风险和益处。

（四）处理 / 治疗流程（流程图 16-2 ）

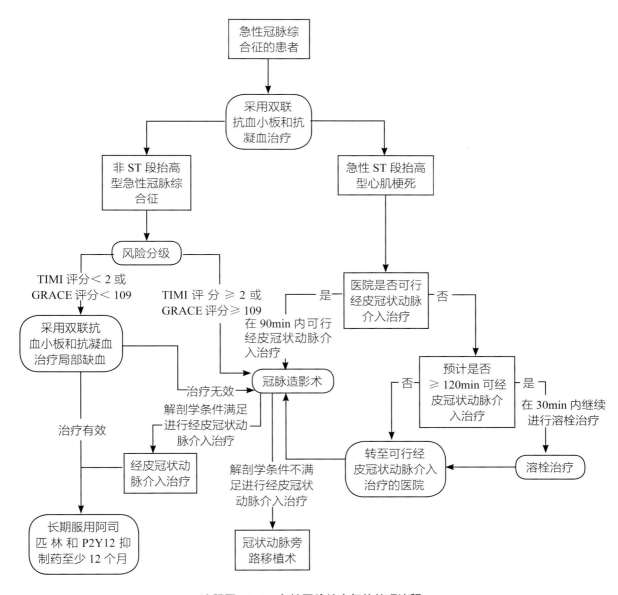

▲ 流程图 16-2　急性冠脉综合征的处理流程

临床经验

- ACS 的治疗包括抗凝血和双重抗血小板治疗（dual antiplatelet therapy，DAPT）。无论是哪种亚型，治疗都是相似的。
- ST 段抬高型心肌梗死治疗的关键是对病变进行急诊 PCI。
- 风险分层在 NSTE-ACS 的管理中至关重要。高危人群应尽早就行血供重建，而低风险的患者应该首先接受缺血性指导治疗。

五、特殊人群

（一）孕妇

ACS 在妊娠患者中很少见。对于 STEMI 和高危 NSTE-ACS，建议使用金属支架行 PCI，以最大限度地缩短 DAPT 的时间。尽早联合使用氯吡格雷和阿司匹林行 DAPT；不推荐使用 GP Ⅱ b/ Ⅲ a 抑制药、普拉格雷和替卡格雷。

（二）老年人

老年患者发生 ACS 并发症的风险较高。现行指南建议，老年患者（≥ 75 岁）使用指南指导的药物治疗获得的益处与年轻患者相似，因此应该给予类似的治疗。普拉格雷进行抗血小板治疗禁用于 75 岁及以上患者。

（三）其他

正在接受抗凝血治疗的 ACS 患者是具有挑战性的治疗人群。鉴于这些患者需要抗凝治疗和 DAPT（三联疗法），因此出血并发症的风险较高。现行指南建议尽可能缩短三联疗法的疗程。实现这一点的方法包括置入金属支架以缩短所需的 DAPT 持续时间。该领域的研究正在不断发展，患者应在出院前咨询介入医生。

六、预后

要点 / 临床经验

- 现代疗法显著改善了 ACS 的预后。
- STEMI 最初的短期死亡率高于 NSTE-ACS，但长期死亡率低于或与 NSTE-ACS 相同。
- 出现心力衰竭症状的患者预后明显更差。
- 对于心功能减退的患者，40 天后应复查左心室射血分数。

（一）未治疗 / 疾病的自然发展

急性冠脉综合征患者如果不及时治疗，可能会发展成大面积心肌梗死。随着时间的推移，梗死组织被瘢痕取代，左心室发生重构。最终结果是偏心性肥厚和逐渐恶化的收缩功能障碍导致心力衰竭。

（二）接受治疗的患者的预后

1. STEMI 患者的住院死亡率高于 NSTE-ACS 患者（5.5% vs. 3.9%）。然而，长期结果表明 NSTEMI 的死亡率更高（NSTEMI 的 1 年死亡率为 10%，STEMI 为 6.5%）。

2. NSTE-ACS 患者往往年龄较大、有多支血管病变并有更多的并发症。有心力衰竭的 ACS 患者的住院率和 6 个月死亡率明显高于无心力衰竭的患者（20.7% vs. 5.9%）。

（三）随访和定期复查

1. 应对所有 ACS 患者左心室射血分数（LVEF）进行初步评估，因为这将决定治疗方案，并有助于识别患者是否有心源性猝死风险。

2. 对于左心室功能下降的患者，建议在 40 天或更长时间进行 LVEF 随访评估，以评估血供重建或药物治疗后收缩功能的恢复情况。持续降低左心室射血分数的患者可以植入心律转复除颤器（植入式），以防止心源性猝死。对于高危患者（左心室功能非常差，频繁的心室异位）可能需要使用可穿戴的心律转复除颤器出院，出院前应进行 EP 会诊。

相关图像

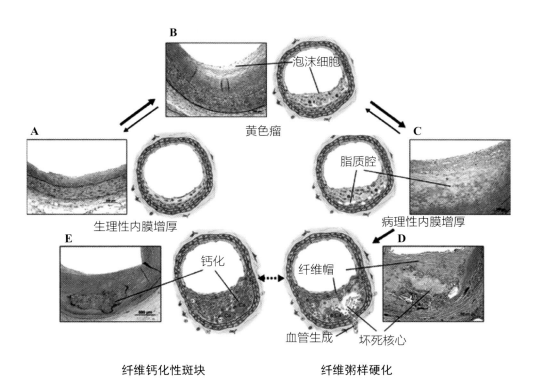

▲ 图 16–1　动脉粥样斑块形成

A. 低密度脂蛋白（LDL）颗粒迁移至血管壁内膜，导致炎症和内膜增厚；B. 单核细胞向内膜迁移，分化成巨噬细胞，巨噬细胞清除 LDL 分子，成为泡沫细胞，形成黄色瘤；C. 形成细胞外脂质池；D.泡沫细胞发生凋亡，形成坏死核心；E. 内膜内的慢性炎症最终导致斑块纤维化和钙化（此图彩色版本见书末）

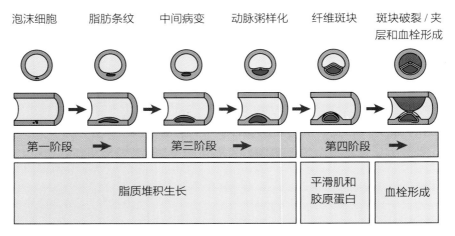

▲ 图 16-2　冠状动脉斑块的形成

纤维帽薄、坏死核心大的斑块发生斑块破裂的风险较高。当斑块破裂时，促进血栓形成的物质暴露于血液中，导致凝血因子级联活化、血小板聚集和血栓形成。当血栓接近完全闭塞或完全闭塞时，发生血管梗死导致 ST 段抬高型心肌梗死。当血栓非完全闭塞或形成活动性血栓时，导致非 ST 段抬高型急性冠脉综合征

相关资源

1. 推荐网站

https://www.outcomes-umassmed.org/grace.

http://www.timi.org/index.php?page=calculators.

http://tools.acc.org/ASCVD-Risk-Estimator/.

2. 指南

美国指南

标　题	来　源	日期和参考文献
2014 AHA/ACC Guideline for the Management of Patients With Non-ST-Elevation Acute Coronary Syndromes	AHA/ACC Most current US clinical practice guidelines available for the management of NSTE-ACS	2014 J Am Coll Cardiol Amsterdam EA, et al. J Am Coll Cardiol 2014;64(24):e139-228
2013 ACCF/AHA Guideline for the Management of ST-Elevation Myocardial Infarction	ACCF/AHA Most recent US clinical practice guidelines available for the management of STEMI	2013 O'Gara PT, et al. J Am Coll Cardiol 2013;61(4):e78-140

国际指南

标　题	来　源	日期和参考文献
2015 ESC Guidelines for the Management of Acute Coronary Syndromes in Patients Presenting Without Persistent ST-Segment Elevation	ESC Current European clinical practice guidelines for the management of NSTE-ACS	2015 Roffi M, et al. Eur Heart J 2016;37(3):267-315
ESC Guidelines for the Management of Acute Myocardial Infarction in Patients Presenting With ST-Segment Elevation	ESC Current European clinical practices guidelines for the management of STEMI	2012 Steg PG, et al. Eur Heart J 2012;33(20):2569-619

3. 证据

证据类型	标题和评论	日期和参考文献
RCT	*PLATO trial* Patients with ACS were randomized to receive either clopidogrel and aspirin or ticagrelor and aspirin. Patients in the ticagrelor group had significantly lower rates of primary composite outcome (death from vascular causes, MI, or stroke) without any increased risk of bleeding	2009 Wallentin L, et al. Ticagrelor versus clopidogrel in patients with acute coronary syndromes. N Engl J Med 2009;361(11):1045-57
RCT	*CURE trial* Patients with NSTE-ACS were randomized to receive either clopidogrel and aspirin or placebo and aspirin. Patients who received clopidogrel had significantly better primary composite outcome (death from cardiovascular causes, non-fatal MI, or stroke), however with significantly increased risk of major bleeding	2001 Clopidogrel in Unstable Angina to Prevent Recurrent Events Trial Investigators. Effects of clopidogrel in addition to aspirin in patients with acute coronary syndromes without ST-segment elevation. N Engl J Med 2001;345: 494-502
RCT	*OASIS-5 trial* Patients with NSTE-ACS were randomized to receive fondaparinux or enoxaparin for anticoagulation. Fondaparinux was found to be non-inferior to enoxaparin with significantly decreased major bleeding rates. However, fondaparinux had a significantly higher incidence of catheter thrombosis, leading to the recommendation that in those patients undergoing PCI who receive fondaparinux, an additional anticoagulant with anti-IIa activity must be given	2006 Fifth Organization to Assess Strategies in Acute Ischemic Syndromes Investigators. Comparison of fondaparinux and enoxaparin in acute coronary syndromes. N Engl J Med 2006;354:1464-76
RCT	*TRITON-TIMI 38 trial* Patients with ACS were randomized to receive aspirin and clopidogrel or aspirin and prasugrel. Patients in the prasugrel arm had significantly decreased rates of primary composite endpoint (cardiovascular death, non-fatal MI, and non-fatal stroke). However, there was a significantly increased risk of bleeding particularly in patients >75 years of age, <60 kg, or with history of previous CVA	2007 Wiviott SD, et al. Prasugrel versus clopidogrel in patients with acute coronary syndromes. N Engl J Med 2007;357(20):2001-15
RCT	*ACUITY trial* Patients with NSTE-ACS were randomized to receive heparin (UFH or LMWH) with a GP IIb/IIIa inhibitor, bivalirudin with a GP IIb/IIIa inhibitor, or bivalirudin alone. Bivalirudin alone was found to be non-inferior to heparin with a GP IIb/IIIa inhibitor in the ischemic endpoint (death from any cause, MI, or unplanned revascularization). Bivalirudin alone was found to have significantly lower risk of bleeding than heparin with a GP IIb/IIIa inhibitor, thus has a net clinical benefit	2006 Stone GW, et al. Bivalirudin for patients with acute coronary syndromes. N Engl J Med 2006;355(21):2203-16

（续表）

证据类型	标题和评论	日期和参考文献
RCT	*CHAMPION-PHOENIX trial* Patients with ACS were randomized to receive clopidogrel and aspirin or cangrelor and aspirin. Patients in the cangrelor arm had reduced incidence of the primary composite outcome (death, MI, unplanned revascularization or stent thrombosis in the first 48 hours)	2013 Bhatt DL, et al. Effect of platelet inhibition with cangrelor during PCI on ischemic events. N Engl J Med 2013;368(14):1303-13
RCT	*SYNERGY trial* Patients with high risk NSTE-ACS who received PCI were randomized to receive enoxaparin or UFH for anticoagulation. There was no significant difference in the primary endpoint between the two groups, however there was a significantly higher risk of bleeding in the enoxaparin group	2004 Ferguson JJ, et al. Enoxaparin vs unfractionated heparin in high-risk patients with non-ST-segment elevation acute coronary syndromes managed with an intended early invasive strategy: primary results of the SYNERGY randomized trial. JAMA 2004;292(1):45-54
RCT	*SYNTAX trial* Patients with severe triple vessel or left main coronary artery disease were randomized to either PCI or CABG. Patients undergoing CABG had a significantly lower primary outcome (death, stroke, MI, or repeat revascularization). This was particularly true for patients with more complex anatomy (SYNTAX score $\geqslant$ 33)	2009 Serruys PW, et al. Percutaneous coronary intervention versus coronaryartery bypass grafting for severe coronary artery disease. N Engl J Med 2009; 360(10):961-72
RCT	*ACCOAST trial* Patients with NSTE-ACS were randomized to receive pretreatment with prasugrel prior to PCI or placebo prior to PCI and prasugrel at the time of PCI. This study found no significant difference in major primary composite outcomes between the two groups, however the pretreatment group had significantly higher rates of bleeding	2013 Montalescot G, et al. Pretreatment with prasugrel in non-ST-segment elevation acute coronary syndromes. N Engl J Med 2013;369(11):999-1010
RCT	*ESSENCE trial* Patients with NSTE-ACS were randomized to receive enoxaparin or UFH. Patients who received enoxaparin had significantly reduced composite outcome (death, MI, or recurrent angina at 14 days, 30 days, and even 1 year out)	2000 Goodman SG, et al. Randomized trial of low molecular weight heparin (enoxaparin) versus unfractionated heparin for unstable coronary artery disease: one-year results of the ESSENCE study. J Am Coll Cardiol 2000;36(3):693-8
RCT	*HEAT-PPCI trial* Patients with ACS presenting for primary PCI at a single center were randomized to receive UFH or bivalirudin; the use of GP IIb/IIIa inhibitors was similar between both groups. Patients treated with UFH had significantly lower rates of major cardiac events compared to bivalirudin with no increased risk of bleeding	2014 Shahzad A, et al. Unfractionated heparin versus bivalirudin in primary percutaneous coronary intervention (HEAT-PPCI): an open-label, single centre, randomised controlled trial. Lancet 2014;384(9957):1849-58

心力衰竭管理
Heart Failure Management

Raymond E. Bietry 著

郭晓峰 译 方宗平 校

第 17 章

本章概览

- 心力衰竭的特征是心功能受损，可能导致机体充血或灌注不足的症状。
- 引起心力衰竭和急性失代偿的病因很多。在诊治初期，应仔细考虑潜在的危险因素，以便进行有针对性的干预。
- 患者血流动力学特征可以指导紧急治疗方案并提供预后指导。
- 有必要使用神经激素拮抗药治疗慢性心力衰竭，以改善纵向预后。
- 如果发现预后不良的终末期患者，应尽早转诊至心力衰竭专家处，并考虑采用先进的治疗方法。

一、背景

（一）疾病的定义

- 心力衰竭是指心脏功能受损的临床综合征，心脏功能无法满足身体的需求。
- 这种综合征可能是由于心脏受到各种损害而引发的，除非这种损害是暂时的或可逆的，否则这种损伤通常会随着时间的推移而导致病情进展，心脏逐渐出现负性重塑。

（二）疾病分类

- 心力衰竭患者可能会出现射血分数不变和射血分数降低两种情况，不同情况下的患者其治疗方案也不同。
- ACA/AHA 将疾病的进展和严重程度分为 4 期（表 17-1）。

表 17-1　ACC/AHA 心力衰竭分期

A	• 无心脏器质性病变情况下有心力衰竭高风险
B	• 无心力衰竭症状但有心脏器质性病变
C	• 有或既往有心力衰竭症状，伴有心脏器质性病变
D	• 顽固性心力衰竭且需要特殊干预

（三）发病率 / 患病率

- 据估计有 500 万美国人患有心力衰竭，预计到 2030 年，患者将增加 25%。
- 这些患者中，约有一半患者心室功能正常。

（四）病因

- 在老年人群中（以女性为主），舒张性心力衰竭通常与长期高血压有关，并常伴有肥胖、冠心病和糖尿病等并发症。除了这些典型的表型，舒张功能障碍也可以见于肥厚型心肌病以及浸润性、心包性和瓣膜性心脏疾病。
- 收缩性心力衰竭是各种心脏损害导致的结果。从广义上讲，心力衰竭有缺血性和非缺血性 2 种病因。
  - 缺血性心力衰竭是由于冠状动脉血流减少使心肌灌注不足而引起的，患者常伴有潜在的冠状动脉基础疾病，但也可见于冠状动脉血栓或动脉夹层。
  - 心力衰竭的非缺血性病因可以是特发性的，也可与多种疾病相关。这些疾病包括但不限于感染性、遗传性、瓣膜性、自身免疫性、浸润性、毒素暴露、心律失常和营养不良等原因。

（五）病理 / 发病机制

- 早期心肌损伤后，神经激素被激活（特别是交感神经系统和肾素血管紧张素系统），慢性收缩性心力衰竭与激活的神经激素引起的进行性心室重构有关。随着时间的推移，这种激活会导致心室功能恶化和疾病进展，此阶段药物干预的目标是延缓病情进展。
- 舒张性心力衰竭的定义不太明确，需要增加舒张期充盈压来维持心脏功能，尽管心脏收缩功能正常，但微血管疾病、心室肥厚和心室重构仍会导致心室功能障碍。

（六）预防

　　导致心力衰竭的潜在病因有很多，但治疗与心力衰竭发展相关的主要危险因素（见一级预防章节）可降低心力衰竭的发生率。

（七）筛查

- 尽管患者可能有或无症状的心室功能障碍，但 ACC/AHA 指南目前并不建议定期筛查心室功能。但是，筛查心脏功能障碍风险最高的患者（即服用心脏毒性药物的患者）常在临床实践中进行。
- 除了监测心室功能外，接受抗癌治疗的患者也可以用彩超弹性成像技术评估早期心脏状况。
- 脑钠肽（B-type natriuretic peptide，BNP）是一种有意义的生物标志物，其可在无症状左心室功能不全患者中升高，已被证实是一种经济有效的筛查工具。

（八）一级预防

- 高血压控制。
- 糖尿病管理。
- 血脂异常管理。
- 避免过量饮酒。
- 戒烟。
- 限制钠的摄入量。

二、诊断

要点 / 临床经验

- 有症状性心力衰竭的患者早期可出现充血症状，晚期出现低灌注特征。
- 体征不明显时，应密切注意颈静脉压升高的情况。血流灌注不良可表现为四肢湿冷、低血压和心动过速。
- 初步检查应包括支持心力衰竭诊断的实验室检查（如 BNP）、评估是否存在终末器官功能障碍以及筛查可能导致心功能障碍的基础疾病。
- CXR、心电图和超声心动图是首选必要的检查，可以明确诊断并提供有关失代偿潜在病因的信息。基础冠状动脉疾病的评价方式应基于临床诊断，对可疑患者可行 MRI、右心导管插入术和心内膜心肌活检等。

（一）失代偿性心力衰竭病因的鉴别诊断（表 17-2）

表 17-2　失代偿性心力衰竭病因的鉴别诊断

分　类	举　例
缺血性	冠心病、冠状动脉血栓、血管夹层
心律失常性	快速性心律失常、传导异常、心动过缓
心肌炎性	病毒感染、艾滋病、自身免疫性疾病
药源性	非甾体抗炎药、钙通道阻滞药、蒽环类药物、药物滥用
非顺应性	饮食和药物依从性、危险因素控制
渐进性	淀粉样变性、结节型、血色素沉着症、Fabry 病
代谢性	甲状腺疾病、糖尿病、嗜铬细胞瘤、贫血、肥胖
瓣膜疾病性	二尖瓣反流、主动脉瓣反流、主动脉瓣狭窄
营养性	硫胺素、肉碱、硒
混合性	Takotsubo 心肌病、遗传性疾病、肥厚型心肌病、先天性心脏病、心室致密化不全、围产期心肌病

（二）典型症状

　　虽然患者可以表现为无症状性心功能不全，但大多数患者都有充血或低灌注的体征和症状，包括因劳累而加重的呼吸困难、体重增加和疲劳。具体表现取决于心肌损伤的病因，例如急性心肌梗死后心力衰竭的患者可能会出现呼吸困难，持续数小时或数天，没有明显的体重增加或水肿。低灌注的情况较少见，但临床预后通常较差。

（三）临床诊断

1. 病史

- 临床医生在评估心力衰竭患者病情的目的是确定他们的血流动力学特征，并确定导致失代偿的任何可逆性疾病。临床医生可以根据血流动力学特征是否存在充血和低灌注将患者分为四种类型。
- 通过心脏舒张压升高引起的症状可观察到既往充血的证据。左侧舒张压升高会表现为肺水肿的症状，如劳力性呼吸困难或阵发性夜间呼吸困难。右心舒张压升高可能表现为腹胀或下肢水肿。

- 低灌注导致终末器官功能障碍的任何症状，如头晕、嗜睡、少尿等。
- 通过仔细询问病史也可发现心力衰竭的诱因和病因，虽然临床中缺血是病史考虑的常见且必要的诱发因素，但仍需全面考虑患者病因，避免遗漏。

2. 体格检查

- 不应仅根据是否有充血体征来确认或排除心力衰竭的存在，颈静脉怒张不仅出现于心力衰竭患者，在其他情况下也可能升高，包括肺栓塞、急性心肌梗死和单纯性右心室衰竭。临床医生可能通常认为心力衰竭患者存在啰音或下肢水肿，但在失代偿性心力衰竭患者中很少见到这些症状。
- 对低灌注心力衰竭的评估应从血压和心率开始。低血压和心动过速是发病和死亡的重要原因，应重点进行干预治疗，检查时出现四肢湿冷则是低灌注的重要表现。

3. 病情的评估及相关预后

- NYHA 功能分级（表 17-3）具有预测预后的能力，并有助于明确治疗，但该量表有许多局限性，其患者间具有显著的变异性，每天可能会出现变化，并且不是患者死亡风险最高的敏感指标。

表 17-3　NYHA 功能分级

NYHA 分级	症　状
Ⅰ	无症状，体力活动不受限
Ⅱ	日常活动轻度受限
Ⅲ	日常活动受限
Ⅳ	休息时有症状，无法活动

- 有多个个体因素可以用来预测心力衰竭患者的生存率，但没有一个单一因素足以定义单个患者的风险。多项综合评分已得到验证，可以更全面地评估疾病严重程度和风险分级。西雅图心力衰竭模型和心力衰竭生存评分是经过前瞻性验证的多变量模型，有助于预测患者长期生存情况。

（四）辅助诊断

1. 实验室检查

- 常规检查包括血清电解质、肌酐、肝功能、血常规、肌钙蛋白、乳酸和血脂。
- 应对所有患者进行甲状腺疾病、HIV 和血色素沉着症筛查，以排除新发或原因不明的心力衰竭的潜在原因。如果临床诊断不明确，应对自身免疫性疾病、嗜铬细胞瘤、营养缺乏筛查或淀粉样变性等疾病进行检测。
- BNP 对于筛查不明原因呼吸困难患者的心力衰竭最敏感，它也可以作为判断疾病严重程度的标志。

2. 影像学检查

- CXR 适用于所有急性心力衰竭失代偿患者（图 17-1）。
- 心电图适用于所有患者，以评估心律失常，可提示是否存在心脏缺血或既往梗死病史。如果超声心动图显示左心室肥厚，但心电图呈低电压，应考虑淀粉样变性等浸润性疾病。传导异常可见于心肌梗死、心肌炎、莱姆病和结节病。
- 胸部超声心动图适用于所有新发的心力衰竭和原因不明的失代偿患者，可区分射血分数正常和降低类型以及对心力衰竭病因学信息提供有力依据。
- 可以通过多种检测方式评估潜在的冠心病。冠心病可能性高的患者，特别是有心绞痛症状的患者，应该通过冠状动脉造影进行评估。心脏 CT 血管造影是排除心力衰竭缺血性病因的一种可行的替代方法。核素成像或超声心动图负荷试验可用于冠心病可疑程度较低的患者。

- MRI 可以用来评估不明原因心力衰竭的患者。血色素沉着症、肥厚型心肌病、浸润性疾病、结节病和心肌炎等疾病可通过 MRI 结果提示。
- 失代偿性心力衰竭患者不建议常规使用右心导管术,对于血流动力学状况不确定的患者和心源性休克患者应谨慎使用。
- 心内膜心肌活检用于快速失代偿患者,以排除巨细胞性心肌炎等激素反应性疾病。它也可以用来确认浸润性疾病,如心肌淀粉样变性。

(五)关于疾病诊断的潜在错误 / 常见误区

- 在许多患者中可能难以确定血流动力学特征,尤其是年轻患者。尽管存在严重的基础疾病,但通常无下肢水肿、肺部听诊正常和 NYHA 分级较低。
- 以下几种情况,BNP 对心力衰竭的评估可能不准确:在慢性肾脏疾病患者中可能会升高,尽管存在潜在的心力衰竭,但高龄和肥胖等情况会降低 BNP 水平。

三、治疗

(一)治疗原则

- 治疗的目的是快速缓解症状,改善血流动力学特征,治疗可能导致失代偿的可逆性疾病,并使用长效药物治疗控制。
- 描述患者特定的血流动力学特征有助于指导早期治疗。
- 利尿药是充血症状患者的主要治疗药物,给药剂量需要个体化。初始大剂量利尿药一般可以安全地通过静脉给予患者,以迅速改善接受长期口服利尿药治疗的患者症状。
- 血管扩张疗法在临床实践中使用的频率较低,但可以迅速改善无低血压(湿暖)的患者的症状。血管扩张药(硝酸甘油、硝普钠、奈西利肽)可减少心脏的后负荷,改善肺淤血症状(表 17-4)。

表 17-4 血管活性药物

药 品	剂 量	作用机制	正性肌力	CO	SVR	MAP
米力农	0.375～0.75μg/(kg·min)	PDE-3 抑制药	↑	↑↑	↓↓	↓
多巴酚丁胺	1～10μg/(kg·min)	β_1,β_2,α_1	↑↑	↑↑	↓	≈
多巴胺	1～3μg/(kg·min)	多巴胺 -1	≈	≈	↓	↓
	3～10μg/(kg·min)	$\beta_1 > \alpha_1$	↑	↑	↑	↑
	10～20μg/(kg·min)	$\beta_1 < \alpha_1$	↑	↑	↑↑	↑↑
肾上腺素	2～10μg/(kg·min)	β_1,β_2,α_1	↑↑	↑↑	↑↑	↑↑
去甲肾上腺素	2～10μg/(kg·min)	β_1,α_1	↑↑	↑↑	↑↑	↑↑
硝普钠	0.3～5μg/(kg·min)	一氧化氮	≈	↑	↓↓	↓
硝酸甘油	10～200μg/(kg·min)	一氧化氮	≈	↑	↓↓	↓
奈西利肽	0.015～0.03μg/(kg·min)	BNP	≈	↑	↓↓	↓

α. α 肾上腺素受体激动药;β. β 肾上腺素受体激动药;BNP. B 型利钠肽

- 在血管扩张药和利尿药治疗的同时，吸氧和无创正压通气也可用于缓解呼吸困难。低血压、呕吐、气胸、精神状态差的患者应避免使用无创正压通气。
- 正性肌力或机械支持治疗用于有灌注不足证据伴充盈压升高（"冷和湿"）的患者，直至血流动力学状况得到纠正。一些静脉注射药剂可用于收缩力减弱，除深度休克外，多巴酚丁胺及米力农是典型的一线药物，这些药物应持续使用直至血流动力学特征逆转，难治性病例应考虑机械支持。
- 虽然不太常见，但"寒冷干燥"的患者需要正性肌力或机械支持治疗，以便找出可逆病因。如果没有可逆病因，这些患者需要及早考虑机械支持或心脏移植评估。
- 在患者血流动力学特征稳定并处理各种失代偿诱因后，收缩性心力衰竭患者应在出院前开始慢性心力衰竭治疗，可使用神经激素拮抗药，如β受体拮抗药、RAAS阻滞药和醛固酮拮抗药对于防止心室重构和心功能失代偿的进展。舒张性心力衰竭的治疗主要集中于合并高血压的治疗及利尿药治疗的容量控制。

（二）何时转诊

急诊入院的患者应评估他们的总体预后，并确定是否需要转诊至晚期心力衰竭治疗专家。以下患者适合转诊。

- 心源性休克患者适合早期转诊，特别是在发生不可逆转的多器官衰竭之前。
- 需要正性肌力支持的患者，尽管血流动力学特征得到纠正，但仍无法脱机。
- 对神经激素阻断不耐受的患者，特别是由于低血压或肾衰竭所导致的。
- 尽管患者接受了最佳的医疗治疗，却因心力衰竭而反复住院的患者。

（三）并发症的预防/治疗

利尿药的剂量通常与肾衰竭恶化有关或受到肾衰竭恶化的限制。如果患者出现多尿的肾衰竭，首先重要的是确认可疑的血流动力学分析是否正确。如果存在不确定性，可以考虑右心导管术。如果有低灌注的证据，可以考虑经验性使用血管扩张药或正性肌力支持。

（四）急性心力衰竭治疗（表 17-5）

表 17-5 急性心力衰竭的治疗

	温 暖	寒 冷
干燥	正常心输出量、正常全身血管阻力、正常肺毛细血管楔压 治疗：指导性扩容治疗	低心输出量、高全身血管阻、正常肺毛细血管楔压 治疗：正性肌力药
湿润	正常心输出量、正常全身血管阻力、高肺毛细血管楔压 治疗：利尿药 +/- 血管扩张药	低心输出量、高全身血管阻力、高肺毛细血管楔压 治疗：正性肌力药支持和利尿药

临床经验
- 治疗应根据可疑的血流动力学特征进行针对性治疗。
- 明确可能导致失代偿的可逆病因。
- 如果患者对初始的治疗没有反应，重新评估血流动力学特征，并考虑右心导管术。
- 对反复住院、肌力依赖或休克的患者，在发生不可逆转的终末器官损伤之前进行晚期心力衰竭治疗的早期转诊。

- 在血流动力学指标稳定后，将患者过渡到慢性心力衰竭治疗，并进行教育和密切随访，以防止心力衰竭恶化和再次住院。

四、预后

要点 / 临床经验

- 反复住院是死亡率的有力预测因素。
- 有神经激素不耐受的患者，尤其是由于低血压和肾衰竭，建议疾病晚期转诊给心力衰竭专家。
- 考虑使用预测模型来帮助预测心力衰竭患者的长期死亡风险。

复诊与随访

- 心力衰竭住院患者可从出院后早期和密切的随访中获益。出院后 3 天电话随访并在 1～2 周内亲自随访。
- 应该对患者进行疾病进展、心力衰竭恶化症状、药物治疗的作用、体力活动和饮食调整等方面的教育。
- 神经激素阻滞的滴定和药物治疗反应的监测需要密切的纵向随访。

相关图像

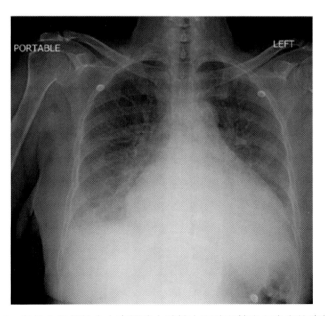

▲ 图 17-1　急性失代偿性心力衰竭致心脏扩大和肺血管充血患者的胸部 X 线片

相关资源

1. 推荐网站

https://depts.washington.edu/shfm/

www.pvloops.com (requires purchase of app)

2. 指南

国际指南

标 题	来 源	日期和参考文献
Guideline for the Management of Heart Failure. A Report of the American College of Cardiology Foundation/American Heart Association Task Force on Practice Guidelines	American College of Cardiology Foundation/American Heart Association	2013 Yancy CW, et al. Circulation 2013;128:e240-327

3. 证据

证据类型	标题与评论	日期和参考文献
RCT	*ESCAPE trial* Randomized trial of 433 patients to pulmonary artery catheter guided therapy. Did not affect overall mortality and hospitalization	2005 Stevenson LW, et al. Evaluation study of congestive heart failure and pulmonary artery catheterization effectiveness. JAMA 2005;294(13):1625-33
RCT	*DOSE trial* Randomized to continuous versus intermittent dosing of Lasix. No benefit seen to continuous infusion, higher dosing (2.5 × total oral dose) trended with better symptom relief	2011 Felker GM, et al. Diuretic strategies in patients with acute decompensated heart failure. N Engl J Med 2011;364(9):797-805
RCT	*ASCEND trial* Randomization to nesiritide had a trend in improvement in symptoms with increased rate of hypotension and no change in 30 day outcomes	2011 O'Connor CM, et al. Effect of nesiritide in patients with acute decompensated heart failure. N Engl J Med 2011;365(1):32-43
RCT	*SHOCK trial* Early revascularization in patients with cardiogenic shock with myocardial infarction improved 6 month mortality	2006 Hochman JS. Early revascularization and long-term survival in cardiogenic shock complicating acute myocardial infarction. JAMA 2006;295(21):2511-15

休克综合征
Shock Syndromes

第18章

Radha S. Gopalan Ewelina Wojtaszek 著

郭晓峰 译 方宗平 校

本章概览

- 伴有多器官功能衰竭的休克综合征可引发循环衰竭并最终导致患者死亡，病理生理学的机制是细胞的氧气供应和利用减少。
- 早期诊断和干预是降低循环性休克死亡率的关键。
- 休克综合征死亡率极高，即使对可能导致循环衰竭的多种病因进行规范治疗也并未改善。
- 临床医生对患者早期休克状态的识别极其重要，对休克状态的判断就是临床诊断。
- 意识到最常见的早期症状，及早发现并采取适当的干预措施，可以防止休克致死的循环衰竭发生。

一、背景

（一）疾病的定义

- 欧洲重症监护医学会（European Society of Intensive Care Medicine, ESICM）将休克综合征定义为"危及生命的全身性急性循环衰竭，与细胞对氧气的利用不足有关"。
- 它最终途径是循环无法满足组织需求使细胞出现功能障碍，导致细胞缺氧，即氧气供应和氧气消耗之间的失衡，并导致血乳酸水平升高。

（二）疾病分类

- 休克综合征分为 4 大类（低血容量、心源性、分布性和梗阻性），每种类型休克都有特定原发疾病（见鉴别诊断部分）。
- 尽管休克分为 4 大类，但导致休克的循环衰竭通常有重叠的病理生理学。例如，低血容量可见于心源性休克或感染性（分布性）休克。

（三）发病率 / 患病率

- 循环性休克占美国 ICU 患者的 1/3。

- 在 SOAP Ⅱ试验（*n*=1679）中，感染性休克占 62.2%（根据 ESICM，报道的 ICU 患者感染性休克发生率为 6.3%～14.7%）。心源性休克占 16.7%，低血容量性休克占 15.7%，其余为分布性和梗阻性休克。

（四）病因

- 循环衰竭或休克是一种综合征，它由多种病因引起，最终致机体循环衰竭。
- 循环性休克一般分为 4 种类型（低血容量性、心源性、分布性和梗阻性），如鉴别诊断部分所述，导致任何一种特定类型发生的条件都是多种多样的（图 18-1）。

（五）病理／发病机制

- 休克综合征的基本病理紊乱是机体供氧（DO_2）和耗氧量（VO_2）之间的失衡。
- DO_2 对 DO_2 的 3 个组成部分（心输出量、血红蛋白和氧合指数）和 VO_2 中的任何一个变化都有影响。
- 在氧合指数和血红蛋白正常的情况下，心输出量驱动 DO_2 满足 VO_2。
- 正常的 DO_2/VO_2 比率为 5：1，细胞呼吸消耗的增加（消耗驱动输送）是通过增加心输出量（CO）来实现的，在这种情况下，细胞呼吸消耗不依赖于供应。
- 当这一比例降至 2：1 以下时，细胞呼吸开始依赖于供应。这个 2：1 的比例相当于组织的最大氧摄取量，是组织缺氧（氧债）使组织无氧代谢增加所导致酸中毒及乳酸达到临界水平，使血液中乳酸水平增高。
- 因此，通过改善 CO 来纠正 DO_2 可提高休克生存率。
- 然而，实际情况并非如此，因为当 DO_2 恢复发生延迟时，其他局部和微循环血流动力学会在一定时间内变得活跃。
- 代偿机制包括外源性（自主神经系统和肾上腺循环的去甲肾上腺素）和内源性（小动脉和内皮介导的）微循环自动调节，随着治疗的推迟最终导致全身炎症反应综合征（systemic inflammatory response syndrome，SIRS）。SIRS 导致局部血流不均衡，血液分流至身体非关键部位。
- 随着休克状态的进展，微循环血流、微循环氧扩散和微循环氧利用失代偿，导致微循环衰竭。在这一阶段，即使在 CO 充足的情况下重建 DO_2，循环衰竭和多器官功能障碍综合征（multiorgan dysfunction syndrome，MODS）的发展也是不可避免的。此时即使有足够的 CO，患者病情可能仍会继续恶化。
- 如果预防循环衰竭的措施不成功，会导致患者死亡。

二、预防

> 要点／临床经验
> - 休克综合征是一种临床诊断。
> - 通过积极的临床观察及早认识到休克的发展是唯一可以预防的措施。

筛查

- 危重患者患休克综合征的风险尤其大。研究表明，休克综合征在入住 ICU 的患者中约占 1/3。

- 应该定期对危重患者进行休克综合征的筛查。
- 筛查包括监测和临床评估、血流动力学及血液生化参数。

三、诊断

> 要点 / 临床经验
> - 诊断组织灌注不足需要临床评估、血流动力学和血液生化等检查。
> - 临床上，可以通过皮肤（皮肤灌注减少的证据）、肾脏 [尿量减少＜ 0.5ml/(kg·h)] 和大脑（精神状态改变）来评估组织灌注不足。
> - 血流动力学方面，应避免仅依靠低血压（SBP ＜ 90mmHg 或 MAP ＜ 65mmHg 或较基线下降＞ 40mmHg）来定义休克。应该经常监测血压、心率、呼吸频率、体温和其他生命体征。
> - 从生化角度讲，血乳酸水平（＞ 2mmol/L）有助于检测组织氧供应和需求的失衡，但在没有出现上述失衡情况下，还有其他情况可能会导致乳酸水平升高。
> - 使用上述方法定期筛查有风险的患者，评估是否会出现休克，以便及早采取干预措施。

（一）鉴别诊断（表 18-1）

表 18-1　休克的鉴别诊断

血容量减少
- 出血性
  - 创伤
  - 胃肠道
  - 腹膜后
- 非出血性
  - 外部液体丢失
  - 脱水
  - 呕吐
  - 腹泻
  - 多尿
- 间质液体再分布
  - 热损伤
  - 创伤
  - 过敏反应
- 血管容量增加
  - 脓毒症
  - 过敏反应
  - 毒素 / 药物

心源性
- 心肌病
  - 心肌梗死
    - 左心室或右心室
  - 心肌挫伤
  - 心肌炎
  - 心肌病

- 缺血后心肌损伤
- 脓毒症性心肌抑制
- 药物性
  - 蒽环类药物心脏毒性
  - 钙通道阻滞药心脏毒性
- 机械性
  - 退行性瓣膜病（狭窄或反流）
  - 肥厚型心肌病
  - 室间隔缺损
- 心律失常
  - 心动过缓
  - 房室传导阻滞
  - 心动过速
    - 室上性心动过速
    - 室性心动过速

梗阻性
- 舒张期充盈受损（前负荷减少）
  - 下腔静脉梗阻
  - 胸内梗阻性肿瘤
  - 胸膜腔内压升高
  - 张力性气胸
  - 心脏顺应性降低
  - 缩窄性心包炎
  - 心脏压塞

- 急性
  - 心肌梗死后心室破裂
  - 创伤性
  - 出血性
- 慢性
  - 恶性
  - 尿毒症性
  - 特发性
- 收缩功能受损
  - 右心室
    - 肺动脉栓子
    - 急性肺动脉高压
  - 左心室
    - 鞍状栓子

主动脉夹层
弥漫性
- 感染性
- 中毒感染性休克综合征
- 过敏性
- 神经源性（脊髓休克）
- 内分泌
  - 肾上腺危象
  - 甲状腺风暴
- 毒素

（二）典型表现

- 通常成人的收缩压低于 90mmHg，平均动脉压低于 70mmHg，这可能与心动过速有关。
- 组织低灌注可以通过观察被称为身体的"3 个窗口"来及早发现。
  - 皮肤：由于血管收缩或由于血管扩张时心输出量严重不足，皮肤变得冰冷湿润。
  - 肾脏：尿量 < 0.5ml/(kg·h)。
  - 神经系统：感觉改变（迟钝、定向障碍或意识模糊）。
- 通常存在高乳酸血症（> 1.5mmol/L）。

（三）临床诊断

1. 病史

- 循环系统休克状态始终是危及生命的一种急性疾病，应尽早做出诊断，最好在机体代偿阶段发现。
- 在代偿状态下，低血压表现可能不明显，因此不建议依赖低血压的检测。此外，如果存在低血压和低灌注，则死亡风险会大大增加。
- 由于生存率依赖于休克早期治疗，因此休克的确诊始终取决于临床诊断。可以进行实验室检测和影像学检测来支持诊断或确定潜在的病因，但是不应依赖检验报告而拖延治疗。
- 就像循环性休克是各种病因的共同终点一样，所有类型的休克的治疗主要遵循同一原则。

2. 体格检查

- 体格检查在鉴别休克状态方面极其重要，可以分为 2 个主要方面。最重要的是识别休克的初始阶段（休克前）代偿机制所发挥作用的体征。
- 通过关注身体"3 个窗口"（皮肤、神经、肾脏）的物理表现来完成的。反映身体代偿能力的早期体征包括心动过速、呼吸困难和少尿 [尿量 < 0.5ml/(kg·h)]。此外，患者可能会出现四肢冰冷，皮肤出现瘀斑。
- 当患者处于交感神经驱动的代偿状态时，最初的血压可能会升高，甚至正常。临床医生应该考虑患者的基础血压。血压正常而平时高血压的患者可能提示低灌注量。低血压（MAP < 60~65mmHg）时如果不及时治疗休克状态，病情会随着疾病的进展而加重。
- 可以识别其他临床体征来确定休克的类型和病因。
  - 低血容量性休克 –JVP 降低。
  - 心源性休克 –JVP 升高、S_3 和 S_4 是否有杂音。
  - 阻塞性休克。
    - ➤ 肺栓塞 –RV 衰竭、呼吸困难和缺氧的迹象。
    - ➤ 心脏压塞 –Kussmaul 征、心音遥远和奇脉。
  - 感染性休克：发热、WBC 异常、四肢温暖和感染病灶。

3. 疾病分级

导致休克及其进展至死亡的循环衰竭，无论病因是什么，都不会表现出突然变化，而是病理生理的演变。可以确定为 3 个阶段（表 18–2）。

表 18-2　休克的 3 个阶段

阶 段	详 情
休克前期	• 休克进展过程中的一个阶段，在此阶段，代偿机制活跃，机体试图恢复组织灌注。在这一阶段，轻度心动过速、血压轻度至中度降低、乳酸水平轻度升高可能是患者发生休克的唯一表现
休克期	• 代偿机制无法维持机体正常生理从而导致疾病进展的阶段。诊断休克的临床依据，如严重心动过速、低血压、进行性严重乳酸酸中毒、少尿、精神状态改变和其他组织灌注不足的症状加重
终末器官功能障碍期	• 多器官不可逆损伤导致多器官衰竭。对低血压恶化、心输出量严重减少、急性肾衰竭、迟钝或昏迷的治疗无效和最终死亡都可能在此阶段发生

（四）辅助诊断

1. 实验室检查

- 血红蛋白水平：检查以评估出血和血液携氧能力。当血管内液体渗入间质时，非出血性低血容量性休克和感染性休克可明显出现红细胞占比增多。
- 白细胞：尽管休克的病因是中性粒细胞去黏附化，但白细胞计数通常会升高，在晚期休克或脓毒症的情况下，白细胞可能会出现减少。
- 血小板：由于休克应激，血小板数量急剧增加，但随着脓毒症的进展或大量复苏努力纠正出血而可能会导致血小板降低。
- 动脉血气和电解质。
  - 阴离子间隙酸中毒通常与乳酸酸中毒有关，表明组织灌注不足时间延长。
  - 低血容量的非阴离子间隙酸中毒可能提示有严重腹泻。
  - 在低血容量性休克中，代谢性碱中毒可能提示有呕吐。
- 尿素氮（BUN）/ 肌酐：即使有潜在的肾脏损伤，这些指标最初可能也是正常的。单纯性 BUN 升高而肌酐无升高可能提示消化道出血。
- 凝血检查：如果怀疑是休克引起的凝血障碍，则应及时进行凝血检查。
- ECG：有助于检测是否有心肌缺血以及是否有病理性心动过速。

2. 影像学检查

- 胸部 X 线片：鉴别肺炎、肺水肿、气胸和明显的胸腔积液。
- 以下检查可备选。
  - 除非怀疑腹内梗阻，否则很少需要腹部 X 线片。
  - 胸部和腹部的 CT 扫描在特定情况下很有用，例如主动脉夹层、腹腔出血和肺栓塞。
  - 超声心动图有助于诊断多种休克的原因，如肺栓塞、左心室或右心室衰竭、心包填塞，以及其他心脏病变，如急性二尖瓣关闭不全或主动脉瓣关闭不全。
  - MRI（如果患者能够耐受）有助于诊断急性心肌炎，以及存在导致充盈受限和低心输出量的浸润性心肌病，它还可以准确评估心脏房室功能。

（五）诊断流程（流程图 18-1）

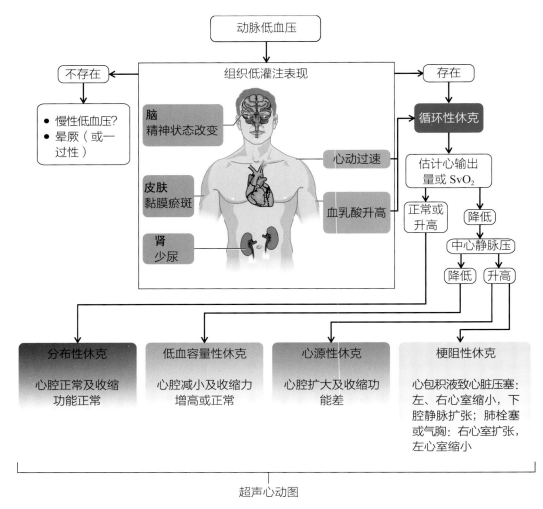

▲ 流程图 18-1　休克的早期评估

经 Vincent 等许可转载，2013 年

（六）关于疾病诊断的潜在误区 / 常见错误

- 等待低血压的进展以识别低血压的发生是一个常见的错误，这会延误有效的干预、无法及时寻找潜在病因。
- 注意患者的基础收缩压。在高血压患者中，MAP（＜ 60～65mmHg）不符合低血压标准，因此血压从基线水平下降 40mmHg 即可提示休克状态的发展。
- 一旦临床确定休克状态，等待实验室检查结果回报后开始治疗是重症监护室中治疗的另一个常见错误。

四、治疗

（一）治疗原则

- 休克的治疗原理包括除了纠正导致休克的基础病因外，尽力维持足够的灌注以平衡氧输送和耗氧量。

- 初始治疗方法是液体复苏，同时进行充分的氧合。
- 然后注射血管活性物质以维持足够的灌注。
- 血管活性药物治疗失败应考虑及早建立心脏辅助装置支持治疗，一旦发生微循环衰竭，恢复足够的心输出量将不会有所改善。
- 如果所有积极措施均失败且继续治疗无效，则考虑给予缓解症状和高级别护理。
- 治疗分为四个阶段：抢救、优化、稳定和降低风险分级。

（二）住院患者的管理（表 18-3）

表 18-3　休克住院患者的治疗

阶　段	治　疗
休克前期	**抢救** 重点是达到正常的血压和心输出量，并立即纠正休克的根本原因 • 初始可尝试维持可接受的血压（平均动脉压 > 60～65mmHg） • 迅速启动救生干预。例如，急性心肌梗死后的急性冠状动脉血供重建或心源性休克的辅助设备；感染性休克的抗生素及时应用；大面积肺栓塞的急性溶栓或血栓取出术；心脏压塞行心包穿刺术等
休克期	**优化** 重点关注改善影响细胞氧气输送和利用率的因素 • 通过优化 CO_2、SvO_2 和乳酸水平，保持足够的组织氧气供应 **稳定** 重点预防器官功能障碍，即使在休克综合征中建立血流动力学稳定，也并不能保证终末器官功能的改善 • 提供器官支持，并尽量将并发症发生率降至最低 **降低风险等级** 随着患者病情的改善，重点关注并停止使用血管活性药物 • 停止使用血管活性药物并实现负液体平衡
终末器官功能障碍期	• 如果出现全身炎症反应综合征（SIRS）和多器官衰竭 / 多器官功能障碍（MODS），死亡风险将显著增加（> 75%）。积极的治疗可能会变得无益，并可能使患者和家人处于长期痛苦之中。在这一阶段，适宜参与姑息治疗医学的护理，并与患者家属启动临终关怀

（三）治疗方案（表 18-4）

表 18-4　休克患者的治疗方案

治　疗	详　情
保守治疗 • 液体复苏 • 氧气输送（高流量鼻导管、气管插管或呼吸机）	• 补液是改善心输出量和微血管流量的初始保守措施，吸氧是为了提高含氧量
药物治疗 • 去甲肾上腺素 [0.1～2μg/(kg·min)] • 多巴胺 [2～20μg/(kg·min)] • 肾上腺素 [滴定 0.05～2μg/(kg·min)] • 加压素（滴定 0.03U/min） • 多巴酚丁胺 [2～20μg/(kg·min)] • 米力农 [0.125～0.75μg/(kg·min)]	• 一旦识别出休克状态，建议使用血管加压药支持，以维持动脉灌注压，同时可能需要正性肌力药物支持以增强衰竭心室的心输出量。所有患者均应考虑使用血管活性药物进行复苏，除非存在特定禁忌证（心律失常禁止使用致心律失常药物，如多巴酚丁胺或多巴胺）

（续表）

治　疗	详　情
外科治疗 • 各种临时／长期右心室和左心室起搏器、心包穿刺、肺动脉血栓摘除术	• 尽管接受了最大限度的药物治疗，但治疗效果仍然不佳的患者应该考虑早期接受经皮置入短期或长期心脏起搏器，以确保充足的氧气输送。设备的选择取决于机构的资源和经验。急性肺栓塞致梗阻性休克可考虑外科肺血栓摘除术
介入治疗 • 肺栓塞取出术	• 急性大面积肺栓塞
心理治疗 • 精神治疗 • 姑息治疗	• 所有患者和家属都应该在适当的时候接受这些干预

（四）并发症的预防与治疗

- 危重休克患者经常放置多根侵入性导管进行监测和治疗。

- 除其他病因（如心源性休克或低血容量性休克）导致的现有休克外，最可怕的并发症之一是发生管路相关败血症，这可以通过提高监测和拔除不必要留置导管以及限制一般留置导管的使用来预防。

- 呼吸机相关性肺炎是长期依赖呼吸机的患者的另一个潜在并发症，应采取预防措施，并进行日常评估及时解除呼吸机支持，以预防该并发症的发生。

- 治疗后仍持续低血压应该引起对肾上腺抑制／功能不全的关注，可以通过使用皮质类固醇来控制。

- 随着多种血管活性药物的使用，心律失常是可能导致临床失代偿的常见并发症。临床医生应仔细考虑心律转复或心律控制与心率控制策略。考虑到患者潜在的危险因素，仔细选择血管活性药物非常重要。

临床经验

- 休克综合征是由于氧气供应（DO_2）和消耗（VO_2）失衡而导致的一种情况。在定制个体化干预措施时，应同时考虑氧气输送和氧气消耗的平衡。

- 尽管实现了足够的心输出量，但个别器官和特定血管床的微循环衰竭可能继续进展。因此，尽管实现了血流动力学的稳定，但仍需要长期警惕和积极的临床支持。

- 肠壁的完整性和灌注应该优化，以避免由于肠道功能完整性丧失导致微生物从肠道移位而发生败血症。

五、特殊人群

（一）妊娠妇女

- 孕妇往往会因产后出血而出现低血容量性休克。

- 目前已知围产期易发生肺栓塞（pulmonary embolism，PE）和静脉血栓形成。事实上，PE 是导致孕产妇死亡的第六大原因。

- 败血症休克在孕妇中并不常见；然而，大多数关于脓毒症的研究都排除了孕妇。

- 从心脏角度看，围产期心肌病可能会在分娩时由于后负荷突然增加而导致心源性休克，有可能致命。
- 治疗原则通常从一般成人人群中推断出来，并适用于怀孕人群。
- 孕妇循环衰竭的管理应涉及母胎医学、新生儿学、强化治疗以及麻醉（如果考虑剖腹产）等多学科团队方法。

（二）老年人群

- 老年人休克综合征的处理与其他成人患者非常相似。然而，仍建议临床提高警惕，因为老年患者对循环系统休克导致的氧气供应和消耗失衡的耐受性较差，可能会迅速下降。
- 对于高龄患者，及早参与老年医学管理和姑息治疗药物可能是有益的。

六、预后

> 要点 / 临床经验
> - 尽管目前治疗取得了进展，但任何原因引起的循环性休克均可导致极高的死亡率。
> - 当严重休克综合征及其并发症同时发展时，由于多重休克血流动力学的并发，休克的最初病因可能对预后影响不大。
> - 如果在早期未发现和处理休克，循环休克进行性进展可能变得不可逆。

（一）未经治疗的患者转归

- 由于循环性休克是一种反映多器官系统衰竭的综合征，如果不及早进行适当的干预，病情将持续恶化。
- 未经治疗的休克患者的生存率极低。

（二）治疗后患者的预后

- 即使在接受治疗的情况下，心源性休克的死亡率仍保持在 40% 以上的较高的水平。
- 感染性休克的死亡率估计为 40%～50%，最高可达 80%。
- 低血容量性休克可成功治疗，生存率高于感染性休克和心源性休克。创伤患者的低血容量性休克是个例外，其死亡率取决于导致低血容量的创伤的严重程度。
- 梗阻性休克的死亡率由潜在病因决定。

（三）复诊与随访

- 早期治疗包括用液体和血管升压药稳定血流动力学，以及治疗潜在病因。密切的整体评估是至关重要的。
- 对初诊无效的复杂患者进行血流动力学评估（肺动脉插管）是必要的。
- 当对初始治疗反应不明显或需要持续输注血管增压剂时，也建议同时插入动脉和中心静脉导管。
- 如果有中心静脉导管，建议测量 $ScvO_2$ 以监测心输出量，以指导治疗。
- 血液乳酸水平已被证明有助于评估治疗效果。

相关图像

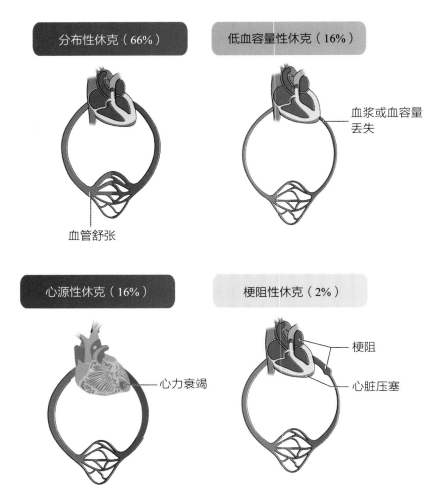

分布性休克（66%）

低血容量性休克（16%）

血浆或血容量
丢失

血管舒张

心源性休克（16%）

梗阻性休克（2%）

梗阻

心脏压塞

心力衰竭

▲ 图 18-1　4 种主要类型休克的发生率

相关资源

1. 推荐网站

http://www.esicm.org

2. 指南

国际指南

标　题	来　源	日期与网址
Consensus on Circulatory Shock and Hemodynamic Monitoring	European Society of Intensive Care Medicine	2014 http://www.esicm.org

心脏停搏
Cardiac Arrest

Eyal Herzog　Lee Herzog　Emad F. Aziz　Stephan A. Mayer　著

郭晓峰　译　方宗平　校

第19章

本章概览

- 未经训练的非专业救援人员应为心脏停搏的成年患者提供仅按压（仅用手）的心肺复苏（cardiopulmonary resuscitation，CPR）。
- 如果起初心律是室颤或心动过速，应尽快进行除颤，可在 CPR 后立即进行，也可在 CPR 后 2min 进行。
- 胺碘酮或利多卡因适用于心脏电复律抵抗性室颤。
- 对于从电复律中复苏的患者，建议将治疗温度调制到 33~36℃，持续 24h；对于非电复律的患者，也建议将治疗温度调制到 33~36℃，持续 24h。
- 不应早于第 3 天进行检测确定神经系统预后，强烈建议延长观察期。

一、背景

（一）疾病的定义

- 心脏停搏是指心脏活动停止而导致机体循环停止。

（二）疾病分类

- 心脏停搏传统上分为心源性或非心源性（例如，呼吸衰竭、败血症或创伤引起）。
- 心脏停搏类型由初始心律定义。
  - 心室颤动（ventricular fibrillation，VF）或室性心动过速（ventricular tachycardia，VT），2 种电节律：20%。
  - 心电机械分离（pulseless electrical activity，PEA）：35%。
  - 心搏停止：45%。

（三）发病率 / 患病率

- 经 EMS 评估的，在美国每年有 32.6 万人出现院外心脏停搏。
- 约 50% 的院外心脏停搏被发现，60% 由 EMS 提供者治疗。

- 2013 年，总体出院生存率为 10%，但被发现的室颤或室速的患者生存率为 33%。
- 约一半的心脏停搏幸存者恢复意识，并有良好的神经系统预后。

（四）病因

- 冠心病所导致的急性心肌梗死或缺血性心肌病是心脏停搏的最常见原因。
- 原发性心脏传导异常。
- 非缺血性心肌病。
- 药物中毒，包括阿片类药物过量。
- 正在接受透析的终末期肾衰竭患者。

二、预防

> 要点 / 临床经验
>
> - 总的来说，治疗高血压、糖尿病和心脏病是减少心脏停搏发生的最好方法。

三、诊断

- 心搏骤停患者出现突然昏迷和意识丧失。
- 在无监护条件下，诊断的关键是确定对言语和触觉刺激、呼吸暂停和无脉搏跳动。
- 在监护环境下，经心脏监护仪监控，即可通过显示室颤、室速或停搏来确定诊断。
- 当心脏监测显示有组织的电活动，但患者没有脉搏且无反应时，应建立 PEA 监测。

（一）心脏生命基本支持

2019 年 AHA 关于对无高级气道的院外心脏停搏患者进行高质量 CPR 的指南见表 19-1。

表 19-1　执行高质量 CPR 的注意事项

- 以每分钟 100～120 次的速度进行胸部按压
- 每次按压深度至少 2in（5cm）
- 每次按压后使胸部充分回弹
- 最大限度地减少按压暂停时间（脉搏检查不超过 10s）
- 充分通气（30 次按压后 2 次呼吸，每次超过 1s，确保每次都会引起胸部起伏）

（二）胸部按压

- 未经训练的非专业救援人员应为心脏停搏的成年患者提供仅按压（仅用手）的 CPR。
- 此外，如果 1 名训练有素的救援人员能够进行救援呼吸，应该按 30 次按压与 2 次呼吸的比例增加呼吸次数。
- 救援人员应该持续心肺复苏，直到 AED 到达并使用、EMS 提供者接管患者或者患者出现意识。

- 2015 年 AHA 指南建议不要常规使用自动机械胸外按压设备来取代人工胸外按压。

1. 按压比例

- 在多数研究中，胸部按压持续时间越长，生存率越高，而按压越少，生存率越低。
- 2019 年 AHA 指南建议手动胸部按压速度为每分钟 100～120 次。

2. 按压深度

- 在人工心肺复苏期间，救援人员应该对普通成年人进行至少 5cm（2in）的胸部按压，同时避免过度的胸部按压深度 [＞ 6cm（2.4in）]。
- 抢救者应避免在两次按压之间持续按压胸部，应使患者胸壁完全回弹。

（三）按压：通气比

- 2015 年 AHA 指南建议心脏停搏患者的按压：通气比例为 30：2。
- 如果有高级的通气道（例如，如果患者在机械通气时停止呼吸，或者应用了袋式阀门面罩），在进行持续的胸部按压时，提供者每 6s（每分钟 10 次呼吸）进行 1 次呼吸是较为合理的。

（四）阿片类药物相关危及生命的急救——应用纳洛酮

- 对于已知或怀疑有阿片成瘾的患者，患者无正常呼吸，但有脉搏，接受过适当培训的非专业救援者和 BLS 提供者除了提供标准的 BLS 护理外，还可以给予肌肉内或鼻腔内应用纳洛酮的治疗。

（五）首先选择电复律或 CPR

- 对于目击到的成人心脏停搏的情况下，应尽快使用 AED。
- 对于无监护出现心脏停搏或无法立即获得 AED 治疗的成人，较为合理的做法是在取出和应用除颤器设备的同时启动 CPR，并在除颤设备准备就绪后立即尝试除颤（如有指征）。

四、心脏生命高级支持

（一）肾上腺素

- 2019 年 AHA 指南建议，对于起初非电节律的心脏停搏，应尽快给予肾上腺素。
- 指南建议，在心脏停搏时不应使用加压素以代替肾上腺素。
- 指南建议考虑将加压素与肾上腺素联合使用，但与单独使用相比，并无明显获益。
- 指南建议不要常规使用大剂量肾上腺素（5mg），应使用标准剂量肾上腺素（1mg）来治疗心脏停搏。

（二）使用高级气道

- 2019 年 AHA 指南建议在心肺复苏期间可以考虑使用面罩通气或高级别气道方法（声门上气道装置或气管插管）。
- 进行通气时，不应中断胸部按压。胸部按压时应以每分钟 10 次呼吸的速度进行通气。

（三）抗心律失常药物

- 2015 年 AHA 指南建议对患有难治性室颤 / 室速的成人患者重复使用胺碘酮 150mg，以提高自主循环恢复（return of spontaneous circulation，ROSC）率。

- 指南建议在成人难治性室颤 / 室速疾病中使用利多卡因或硝苯卡兰（两者均为 1mg/kg，重复 2 次，最大剂量为 3mg/kg）作为胺碘酮的替代品。
- 指南建议成人患者不要常规使用镁。

（四）PEA 骤停的鉴别诊断

- PEA 是指心脏监护仪显示有组织电活动，但患者无脉搏，无反应。
- PEA 停滞有 12 个可治疗或可逆的原因。7 个以字母 H 开头，5 个以字母 T 开头。
  - "7H"：低血容量（hypovolemia）、缺氧（hypoxia）、氢离子过量 [（酸中毒）（hydrogen ion excess）]、低血糖（hypoglycemia）、低钾（hypokalemia）、高钾（hyper-kalemia）、低体温（hypothermia）。
  - "5T"：张力性气胸(tension pneumothorax)、压塞(tamponade)、毒素(toxins)、血栓形成 [（肺栓塞）（thrombosis）]、血栓形成 [（心肌梗死）（thrombosis）]。
- 根据存在窄或宽的 QRS 波群，PEA 的原因可进一步归类为代谢性或梗阻性（表 19-2）。

表 19-2　PEA 评估

QRS 变窄	QRS 增宽
• 梗阻性（RV）问题 　– 心脏压塞 　– 张力性气胸 　– 机械性肺过度充气 　– 肺栓塞 • 急性 MI：心肌破裂 • 床旁超声：LV 高动力性，假性 PEA	• 代谢性（LV）问题 　– 重度高钾血症 　– 钠通道阻滞药毒性 • 无心率 • 急性 MI：泵故障 • 床旁超声：LV 运动功能减退或运动不能，真性 PEA

RV. 右心室；MI. 心肌梗死；LV. 左心室；PEA. 心电机械分离

（五）复苏经食管超声心动图

- 复苏经食管超声心动图（transesophageal echocardiography，TEE）是一种新兴的先进技术，用于在心肺复苏期间或之后立即对心脏进行成像。它的主要优点是，通过食管对心脏进行成像不会受到胸部按压的干扰。
- TEE 可以诊断心脏停搏期间可能影响治疗的 2 种综合征。
  - Pseudo-PEAPEA：由于深度休克而无脉搏，且左心室收缩功能保持不变。治疗方法是给予肌松药和大剂量的血管升压药。
  - 纤细的室颤：心脏监护仪显示为停搏，但心脏显示为颤动。治疗方法是反复尝试心脏复律。

五、心脑复苏

（一）急性冠脉综合征的诊断和治疗

> 概要
> - 较大比例的心脏停搏患者常伴有急性冠脉综合征（acute coronary syndrome，ACS）（心肌梗死）。特别是出现室颤或室速的患者。
> - 因此，一旦心搏骤停病情稳定，应对所有出现心搏骤停的患者筛查是否合并 ACS。

- 检查应至少包括以下几项。
  - 12 导联 ECG。
  - 心肌酶（肌钙蛋白 I）。
  - 脑钠肽。
  - 动脉乳酸和 ABG。
  - 神经元特异性烯醇化酶（评估 3 天，每天 1 次，评估神经系统预后）。
  - CBC、基础代谢、镁、PT 和 PTT。
- 对接受经皮冠状动脉介入治疗的患者进行分诊。
  - 如果初始心律是心室颤动（VF）或室性心动过速（VT），且 ROSC 为 ≤ 30min，心脏停搏复苏后，患者立即前往心导管室。
  - 如果最初报告的心律失常是 PEA 或停搏，下一步将取决于 ED 所做的 ECG。如果急诊心电图提示优先急性冠脉综合征（包括 ST 段抬高心肌梗死、左束支传导阻滞或急性后壁心肌梗死），则应通知心肌梗死团队，其治疗护理类似于室颤 / 室速骤停患者。
  - 如果没有看到 ECG 结果，但心搏骤停的原因很可能是由于原发性心脏病（即瓣膜心脏病或非缺血性心肌病），应将患者送往心脏监护病房并进行紧急超声心动图检查。
  - 如果病因可能是非心源性，应将患者送往医疗重症监护室。

（二）温度调节治疗

概要

- 治疗温度调制（therapeutic temperature modulation，TTM）至 33℃，也称为低温，已在随机试验中被证明可以改善 VF/VT 患者和心脏停搏后获得 ROSC 的非电节律患者的生存率和神经系统预后。
- 最新的 TTM 试验（2014 年）在 VT/VF 患者中显示出类似的良好结果，目标温度为 33℃或 36℃。
- 针对这些数据，国际复苏联络委员会（International Liaison Committee on Resuscitation，ILCOR）建议，对于在心脏停搏后达到 ROSC 的昏迷成年 VT/VF 患者，TTM 目标为 33～36℃，持续 24h。
- 院内心脏停搏尚无强有力的证据，因此,ILCOR 建议将 TTM 作为这些情况下的一种治疗选择。

1. 使用治疗温度调制治疗哪些患者
- 启动诱导低温治疗的决定通常由急诊医生和心内科或重症监护医生共同做出。
- 患者一定是处于昏迷状态，不能听从命令，也不能做出有目的的动作，表明有严重的脑损伤。
- 对于疑似蛛网膜下腔出血的患者，应考虑行头部 CT 确定心脏停搏的病因。
- 列入和排除标准的建议如表 19-3 所示。请注意，在该标准中，可电复律和不可电复律都被认为适合于 TTM。

2. 低温诱导治疗方案

低温方案分为三个阶段，如下所示。

- 第一阶段：前 24h 的冷却阶段。
- 第二阶段：复温阶段。
- 第三阶段：维持阶段。

表 19-3　心脏停搏后治疗温度调制治疗的纳入和排除标准

纳入标准
• 年龄 > 18 岁
• 降温时昏迷（不能听从指令）
排除标准
• 患者清醒并听从指令
• 已有终末期疾病或不要复苏
• 顽固性休克，对血管收缩药抵抗
• 妊娠（相对禁忌证）
• 多系统器官衰竭

(1) 阶段 1：前 24h 的冷却阶段。

- 我们建议进行 24h 的降温治疗。
- 目标温度目标为 33～36℃ 最为合适。请注意，体温越低，发生心脏并发症的风险越高。
- 需要持续监测核心温度，可使用膀胱、食管或直肠内的温度探头来实现。
- 先进的冷却装置可调节水温，将核心温度波动保持在较小的范围内。
    - 血管内热交换导管（如 Zoll Cool Line）通常通过股静脉插入下腔静脉。
    - 黏附性表面冷却系统（如 Bard Arctic Sun）应用于胸部和大腿前部。
- 低温的并发症和副作用如下所示。
    - 心脏抑制：心动过缓和左心室收缩能力降低。
    - 凝血障碍：PT 和 PTT 延长。
    - 免疫抑制：增加医院获得性感染（最常见的是肺炎）的风险。
    - 代谢紊乱：低血钾、高血糖。
- 寒战：对抗降温过程，增加全身和大脑的能量消耗和氧气消耗。使用床旁寒战评估量表（bedside shivering assessment scale，BSAS）检测寒战，并使用 Columbia 抗寒战方案（表 19-4 和表 19-5）将其控制在 0 级或 1 级（0～3 级）的目标 BSAS 评分。

表 19-4　哥伦比亚抗寒战方案

• 常规
– 对乙酰氨基酚 650mg 每 4 小时 1 次
– 丁螺环酮 30mg 口服，每 8 小时 1 次
• 必要时 1
– Mg^{2+} 输注 1～2g/h（目标水平为 3～4mg/dl）
– 皮肤复温
• 必要时 2
– 右美托咪定注射液 0.3～1.5μg/(kg·h)
• 必要时 3：选择下列药物之一
– 盐酸哌替啶 25～100mg 静脉注射
– 芬太尼 50～200μg/h
– 丙泊酚 25～100μg/(kg·min)

表 19-5　床旁寒战评估量表

分　数	结　果
0	无寒战
1	可触摸到的寒战局限于头部、颈部和胸部
2	手臂的明显寒战
3	四肢都有明显的寒战

触摸按摩咬肌、胸肌、肱二头肌和股四头肌

(2) 阶段 2：复温阶段。

- 在目标温度持续 24h 后，复温阶段开始。
- 复温应缓慢；我们推荐的复温速率为每小时 0.25℃；因此，从 33℃ 复温到 37℃ 通常需要 16h。
- 复温阶段的潜在并发症如下所示。
    - 外周血管扩张导致的低血压。
    - 高钾血症和其他电解质失衡。

(3) 阶段 3：保持常温。

- 复温后应严格保持常温（37℃）至少 48h，以防止反跳热。

六、特殊人群

（一）孕妇

- 一般来说，建议将母亲视为唯一优先人群。胎儿的存活取决于母亲的成功复苏。

（二）儿童

- 请分别参阅 AHA BLS、ACLS 和心脏停搏儿童复苏后护理指南（Professional al.Heart.org）。

七、预后

- 在复温完成后的第 3 天，如果患者仍处于昏迷状态，可以进行评估，以评估神经系统预后。
- 心脏停搏后神经系统预后的多模式评估有 5 个组成部分。
    - 非镇静状态下的神经学检查。
        - ➢ 瞳孔和运动反应缺失提示预后不良。
    - 48h 连续脑电图监测。
        - ➢ 20% 的患者出现脑电图癫痫发作，需要治疗，并提示预后不良。
    - 神经元特异性烯醇化酶水平在 24～48h 达到峰值。
        - ➢ 水平超过 80μg/dl 意味着预后不良。
    - 脑 MRI：FLAIR、DWI 和 ADC 序列。
        - ➢ 弥散加权成像异常，累及≥脑体积的 10%，提示预后不良。
    - 正中神经体感电位。

> ➤ 双侧 N20 皮层电位缺失提示预后不良。

- 如果预后似乎不佳，我们建议请示伦理委员会，让家人和临床医生会面，确定治疗及护理目标。

随访与复诊

- 如果结局良好，并且没有急性心肌梗死（心脏标志物阴性）的证据，那么我们建议进行电生理学服务咨询，考虑是否植入心脏转复除颤器（implantable cardioverter defibrillator，ICD）。
- 如果急性心肌梗死确诊，且左心室射血分数（Left Ventricular Ejection Fractions，LVEF）≤ 35%，我们建议考虑放置 ICD。

相关资源

指南

国际指南

标　题	日期和参考文献
2015 International Consensus on Cardiopulmonary Resuscitation and Emergency Cardiovascular Care Science With Treatment Recommendations	2015 Hazinski MF, et al. Circulation 2015;132(Suppl 1):S2-39
2019 American Heart Association focused update on advanced cardiovascular life support: use of advanced airways, vasopressors, and extracorporeal cardiopulmonary resuscitation during cardiac arrest: an update	2019 Panchal AR, et al. Circulation 2019;140(24):e881-94

第三篇　呼吸重症
Pulmonary Critical Care

第20章 呼吸监测

Respiratory Monitoring

Ismini Kourouni　Edward Eden　Janet M. Shapiro　**著**

姜生茂　**译**　苏斌虓　**校**

本章概览

- 呼吸监测目的是识别和管理呼吸衰竭，包括体格检查，设备使用和诊断实验。
- 在重症患者中，应常规监测呼吸频率，潮气量和氧合指数。
- 在某些情况下，需监测呼气末二氧化碳和血清 pH。

一、呼吸监测的重要性

- 呼吸监测适合于有呼吸衰竭高风险因素或已确定呼吸衰竭患者的管理。
- 监测过程同时也是管理呼吸衰竭。范围主要从体格检查到应用无创和有创技术。
- 机械通气患者常需行动态监测以确保充足氧供和通气，以正确实施生命支持设备。

（一）呼吸监测的主要类型

- 床旁检查。
- 阻抗监测器。
- 脉搏血氧仪。
- 二氧化碳分析。
- 动脉血气分析。
- 呼吸机波形。
- 肌肉力量。
- 影像。

（二）呼吸衰竭的定义

1. Ⅰ型：低氧性呼吸衰竭

- 在海平面水平，呼吸空气中 $PaO_2 < 60mmHg$。
- 机制包括（通常相互影响）。
  - 通气/血流失调。
  - 分流。

- 通气不足 / 呼吸肌功能不全。
- 弥散障碍。
- 低心输出量引起更多分流后产生的低混合静脉 PO_2。

- ARDS 引起低氧血症可通过氧合指数（PaO_2/FiO_2）分为轻度（$200mmHg < PaO_2/FiO_2 \leqslant 300mmHg$），中度（$100mmHg < PaO_2/FiO_2 \leqslant 200mmHg$）和重度（$PaO_2/FiO_2 \leqslant 100mmHg$）。

2. Ⅱ 型：高碳酸血症性呼吸衰竭

- $PaCO_2 > 45mmHg$。
- 肺泡分钟通气量减少。
- 机制。
  - 神经 – 呼吸抑制。
  - 霍尔登效应。
  - 呼吸肌衰竭。
  - V/Q 比例失调。

二、体格检查

（一）床旁查体

- 生命体征。
- 视诊。
  - 呼吸频率，节律，深度，强度。
  - 无法说出完整语句。
  - 出汗。
  - 使用辅助肌肉。
- 精神状态。
  - 警觉，躁动，神志不清，嗜睡。
  - 扑翼样震颤（高碳酸血症）。
- 发绀。
  - Hb 正常时，中央型发绀 $SpO_2 < 50\%$。
- 肺部听诊。
  - 对称性。
  - 下呼吸道：喘息，啰音，鼾音。
  - 上呼吸道：喘鸣。
  - 呼吸音遥远或不存在，一侧，叩诊，鼓音 – 气胸，浊音 – 肺不张或积液。
- 胸腹矛盾（胸部出气，腹部进气）：呼吸肌衰竭。

（二）呼吸方式

- Kussmaul 呼吸。
  - 规律，增加频率，增加潮气量。
  - 经常可见喘气。
  - 表示严重代谢性酸中毒。
- 潮式呼吸。
  - 呼吸交替：高频率循环和低频率容积和呼吸暂停。
  - 表明可能脑干损伤、脑卒中、心力衰竭或处在高海拔地区。

（三）神经肌肉疾病的呼吸检查

• 舌肌无力	• 下颌无力（下颌闭合弱于下颌张口）
• 吞咽后咳嗽——咳嗽无力，误吸	• 呼吸暂停
• 低音——湿性啰音	• 讲话时呼吸暂停
• 由于颈部肌肉减弱无法抬头	• 语音或鼻音间断
• 分泌物难以清除	• 膈肌功能障碍——无法平躺

三、阻抗监测器

- 常用于测量呼吸频率和潮气量近似值。
- 使用心电图导联和通过测量导线之间距离所产生阻抗的变化作为代表胸腹呼吸的结果。
- 导线应放置在腹部位置的最大变化。
- 局限性如下所示。
  - 无法检测阻塞性呼吸暂停。
  - 更准确检测呼吸急促和可能错误表示呼吸加快。

四、血氧监测：脉搏血氧监测仪

- 重症患者常规监测。
- 通过分光光度法和光学体积描记无创，经皮测量动脉血中血红蛋白的氧饱和度。
- 血氧分析仪根据吸收光不同区分氧合血红蛋白和还原血红蛋白（氧合血红蛋白吸收较少红色光和减少的血红蛋白需更多红外光）。
- 探头连接到手指、鼻子、耳垂或额头（血管密度高区域）。
- 耳垂测量比手指探头反映时间快 6s。眼眶动脉中血流丰富且可能不受血管收缩影响，因此可测量眼眶上动脉血流。

（一）益处 / 准确性

- 需要足够灌注。
- 氧饱和度在 70%～100% 范围内时，灌注良好患者与直接动脉测量密切相关。
- 危重患者转运过程中需监测动脉血氧饱和度。

（二）潜在的陷阱

- 不可靠。
  - 低流量状态（雷诺病，休克），心律不齐。
  - 严重贫血。
  - 运动伪影，手部震颤，帕金森病。
  - 指甲畸形，色素沉着，涂抹指甲油。
- 注意事项和技术难题。

- 高铁血红蛋白，碳氧血红蛋白，硫化血红蛋白血症：应通过血氧分析仪对全血进行评估。
- 体温过低可能会导致血管收缩信号减弱（< 35℃）或丢失信号检测（< 26.5℃）。
- 正常值不能排除组织缺氧。
- 正常值不能反映足够的动脉血氧含量。
- 强电磁波会影响传感器读数。应使用更加安全的 MRI。对于发生严重烧伤患者的血氧监测可使用 MRI 检查。
- 病房中的光线可能会改变光电探测器灵敏度（如在手术室中）和可能根据光的波长导致过低或过高的错误数值（表 20-1）。
- 静脉压过高（如骨筋膜室综合征，止血带）。

表 20-1　脉搏血氧饱和度测定仪过高和过低的错误数值的潜在原因

错误低值	错误高值
• 骨筋膜室综合征 • 止血带或压力袖套 • 涂抹指甲油，丙烯酸指甲，指甲变形 • 红细胞增多症 • 色素沉着 • 亚甲蓝	• 碳氧血红蛋白 • 高铁血红蛋白 • 严重贫血 • 糖化血红蛋白 A1c 升高（罕见） • 硫血红蛋白

（三）ICU 中使用脉搏血氧分析仪

- 在正常成人中，ABG 获得的血氧饱和度结果必须与通过脉搏血氧饱和度仪测得的 SpO_2 相关。当差异大于 5% 时，存在误差。
- 以下情况，不应将脉搏血氧饱和度作为主要的监测方式。
  - CPR 期间。
  - 高血容量和休克。
  - 高浓度氧气下监测患者恶化的肺功能。
  - 产生或获得性低体温期间进行检测。

临床经验

- 脉搏血氧饱和度正常不排除低氧血症。
- 当 SpO_2<70% 时，难以确保氧饱和度严重程度。
- 对于贫血患者，SpO_2 可能表明有足够饱和度，但总血氧含量会很低。
- 低血压患者，耳探头和额头探头可能更可靠。
- 体温过低患者，前额探头已被证明比手指探头更可靠。
- 寒战、癫痫发作或帕金森氏震颤患者，耳垂是脉搏血氧饱和度测定法中最可靠位置。

五、通气监测：二氧化碳图

- 是测量随时间呼出 CO_2 浓度的方法。

- 使用红外吸收仪确定呼出的 CO_2 值。
- 二氧化碳分析仪通过使用主要或次要技术监测排出二氧化碳。主要技术直接从患者的呼吸管路（传感器位于气管导管的集线器处）测量呼气末二氧化碳（end-tidal carbon dioxide，$ETCO_2$）和气管插管患者。次要技术使用经鼻腔测量 $ETCO_2$（通过监测仪内部的传感器对样本进行分析），适用于非气管插管和气管插管患者。
- 可反映通气，灌注和代谢，有效提供二氧化碳清除，转运和产生的情况。
- 比色二氧化碳图：过滤器颜色从紫色变为黄色，检测二氧化碳和确认气管插管。
- 定量，连续，无创测量和显示 $ETCO_2$ 波形图（图 20–1）。
- 定性提供一系列 $ETCO_2$ 值（例如 0～10mmHg 或 > 35mmHg）。

（一）临床用途

1. 急性情况下进行监测

- 确定气管导管位置。
- 心肺复苏期间心输出量的定性评估 [自主循环恢复（return of spontaneous circulation，ROSC）]。
- 哮喘患者气道阻塞的定性评估 [慢性阻塞性肺疾病（chronic obstructive pulmonary disease，COPD）]。

2. 常规二氧化碳监测的应用

- 监测通气和 V/Q。
- 监视机械通气：识别漏气或连接断开。
- 保持正确的气管插管位置（如在运输过程中）。
- 监测非插管患者的镇静强度（如程序性镇静实施）。
- 维持神经外科低碳酸血症患者的最佳通气。

（二）二氧化碳波形分析：四个阶段（图 20–1）

- Ⅰ 阶段：呼吸。基线：解剖无效腔→CO_2=0。呼气开始。
- Ⅱ 阶段：呼气过程。肺泡气体与解剖无效腔混合。
  - α 角：Ⅱ 和Ⅲ 阶段之间。是从无效腔气到肺泡气转变点。间接提示肺部 V/Q 状态。
  - 通常为 110°。气道阻塞越大，角度越大。
- Ⅲ 阶段：稳定期。消除肺泡中二氧化碳。达到峰值时呼气末 CO_2（$PETCO_2$）。正常人 $PETCO_2$ 通常比 $PaCO_2$ 低 2～3mmHg。
  - β 角：Ⅲ 和Ⅳ 阶段之间。肺泡 CO_2 最高浓度。正常为 90°。通过重复呼吸间接测量。
- Ⅳ 阶段：吸气末，快速释放 CO_2，CO_2 迅速减少。

（三）$ETCO_2$ 异常的原因（表 20–2）

表 20–2　$ETCO_2$ 异常的原因

$ETCO_2$ 正常 （0～43mmHg）	$ETCO_2$ 升高 （> 43mmHg）	$ETCO_2$ 降低 （< 30mmHg）
呼吸	• 换气不足（包括 V/Q） • 支气管狭窄 / 哮喘	• 换气过度 • 肺内分流 • 气管插管移位

（续表）

ETCO$_2$ 正常 （0~43mmHg）	ETCO$_2$ 升高 （> 43mmHg）	ETCO$_2$ 降低 （< 30mmHg）
循环 *	• CPR-ROSC 成功实施 • 心输出量增加 • 释放止血带 • 酸中毒的治疗	• 呼吸暂停 • 心脏停搏 • 肺水肿 • 肺栓塞 • 心源性休克 • 失血性休克 • 心内分流
代谢	• 发热 / 体温过高 • 恶性高热 • 癫痫发作 • 烧伤 • 呼吸肌使用	• 糖尿病酮症酸中毒 • 脓毒症 • 低温 • 代谢性酸中毒
机械性	二氧化碳过度释放	气管导管阻塞

*. 增加心输出量 = 增加 ETCO$_2$，减少心输出量 = 减少 ETCO$_2$

（四）二氧化碳波形分析的解释（表 20-3）

了解二氧化碳描记器可识别需机械通气患者潜在危及生命情况及 CPR 有效性。

> **临床经验**
> • 二氧化碳波形分析提供有关通气，灌注和代谢的有价值信息。
> • 正常生理条件下，动脉 PCO$_2$（来自 ABG）和肺泡 PCO$_2$（来自二氧化碳波形的 ETCO$_2$）之间差异为 2~5mmHg。这种差异会增加 ETT 移位或漏气、ARDS 和二氧化碳分析系统中的泄漏。对于贫血患者，SpO$_2$ 可能表明有足够饱和度，但总血氧含量会很低。
> • 二氧化碳图是心脏停搏时的重要评估工具。ETCO$_2$ 测量值 < 10mmHg 表示胸部强烈受压或心脏停搏。ETCO$_2$ 急剧上升通常是 ROSC 最早监测指标。
> • 心脏停搏期间检测食管插管的二氧化碳图准确性尚不确定。

六、动脉血气

• 动脉血气（arterial blood gases，ABG）分析是监测和管理重症患者呼吸和代谢紊乱最有用实验室检查之一。
• 提供 pH、PaCO$_2$ 和 PaO$_2$ 测量值，评估氧合、血氧饱和度、A-a 梯度、通气和酸碱失衡。
• 尽管在肥胖或低血压患者中可能很困难，但桡动脉具有最佳侧支循环，腕部非常浅，是获得动脉血液首选穿刺部位。
• ABG 分析仪可测量 pH、PCO$_2$ 和 PO$_2$。计算碳酸氢盐和氧合血红蛋白饱和度值。
• 脉搏血氧饱和度测定 ABG、SaO$_2$ 和 SpO$_2$ 之间间隙应 < 5%。
  – 如果 SpO$_2$ 较高，考虑高铁血红蛋白或碳氧血红蛋白。

（一）ABG 适应证

- 测量动脉气体溶解后张力及氧合和通气作用。
- 诊断急性 / 慢性呼吸衰竭。
- 估算 A-a 梯度。
- 评估氧气疗法，机械通气和无创通气反应。
- 评估代谢状态。
- 怀疑碳氧血红蛋白血症和高铁血红蛋白血症时，使用脉搏血氧饱和度法比较氧饱和度。
- 处于循环休克和严重低体温，脉搏血氧仪测量不可靠。

（二）ABG 注意事项

- 如果分析延迟，注射器中动脉血会继续消耗 O_2 和产生 CO_2。
- 换氧疗后 $10\sim20min$ 获取 ABG。
- 样本中混有空气可能会增加 PaO_2 和降低 $PaCO_2$。
- 取血错误，包括静脉穿刺。
- 高热或低体温可能会改变氧合血红蛋白曲线。通常不需调整 ABG 温度（尤其是 pH 和 $PaCO_2$）。
- 肝素过多可能会降低碳酸氢根和 $PaCO_2$。须丢弃肝素后至少获取 2ml 血液。
- 白血病患者中白细胞可能会消耗标本 O_2 导致 PaO_2 降低。

表 20–3　二氧化碳波形分析

临床应用		波　形	描　述
插管	气管内		正常波形
	食管		PETCO_2=0 或下降；短暂出现的二氧化碳波形高度下降
	• 导管移位 • 连接断开		突然出现的波形 ETCO_2=0
机械通气	气流受阻（如支气管痉挛）		没有肺泡平台压，"鱼翅波"
	通气不足		呼吸频率（RR）下降，ETCO_2 增加
	过度通气		RR 增加，ETCO_2 下降；波幅宽度和高度降低
环路问题	• 漏气 • 气管内导管相对气道较小		肺泡平台变钝
	• 气管内导管扭曲 • 下咽部部分梗阻		
心搏呼吸骤停	CPR 无效		ETCO_2 < 10mmHg

（续表）

临床应用		波　形	描　述
	自主循环恢复（ROSC）	45 / 0	ROSC 时 PETCO$_2$ 突然增加 ＞ 40mmHg
镇静	肌肉松弛	40 / 0	肌松药药效消退；开始出现自主呼吸

（三）使用静脉血气

- 严重脓毒症 / 脓毒性休克期间，已使用中心静脉血氧饱和度 ScvO$_2$ 指导液体复苏。正常 ScvO$_2$（来自颈内或锁骨下静脉）＞ 70%。
- 外周静脉血气价值有限，比中心静脉 O$_2$ 更能代表局部。可以与 SpO$_2$ 一起应用。
- 低 ScvO$_2$ 可能表明：①心输出量不足以满足组织氧气需求；②低血红蛋白；③低 SaO$_2$；④氧消耗增加而氧输送量无增加。

动脉血气和静脉血气的比较（表 20-4）

表 20-4　动、静脉血气的比较

	动脉血气（ABG）	静脉血气（VBG）	解　释
方式	氧合和通气方式	通气和灌注方式	可能对血流动力学稳定患者有用
正常值	• pH 7.35～7.45 • PCO$_2$ 35～45mmHg • PO$_2$ 80～100mmHg • RHCO$_3$ 22～26mmol/L	• pH 7.31～7.41 • PCO$_2$ 40～50mmHg • PO$_2$ 35～40mmHg • RHCO$_3$ 22～26mmol/L	
优势	• 血流动力学不稳定的患者用 ABG 更准确 • 乳酸（LA）＞ 2mmol 时，用 ABG 更准确	定期从静脉穿刺或中央静脉导管抽出	技术上考虑，当止血带时间小于 1min 时，VBG 与 ABG 相关
劣势	• 疼痛 • 假性动脉瘤形成 • 动静脉瘘	• 无法测量 PO$_2$ • PCO$_2$ ＞ 44mmHg 则测量不准确 • LA ＞ 2mmol 则限制使用	低灌注测量不准确，以及 ABG 与 VBG 结果大致相同时，首选 ABG

临床经验

- 机器校准失败可能会导致 ABG 结果错误。
- 注射器中肝素过多可能会降低碳酸氢根和 PaCO$_2$。取样前须丢弃肝素。
- 高热或低体温可能会改变氧合血红蛋白曲线。据报道，血气分析仪将血清温度加热到 ABG 所需理想体温 37°，没有必要校正至患者体温。
- 白细胞或血小板计数升高（如血液系统恶性肿瘤）可能会大量消耗 ABG 标本中溶解氧。须对 ABG 标本进行分析，例如在即时床旁分析。当怀疑有影响时，脉搏血氧饱和度法或床旁 ABG 分析是评估氧合首选方法。

（四）混合血氧饱和度测量

- 怀疑有高铁血红蛋白血症或碳氧血红蛋白血症时，需用 ABG 测定混合血氧饱和度。
- 这项技术测量光的波长，用于确定各种形式血红蛋白与总血红蛋白百分比值。这些形式包括氧化、脱氧、碳氧和高铁血红蛋白。
- $SpO_2 = Oxy - Hb/[(Oxy - Hb) + (Deoxy - Hb)] - [(CO - Hb) + (Met - Hb)]$。
- 血氧仪几乎没有脉搏血氧仪遇到的伪影。

> 临床经验
> - 协同血氧测定法可用于诊断可能导致中毒血红蛋白和有毒物质暴露。
> - 在以下情况下，脉搏血氧饱和度可能不准确。
>   - 碳氧血红蛋白血症：脉搏血氧饱和度仪显示错误高饱和度，因为碳氧血红蛋白吸收相同波长光。
>   - 高铁血红蛋白血症：脉搏血氧饱和度读数错误。怀疑 PaO_2 正常且患者发绀。

七、机械通气的呼吸力学

机械通气监测将在第 21 章中详细介绍。

> 要点
> - 对于机械通气患者的监测和管理，呼吸机波形分析至关重要。
> - 常规参数显示包括容积波形、压力波形、流速 – 时间波形、其中时间是 x 轴。
> - 压力 – 容积环是一种了解肺复张和过度扩张方式，通常不用于临床决策。

（一）呼吸机波形

可以从呼吸机波形中得出重要信息。

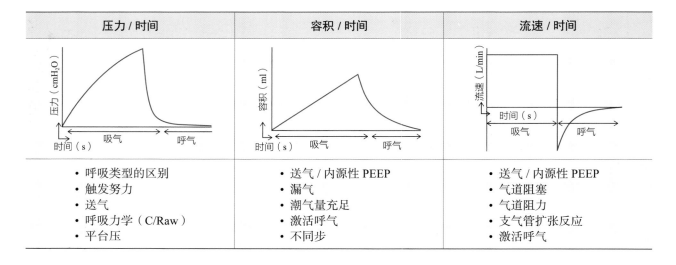

压力 / 时间	容积 / 时间	流速 / 时间
• 呼吸类型的区别 • 触发努力 • 送气 • 呼吸力学（C/Raw） • 平台压	• 送气 / 内源性 PEEP • 漏气 • 潮气量充足 • 激活呼气 • 不同步	• 送气 / 内源性 PEEP • 气道阻塞 • 气道阻力 • 支气管扩张反应 • 激活呼气

（续表）

压力 / 时间	容积 / 时间	流速 / 时间
• 峰流速（VC） • 非同步 • 肺力学 • 频率 • I：E 比率		• 吸气流速 • 流速不足 • 触发努力 • 不同步

（二）呼吸环

也可以从呼吸环中获得重要信息。

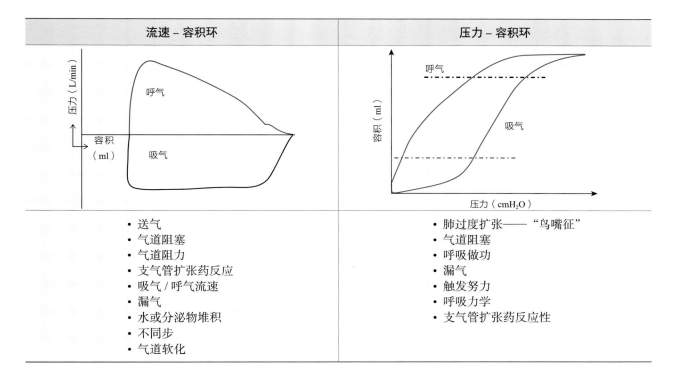

流速 – 容积环	压力 – 容积环
• 送气 • 气道阻塞 • 气道阻力 • 支气管扩张药反应 • 吸气 / 呼气流速 • 漏气 • 水或分泌物堆积 • 不同步 • 气道软化	• 肺过度扩张——"鸟嘴征" • 气道阻塞 • 呼吸做功 • 漏气 • 触发努力 • 呼吸力学 • 支气管扩张药反应性

（三）压力 – 容积环

压力 – 容积环是一种理论构造，不能直接测量（图 20-2）。目前不建议基于压力 – 容积曲线设置呼吸机。

- 基于目前 PEEP 水平设置（如果没有 PEEP，则为零），描述吸呼间压力 – 容积关系。
- 吸气开始时低位拐点：肺开始张开的点。肺泡复张的最小压力点。PEEP 设置高于此点，理论上可防止每次呼吸肺不张。
- 吸气结束时高位拐点：超过此点，增加压力不会导致容积增加，更多导致肺泡过度膨胀和肺损伤。

（四）机械通气时的重要参数

1. 呼气末正压和内源性呼气末正压

- 通过肺复张增加功能残气量（functional residual capacity，FRC）。

- 呼气末正压（positive end-expiratory pressure，PEEP）目的是增加呼气末肺中残留气体量，减少生理分流和改善气体交换。
- 内源性 PEEP 表示空气滞留引起的 PEEP。受到时间或流速影响，常规呼吸机波形一般不会显示。

  如何在呼吸机波形图形上识别内源性 PEEP。
- 下一次呼吸开始前，呼气流速不会返回基线水平（图 20-3 ）。

2. 气道压力和气道阻力

- 吸气峰压（peak inspiratory pressure，PIP）是提供潮气量和克服弹性和气道阻力所需压力。没有肺部疾病，PIP 仅略高于平台压。
- 平台压（P_{plat}）：在吸气结束时，吸气暂停测量气道压力。

  如何在呼吸波形上识别吸气阻力增加。
- 压力波形：平台压稳定，峰压值会增加（图 20-4 ）。

3. 肺顺应性

- 顺应性反映肺部 / 胸壁的可扩张性。
- 当前气流稳定或静态（平台压 – 无气流）时，肺顺应性（峰压）处于动态。

  如何在呼吸波形中识别肺顺应性变化。
- 顺应性降低：压力波形 – 峰压和平台压均增加。
- 顺应性升高：压力波形 – 峰压和平台压均降低。

临床经验

- 高峰压和高平台压：考虑肺水肿、肺实变、气胸、胸腔积液、ARDS、肺不张、气管插管、张力性气胸、腹膜积气和腹腔间隔室综合征。
- 高峰压和低平台压表示气道阻力增加：考虑支气管痉挛、痰液和分泌物堵塞、气管导管阻塞或扭结或气管导管咬伤。监测 β 受体激动药治疗后的变化。
- 极低峰压和低平台压：考虑管路断开或气道漏气。

八、监测呼吸肌力量

- 对于患有神经系统疾病和慢性危重病患者，评估呼吸肌力量至关重要。
- 呼吸肌力量减弱原因包括胸壁，胸膜，肺实质，神经，肌肉和腹胀疾病。
- 肺活量（VC）和最大吸气压是床旁评估呼吸肌力量的两个最常用值。
- 床旁测量不准确，需重复动态评估更有用。

（一）肺活量

- 最大吸气后可以呼出最大气体量。
- 取决于吸气努力，反映吸气和呼气肌功能，指示患者深吸气以维持肺扩张和咳嗽能力。
- 正常 VC 为 65～75ml/kg，正常 VT（潮气量）为 7ml/kg（约 500ml ）。通常 VT 为 5ml/kg 或 VC < 15ml/kg 表示严重呼吸肌功能障碍。

- VC ＜ 10～15ml/kg 可能需要机械呼吸机支持（有创或无创）。

（二）最大吸气压

- 为对抗阻塞气道所引起的残留体积或 FRC，测定持续时间 ≥ 1s 的最大吸气努力。
- 它依赖于努力。
- 可通过口腔或气管 / 气管切开术的导管测量最大吸气和呼气压。
- 最大吸气压的正常值随年龄和性别而变化，年轻女性 ＞ –90cmH$_2$O，年轻男性 ＞ –130cmH$_2$O。压力值越负越好。
- 低于 20～25cmH$_2$O 的负值表明患者不太可能维持足够的自主通气。

（三）监测膈肌功能

- 呼吸机相关性肺损伤常引起膈肌功能障碍，但在 ICU 中通常会被忽视。对于脱机失败和难以解释的呼吸机依赖患者，应充分怀疑膈肌功能障碍。
- 可通过多种方法评估疑有膈肌功能障碍患者。个别方法如胸部 X 线片等，低敏感性（90%）和特异性（44%）。

（四）膈肌功能障碍的原因

- 延长 ICU 住院时间。引起因素包括神经肌肉阻滞药、糖皮质激素。
- 重症肌无力。
- 重症多发神经病。
- 颈椎 C$_1$～C$_4$ 损伤。
- 连枷胸。
- 神经肌肉疾病：多发性硬化症、吉兰 – 巴雷综合征、肌萎缩性侧索硬化症、重症肌无力、颅脑外伤、肌肉营养不良、副肿瘤综合征。
- 肺部疾病：ARDS、呼吸机相关性膈肌损伤、COPD 和哮喘引起过度通气。

（五）膈肌功能障碍的评估（表 20-5）

表 20–5　膈肌功能障碍的评估

诊断方法	参　数
床旁检查	• 胸部 / 腹部矛盾呼吸 • 床旁肺活量测定
胸部影像	• 膈肌位置，单侧，双侧 • 肋膈角升高 • 双侧或单侧肺不张
超声	• B 模式：评估膈肌厚度和运动 • M 模式（曲线探头）：评估膈肌运动振幅
肺活量	• 仰卧位测量肺活量，减少更为明显

临床经验
- 脑卒中引起面部肌肉障碍和牙齿稀疏可能会妨碍闭合，也可能导致测量不准确。

九、呼吸功能监测

（一）胸部影像

- 胸部 X 线检查可评估临床状况，病程或导管放置位置。
- 一般不建议在 ICU 中每日常规进行胸部 X 线检查。

（二）目标导向的肺部超声检查

随着 ICU 医师越来越熟悉和掌握重症超声，在某些方面，超声可能会取代胸部影像。

- 超声是一种广泛可用，廉价和准确的床旁诊断工具。
- 取决于操作者。
- 正确的临床操作，超声提供直接线索。
  - A 线和肺滑动点表明正常肺通气。
  - 沙滩征。M 模式下的肺滑动：不包括气胸。M 模式下的平流层 / 条形征：不能排除气胸。
  - B 线提示肺水肿，或者静水压增加或 ARDS。
  - 肺实变，图像中高回声点或支气管造影提示肺实变。
  - 识别胸腔积液，简单或局部定位。
  - 超声心动图显示右心室舒张和运动功能减退，可能提示肺栓塞（麦康奈尔征）。

相关图像

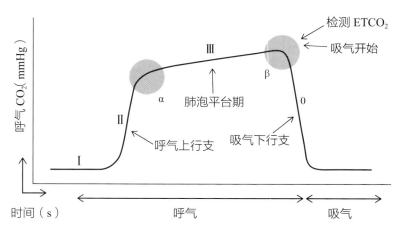

▲ 图 20-1　正常二氧化碳波形图

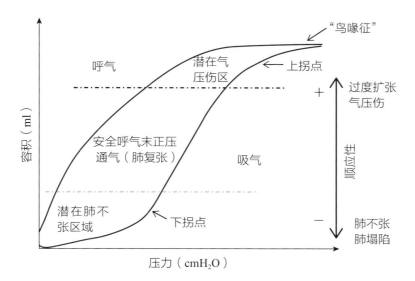

▲ 图 20-2　压力 – 容积曲线拐点

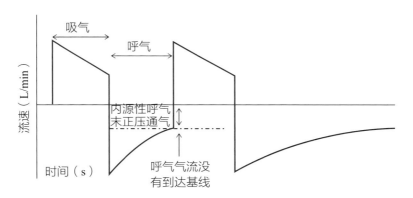

▲ 图 20-3　压力 – 流速 – 时间波形曲线表明吸气阻力增加

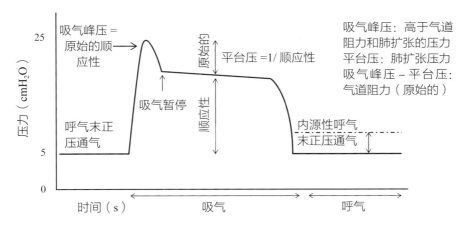

▲ 图 20-4　压力 – 时间波形证明气道阻力随吸气增加

机械通气

Mechanical Ventilatory Support

Nisha Kotecha　　Mark Collazo　　Kamal Medlej　著

姜生茂　译　苏斌虓　校

本章概览

- 有创机械通气常用于低氧血症、高碳酸血症引起的呼吸衰竭和气道保护。
- 掌握不同通气模式和通气阶段有助于人 – 机同步和达到治疗所需终点。
- 小潮气量通气已被证明可降低 ARDS 死亡率。
- 低呼吸频率和允许性高碳酸血症可缓解阻塞性肺疾病引起过度充气和降低内源性 PEEP。
- 正压通气对心血管功能影响复杂，需掌握如何最大限度降低心肺交互作用。
- 对于机械通气患者，需系统评价呼吸功能。

一、背景

（一）有创机械通气的定义和目标

- 机械通气是通过呼吸机部分或完全支持患者呼吸需求。
- 机械通气主要目的是优化氧合和去除 CO_2。
- 呼吸机完全或部分替代了自主呼吸。在缓解包括增加呼吸肌和心肌对氧需求的急性呼吸窘迫引起全身功能障碍时起重要作用，这种呼吸引起心肌缺血和乳酸产生。
- 在无创通气中，呼吸机通过与患者鼻腔或口腔接触而传递正压。
- 在有创通气中，呼吸机通过与经鼻、经口气管插管或气管切开的导管相连接，进而将所需气体输送至呼吸道。
- 本章将介绍有创机械通气。

（二）发病率和影响因素

- 一项超过 600 万住院患者的大规模回顾性研究表明，2.8% 的患者接受机械通气，住院死亡率为 34.5%。

二、适应证

- 低氧血症型呼吸衰竭（表 21–1）。

- 高碳酸血症型呼吸衰竭（表 21-1）。
- 保护气道和肺实质。
  - 适用于有误吸危险的患者。
  - 保持气道通畅，如颈部病变扩大或气道水肿。

表 21-1　低氧血症和高碳酸血症型呼吸衰竭特征

呼吸衰竭	机　制	举　例
低氧血症	• 通气 – 血流失调 • 弥散障碍 • 右→左分流 • 换气不足	• 肺炎 • 心源性水肿 • 肺栓塞 • 急性呼吸窘迫综合征 • 气胸
高碳酸血症	• 减少每分通气量 • 增加无效腔量 • CO_2 产生过多 • 静脉血混合	• 镇静过度 • 中枢神经系统损伤 • 神经肌肉疾病 • 严重哮喘 • 慢性阻塞性肺疾病

三、常用术语

- 预测体重（predicted body weight, PBW）：计算体重用于基于体重设置呼吸机参数。包括性别和身高，尽管随时间变化，但肺大小和容积保持不变。
  - 男性：$PBW = 50kg + 2.3kg \times [$ 身高（英寸）$- 60]$。
  - 女性：$PBW = 45.5kg + 2.3kg \times [$ 身高（英寸）$- 60]$。
- 潮气量（tidal volume，V_T）：每次呼吸输送患者气体量。用毫升（ml）表示。对于机械通气患者，建议设置 V_T：保护性肺通气 $\leqslant 8ml/kg$ PBW；ARDS $\leqslant 6ml/kg$ PBW。
- 呼吸频率（respiratory frequency，f）：每分钟呼吸次数。范围为 12～20 次 / 分。代谢性酸中毒患者需要更高，阻塞性肺疾病需要更低。
- 吸入氧浓度（fraction of inspired oxygen, FiO_2）：吸入气体中 O_2 浓度。范围为 0.21（室内空气）至 1.0（100% O_2）。吸入 FiO_2 以保持 $SpO_2 \geqslant 90\%$，或 $PaO_2 \geqslant 60mmHg$。$FiO_2 > 60\%$ 导致氧气中毒。
- 呼气末正压(positive end-expiratory pressure, PEEP)：以 cmH_2O 为单位设定的维持呼气末所需正压值。可以是外源性或内源性。大于 $5cmH_2O$ 常用于预防肺不张。
- 分钟通气量(Minute ventilation, V_E)：1min 内气体交换量。V_E 是潮气量与呼吸频率乘积，$V_E=(V_T \times f)$，以升 / 分（L/min）表示。范围：5～10L/min；以高分钟通气量满足对气体需求的较高患者，如败血症。
- 吸气峰压值（peak inspiratory pressure，P_{peak}）：吸气期间最高压力值（以 cmH_2O 表示）。反映 PEEP，肺 / 胸膜 / 胸壁顺应性及气道阻力。
- 平台压（plateau pressure，P_{plat}）：当系统达到无气流的状态时，吸气结束时，肺和胸壁弹性阻力产生的压力。它是通过吸气末暂停评估。平台压常受到胸膜 / 胸壁系统影响。
- 平均气道压（mean airway pressure，P_{aw}）：呼吸周期中随时间加权的平均气道压力。

- 顺应性（compliance，C_L）：使肺易于扩张。容积变化与胸膜压力变化的比值（$C_L = \Delta V / \Delta P$），以 L/$cmH_2O$ 表示。
- 静态顺应性（static compliance，C_S）：无气流条件下测得；$C_S = V_T / (P_{plat} - PEEP)$。
- 动态顺应性（dynamic compliance，C_D）：气体流动过程中测得，易受到阻力影响；$C_D = V_T / (P_{peak} - PEEP)$。
- 气道阻力（airway resistance，R_{insp}）：吸气过程中气体流动所产生阻力。由需要克服气道阻力的压力差（$P_{peak} - P_{plat}$）与吸气流速（V_{insp}）比值决定；$R = (P_{peak} - P_{plat}) / V_{insp}$。
- 吸气时间（Inspiratory time，T_I）：以指定流速（$T_I = V_T /$ 流量）输送 V_T 所需的时间（以秒为单位）。T_i 增加 P_{aw}。T_i 时间越短，输送 V_T 越快。
- 吸气上升时间：达到设定吸气峰值所需的时间（以秒为单位）。可调整以匹配患者吸气努力。高 V_T 需求的患者，可缩短上升时间。
- 吸气流速（inspiratory flow rate，V_{insp}）：吸气阶段输送到患者肺部的气体速率（以 L/min 表示）。通常设置为 40~100L/min。高 V_{insp} 输送 V_T 时间更快，所需吸气时间更短。
- 触发灵敏度：触发呼吸机所需的自主呼吸水平。可基于流速或压力阈值设置。常设置为 $-2cmH_2O$ 或流速 50% 变化。
- 自动循环：在患者无呼吸困难或无设定速率的情况下开始设置呼吸机。这可能是由于呼吸机漏气（如呼气阀故障或呼吸机管道损坏）引起。
- I：E 比率：吸气与呼气时间之比。主要取决于呼吸频率；吸气时间影响较小。吸气时间通常比呼气时间短，至少为 1：3。在气流阻塞中，呼气阶段需要更长时间，需要更长 I：E 比。

四、设置呼吸机

临床医生须根据机械通气适应证、患者临床表现及治疗终点设置参数。

- 模式：机械通气模式是指吸气压力或流速波形特征，由患者是否可自主触发 V_T 或呼吸频率决定。模式通常包括容量或压力控制。对于大多数患者，通常使用辅助控制模式。如容量控制或压力调节容量控制（pressure-regulated volume control，PRVC）模式最常用于确保达到所需的目标潮气量。脱机通常使用压力支持模式（请参阅后面的模式说明）。
- 潮气量：潮气量 V_T 由预测体重决定，通常设置为 6~8ml/kg PBW。
- 呼吸频率：根据临床指征设定呼吸频率。对于脓毒症，代谢性酸中毒或需要高分钟通气量患者，设置 20 次 / 分以上。低潮气量通气的 ARDS 患者可能需要更高呼吸频率。对于阻塞性疾病，设置呼吸频率 < 10~12 次 / 分，以便有足够时间进行呼气。
- FiO_2：起始设置为 100%，逐步下调 FiO_2，尽可能以最低 FiO_2 达到 90% 以上的血氧饱和度。
- PEEP：起始设置为 $5cmH_2O$。如 ARDS 类疾病，当实施"开放肺策略"以提供充足氧气和预防肺不张，PEEP 设定通常高于基础水平。

五、呼吸机阶段

机械通气周期分为 3 个阶段，即吸气开始、所达到呼吸目标及吸呼切换。

（一）触发

呼吸开始阶段。包括基本 3 种类型，如下所示。

- 时间：以设定呼吸频率每分钟呼吸一次。
- 压力：当呼吸机以负压形式感触到患者呼吸努力，就会触发。
- 流速：当呼吸机以流速减少的形式感触到患者呼吸努力时，即触发呼吸。流速触发可减少患者呼吸做功量，是最常用触发变量。

（二）阈值

阈值是控制通气设置的正压通气阶段，该阶段受设定的阈值控制。阈值是在吸气结束之前需达到且保持变量。虽不能超过，但不会终止吸气周期。常用三个变量：①压力：吸气过程中设定压力为目标。流速和容积可变，两者取决于肺顺应性和气道阻力；②流速：设定流速为目标。气道压力可变，取决于肺顺应性和气道阻力；③潮气量：设定潮气量为目标。

（三）循环

吸气结束和吸呼气之间循环阶段。

- 容积循环：达到预设潮气量后，从吸气到呼气的呼吸周期（即为容积控制通气）。
- 时间周期：达到预先设定吸气时间后，从吸气到呼气的呼吸周期（即为压力控制通气）。
- 流速循环：吸气流速减少到预定值后，从吸气到呼气的呼吸周期（即压力支持通气）。
- 压力循环：在容积控制通气期间，从吸气到呼气的呼吸周期，如果有气道压超过设定限值，忽略设置容积。

六、机械通气模式

- 机械通气模式分为完全和部分机械支持模式。完全支持模式需进行强制通气，以确定最小分钟通气量。部分支持模式，例如压力支持，提供不同通气支持，通常用于脱机。
- 辅助控制是指在完全呼吸机支持的过程中辅助患者触发。呼吸机提供强制呼吸，患者可以选择触发模式，这些呼吸由呼吸机辅助，并且具有与强制呼吸完全相同的控制参数。
- 常见的呼吸机模式在表 21-2 中列出。

表 21-2　常见呼吸机模式

完全机械支持	部分机械支持
• 容量控制 • 压力控制 • 压力调节容积控制	• 压力支持 • 容量支持

（一）容量控制（VC）

- 常用模式。
- 设定和保证潮气量。这种方式确保分钟通气量，忽略肺阻力，肺顺应性或患者有无自主呼吸能力。

- 虽然对于需要控制和有效通气的高碳酸血症性呼吸衰竭患者，这种模式可能有益，但可能增加患者气道阻力或降低顺应性，甚至引起更高气道压力。
- 呼吸以流速为目标，容积循环。由于流速是限值变量，因此在整个吸气过程中流速保持恒定。由于容积是周期变量，达到设定潮气量后吸气末结束。
- 临床医生通常设置 f、V_T、吸气流速、流速波形、FiO_2 和 PEEP。
- 优点：保证分钟通气量。
- 缺点：患者不同步和平台压难以控制。

（二）压力控制（PC）

- 吸气过程中保持恒定压力，输送气体量根据患者肺顺应性和气道阻力变化。
- 呼吸以压力为目标，时间循环。压力是极限变量，在整个吸气过程中保持恒定。时间是周期变量，在预定时间后结束。
- 临床医生设置 f、吸气压力、T_I、FiO_2 和 PEEP。
- 初始设置如下所示。
  - f：12~14 次/分。
  - 吸气压：20~24cmH$_2$O，不超过 30cmH$_2$O，潮气量 6~8ml/kg PBW。
  - T_I：0.9~1.0s。
  - FiO_2：100%。
  - PEEP：5cmH$_2$O。
- 优点：患者舒适、降低流速、稳定平台压，可以与气管插管配合使用。
- 缺点：无法保证潮气量。

（三）压力调节容积控制（PRVC）

- 常用模式。
- 双控制压力通气模式。它是压力控制通气的一种，通过调控输送压力以达到设定潮气量，解决潮气量可变的缺点（由呼吸衰竭过程中肺部特征变化）。呼吸机使用 P_{plat} 控制以可能低压力提供所需潮气量。
- 2 个独特功能。
  - 压力上升水平不允许超过预设的压力警报极限 5cmH$_2$O。如果达到该压力，呼吸会自动由吸气切换到呼气。
  - 减速流型。
- 优点：减少气压伤风险和呼吸做功，改善气体分布，降低气道阻力。
- 缺点：流速下降，吸气时间延长，可能会加剧内源性 PEEP。可能无法为流速不足患者提供足够流速，从而增加呼吸做功。如果患者间断进行吸气努力，可能会导致潮气量变化过大。如果系统存在漏气（如胸管造成的容积损失），则该设备可能无法获得 P_{plat}，这将导致模式自动循环，从而导致不同步。

（四）压力支持（PS）

- 患者触发所有呼吸模式。只用于自主呼吸患者。
- 压力受限和流速循环。由于呼吸压力受限，整个吸气过程中保持恒定压力。由于流速循环，呼吸机持续辅助呼吸，直到吸气流速降到特定水平（例如，吸气峰流速的 25%），然后呼气。输送潮气量取决于患者肺顺应性和气道阻力。

- 临床医生设置吸气压力、敏感性、PEEP 和 FiO_2。
- 潮气量可变，取决于肺顺应性，阻力和呼吸肌力量。
- 此模式通常用于脱机。
- 优点：有利于脱机，镇静药使用减少，提高患者舒适度。
- 缺点：需要密切监视，潮气量易变。

（五）容量支持（VS）

- 模式与 PRVC 类似。每次呼吸均受压力支持，以达到目标容积。
- 患者触发呼吸，压力受到限制，流速循环。每次呼吸压力需通过上一次呼吸期间计算顺应性来获得。
- 当患者病情恢复和呼吸努力足够时，所提供压力支持将减少。
- 优点：保证最小潮气量和患者舒适度。
- 缺点：可能出现潜在人 – 机不同步。

（六）同步间歇指令通气（SIMV）

- 呼吸机提供一定程度强制通气，同时患者可自主呼吸。强制通气可以是之前提到的控制模式（即 VC、PC、PRVC）。自主呼吸可压力支持。
- 优点：逐渐减少自主呼吸频率，理论上该模式有助于患者呼吸肌功能恢复和尽早脱机。
- 缺点：大型试验显示，与降低压力支持或 T 型管脱机模式相比，该模式可延长脱机时间。

（七）气道压力释放通气（APRV）

- 严重低氧血症导致呼吸衰竭的抢救模式。
- 双水平通气的特殊模式，保持持续较高的气道压力 P_{high} 间断、短暂释放到低 P_{low} 压力水平，高气道压 P_{high} 压力促使肺开放。短暂的呼气缩短压力释放时间以阻止肺塌陷。
- 初始设置如下所示。
  - P_{high}：$30cmH_2O$。
  - P_{low}（PEEP）：$0cmH_2O$。
  - T_{high}：4s。
  - T_{low}：0.5s。
  - FiO_2：100%。
  - 压力支持：$5cmH_2O$（如果患者自主触发）。
- 优点：维持通气压力，促进肺开放，如 ARDS 的肺复张理论上更具优势。是一种肺保护通气模式，因不能超过设定压力。患者能够自主呼吸，从而减少镇静药使用。
- 缺点：通气仅在设置低压力 P_L 时间内发生，这可能导致高碳酸血症。潮气量可能高于设置所达到低目标潮气量。内源性 PEEP 还可能导致气压伤。

七、排除呼吸机故障

呼吸机是维持生命的设备。呼吸机故障或呼吸机气体交换异常或患者自身疾病可能导致迅速而致命呼吸代偿。非常有必要掌握呼吸机或电路可能发生故障及如何解决问题。

（一）高压报警

- 表示气道压力升高。可能是呼吸系统疾病自身引起，也可能是由于患者咳嗽或撕咬气管导管及气管导管部分或完全阻塞引起。
- 如果检查不明显，评估峰压和平台压可以帮助鉴别病因，吸气时两者之间压力梯度与气道阻力成正比。
- P_{plat} 正常，P_{peak} 升高：考虑阻塞（高压力梯度）。
  - 气道阻塞性疾病。
  - 人 – 机不同步。
  - 管腔阻塞。
- P_{plat} 升高，P_{peak} 升高：肺 / 胸壁顺应性降低（正常压力梯度）。
  - 气胸。
  - 腹腔间隔室综合征。
  - 肺炎。
  - 肺不张。
  - ARDS。
  - 心源性肺水肿。
  - 内源性 PEEP。

（二）低压报警（低潮气量）

- 提示人 – 机回路中某处漏气。
- 临床医生应怀疑和查找以下情况。
  - 管路脱落或损坏而导致漏气。
  - 气管导管移位或脱出。
  - 患者与呼吸机连接断开。

（三）呼吸系统加重导致不稳定机械通气患者的评估

- 听诊双肺喘鸣音或呼吸音不对称性降低，可能表明气胸或肺不张。
- 吸痰管通过气管导管。如果容易通过，则排除气管导管被撕咬后扭结或阻塞。
- 断开患者与呼吸机连接，并手动进行呼吸。如果难以手动通气，表明气道阻力增加或顺应性降低。如果容易手动通气，考虑导管漏气或气管插管移位。

八、疾病设置参数

（一）急性呼吸窘迫综合征

- 急性呼吸窘迫综合征（acute respiratory distress syndrome，ARDS）是局部和系统性炎症反应直接或间接导致肺损伤，一般类型包括脓毒症、误吸、肺炎、多次输血，或者创伤。特殊类型包括非心源性哮喘、低氧血症、弥漫性肺损伤、肺顺应性降低。
- 除支持和病因治疗外，机械通气治疗策略侧重于通过设置最佳的呼吸机参数最大限度的改善低氧血症和降低呼吸机相关性肺损伤，ARDSNet 协作表明对于机械通气患者而言，更低水平 V_T 可改善死亡率。

- 机械通气患者初始 V_T 设置为 8ml/kg PBW，ARDS 患者为 6ml/kg PBW。
- 呼吸频率主要设置为适应更小 V_T 同时保持全部 V_E。
- 更合适 f 应基于动脉血气分析中 pH 设置，目标为保持 pH $\geqslant$ 7.15。
- 通过吸气末暂停以测定 P_{plat}，如果 P_{plat} > 30mmHg，降低 V_T 范围为 1~4ml/kg PBW，同时增加呼吸频率。
- 根据 FiO_2 的增大设置不同 PEEP（表 21-3）。

表 21-3　FiO_2 与 PEEP 的设置

FiO_2	0.3	0.4	0.5	0.6	0.7	0.8	0.9	1
PEEP	5	5~8	8~10	10	10~14	14	14~18	18~25

- 拯救脓毒症指南中有关 ARDS 管理包括低水平潮气量，控制平台压在 30cmH$_2$O 水平和应用 PEEP。

（二）阻塞性气道疾病：哮喘持续状态和 COPD 急性加重

- 阻塞性气道疾病包括哮喘持续状态和慢阻肺急性加重导致难以完全通气，由于流速和时间受限，小气道阻塞导致呼气功能障碍，进而引起缺氧和二氧化碳滞留，胸腔内压力可能升高，并导致动态的恶性通气。严重时，引起静脉回流降低和低血压。此外，肺泡通气不足会导致 $PaCO_2$ 升高和呼吸性酸中毒。
- 内源性 PEEP 指的是由肺泡自身通气引起，而不是由临床医生设置而获得的 PEEP。在阻塞性肺疾病中，内源性 PEEP 由于支气管痉挛和气道水肿引起呼气流速障碍引起，过快呼吸频率加重内源性 PEEP。
- 重症哮喘和 COPD 急性加重患者的呼吸机设置主要目的为优化通气和防止内源性 PEEP，可通过设置低呼吸频率、允许性 I：E 和延长呼气时间。
- 起始设置 8ml/kg PBW 的 VT。
- 尽可能设置 10~12 次 / 分的呼吸频率。
- 通过流速 - 容积曲线的参数设置监测内源性 PEEP 能很好预测吸呼交换，在呼气末测定内源性 PEEP。
- 提高 I：E 和延长呼气时间的主要策略如下所示。
  - 降低呼吸频率。
  - 降低 VT。
  - 增加吸气流速。
  - 降低吸气时间。
- 通过监测动态动脉血气分析调整 CO_2 潴留和高碳酸血症时参数，评估 PCO_2 和血浆 pH > 7.15，从而预防低氧血症。

九、机械通气中循环功能影响（心 - 肺交互作用）

机械通气通过影响循环前负荷、后负荷和心肌收缩力而影响心脏功能，同时引起严重血流动力学不稳，如果不提前识别和干预，可能使疾病的管理复杂化，甚至可能加重病情。

（一）对静脉回流和心输出量的影响

- 正压通气减少静脉回流，降低前负荷和可能降低心输出量。尤其对于低氧血症和休克患者，PEEP 加剧这种作用，可能导致血压更低。

（二）对肺血管阻力的影响

- 肺血管阻力。
  - 由于肺泡毛细血管受压，肺容积高于功能残气量（functional residual capacity，FRC）时，肺血管阻力（pulmonary vascular resistance，PVR）升高；肺泡外毛细血管弯曲结构，PVR 低于 FRC。PVR 是 FRC 最佳选择。
  - 严重低氧血症时，PVR 增加。当肺泡 PaO_2 低至 60mmHg 以下时，易引起肺动脉血管缺氧。
- 高潮气量和严重低氧血症会增加 PVR。PVR 升高会增加右心室后负荷，因此右心室输出量可能会降低。

（三）对左心功能的影响

- 正压通气可能会降低左心室后负荷，增加左心输出量。
- 胸膜腔内压升高会降低胸主动脉跨壁压。跨壁压是由血管动脉压与胸膜压的差值获得。较高胸膜腔内压会降低跨壁压，从而降低左心室后负荷，增加心搏出量。
- 对于严重心衰患者，从正压通气直接脱机易引起心功能代偿失调，调整至无创通气可能使患者受益。

（四）内源性 PEEP

- 内源性 PEEP 是指呼气不完全并伴有肺泡空气潴留的呼气，不通过设置获得的呼气。
- 内源性 PEEP 可能是由于增加分钟通气量，限制呼气末流速（COPD、哮喘），或呼气阻力（分泌物、人 – 机不同步）而引起。
- 胸腔内压力增加影响内源性 PEEP。临床表现为心动过速和低血压。

十、并发症和预防

（一）气压伤

- 气压伤是公认的机械通气并发症，肺泡外气体随着升高的气道压力进入肺内导致肺损伤。通常由潮气量过高和肺疾病共同引起。
- 气压伤表现为气胸，纵隔或腹部气肿。尽管部分气压伤仅需观察，但其他形式则需紧急干预，如放置胸腔闭式引流。正压通气引起气胸的患者通常需要置入放置胸腔闭式引流。
- 危险因素包括 ARDS、COPD 和肺纤维化。

（二）呼吸机相关性事件和肺炎

- CDC 将呼吸机相关性事件（ventilator-associated event，VAE）定义为增加 FiO_2 或 PEEP 超过 2 天，缺氧状况持续恶化。
- 机械通气超过 2 天发生呼吸机相关性肺炎（ventilator-associated pneumonia，VAP），需结合体温的变化、白细胞计数、抗生素的使用及细菌培养综合确定。VAP 可增加重症患者的死亡率，最高可至 30%，并且延长 ICU 住院时间。

- 更多有关 VAE 和 VAP 详细信息，请参阅第 46 章。
- "捆绑式"的机械通气方式主要预防 VAE 发生，包括以下措施：床头抬高至少 30°，口腔护理，气管内吸痰（未解决），每日评估拔管时机，预防应激性溃疡和静脉血栓。

（三）应激性胃溃疡出血

- 接受机械通气危重患者易发生应激性溃疡。易引起胃肠道出血以及输注更多血制品。
- 对机械通气超过 48h 患者可使用 H_2 受体拮抗药或质子泵抑制剂预防应激性溃疡。

（四）深静脉血栓形成

- 由于静脉淤滞和血流缓慢，机械通气危重患者易形成静脉血栓。
- 对于大多数患者，通常使用普通肝素或低分子量肝素预防。也可使用气压循环泵定期加压预防。

第22章

无创正压通气
Non-Invasive Positive Pressure Ventilation

Anirban Basu　Raymonde Jean　Fulvia Milite　著

姜生茂　译　苏斌虓　校

本章概览

- 研究表明，在部分急性呼吸衰竭（acute respiratory failure，ARF）患者中使用无创正压通气（non-invasive positive pressure ventilation，NPPV）可以减少气管插管和相关并发症。
- 作为急性呼吸衰竭的基础治疗 NPPV 使用正在增加。
- 应仔细选择和动态监测患者。
- 使用 NPPV 可降低 COPD 急性加重患者死亡率。
- NPPV 的成功取决于患者耐受性，主要包括呼吸机类型、模式和设置参数的影响。
- NPPV 试验失败的患者应及时插管。延迟插管可增加死亡率。
- 循证医学表明，经鼻高流量氧疗（High flow Oxygen therapy vianasal cannula，HFNC）已广泛应用于低氧血症引起呼吸衰竭患者。

一、背景

- NPPV 为在没有行气管插管时，通过无创正压方式进行气体输送。
- HFNC 是一种高流量氧气支持方式。提供最小的机械通气支持。
- 在过去 3 年中，NPPV 支持模式得到认可，随着时间延长其使用增加。
- 在特殊疾病中已明确表明可改善结局。
- 与有创机械通气相比，可降低成本。

二、使用标准

（一）无创正压通气

- 通过无创面罩正压通气降低胸膜腔内压产生潮气量和减少呼吸做功。
- 改善机械通气和气体交换达到更优的潮气量。
- 允许呼吸肌休息（膈肌、辅助肌）。
- 减少左心室后负荷。
- 降低左右心室前负荷。

- 增加肺泡内静水压，以增强肺水肿中液体回流。
- 预防阻塞性肺病的气道塌陷。
- 维持睡眠呼吸暂停患者呼吸道通畅（尤其在睡眠期间）。

对急性呼吸衰竭的益处（表 22-1）

表 22-1　无创正压通气对急性呼吸衰竭的益处

- 减少气管插管
- 预防插管相关并发症（气道损伤、呼吸机相关事件）
- 缩短 ICU 住院时间
- 提高患者舒适度
- 减少镇静药物应用

（二）经鼻高流量湿化氧疗

- 与传统经鼻插管相比，提供更高氧流速。
- 对于呼吸做功过多患者，吸气流速高，且夹带空气。HFNC 所提供高流速提高混合气中氧浓度，输送更高 FiO_2。
- 高流量提供高流速进而产生部分正压。已证明，在口腔闭合情况下，其压力（呼气末压力）会随着流速增加而升高。呼气末肺体积更大。
- 提供良好加湿效果，减少对呼吸道刺激和改善对痰液清除。
- 与使用 NPPV 相比，增加 CO_2 排出，减少无效腔。

对急性呼吸衰竭的益处（表 22-2）

表 22-2　经鼻高流量湿化氧疗对急性呼吸衰竭的益处

- 减少气管插管
- 预防插管相关并发症（气道损伤、呼吸机相关事件）
- 提高患者舒适度
- 减少镇静药物应用
- 允许继续活动，如谈话和吃饭
- 可以在有分泌物的情况下使用

三、适应证和禁忌证

- 对于慢性阻塞性肺疾病（chronic obstructive pulmonary disease，COPD）急性加重和心源性肺水肿，NPPV 对 ARF 患者有效。
- 对于低氧血症性呼吸衰竭患者氧疗方式选择中，HFNC 正在成为一种有效治疗方法。
- 仔细选择患者（表 22-3 和 22-4）。

表 22-3　NPPV 适应证和禁忌证

适应证	禁忌证
• 通气衰竭（慢性阻塞性肺疾病急性加重、肥胖肺通气不良综合征） • 心源性肺水肿 • 哮喘急性加重 • 拔管后急性呼吸衰竭 • 术后急性呼吸衰竭	• 需紧急插管 • 心脏停搏 • 呼吸停止 • 由于精神状态改变而无法保护呼吸道 • 存在分泌物

（续表）

适应证	禁忌证
• 高危插管并发症（高龄、肥胖）患者 • 不需插管的状态	• 鼻窦炎 / 中耳炎 • 鼻出血 / 咯血 / 呕血 • 肠梗阻 / 胃胀 • 气胸 / 纵隔气肿 • 最近面部创伤或手术 • 血流动力学不稳定

表 22-4　HFNC 适应证和禁忌证

适应证	禁忌证
• 轻中度急性呼吸衰竭 • 存在阻止使用 NPPV 的分泌物堵塞 • 拔管后	• 原发性呼吸衰竭（高碳酸血症性呼吸衰竭） • 呼吸做功明显增加 • 呼吸停止 • 血流动力学不稳定

四、基本术语和设置

- 模式（NPPV）。
  - 双水平触发：每次患者呼吸由设定吸气 / 呼气压力触发。这是 ARF 中最常见模式。
  - 双级自发定时（spontaneous timed，ST）：除自发触发模式外，呼吸机规定吸气正压传递时间，并且规定每分钟每次呼吸的最小呼吸次数。
  - CPAP：呼吸机在整个呼吸周期（吸气和呼气）中提供连续压力水平。
- IPAP/EPAP（NPPV）。
  - IPAP 是吸气的气道正压，定义为在吸气时输送的正压力（由气体流速或最大吸气时间确定）。通常设置参数以达到所需潮气量 V_T 和确保足够机械通气。
  - EPAP 是呼气末正压。类似于机械通气期间 PEEP，定义为在每个呼气阶段及在下一次吸气之前的暂停过程中传递的压力。
- 呼吸频率（NPPV）。
  - 双水平模式下呼吸频率用作备用频率（每分钟最少呼吸次数）。
- 流速（HFNC）。
  - 流速可以设置为升 / 分，更高流速可以输送更高浓度 O_2 及高正压。
- FiO_2（NPPV，HFNC）。
  - NPPV 和 HFNC 均使用带有氧气混合器高流量，封闭式 O_2 输送系统，与机械呼通气类似，该混合器可实现 FiO_2 精确设置。
- 患者接口（NPPV，HFNC）。
  - 尽管 NPPV 有几种接口，但 ARF 设置中最常用接口是鼻腔 - 口面罩，通过密封覆盖鼻腔和口腔，以确保输送充分 FiO_2 和压力（图 22-1）。
  - 高流量氧气通常是通过鼻腔输送，外观类似于低流量的鼻导管，但具有较大孔径以适应较高流速（图 22-2）。

五、疾病状态下 NPPV 的使用

（一）COPD 急性加重中 NPPV 应用

- 大量数据表明 NPPV 是最常见使用模式。
- 慢性阻塞性肺疾病急性加重（acute exacerbation of chronic obstructive pulmonary disease，AECOPD）患者被认为是首选通气模式。
- 有力证据如下所示。
  - 降低死亡率。
  - 降低气管插管率。
  - 与氧气疗法相比，治疗失败率更低，临床症状更快得到改善。
  - 与有创机械通气相比，减少 ICU 住院时间以及降低并发症。
  - 与有创机械通气相比，成本更低。
- 可在 ICU 中或非 ICU 但需受密切监护病房中使用。
- 可用于 AECOPD 和 CO_2 蓄积引起脑功能异常患者。

（二）急性心源性肺水肿中 NPPV 应用

- 大量数据支持在心源性肺水肿（cardiogenic pulmonary edema，CPE）中可应用 NPPV。
- 首选 CPAP 模式；并发通气功能衰竭患者可应用双水平 NPPV。
- 数据表明，改善 SpO_2，减少呼吸做功，降低插管率及改善临床症状。
- 降低死亡率的趋势。
- 禁用于心源性休克或意识障碍患者。

（三）哮喘急性发作中 NPPV 应用

- 大量证据支持应用。
- 疾病加重早期，通过早期干预，可以暂时缓解即将发生呼吸衰竭。
- 减轻呼吸困难，缩短住院时间的趋势。
- 没有证据支持降低插管率或延长发病率 / 死亡率。

（四）急性呼吸衰竭引起的神经肌肉疾病中 NPPV 应用

- 神经肌肉疾病的患者，无论急性（吉兰 – 巴雷综合征）还是慢性（重症肌无力，肌萎缩性侧索硬化症），均常伴有急性呼吸衰竭（acute respiratory failure，ARF）。
- 此类患者中使用 NPPV 可降低插管率，减少机械通气并发症和住院时间。
- 患有神经肌肉疾病的 ARF 患者须动态监测设置参数，且常需评估呼吸状态，因为这些可能加重病情并需要机械通气。
- 监测参数包括吸气负向力（negative inspiratory force，NIF）和肺活量。强制肺活量（forced vital capacity，FVC）< 20ml/kg 和（或）NIF < 30cmH_2O 被认为是插管和机械通气的指征。
  - 在开始治疗潜在疾病时，可通过 NPPV 密切监测符合这些标准的患者。但是，如果进一步恶化，应立即气管插管。

（五）NPPV 和 HFNC 在急性低氧血症性呼吸衰竭中的应用

- 由于延迟插管和增加发病率和死亡率，不建议将 NPPV 用于单纯低氧血症性呼吸衰竭的患者，尤其是符合 ARDS 诊断标准的患者。
- 然而，有证据支持在低氧血症性呼吸衰竭的免疫功能低下患者中使用 NPPV。
- NPPV 和 HFNC 还用于急性呼吸窘迫的间质性肺疾病患者的呼吸支持，可缩短住院时间。
- 新的研究表明，在急性低氧性呼吸衰竭中应用 HFNC 可降低插管率和死亡率。
- 目前正在进行一些研究，以评估应用 HFNC 拔管是否可改善结局。

（六）应用 NPPV 的特殊注意事项

- 拔管后 ARF。
  - 数据表明，NPPV 可以阻止拔管后有 ARF 风险的患者再次插管。尤其是已有心脏或肺功能障碍的患者。
  - NPPV 应优先用于拔管后极有可能发生 ARF 的患者；ARF 发作后应用 NPPV 并没有益处，并且可能不适当地延迟再插管。
  - 选择合适的患者是必要的：并非所有患者都能从拔管后应用 NPPV 获益。
- 术后 ARF。
  - 心胸外科手术：在胸腔切除术中，NPPV 拔管降低插管率，缩短住院时间及改善氧合和通气。在心脏外科手术中，降低术后肺部并发症发生率，但没有显著降低再次植入率。为防止手术并发症，建议设置较低压力。
  - 腹部手术：数据表明，术后使用 NPPV 可预防肺不张及相关并发症（低氧、术后肺炎）。降低再插管率。
- 接受 DNR 患者。
  - NPPV 可用于缓解呼吸困难。
  - 取决于治疗目标：减轻疼痛或作为最大呼吸支持水平。
  - HFNC 也可用于缓解疼痛，并且耐受性更好。
- NPPV 作为拔管的支撑。
  - 对于患有 COPD 的患者，可以选择直接 NPPV 拔管。这些患者在自主呼吸试验中通常处于临界状态，因此拔管通常会延迟。
  - 由 NPPV 直接过渡到气管插管，未增加插管率并减少机械通气时间。
- NPPV 作为插管前的预充氧方式。
  - ARF 患者通常最初直接由 NPPV 逐渐过渡到气管插管。
  - 在这些患者中，NPPV 方式可用作预充氧。
  - 当将 NPPV 用于这种模式时，FiO_2 应始终设置为 100%。
- 有呼吸衰竭风险的患者在手术过程中使用 NPPV。
  - 行支气管镜检查的患者可能有增加呼吸衰竭的风险和呼吸需求；在整个文献中，已经成功地描述这些患者围术期中 NPPV 的使用方法。
  - 行胃肠道镜检查且呼吸状态较弱的患者也可从 NPPV 中受益；但是，当在 NPPV 上进行胃肠道手术时，数据较少，并发症风险更高（包括误吸）。但是，已经描述几种情况，对于具有插管禁忌证（如 DNI 状态）的患者来说可能是一种选择。

六、NPPV 成功与失败的预测因素

（一）成功的预测因素

- 更高的意识水平。
- 较小的年龄。
- 降低疾病严重程度。
- 不太严重的气体异常交换。
- 缺乏严重的酸中毒，pH 为 7.10～7.35。
- 接口周围漏气最少。

（二）失败的预测因素

- 接入时。
  - 脑病（AECOPD 患者除外）。
  - 低 pH（尤其是 < 7.1）。
  - 较大的年龄。
  - 多种并发症。
  - 多器官功能障碍。
  - 呼吸停止。
  - 血流动力学不稳定。
  - NPPV 患者不同步。
- 重新评估（0.5～2h）。
  - 精神状态无改善。
  - 呼吸频率或呼吸功无改善。
  - pH/$PaCO_2$ 没有改善。

七、使用指南

（一）NPPV 启动协议

- 在 ICU 或其他监护室，例如专科或呼吸重症监护室。
- 血氧饱和度和生命体征监测，如临床表现，优选连续监测。
- 将患者以 > 30° 角度放置。
- 根据患者临床表现和舒适度选择合适的位置。
- 选择机械通气方式和模式。
- 避免多度束缚，以防止不适和潜在皮肤坏死。
- 具备自主触发模式如下。
  - 初始设置：IPAP 8～12cmH_2O，EPAP 3～5cmH_2O，RR 6～10/min。
  - COPD/ 哮喘：开始 IPAP 8cmH_2O，EPAP 4cmH_2O。
  - 充血性心力衰竭：开始 CPAP 8～10 或双水平 8/4（如果是高碳酸血症）。
- 可接受的目标以 2～4cmH_2O（最多 10～20cmH_2O）增加 IPAP。

- 缓解呼吸困难。
- 降低呼吸频率。
- 调整以达到预期体重的 V_T 6～8ml/kg。
- 患者 – 呼吸机同步。

- 根据需要增加补充氧浓度，保持 $SpO_2 > 90\%$。
- 为了舒适起见，可能需要加湿。
- 轻度镇静可能会使躁动患者受益。
  - 需要严密监测（即 ICU）。
  - 躁动持续或加剧表明 NPPV 试验失败。
- 最初 2h，每 15 分钟行 1 次临床评估，并根据需要进行调整。
- 评估动脉血气分析
- 如果在 2h 内进行 NPPV 试验没有改善或恶化，则行气管插管。

（二）HFNC 启动协议

- 以 100%FiO_2 和 50L/min 流量开始。
- 降低 FiO_2，保持 $SpO_2 > 90\%$。
- 临床评估，确保改善和舒适。

八、管理行 NPPV 患者

（一）每日调整参数和脱机

- 每日评估是否持续需要 NPPV。患者病情好转或稳定了吗？
- 如果行 NPPV 成功达到目标，则 NPPV 支持可能需要 24～72h。
- 目前没有普遍接受脱机标准。
- 流程图 22-1 概述启动和脱机方法。

（二）排除故障

- 使患者感到舒适允许能够耐受 NPPV，防止气管插管。对 NPPV 不耐受是行 NPPV 支持失败的主要原因之一。
- 使用呼吸机可减少漏气，选择接口，加湿系统和适当镇静都可提高耐受性。
- 确保面罩密闭是 NPPV 成功的必要条件。
  - 佩戴面罩不当可导致大量漏气，并导致通气不佳。
  - 面罩漏气无法提供足够压力。
  - 漏气会增加患者不适。
  - 使用呼吸机可减少漏气。使用双水平呼吸模式具有良好补偿漏气功能。
  - 新型呼吸机具有 NPPV 模式，可检测漏气并自动调整。
- 人 – 机不同步是主要限制因素之一，由于疾病发病过程和漏气决定。
- 加湿：尽管是否需要加湿具有争议，但气道干燥会增加抵抗和患者不适。
  - 加湿由加热的加湿器或水分交换器提供。

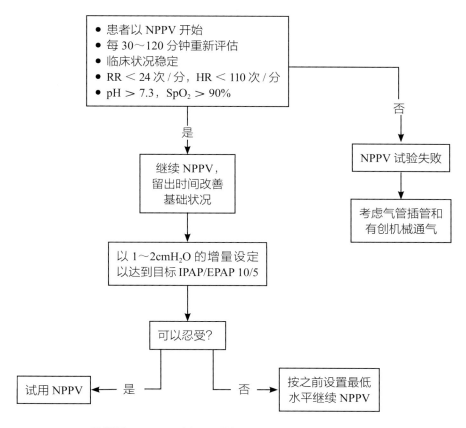

▲ 流程图 22-1　无创正压通气（NPPV）的每日评估和脱机

- 使用 2 种加湿方法未发现明显统计学差异。
- 镇静：可考虑使用低剂量镇静药控制焦虑，提高患者对 NPPV 耐受性。通常需监测。可使用以下药物。
  - 苯二氮䓬类药物（最常用劳拉西泮 0.5mg 初始剂量）。
  - 瑞芬太尼 0.5μg/(kg·min)。
  - 右美托咪定 0.2μg/(kg·min)。
- 幽闭恐惧症：对幽闭恐惧症患者使用鼻罩可能有益。

（三）并发症

- 已有报道对血流动力学不稳的影响不常见。
- 气压伤的风险极低。
- 胃肠道并发症如下所示。
  - 轻度胃胀，发生率为 10%～50%。
  - 胃内容物的误吸，常规应用吸气压力支持水平上很少发生。
  - 添加促进胃肠道运动药物（多潘立酮或西甲硅油）。
  - 减少 IPAP 的水平可能有益。
- 气道和窦道干涩或耳痛，降低痰清除率或鼻塞。
- 压力导致皮肤破裂：鼻梁是皮肤破裂的最常见部位。
  - 交替使用不同面罩有助于防止皮肤破裂。

相关图像

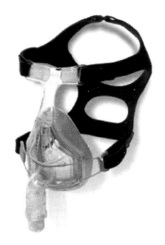

▲ 图 22-1　无创正压通气鼻腔 - 口面罩

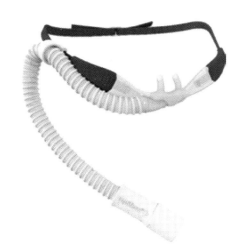

▲ 图 22-2　高流量鼻导管

相关资源

证据

证据类型	标题和评论	日期和参考文献 / 网址
Consensus guideline statement	*International Consensus Conferences in Intensive Care Medicine: Non-invasive Positive Pressure Ventilation in Acute Respiratory Failure. Organized jointly by the American Thoracic Society, the European Respiratory Society, the European Society of Intensive Care Medicine, and the Societe de Reanimation de Langue Francaise, 2000* The guidelines establishing general principles of use as adopted by several leading respiratory societies throughout the world. Guidelines are based on analysis of various metadata and review articles	2000 http://www.atsjournals. org/doi/full/10.1164/ajrccm.163.1.ats1000#. Vxvj99KrS70
Consensus guideline statement	*British Thoracic Society/Intensive Care Society Guideline for the ventilatory management of acute hypercapnic respiratory failure in adults*	2002 http://bmjopenrespres.bmj.com/content/3/1/e000133
Meta-analysis	*Noninvasive ventilation and survival in acute care settings: a comprehensive systematic review and metaanalysis of randomized controlled trials* Use of NPPV in acute care settings and patient outcomes. The meta analysis data show increased survival rates for patients in whom NPPV was used as primary support therapy and used post extubation	2015 Crit Care Med 2015;43(4):880-8

（续表）

证据类型	标题和评论	日期和参考文献／网址
Review article	*Clinical practice guidelines for the use of noninvasive positive-pressure ventilation and noninvasive continuous positive airway pressure in the acute care setting* An analysis of multiple studies and guidelines. Conclusions supported the early use of NPPV in AECOPD, CPE, and to prevent reintubation in these patients	2011 CMAJ 2011;183(3):195-214
RCT	*Reversal of acute exacerbations of chronic obstructive lung disease by inspiratory assistance with a face mask* The landmark trial of NPPV use and outcomes in patients with AECOPD	1990 N Engl J Med 1990;323:1523-30
RCT	*Treatment of severe cardiogenic pulmonary edema with continuous positive airway pressure delivered by face mask* The landmark trial of NPPV use and outcomes in patients with cardiogenic pulmonary edema	1991 N Engl J Med 1991;325:1825-30
RCT	*High flow oxygen through nasal cannula in acute hypoxemic respiratory failure* Discusses the benefits of HFNC in patients with acute hypoxemic respiratory failure	2015 N Engl J Med 2015;372:2185-96

第23章

急性呼吸窘迫综合征

Acute Respiratory Distress Syndrome

Bashar M. Mourad　Keith M. Rose　著

杨正东　译　苏斌虓　校

本章概览

- 急性呼吸窘迫综合征（acute respiratory distress syndrome，ARDS）的特点是非心源性肺水肿、低氧血症、弥漫性肺泡损伤、病因多样和肺顺应性降低。ARDS的诊断依据为"柏林定义（2012）"。
- ARDS是因为肺内（直接）或肺外（间接）原因导致的局部或全身炎症反应。其最常见的诱因为潜在脓毒症、胃内容物的误吸、肺炎、多次输血或外伤。
- 呼吸机支持治疗要在保证安全性的前提下，增加呼吸机设置参数，最大限度改善低氧血症和减少呼吸机相关肺损伤，除此之外，纠因治疗才是治疗的根本策略。
- ARDS网络研究证实，6ml/kg（预测体重）或更低的潮气量将减少肺损伤并降低死亡率。
- ARDS死亡率高。但与低氧血症本身相比，患者更常死于多器官衰竭、合并感染或导致ARDS的潜在病因。存活者通常在患病后至少5年内，都有严重的重要功能障碍并导致生活质量下降。

一、背景

（一）定义

- ARDS是一种危及生命的临床综合征，潜在致病原因多样，以广泛的肺部炎症导致双侧肺泡浸润、肺不张和低氧血症为特征。
- 1994年，美欧共识会议首次确立了ARDS的临床标准。目前广为流行的诊断标准是经过修订和完善的"柏林定义（2012）"，该标准在可信度和预测效度方面都有明显改进。

（二）发病率和患病率

- ARDS的年龄调整发病率为每年38.9/10万人。
- 虽然医院获得性ARDS有所下降，但ARDS的住院收治率没有变化。
- 肺损伤的发生率随年龄的增长而增加。
- 据估计，美国每年大约有19.06万新发病例。

（三）病因

- ARDS是一种临床综合征，主要表现为局部和（或）全身性炎症反应伴肺泡－毛细血管损伤，最终导致非心源性肺水肿、肺不张和低氧血症。肺损伤可由多种原发疾病或过程引起。原因可分为直接或间接肺部损害（表 23-1）。

- 与 ARDS 发病相关的最常见的疾病包括脓毒症、肺炎、误吸和创伤。
- 由于直接肺部损伤而引发 ARDS 的患者肺顺应性下降更严重，对 PEEP 的反应可能更弱。

表 23-1　急性呼吸窘迫综合征的病因

直接病因	间接病因
• 肺炎 • 误吸（胃内容物、溺水） • 肺挫伤 • 吸入损伤（烟雾、毒素） • 栓塞（羊水、脂肪、空气）	• 严重脓毒症 • 休克 • 创伤 • 速发型过敏反应 • 肺外创伤 • 急性胰腺炎 • 输血相关性急性肺损伤 • 大量输血 • 烧伤 • 药物过量

二、病理学和发病机制

- 无论原发病如何，炎症反应都会导致肺循环中的中性粒细胞聚集。
- 中性粒细胞被募集并在血管内皮和肺泡上皮表面迁移并被激活。随后，肺泡 – 毛细血管膜的通透性增加，导致非心源性肺水肿和肺不张，呈现典型弥漫性肺泡损伤的病理生理学表现。
- 这种通透性的变化允许促炎因子（TNF-α、I-1、IL-8）、活性氧化物和富含蛋白质的液体进入肺泡和间质间隙，导致水肿和气体交换障碍。
- 肺泡中高浓度的蛋白质拮抗肺泡表面活性物质，使得肺泡无法扩张，从而导致肺不张。
- 持续肺损伤的临床后果包括氧合障碍、肺顺应性降低和肺动脉压上升。
- ARDS 的发展历经 3 个阶段，即渗出期、纤维增生期和恢复期。然而，最近的证据表明，3 个阶段有明显的重叠。

1. 渗出期（0～7 天）

- 这一阶段的特征是过量的液体、蛋白质和炎症细胞从肺泡毛细血管进入肺泡，并在肺泡中持续积累。
- 进行性肺不张会减少可供通气的肺泡数量，导致低氧血症恶化。
- 当更多的血液未经氧合就通过肺部时，就会发生肺内分流。这种情况下，增加吸入氧浓度（FiO_2）并不能缓解难治性低氧血症和动脉氧分压（PaO_2）降低。
- 低氧血症通常是这一阶段最严重的问题。

2. 纤维增生期（7～14 天）

- 一些患者在进入纤维增生期之前肺损伤完全消除，而另一些患者则发展为肺纤维化。
- 促炎介质和抗炎介质之间的平衡被认为是全身炎症反应、肺损伤程度和临床结局的重要决定因素。
- 纤维化程度还与初始损伤、持续或重复肺损伤、氧的毒性效应和呼吸机相关肺损伤的严重程度相关。
- 那些艰难度过渗出期的患者，常会进入纤维化阶段。随着炎症反应的继续，成纤维细胞的浸润导致胶原沉积和纤维化，这会导致肺组织僵硬，肺顺应性降低。

- ARDS 患者的纤维化程度差异很大。明显的纤维化改变可导致呼吸机依赖延长。
- 长期呼吸机依赖可能需要施行气管切开术和延长撤机时间。具体呼吸机使用需基于其他器官功能的状态和对每个患者的总体治疗目标而定。

3. 恢复阶段

- 恢复期患者中性粒细胞产生的抗炎因子失活。
- 失活的中性粒细胞发生凋亡和吞噬,继而 II 型肺泡细胞增殖,并伴有鳞状上皮化生,随后产生 I 型肺泡细胞,这有助于重新建立肺泡的上皮内衬。
- 肺泡结构完整性的恢复会产生渗透梯度,将多余液体从肺泡中抽出,促进肺水肿和肺不张的恢复。
- 氧疗通常要持续到撤机成功之后。

预测 / 危险因素

ARDS 的发病有几种不同的情况。具有表 23-2 所列危险因素的患者发生 ARDS 的风险增加。

表 23-2　急性呼吸窘迫综合征(ARDS)的危险因素

危险因素	备　注
脓毒症	导致脓毒症的炎症级联反应可能严重到足以导致肺损伤,进而导致 ARDS
酗酒	在脓毒症的情况下,酗酒者易发生氧化性肺损伤而增高发病风险
创伤	常见于双侧肺挫伤和长骨骨折后脂肪栓塞的患者
药物过量	最常见的药物包括阿司匹林、三环抗抑郁药(TCA)、可卡因、阿片类药物和吩噻嗪类药物
输血相关急性肺损伤	细胞因子介导的过程,发生于任何血液制品,包括新鲜冷冻血浆、血小板或红细胞
大量输血	常见于需要输血超过 15 单位红细胞的患者
肺移植	肺移植术后第 1 周的危险因素是由于肺保存不善而导致的原发性移植物衰竭
造血干细胞移植	感染性和非感染性并发症

三、预防

> **要点**
> - 由于发病原因多样,目前尚没有单一的干预措施可以阻止 ARDS 的发展。
> - 早期识别高危患者,尽量减少暴露于已知危险因素,将有助于预防或减轻 ARDS。
> - 使用大潮气量(大于 6～8ml/kg 的理想体重)和过量输液可使患者发生 ARDS 概率增加。
> - 使用肺损伤预防清单,结合当前 ARDS 预防的最佳实践方案,可以减少 ARDS 的发生率。

(一)筛查

- ARDS 没有标准的筛查程序,但早期识别很重要。
- 回顾患者病史,确定是否存在风险或病因,如输血时机。
- 根据患者的 PaO_2,检查 ABG 以确定低氧血症程度 PaO_2/FiO_2 比率。

- 检查胸部 X 线片。
- 检查超声心动图以评估心脏功能并排除流体静力性水肿。

（二）一级预防

- 目前还没有预防 ARDS 的专门疗法。初级预防是根据患者的潜在疾病对其进行标准的监护治疗。
- 在非 ARDS 且使用呼吸机的患者中，采用低潮气量通气（6～8ml/kg PBW），PEEP，最低 FiO_2，可以降低 ARDS 的风险。这些干预措施可防止肺泡过度膨胀和延长肺损伤周期。
- 使用临床预防清单，以减少危险因素暴露。这个清单如下。
  - 防止误吸，包括床头抬高 30°，胃酸中和及口腔消毒。
  - 休克患者避免过量输液。
  - 开展基于感染部位和免疫状态的经验性抗菌治疗和传染源控制。
  - 限制输血、血小板和血浆，非必要不输血（如血红蛋白＜ 7g/dl 或大出血）。
  - 如有必要，在启动无创通气后 30min 内重新评估，以防止插管延迟。
  - 在将患者转移到 ICU 时，对高危患者进行有组织的移交。

四、诊断

要点
- 临床评估需要详细的病史记录。
- 症状通常 48～72h 内出现。体格检查的结果通常是非特异性的，且取决于潜在的病因（如胰腺炎引起的腹痛，外伤引起的身体创伤）。
- 患者通常病情危重，伴有呼吸急促、心动过速和低氧血症。低氧血症通常难以转复，加大吸入氧浓度作用不明显。
- 所有疑似急性呼吸窘迫综合征的患者都应进行影像学检查、血气分析和经胸超声心动图，以评估低氧血症的原因。除此之外，调查应基于怀疑的潜在病因。

（一）疾病定义及严重程度分类（表 23-3）

表 23-3　急性呼吸窘迫综合征的柏林定义（2012）

发病时间		已知诱因，或新出现，或原有呼吸系统症状加重后 1 周内发病
胸部影像学		基于胸部 X 线检查、CT 扫描，双肺透光度减低，且不能完全用胸腔积液、肺叶不张或结节解释
肺水肿原因		如果没有危险因素，则需要客观评估（如心脏超声检查）以排除静水压升高的肺水肿
氧合分级	轻度	PEEP 或 CPAP ≥ $5cmH_2O$ 时，200mmHg＜ PaO_2/FiO_2 ≤ 300mmHg
	中度	PEEP ≥ $5cmH_2O$ 时，100mmHg＜ PaO_2/FiO_2 ≤ 200mmHg
	重度	PEEP ≥ $5cmH_2O$ 时，PaO_2/FiO_2 ≤ 100mmHg

（二）鉴别诊断（表 23-4 ）

表 23-4　急性呼吸窘迫综合征的鉴别诊断

鉴别诊断	临床特点
心源性肺水肿	湿啰音，颈静脉怒张，外周水肿，第三心音
急性瓣膜功能障碍	近期心肌梗死，有瓣膜性心脏病病史，新发心脏杂音
肺炎（典型或非典型）	咳嗽（有痰）、发热、胸膜炎性疼痛
肺孢子菌肺炎	免疫功能低下，湿啰音，LDH 和 β – D – 葡聚糖升高
急性嗜酸性肺炎	发热，咳嗽，弥漫性阴影，支气管肺泡灌洗嗜酸性粒细胞增多
输血相关性急性肺损伤	最近输注含血浆成分制品，包括新鲜冷冻血浆、血小板和红细胞
特发性肺纤维化（IPF）或慢性间质性肺疾病（ILD）的急性加重	潜在的 IPF 或 ILD，30 天内出现不明原因的恶化或呼吸困难，影像学上有新的浸润
不明原因引起的组织肺炎	发病年龄约五六十岁。患者发病 2 个月内出现症状，症状类似于社区获得性肺炎
弥漫性肺泡出血	通常有潜在的自身免疫性疾病或结缔组织疾病
急性间质性肺炎（Hamman-Rich 综合征）	患者既往无肺部疾病史。发病时伴有发热，有时会咳出浓痰

（三）典型表现

- 患者发病的 48～72h 内会表现为心动过速、呼吸过速和低氧血症。严重的低氧血症可能需要插管和呼吸支持治疗。

（四）临床诊断

1. 病史

- 完整的病史对于确定 ARDS 的病因至关重要。患者诱因通常明显（如脓毒症、创伤、胰腺炎、近期肺移植）。
- 临床医生应关注患者以下情况：是否有心脏疾病或心衰、慢性肺病病史，是否有间质性肺病、结缔组织疾病或自身免疫性疾病病史。
- 此外，临床医生还需关注其他危险因素，包括酗酒史、用药史等。
- 如果患者在评估急性呼吸窘迫综合征（ARDS）前曾住院，临床医生应查看相关记录，如住院时间（时间和医院感染风险）以及输血史。

2. 体格检查

- 患者常见体征为呼吸窘迫且氧疗浓度不断升高。
- 肺部听诊有杂音。
- 其他体征与病因有关。

3. 疾病严重程度分类

- 急性呼吸窘迫综合征的严重程度分轻度、中度、重度，由 PaO_2/FiO_2 而定（见 ARDS 柏林定义，2012 ）。

（五）辅助诊断

1. 实验室检查

- 没有鉴别 ARDS 的特异性检查。实验室检查通常取决于 ARDS 的病因。

- 血液检查。
  - 无论病因如何，均应进行血气分析。测量 PaO_2/FiO_2 比率判定 ARDS 的严重程度。
  - 对于临床表现为脓毒症的患者，进行血液培养可能分离病原体并选择适当的抗生素。
- 感染部位培养。
  - 呼吸道培养：如果怀疑肺炎或误吸，呼吸道培养确定病原体并选择适当的抗生素。
  - 如果怀疑泌尿系感染，则进行尿液分析和培养。

2. 影像学检查

- CXR。
  - 作为低氧血症患者的初始筛查工具。典型特征为双侧透光度下降（图 23-1 和图 23-4）。
- CT。
  - CT 可以作为辅助检查。胸部 CT 可以更好地描述该综合征，并可发现异质性分布特征（图 23-2 和图 23-3）。
- TTE。
  - TTE 应用于评估心脏结构和功能，以评估心力衰竭作为肺水肿的原因。

3. 疾病诊断注意事项 / 常见错误

- 患者可能同时发生 ARDS 和需与 ARDS 鉴别的疾病（如充血性心力衰竭）。

五、治疗

（一）治疗原则

- ARDS 的管理重点是优化氧合，同时防止进一步的肺损伤。如果患者病情没有迅速恶化，且仍处于密切监测状态，可以尝试无创通气措施，如高流量吸氧或无创通气。必要时，无创措施不应耽误气管插管（见流程图 23-1）。
- 大多数患者需要气管插管和机械通气。在这些患者中，确保氧合是至关重要的，同时尽量减少气压创伤和氧中毒。
- 胸部 CT 相关研究表明显示，肺部主要改变为肺不张或实变，病变分布不均匀，部分区域通气良好。这些研究是低潮气量通气策略和避免肺过度扩张的基础。
- 目前临床上能够改善临床结局的治疗策略包括：小潮气量通气（6ml/kg）和 PEEP 治疗（见下表），避免过多的液体摄入，适当的镇静，促进人机同步，如果镇静不够时可以辅以肌松药物，俯卧位通气。
- 对于 ARDS 患者，建议使用限制性液体治疗策略。一旦血流动力学稳定并得以维持，患者应保持负平衡。虽然保守输液策略与自由输液策略治疗的患者 90 天死亡率没有差异，但患者在保守输液策略治疗时需要的机械通气时间减少了 18h。
- 对难治性低氧血症和传统机械通气策略通气困难的患者的救援策略包括替代呼吸机模式，如气道压力释放通气（airway pressure release ventilation，APRV）或双水平正压通气，以及 V-V ECMO。单纯呼吸衰竭的患者应考虑转到 ECMO 中心。上述方法相关研究不足，且存在争议，临床使用以实际情况为准。
- 早期研究表明，ARDS 时呼吸系统顺应性（C_{RS}）与具有通气功能肺的体积密切相关（称为功能肺体积）密切相关。在自主呼吸下降的患者中，驱动压下降（$\Delta P = VT/C_{RS}$）与生存率的相关性比 VT 或 PEEP 更高（VT 标准化需按肺功能大小而不是预测体重）。
- 床旁驱动压力可计算为 $P_{plat} - PEEP$。驱动压力超过 14～18cmH$_2$O 与 ARDS 死亡率增加有关。

- 对生存率是否有作用尚不明确的措施包括：晚期急性呼吸窘迫综合征患者使用糖皮质激素、吸入一氧化氮、低频通气和吸入合成肺表面活性物质。

（二）治疗表（表 23-5）

表 23-5 急性呼吸窘迫综合征的治疗

治疗方案	备 注
HFNC	如果怀疑或确诊为急性呼吸窘迫综合征，可采用 HFNC 试验改善患者的低氧血症
	HFNC 提供压缩氧气和以较高流速加湿的空气。HFNC 的 FiO_2 更高，可达 50L/min
	耐受性比 NPPV 好，因为它是通过鼻腔输送，不覆盖口腔气道。与 NPPV 相比，90 天死亡率也有所提高
NPPV	通过面罩提供正压，扩张肺泡，使肺泡周围组织间隙中多余液体排出，使气体更好地交换
	精神状态改变、呕吐、上消化道出血和有误吸风险的患者应避免使用
有创机械通气	根据 PBW（PBW 是基于身高）将低潮气量设为 6ml/kg（或更低），目标是保持吸气平台压力 < $30cmH_2O$ 与较少的气压创伤和降低死亡率
	临床可接受高碳酸血症，其通常是低潮气量通气的结果。呼吸频率可增加到最高 35 次 / 分。如果无高碳酸血症，则可使用碳酸氢盐使患者的 pH 维持在 7.20 以上
	FiO_2 应以 100% 起始，并在 24～48h 内调整，以维持目标 SaO_2 > 88%。长时间暴露于 FiO_2 > 60% 可能会产生氧中毒
	实现 FiO_2 < 65% 可能需要中至高水平的 PEEP，但根据疾病的严重程度，这可能并不总是可以实现。使用 ARDSnet PEEP/FiO_2 表可指导治疗

FiO_2	0.3	0.4	0.4	0.5	0.5	0.6	0.7	0.7	0.7	0.8	0.9	0.9	0.9	1.0
PEEP	5	5	8	8	10	10	10	12	14	14	14	16	18	18～24

治疗方案	备 注
镇静药	镇静药的使用应确保患者与呼吸机同步，并防止患者躁动，以免机械通气相关的急性肺损伤
神经肌肉阻滞药	在严重 ARDS 发病 48h 内（P/F < 150，PEEP ≥ $5cmH_2O$），如果镇静作用不足，可利用此方法促进呼吸机同步
	肌松药必须与镇静药同时使用
	谨慎使用，以防止发生多神经病变的严重并发症
俯卧位通气	在重度 ARDS 发病 36h 内使用（P：F ≤ 150，PEEP > $5cmH_2O$）
	每天至少 16h
	血气分析（PaO_2/FiO_2）时机：在俯卧位前、俯卧位后 1h、恢复仰卧位前、仰卧位后 4h 各做一次
	动脉 pH 目标值为 7.20～7.45
	可以每天使用，不超过 28 天
	医疗机构条件允许（人员及设备）时应使患者采取俯卧位。俯卧位时患者应充分准备，以免发生意外拔管、静脉导管移位、皮肤溃疡和角膜擦伤等
营养管理	对于预计需要机械通气 48～72h 的患者，建议给予营养支持
	肠内营养优于肠外营养
预防	除有明确的禁忌证外，应使用皮下注射肝素、依诺肝素或戊肝素来预防深静脉血栓
	H_2 受体拮抗药或质子泵抑制剂适用于机械通气超过 48h 的患者，以减少应激性溃疡出血的风险

（三）并发症的预防和管理

- 机械通气患者发生气压创伤（如气胸）的风险增加。如果患者突然出现严重的低氧血症或血流动力学不稳定，应进行肺部听诊、胸部 X 线和胸部超声检查（在有超声专家的机构）以筛检气胸等情况。如果发生气胸等，应放置紧急胸管引流。
- 可每日进行胸部 X 线片检查，以评估疾病进展、气管插管位置和气压创伤等并发症。
- 对于接受神经肌肉阻断剂的患者应谨慎使用呼吸机治疗。这类患者若发生意外撤机，则会有死亡风险。使用时所有设备应设置故障警报。

> 临床经验
> - 大多数发生 ARDS 的患者需要有创机械通气。
> - 低潮气量（6ml/kg PBW）通气已被证明可降低总体死亡率。
> - 在严重 ARDS 患者中，早期使用神经肌肉阻滞和俯卧位（每天至少 16h）可降低总死亡率。
> - 重症急性呼吸窘迫综合征患者可考虑其他"救治"策略，但目前的证据不支持其常规使用。

（四）临床管理 / 治疗决策（流程图 23-1）

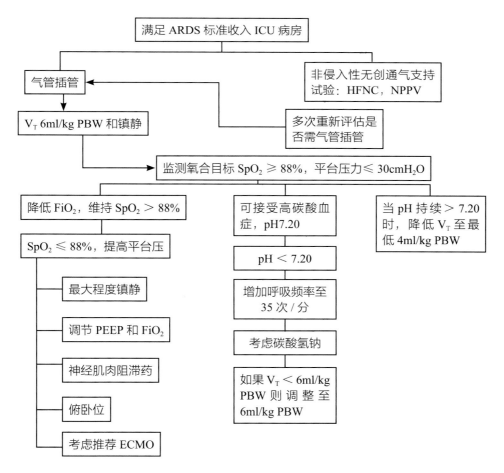

▲ 流程图 23-1　急性呼吸窘迫综合征（ARDS）的管理 / 治疗决策

六、特殊人群

（一）孕妇

- 妊娠期并发 ARDS 可能与上述危险因素或妊娠相关。主要包括羊水栓塞、绒毛膜羊膜炎和严重的肾盂肾炎等。目前对妊娠期 ARDS 管理的研究有限，治疗方法与非妊娠期患者相似。
- 建议采用多学科方法，包括母胎医学、新生儿科和重症监护室，以优化母胎结局。

（二）老年患者

老年患者 ARDS 的处理与其他成人患者相同。

七、预后

> 要点
> - 总死亡率估计为 40%。老年患者的死亡风险似乎有所增加。
> - 早期死亡通常是由于急性呼吸窘迫综合征，而后期死亡可能是由于继发性感染等医院获得性事件。
> - 没有任何单一风险因素能够证明在预测死亡率方面具有优势。
> - 生存者通常面临严重的认知、心理和身体缺陷及较差的生活质量。

（一）治疗患者预后

- 更好的支持性护理和改进的呼吸策略（如小潮气量通气）会随着时间增长而改善生存率。
- 15—19 岁患者的死亡率为 24%，而 85 岁及以上患者的死亡率为 60%。
- ARDS 幸存者可能会运动受限；在 ARDS 痊愈后持续长达 5 年内会有其他身体和心理后遗症。
- 重症疾病导致持续健康与卫生保障负担与其他慢性疾病类似。
- ARDS 幸存者的家属在患者痊愈后持续长达 5 年内会产生心理和情绪障碍。

（二）随访测试和监测

- ARDS 康复后，没有标准的随访模式。然而，如果患者出现功能损害的体征和症状（如肺功能受损），则可从随访中获益。
- 临床医生的密切监测和积极的康复治疗是护理的基石。
- 如果有必要，可进行专业的心理支持治疗。

相关图像

图 23-1 至图 23-4 是 ARDS 患者的典型影像学表现。这些图像展示了 1 例患者住院期间变化过程，最终需要气管切开后撤机。

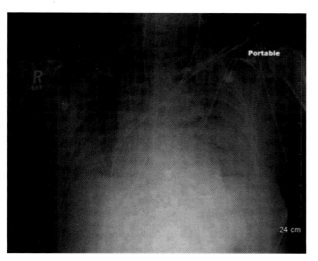

▲ 图 23-1 需要气管插管的继发于急性呼吸窘迫综合征的呼吸窘迫患者的胸部 X 线片

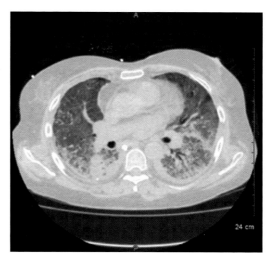

▲ 图 23-2 吸入性肺炎致急性呼吸窘迫综合征患者的胸部 CT

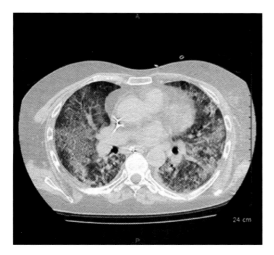

▲ 图 23-3 急性呼吸窘迫综合征患者住院中期胸部 CT 显示弥漫性肺病，主要表现为磨玻璃样影和小叶间 / 小叶内间隔增厚

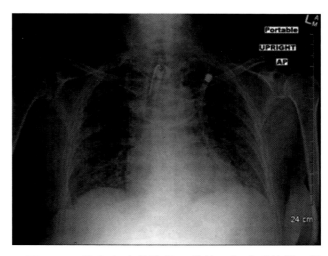

▲ 图 23-4 患者出院前胸部 X 线片。入院后持续 3 周胸部 X 线片表现为双侧模糊和网状透光度下降

相关资源

1. 指南

国际指南

标　题	来　源	日期与网址
Framework and fund of knowledge for ARDS research	NIH-NHLBI ARDS Network	2016 http://www.ardsnet.org/

2. 证据

证据类型	标题和评论	日期和参考文献 / 网址
Ten randomized controlled trials and one observational study	*The NIH-NHLBI ARDS Network was a research network formed to study treatment of acute respiratory distress syndrome* Network investigators reported improved survival with lung protective ventilation and shortened duration of mechanical ventilation with conservative fluid management. Additional trials informed best practices by suggesting no role for routine use of corticosteroids, beta-agonists, pulmonary artery catheterization, or early full calorie enteral nutrition	2016 http://www. ardsnet.org/
Meta-analysis	*Meta-analysis: ventilation strategies and outcomes of the acute respiratory distress syndrome and acute lung injury* Available evidence from a limited number of RCTs shows better outcomes with routine use of low tidal volume, but not high PEEP ventilation in unselected patients with ARDS or acute lung injury	2009 Ann Intern Med 2009;151:566
RCT	*Prone positioning in severe acute respiratory distress syndrome* In patients with severe ARDS, early application of prolonged prone positioning sessions significantly decreased 28 and 90 day mortality	2013 N Engl J Med 2013;368:2159

支气管痉挛与慢性阻塞性肺疾病
Bronchospasm and Chronic Obstructive Pulmonary Disease

Karishma Parekh   E. Mirna Mohanraj   著

杨正东 译 苏斌虓 校

第 24 章

本章概览

- 急性重症哮喘（哮喘状态）和慢性阻塞性肺疾病急性加重（acute exacerbation of chronic obstructive pulmonary disease，AECOPD）是危及生命的情况，需要 ICU 治疗。
- 患者预后取决于风险分层、早期诊断、早期识别即将发生的呼吸衰竭和适当应用机械通气支持。
- 主要药物包括吸入性支气管扩张药和全身皮质类固醇。
- 支气管痉挛型疾病的呼吸机管理原则是支持患者的呼吸，留出呼气时间，最大限度地减少动态恶性充气及其气压伤和心血管功能下降的后果。
- 通过适当和积极的管理，患者可以出院并恢复到基线功能状态。

一、背景

（一）疾病的定义

- 全球哮喘防治倡议（The Global Initiative for Asthma，GINA）将哮喘定义为一种"常见的、慢性的、多种病因的呼吸系统疾病，其特征是可逆的气流限制，通常与气道高反应性和慢性气道炎症有关。"
- 慢性阻塞性肺疾病全球倡议（The Global Initiative for Chronic Obstructive Pulmonary Disease，GOLD）将慢性阻塞性肺疾病定义为"一种常见的可预防和可治疗的疾病，其特征是持续性的气流限制，通常是进行性的，并与气道和肺部对有毒颗粒或气体的慢性炎症反应增强有关。"

（二）疾病分类

- 急性重症哮喘（哮喘持续状态）是一种急性、严重的哮喘加重，初始强化药物治疗无效。急性重症哮喘患者常需要呼吸辅助。
- 慢性阻塞性肺疾病急性加重（AECOPD）是一种以患者呼吸系统症状急性恶化为特征的临床诊断，包括咳嗽、痰液增多和（或）呼吸困难。严重的 AECOPD 可发展为急性呼吸衰竭，需要呼吸辅助。

（三）发病率和患病率

- 美国有超过 2500 万人患有哮喘。每年因哮喘急性加重导致的急诊就诊达 100 万～200 万人次；其中

25% 需要住院治疗；5%～10% 的住院患者需要进入重症监护室。医院哮喘死亡率约为 0.5%。

- 在美国，中度至重度 COPD 患者超过 6500 万人，是第三大死亡原因。COPD 是近 9% 的 ICU 患者的共病，并独立导致 ICU 死亡率。重症 AECOPD 约占因急性呼吸衰竭而入院的 ICU 患者的 2.5%，估计医院死亡率为 5%～20%。
- 全球哮喘和慢性阻塞性肺疾病的患病率正在上升。重要的相关因素是社会经济地位、吸烟行为、室外、室内和职业性空气污染暴露。

（四）病因

- 急性重症哮喘和 AECOPD 需要住院治疗的最常见原因是细菌和病毒呼吸道感染。
- 细菌性病原体主要与 AECOPD 有关，而病毒感染最常与急性严重哮喘相关。
- 在哮喘患者中，大量暴露于外部过敏原、食物过敏原或非甾体抗炎药也可能引发突发恶化。
- 在 COPD 患者中，未诊断的静脉血栓栓塞、失代偿性心力衰竭和疾病自然进展可能导致 AECOPD。
- 导致病情恶化的其他原因包括患者病情控制不佳、服药不合规、吸入娱乐性药物或空气污染物。

（五）病理 / 发病机制

- 哮喘和慢性阻塞性肺疾病均存在气道炎症和气道水肿。
  - 由于气道高反应性，吸入过敏原后，会触发炎症。炎症反应是由嗜酸性粒细胞、中性粒细胞、刺激的 Th2 淋巴细胞和激活的肥大细胞的气道浸润驱动的。通过释放白介素（尤其是 IL-4、IL-5）、GM-CSF、过敏原特异性 IgE 和白三烯，引发细胞因子介导的气道损伤。
  - 炎症细胞触发细胞因子级联效应，通过平滑肌收缩、黏液腺分泌和进一步的气道炎症导致支气管收缩。
  - 慢性阻塞性肺疾病的气道炎症是吸入有毒颗粒和气体的结果——尤其是香烟烟雾。它是一种慢性疾病，以中性粒细胞为主的炎症细胞和黏液分泌增加为特征。肺实质的持续破坏导致肺气肿和气体交换障碍。
- 气流阻塞是严重急性哮喘和严重 AECOPD 的病理生理标志。气道狭窄导致气流受限，气道阻力增加。
  - 在哮喘中，气流阻塞是气道炎症和水肿、气道平滑肌收缩、气道黏液堵塞和气道重塑的综合结果。吸气和呼气的流量均受限。
  - 在伴有肺气肿的 COPD 中，呼气受限最为明显。肺实质破坏导致对气道的牵拉功能丧失，造成呼气时肺内气道塌陷。
- 动态过度通气。
  - 气流受限时，呼吸频率增加会导致不完全呼气和过度通气。这导致呼气末肺容积和肺泡压力的增加，称为固有呼气末正压或自呼气末正压。
  - 随着胸膜压力的增加，在用力完全呼气时，尽管所有呼气肌均参与呼气过程，但通常不足以克服严重的气道阻塞，过度通气随着每次呼吸而加重。
  - 过度通气还会导致膈肌扁平和呼吸肌无力收缩，进一步减少呼气流量和动态过度通气。
  - 在严重 AECOPD 患者中，胸膜压力增加会导致气道塌陷和进行性过度通气。
- 持续性和进行性气道阻塞的后果。
  - 无效腔增大导致严重通气 - 灌注（V/Q）失衡和低氧血症。

- 肺泡过度膨胀增加由通气和血流动力学损害所造成的气压创伤风险。
- 肺部过度通气会增加胸膜腔内压，阻碍全身静脉回流。右心室前负荷和心排出量降低可引起低血压，并可能导致休克。
- 无法持续高强度的呼吸。呼吸肌代谢需求增加，低氧血症和低灌注加重高碳酸血症并导致呼吸衰竭。
- 持续性低氧血症可能有其他有害影响，包括神经损伤、心律失常和心脏缺血。

（六）预测 / 危险因素

- 因急性重症哮喘或严重 AECOPD 需要机械通气的患者死亡风险较高。
- 严重气道阻塞和（或）机械通气的继发性并发症包括动态过度通气、气压创伤和严重酸血症引起的血流动力学不稳定等。
- 表 24-1 列出了其他危险因素。

表 24-1　哮喘和 COPD 相关死亡的其他危险因素

哮喘相关死亡	慢性阻塞性肺疾病（COPD）相关死亡
• 需要机械通气或 ICU 住院的致命性哮喘病史 • 过去 1 年因哮喘住院或急诊就诊 • 目前或最近使用口服皮质类固醇 • 目前没有使用吸入皮质类固醇 • 短效 β_2 受体阻滞药过量使用（超过 1 瓶 / 月） • 难以察觉哮喘症状或病情恶化程度 • 重大的心理或社会经济问题 • 对哮喘药物的依从性差 • 吸毒 • 心血管并存病或慢性肺病	• 老年 • 男性 • 低体重指数 • 心力衰竭 • 慢性肾衰竭 • 长期氧疗法 • 慢性阻塞性肺疾病 4 期 • 肺源性心脏病 • 肌钙蛋白水平升高 • 意识模糊

二、预防

临床经验
- 戒烟是预防 COPD 的发展首要因素。
- 戒烟和避免吸入性过敏原 / 诱因可预防 COPD 和哮喘加重。
- 流感疫苗和肺炎球菌疫苗是预防急性严重哮喘加重和 AECOPD 的重要措施。

（一）一级预防

- 75% 患者因吸烟而患慢阻肺，因此戒烟在很大限度上可预防 COPD 发生。

（二）二级预防

- 早期发现和适当的疾病管理对于预防哮喘和 COPD 的进展和并发症至关重要。
- 所有经常吸烟的人都应该戒烟。

- 应教育患者避免接触 / 吸入已知的过敏原。
- 建议所有哮喘和慢性阻塞性肺疾病患者接种流感和肺炎球菌疫苗。

三、诊断

> 临床经验
> - 重症哮喘或 AECOPD 病情加重时可表现为严重呼吸道症状，且多次使用急救药物难以缓解。
> - 病史采集应对病情恶化和呼吸衰竭的风险进行分层。
> - 体格检查可发现即将发生的呼吸衰竭和血流动力学损害。

（一）鉴别诊断（表 24-2）

表 24-2　重症哮喘的鉴别诊断

鉴别诊断	特　性
上气道阻塞	口面肿胀、流口水、发音困难、喘鸣
气道异物 / 支气管内病变	慢性咳嗽、局限性哮鸣、发热、咯血、脓痰
急性支气管炎 / 肺炎	发热、痰性咳嗽、干湿啰音
支气管扩张症	发热、反复感染、咳痰、咯血
气管支气管软化症	咳嗽、痰潴留、反复感染、胸部 CT 显示气道萎陷和气体潴留
肺栓塞	胸膜炎性胸痛，深静脉血栓相关症状，胸部 CT 血管造影显示充盈缺损
充血性心力衰竭加重	端坐呼吸、阵发性夜间呼吸困难、下肢水肿、啰音、胸部 X 线片证实有容量负荷过重、肺水肿、BNP 升高
心肌梗死	心绞痛、心电图提示心肌缺血、心肌生物标志物升高
声带反常运动	反复哮鸣、喘鸣、喉镜可见异常声带运动
过度换气综合征	间歇性过度呼吸，可自发性缓解，有恐惧感、焦虑或感觉异常

（二）典型表现

- 急性重症哮喘患者在静息状态下也存在严重呼吸困难、喘息、说话困难和胸闷。患者最近可能接触过已知或未知的诱因。此类患者增加使用短效 β_2 受体阻滞药无明显效果。
- 严重 AECOPD 患者出现慢性症状急性化，包括呼吸困难、咳嗽、喘息和运动不耐受加重。患者痰量增加且与既往颜色不同。此类患者无明显大咯血症状，但痰中可伴有血丝或血点。

（三）临床诊断

1. 病史
- 身体症状。
- 呼吸系统症状，包括呼吸困难、咳嗽、喘息、咯血、痰（体积、颜色、与平时相比的变化）、胸膜炎或劳力性胸痛、端坐呼吸、阵发性夜间呼吸困难、下肢水肿。

- 症状的发作、持续时间、频率及开始时间。
- 症状包括睡眠障碍、运动不耐受或日常生活活动受限。
- 缓解和加剧因素。
- 过敏原接触情况（家中 / 工作中）。
- 既往加重史、口服皮质激素史、急诊史或住院史。
- 既往插管或 ICU 入院治疗情况。
- 长期医嘱，抢救用药频率，近期用药方案的变化。

2. 体格检查

- 记录生命体征，包括体温、血压、心率、呼吸频率和连续脉搏血氧测量。反常脉冲表明气流严重受阻。
- 检查患者的总体外观。焦躁、焦虑、直立或前倾姿势表明疾病严重。
- 评估即将发生呼吸衰竭的体征，包括发绀、鼻部扩张、胸骨上缩回、辅助呼吸肌使用、异常呼吸 [呼吸过程中胸壁和（或）腹部运动异常或不同步] 和无法完成完整的句子。恶化表现包括思维混乱或嗜睡、"胸闷"、低血压和心动过缓。
- 检查口腔气道，为插管做准备。
- 肺部听诊以识别吸气和（或）呼气性喘息、呼吸音减弱或其他。
- 注意检查喘鸣音。
- 心脏听诊是否有缓慢或快速心律失常。注意颈静脉扩张、肝颈静脉反流和下肢水肿。
- 检查四肢杵状畸形。
- 评估气压创伤的体征，包括呼吸音缺失、颈静脉扩张、皮下肺气肿和胸骨切迹偏移。
- 在通气患者中，应进行一系列检查以评估气压创伤和自动呼气末正压变化。
  - 对称性听诊双侧呼吸音。
  - 触诊颈部和胸壁是否有皮下肺气肿。
  - 仔细听呼气期；如果下一次呼吸机呼吸中断患者完全呼气，则提示自动呼气末正压变化。

（四）辅助诊断

1. 实验室检查

- 急性严重哮喘或严重 AECOPD 患者应常规检查动脉血气。
  - AECOPD 可表现为急性或慢加急性 CO_2 潴留。在已知的重度 COPD 患者中，碳酸氢盐水平升高可能是慢性高碳酸血症的线索。低氧血症也可能存在，但应考虑是否存在低效吸氧。
  - 急性重症哮喘常表现为低氧血症和低碳酸血症。正常碳酸血症或轻度高碳酸血症提示即将发生呼吸衰竭。
- 所有 AECOPD 和哮喘状态的患者都应该进行全血细胞计数。
- 在频繁使用 β_2 受体阻滞药治疗的患者中，应监测血清电解质（钾、镁、磷酸盐）。
- 定期检查心电图以评估心肌缺血、心律失常和右心室应变模式。
- 考虑在患有 AECOPD 或出现心肌缺血、左心衰或肺心病的患者中获取心脏生物标志物（肌钙蛋白 - T、BNP）。
- 获取服用此药物的哮喘患者的茶碱水平。
- 有相关感染症状的患者应进行流感 / 病毒培养和（或）细菌性痰培养。

2. 影像学检查

- 胸部 X 线片：评估实变、气压创伤 [气胸、纵隔气肿、气腹、皮下肺气肿（图 24-1 ）] 和肺水肿。
- CT 血管造影：急性肺栓塞时应考虑。对于没有明确诱因的 AECOPD 患者，建议怀疑急性肺栓塞可能。
- 建议对能够参与测试的哮喘患者进行连续呼气峰流量（peak expiratory flow，PEF）监测。PEF 下降到预测或个人最佳值 40% 以下表明严重恶化。PEF 的改善表明对治疗有反应。
- 对于急性重症哮喘或 AECOPD 机械通气患者，在具有超声条件的机构，可行床旁经胸超声检测气胸。

（五）疾病诊断注意事项 / 常见错误

- 有既往发作史或呼吸衰竭史病历缺失，会影响风险分层。
- 未能进行全面鉴别诊断。
- 对于急性严重哮喘患者的潜在呼吸衰竭预测不足。

四、治疗

（一）治疗原则

- 立即评估呼吸和血流动力学状态并积极治疗，对预防和管理呼吸衰竭和心力衰竭至关重要。
- 急性呼吸衰竭需进行有创和（或）无创正压通气。具体方法（有创或无创通气策略）需根据患者情况谨慎选择，通气后需定时检测。
- 急性重症哮喘和 AECOPD 的一线治疗药物是支气管扩张药和皮质类固醇。
- 有感染迹象和症状的患者应使用抗生素。
- 难治性病例应考虑机械通气的辅助治疗，包括深度镇静、神经肌肉阻滞、麻醉药（静脉氯胺酮、吸入麻醉药）、ECMO 和 ECCO$_2$R（体外去除 CO$_2$ ）。

（二）就医指征

- AECOPD 住院需求指标。
  - 老年。
  - 严重的慢性阻塞性肺疾病。
  - 长期氧疗。
  - 家庭治疗难以控制病情。
  - 明显的心脏并发症。
  - 对初始治疗没有反应。
  - 明显或即将出现呼吸衰竭的迹象。
- 急性哮喘发作时住院需要的指标。
  - 严重的哮喘。
  - 对最初治疗没有反应。
  - PEF 治疗后改善率仍低于预期或个人最佳水平的 40%。
  - 因明显或即将发生的呼吸衰竭、呼吸停止、意识受损或难治性低氧血症或高碳酸症而入住 ICU。

（三）住院患者管理

1. 急性重症哮喘或 **AECOPD** 的管理概述

吸氧	• 目标氧饱和度为 88%～92% • 过量的氧气可能对 AECOPD 有害
无创正压通气	有适应证患者的一线治疗
机械通气	• 以低呼吸频率为目标，延长呼气时间 • 保持平台压力 < 30cmH$_2$O • 监测内源性 PEEP
吸入支气管扩张药	• 每 20 分钟 1 次至每小时 1 次 • 可能需要连续使用
全身皮质类固醇	每 6 小时静脉注射等量的甲泼尼龙 60～125mg；随临床改善而逐渐减少
抗生素	对有感染迹象的患者开始抗生素治疗
镇静	目标是呼吸机同步
神经肌肉阻滞	用于呼吸机不同步、严重的内源性 PEEP 和气道压力控制不良患者
ECMO 和 ECCO$_2$R	对于难治性低氧血症、高碳酸血症或血流动力学障碍的患者，应考虑咨询专家，进行最大限度的治疗
麻醉药物	对于难治性酸中毒、危及生命的内源性 PEEP 和气道压力控制不佳的患者，应考虑咨询专家，进行最大限度的治疗

2. 辅助供氧

- 急性重症哮喘和重症 AECOPD 的目标饱和度为 88%～92%。
- 过量补氧可能对 AECOPD 患者产生有害影响，包括 V/Q 失衡导致的进行性高碳酸血症，霍尔丹效应导致的二氧化碳与血红蛋白结合降低，以及呼吸驱动钝化。

3. 无创正压通气（**NPPV**）

- NPPV 越来越多地被用于重症 AECOPD 患者的一线呼吸支持。
- 呼气正压导致气道扩张，改善通气，促进气体交换。吸气正压减轻吸气肌做功，减轻呼吸困难。
- 在 AECOPD 中，NPPV 的使用可以避免气管插管，缩短住院时间，并显著降低死亡率（NNT = 4）。死亡率的降低很大限度上归因于避免了有创机械通气相关并发症。
- 必须密切监测 NPPV 参数。在治疗开始 1～2h 内观察呼吸性酸中毒、呼吸做功和意识模糊的改善情况。如无改善或下降，迅速改用有创机械通气。
- 使用 NPPV 治疗急性哮喘加重仍存在争议。NPPV 可用于特定的哮喘患者，监测时要谨慎和警惕。

(1) AECOPD NPPV 的适应证。

- 呼吸性酸中毒。
- 有呼吸肌肉疲劳的证据。
- 使用辅助呼吸肌，反常呼吸。

(2) NPPV 禁忌证。

- 心搏呼吸骤停。
- 血流动力学不稳定。

- 精神状态改变（不包括高碳酸血症脑病）。
- 无法保护呼吸道。
- 呕吐、呕血、大量口腔分泌物。
- 口罩不合适。

(3) NPPV 的初始设置。

- 开始吸气压力 IPAP = 8cmH$_2$O，呼气压 EPAP = 4cmH$_2$O。
- IPAP 增量为 2～4cmH$_2$O（最高 10～20cmH$_2$O），预期目标如下。
  - 缓解呼吸困难。
  - 降低呼吸频率。
  - 调整以提供 V$_T$ 6～8ml/kg PBW。
  - 人机同步。

4. 有创机械通气

- 有创机械通气（invasive mechanical ventilation，IMV）的目的是维持呼吸和气体交换，同时避免动态过度通气并发症。
- 对于积极治疗无效、积极治疗后病情恶化或有呼吸衰竭迹象的患者，建议早期插管。

(1) IMV 适应证。

- 呼吸或心搏停搏。
- 不能耐受 NPPV 或 NPPV 失效。
- 血流动力学不稳定。
- 无法清除分泌物。
- 持续意识减退或焦虑。
- 难治性高碳酸血症或低氧血症。

(2) 气管插管。

- 有困难气道管理经验的医生应在受控环境下进行插管。
- 需提前应对插管后血流动力学不稳定情况；正压通气和过度通气会使静脉回流受阻加重。可能需要静脉液体复苏和使用血管加压药物。

(3) 呼吸机设置。

- 建议采用——压力控制或流量控制模式。
- 流量控制模式的初始设置应以低潮气量为目标，6～8ml/kg PBW，呼吸频率 10～12 次 / 分，FiO$_2$ 为 100%。设置较低呼吸频率，以延长呼气时间，并允许呼气流量在下一次吸入前达到零（图 24-2）。
- 急性重症哮喘或严重 AECOPD 患者推荐初始 PEEP 设置 0～5cmH$_2$O。
- 内源性呼气末正压应通过呼气末屏气法测量（图 24-3）。然而，对于严重气道阻塞的患者，必须注意不要低估其内源性 PEEP。在严重支气管痉挛时，与主要气道不相通的气道可能会因水肿和黏液而阻塞，尽管过度膨胀，但不能作为自动呼气末正压测量。如果患者有与自动呼气末正压相符的血流动力学体征，且临床检查显示在给予下一次呼吸机呼吸时仍持续呼气，则假定存在显著的自动呼气末正压。
- 显著的内源性 PEEP 必须予以干预。可通过改善患者与呼吸机的同步、减少吸气与呼气时间比以及使用持续的支气管收缩药物治疗。
- 对于严重空气潴留但有自主呼吸的患者，可增加外源性 PEEP，以减少吸气做功。但需在专业人员监测指导下进行，否则可能导致更严重的气体潴留和高吸气压力。

- 应密切监测平台压力并保持在 30cmH$_2$O 以下，峰值压力应保持在尽可能低的水平。
- 压力控制通气，需确保达到足够的潮气量。
- 允许性高碳酸血症指的是指 PaCO$_2$ 在 60～80mmHg，pH 最低至 7.2。减少分钟通气量、延长呼气时间可以减少内源性 PEEP。除颅内压增高、严重冠状动脉疾病或严重代谢性酸中毒的患者外，在急性重症哮喘中，为了降低内源性 PEEP 通常允许高碳酸血症。
- 为使患者与呼吸机同步，并减少气压创伤的风险通常需要深度镇静。
- 严重的病例可能需要使用神经肌肉阻滞药。

(4) IMV 镇静。

- 持续输注镇静药物是治疗的主要方法，尤其是对哮喘持续状态的机械通气患者。
- 应使用通用镇静量表，如 Richmond 躁动镇静量表（richmond agitation-sedation scale，RASS）。在气流限制状态改善之前，急性严重哮喘或严重 AECOPD 患者通常需要中度至深度镇静（通常为 RASS-3 至 RASS-4），以保证患者舒适状态和人机同步。
- 持续输注丙泊酚，可能有额外的支气管扩张药作用。
- 可能需要额外输注的阿片类药物和（或）苯二氮䓬，以达到预期的镇静水平和人机同步。吗啡与组胺释放有关，但似乎不具有临床重要性。芬太尼与组胺释放无关。
- 患者处于深度镇静状态时，若持续性人机不同步或进行性动态过度通气，此时可能需要神经肌肉阻滞药。常用方法为顺阿曲库铵负荷剂量后输注后继续持续输注。

5. 辅助治疗方法

- 支气管镜清理呼吸道法极少用于严重黏液堵塞的插管患者。气道清理过程持续时间应尽量短。在手术过程中密切监测患者气道阻力、气压创伤和血流动力学情况。
- 常规支气管镜检查对严重 AECOPD 患者没有好处。

6. 药物治疗（表 24–3）

- 支气管扩张药。
  - 吸入 β$_2$ 受体阻滞药治疗可在 5min 内起作用，减少气道炎症，放松气道平滑肌，减少黏液生成。对于呼吸窘迫的患者，可每隔 20 分钟至每小时重复给药。可能需要连续雾化。通过喷雾器或定量雾化吸入器（metered dose inhaler，MDI）给药有相同的效果；然而，对于呼吸窘迫的患者建议雾化治疗，以确保足够的药物交付。
  - 吸入异丙托溴铵可加入 β$_2$ 受体阻滞药治疗，以增强支气管扩张药效果。由于其起作用缓慢，不应作为单独的支气管扩张药使用。
  - 一般不建议在急性情况下注射甲基黄嘌呤。
  - 吸入性支气管扩张药治疗无效的患者，可考虑皮下、气管内或肠外注射肾上腺素。

表 24–3　急性重症哮喘和重症 AECOPD 常用药物

药物名称	推荐剂量	使用频率
沙丁胺醇雾化剂	2.5～5mg	• 平稳患者一开始是每 20 分钟 1 次，后来是每 4～6 小时 1 次 • 严重患者可能需要持续的治疗
异丙托溴铵雾化剂	0.5mg（2.5ml）	每 6～8 小时 1 次
沙丁胺醇 / 异丙托溴铵	2.5mg/0.5mg（每 3ml）	每 4～6 小时 1 次

（续表）

药物名称	推荐剂量	使用频率
甲泼尼龙	60~125mg 静脉注射	每 6 小时 1 次，直到稳定
硫酸镁	2g 静脉注射	1 次注射超过 20min
肾上腺素	0.1~0.3mg 皮下注射	每 20 分钟 1 次（最大 0.01mg/kg）
依拉西泮	0.01~0.1mg/(kg·h) 连续输注	滴定到目标镇静水平，患者 – 呼吸机同步
咪达唑仑	0.02~0.1mg/(kg·h) 连续输注	滴定到目标镇静水平，患者 – 呼吸机同步
吗啡	2~30mg/h 连续输注	滴定到目标镇静水平，患者 – 呼吸机同步
芬太尼	0.7~10μg/(kg·h) 连续输注	滴定到目标镇静水平，患者 – 呼吸机同步
丙泊酚	0.3~3mg/(kg·h) 连续输注	滴定到目标镇静水平，患者 – 呼吸机同步
阿曲库铵	负荷剂量：0.1~0.2mg/kg，滴速：1~3μg/(kg·min)	滴定到所需的肌松监测反应

- 糖皮质激素。
  - 早期给予皮质类固醇可减少炎症和黏液产生，以改善肺功能并缩短重症病情时间。
  - 每 6 小时静脉注射甲泼尼龙 60~125mg。一旦症状改善，就转入低剂量或口服治疗。与口服相比，高剂量（＞80mg）或静脉注射仍缺乏证据。
- 抗生素。
  - 有细菌感染迹象和症状的哮喘患者应开始使用抗生素。
  - 符合温尼伯标准（呼吸困难增加、痰量增加、脓痰增加）或需要有创机械通气的中度至重度 COPD 患者应使用抗生素。
  - 抗生素选择应基于局部细菌耐药模式和（或）高危患者的痰培养结果（近期抗生素使用、近期插管）。
- 对于严重气流受限的成人哮喘患者，静脉注射硫酸镁可能有支气管扩张作用。AECOPD 患者不推荐。
- 白三烯受体拮抗药治疗急性重症哮喘或严重 AECOPD 患者的研究还不充分。目前不推荐。
- 黏液溶解剂和胸部物理治疗适用于有大量或滞留分泌物的哮喘和 COPD 患者。气道清理设备也可能有利于分泌物清除，但危重患者可能无效。

7. 机械通气患者的难治性呼吸衰竭

- 患者可表现为呼吸性酸中毒 1~2 天，疾病呈动态发展，治疗需要一定时间。
- 采取了上述措施治疗，但仍缺乏反应或临床情况恶化，应考虑难治性呼吸衰竭。
  - FiO_2 高但仍存在低氧血症。
  - 严重持续性高碳酸血症（$PaCO_2$ ＞ 80mmHg，pH ＜ 7.2）。
  - 气道压力失控：平台压力升高，内源性 PEEP 升高。
  - 由于气道压力升高，无法达到潮有效气量。

8. 难治性呼吸衰竭患者的附加治疗

- 对于呼吸机不同步、较高的内源性 PEEP 和气道压力控制不良的患者，可使用神经肌肉阻滞药。此时应协同使用足够的镇静药。神经肌肉阻断剂应尽快安全停用。

- 对于伴有难治性低氧血症或高碳酸血症和（或）血流动力学损害的急性重症哮喘患者，可以考虑使用 ECMO 和 ECCO$_2$R。
- 氯胺酮是一种注射用麻醉药，用于难治性急性重症哮喘，作为抗胆碱能支气管扩张药。没有证据表明传统疗法有额外的好处。在 AECOPD 中没有适应证。
- 对于难治性酸中毒、威胁生命内源性 PEEP，以及尽管进行了最大限度的治疗（包括神经肌肉阻滞）但气道压力控制不佳的患者，可使用吸入卤化麻醉药（异氟烷、七氟烷）。麻醉药必须由麻醉师给药。这些药物具有直接和间接的支气管扩张作用，用药后短时间内起效。目前的数据没有将吸入麻醉药与改善预后联系起来。在 AECOPD 中没有吸入麻醉药物的使用指征。
- 氦氧混合气（氦气）是一种低密度气体，可作为呼吸困难哮喘患者的辅助治疗。原理是与辅助氧气混合，以减少紊流，增加通过狭窄气道的气流。这种混合物只含有 30% 的 O$_2$，因此对于严重低氧血症的患者是不适用。有限的研究支持将氦氧混合气常规用于严重呼吸道梗阻治疗。

（四）并发症的预防和管理

- 在需要机械通气的患者中，过度通气的并发症（肺气压创伤和血流动力学损害）可能会突然发生，并可危及生命。
  - 肺气压性创伤可表现为低氧血症、低血压或临床检查发现的突然恶化，如呼吸音缺失或减弱、气管偏离、皮下肺气肿和颈静脉扩张。
  - 峰值和平台压力的急性增加提示可能存在肺气压创伤。
  - 如果临床检查提示不稳定型张力性气胸，应立即进行穿刺作为缓解措施。然后必须进行胸腔闭式引流。
  - 对于血流动力学稳定的患者，应由专业人员通过 CXR 和（或）床旁超声迅速评估气胸。
  - 气胸的最终治疗，应进行床旁胸腔闭式引流术。
  - 对于纵隔气肿、气腹和持续性漏气的处理建议进行外科会诊。
  - 如果怀疑过度通气导致的低血压，可在资深临床医生的监督下进行简短的呼吸暂停试验（30～60s 的长时间呼气）。
- 应密切监测患者是否有败血症或静脉血栓栓塞的迹象。
- 机械通气患者由于长期制动，同时使用糖皮质激素、镇静药和神经肌肉阻断剂，可能导致 ICU 获得性虚弱。通过康复治疗，患者通常可以恢复到住院前的功能状态。

五、特殊人群

孕妇

- 妊娠期哮喘很少见，一旦发生会危及母亲和胎儿生命。
- 妊娠患者的功能残气量下降，气道水肿增加，黏液分泌增加，呼吸储备减少，发生呼吸衰竭风险高。
- 必须避免产妇缺氧，以防止胎儿宫内发育迟缓和死亡。安全的 PaO$_2$ 为大于 65mmHg。
- 一般而言，妊娠患者治疗策略与非妊娠患者相同，但有几个领域值得特别注意，如下所示。
  - 短效 β$_2$ 受体阻滞药和糖皮质激素通常对孕妇安全，可用于治疗妊娠期的急性重度哮喘。
  - 妊娠期间持续输注镇静药物的安全性尚不清楚。

> 丙泊酚（妊娠 B 类）常用，可能有额外的支气管扩张药作用。必须注意避免低血压。剂量过大可导致子宫平滑肌张力下降。

> 阿片类药物（妊娠 C 类）用于妊娠期间的短期持续镇静和镇痛。由于该类药物可穿过胎盘，长期使用或妊娠晚期使用可能影响胎儿神经发育或导致新生儿戒断综合征。

> 应避免使用苯二氮䓬类药物（妊娠 D 类）。这些药物穿过胎盘，对胎儿构成危险。

> 如果需要神经肌肉阻滞药，建议短期使用顺阿曲库铵（妊娠 B 类）。长期使用可导致胎儿关节挛缩。

- NPPV 应仅用于必须使用的患者。妊娠患者发生胃胀和误吸的风险高于正常人群。
- 应由专业人员管理妊娠哮喘患者的机械通气。重症监护医师必须与产科医生和母胎专家通力合作。
- 允许性高碳酸血症策略可挽救生命，但尚未对妊娠期进行专门研究。

> 由于在妊娠期间增加了微通气，基线 $PaCO_2$ 在妊娠期间水平较低。

> 较高的 $PaCO_2$ 水平可能有有害的影响，包括减少子宫血流量和胎儿呼吸性酸中毒。

> 尽管存在争议，但许可性高碳酸血症已成功应用，妊娠结局良好。尽管进行了积极的治疗，但仍有难治性呼吸衰竭的孕妇，可谨慎使用允许性高碳酸血症。

六、预后

（一）治疗患者的预后

- AECOPD。
  - AECOPD 住院患者 1 年死亡率 1%～9%，需要机械通气的患者死亡率更高。
  - 一些危险因素预示预后较差（潜在 COPD 的严重程度、需要长期氧疗、并发症、年龄较大）1 年死亡率超过 25%～40%。
  - 使用 NPPV 即可治疗的患者死亡率较低，住院时间较短。
  - 拔管后，许多患者无法恢复到基线呼吸状态。
- 急性重症哮喘。
  - 需要机械通气的急性重症哮喘患者的即时死亡率低，但哮喘状态复发的风险较高。
  - 需要插管的复发性急性重症哮喘患者 1 年死亡率高达 10%。
  - 排除院外呼吸和心脏停搏的患者，大多数急性严重哮喘入院患者可恢复到基线功能状态。

（二）随访及病情监测

- 出院后，患者应立即接受呼吸科医生的随访。
- 加重后应进行肺功能检查。
- AECOPD 患者一旦从疾病急性期恢复，应评估肺康复情况。
- 以下方面需反复进行患者教育，包括获得可靠和快速的医疗护理、坚持用药方案、适当的吸入器治疗技术、了解病情恶化的迹象和症状、急救药物使用次数监测，以及避免过敏原。

相关图像

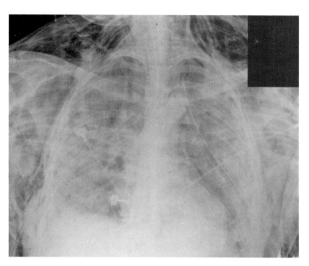

▲ 图 24-1　哮喘状态患者的气压创伤

患者有广泛的皮下气肿，需要双侧气胸引流

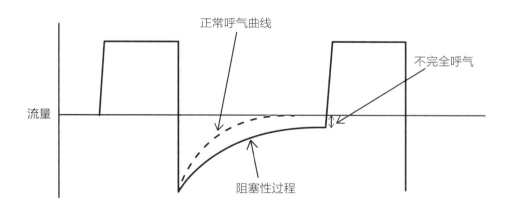

▲ 图 24-2　流量与时间追踪，显示延长呼气相的优化，使呼气流量在下一次吸入前达到零（虚线）

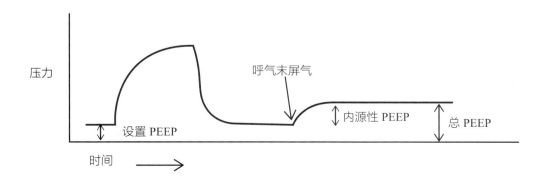

▲ 图 24-3　呼气末屏气法显示内源性呼气末正压（PEEP）的压力与时间曲线

相关资源

指南

美国指南

标 题	来 源	日期与网址
National Asthma Education and Prevention Program: Expert panel report III – Guidelines for the Diagnosis and Management of Asthma	National Heart, Lung, and Blood Institute	2007 http://www.nhlbi.nih.gov/healthpro/ guidelines/current/asthmaguidelines
Standards for the Diagnosis and Management of Patients with COPD	American Thoracic Society/European Respiratory Society Task Force	2004 https://www.thoracic.org/statements/ copd.php
International ERS/ATS Guidelines on Definition, Evaluation and Treatment of Severe Asthma: Allergy and Asthma	American Thoracic Society/European Respiratory Society Task Force	2014 https://www.thoracic.org/statements/ resources/allergyasthma/Severe-Asthma-CPG-ERJ.pdf

国际指南

标 题	来 源	日期与网址
GINA Report: Global Strategy for Asthma Prevention and Management	Global Initiative for Asthma	2020 www.ginasthma.org
Global Strategy for the Diagnosis, Management and Prevention of COPD	Global Initiative for Chronic Obstructive Lung Disease	2020 www.goldcopd.org

呼吸机撤机
Weaning from Mechanical Ventilation

Steven Chakupurakal   John Cardasis   著

杨正东 译   苏斌虓 校

第25章

本章概览

- 积极和规范的呼吸机撤机方法可使机械通气持续时间缩短，降低发病率和死亡率。
- 应每天评估患者的撤机准备情况。
- 评估患者自主呼吸的最佳方法是进行自主呼吸试验。
- 停止机械通气并拔管的大约 15% 的患者需要在 48h 内重新插管。

一、背景

- 机械通气可以挽救危重患者的生命。但是，插管和机械通气也有一定风险。
- 机械通气的并发症包括血流动力学紊乱、呼吸机相关肺炎（ventilator-associated pneumonia，VAP）、气管损伤、伴有出血的胃肠道应激性溃疡、皮肤破裂和压疮、肌肉萎缩和获得性虚弱、气压创伤、疼痛和不适。
- 因此，重症监护医生的目标应该在必要时使用机械通气并且及时撤机。
- 在治疗呼吸衰竭同时，还必须保持其他系统的内稳态，例如体液平衡、精神状态、肌肉力量等。
- 20%～40% 的机械通气患者第一次尝试撤机失败。超过一半的机械通气时间与撤机相关。
- 与不需要再插管的患者相比，提前拔管需要再插管的患者死亡率从 2.5 倍增加到 10 倍。

（一）定义

- 呼吸机撤机，也称为撤机，是指停止机械通气的过程，包括 2 个部分，如下所示。
  - 评估撤机准备情况：确定患者是否符合预先规定的撤机准备标准，以评估他/她是否可以安全撤机。
  - 撤机：是有计划的减少机械通气支持以及使患者脱离呼吸机的过程。有些患者可以立即转入自主通气或进行自主呼吸试验成功后撤机，对某些患者则可能是渐进式过渡进行。

（二）发病率/患病率

- 美国每年约有 80 万住院患者需要机械通气。这大约占住院人数的 3%。
- 据估计，每 1000 人中有 2.7 例使用机械通气。

二、撤机准备评估

- 在开始撤机之前，必须解决呼吸衰竭的原因。
- 简单来说，呼吸衰竭是患者呼吸力量与呼吸做功负荷的不平衡造成，当患者呼吸做功（负荷）超过了其（力量）维持能力就会出现呼吸衰竭。
- 呼吸衰竭通常是由于强度和载荷的变化的组合；每个都可以由多个因素组成。
- 当平衡恢复到有利于患者维持呼吸时，撤机就会成功。

影响呼吸力量和负荷的因素（表 25-1）

表 25-1　影响呼吸力量和负荷的因素

呼吸力量减弱	呼吸负荷加重
· 糖皮质激素 · 瘫痪 · 营养不良 · 脓毒症 · 高龄 · 神经肌肉无力 · 甲状腺功能减退 · 长期卧床	· 肥胖 · 气道阻塞 · 肺顺应性降低（实变 / 充血） · 脓毒症 · 无效腔增加（肺栓塞） · 胸壁畸形 · 代谢增加（发热） · 代谢性酸中毒

- 呼吸衰竭原发病因必须得以治疗和解决。
  - 抗生素用于肺炎治疗，全身皮质类固醇 / 支气管扩张药用于哮喘 /COPD 加重期治疗，利尿药用于心力衰竭治疗，并为潜在的急性进程提供足够的改善时间。
  - 这些措施可减少肺水肿、缓解肺不张和胸腔积液、扩张气道、减少自动呼气末正压和进行性过度通气等，因此起到改善患者依从性和减少通气阻力的作用。
  - 导致呼吸衰竭的因素不一定是呼吸衰竭发展中唯一的因素。比如在开始控制机械通气的数小时内，会发生肌肉萎缩，特别是横膈膜肌萎缩。
- 当原发病因得到控制并有趋势好转时，应开始评估撤机。

三、其他系统稳态维持

- 维持呼吸系统外系统的内稳态是成功撤机的关键。这些其他系统包括但不限于神经系统、心血管系统和神经肌肉系统。
- 在过去，在急性发病期，一般需要卧床（包括瘫痪患者），长期镇静以及完全呼吸机支持治疗。
- 而现在，积极撤机和支持性治疗并重。以下是目前的标准做法，其中一些已被证明可以缩短机械通气的持续时间。

（一）每日暂停镇静

- 持续镇静剥夺了医生评估呼吸机撤机的一个重要评估工具：患者的精神状态。这可能导致高估患者的病情水平，低估患者呼吸力量，以及长时间制动。

- 在绝大多数患者中，仅在必要时重新镇静（剂量减半），已证明可以缩短插管时间。
- 一项研究表明，每日保持镇静暂停，可使机械通气时间平均缩短 2.4 天。

（二）每日自主呼吸试验

- 应每天对准备撤机的通气患者进行自主呼吸试验（spontaneous breathing trial，SBT）；SBT 最好是在镇静暂停期间进行。
- SBT 除了可以评估撤机准备情况，还可以防止膈肌和胸壁肌萎缩。

（三）液体限制

- 体液输入过量可导致肺充血、肺顺应性降低和呼吸负荷增加。
- 对于血流动力学稳定的患者，应注重液体平衡。液体平衡可以减少机械通气时间，而不增加循环休克的发生率或透析的使用。

（四）尽早开始物理治疗

- 长期卧床会使患者机体功能衰弱，包括呼吸肌在内的肌肉能力下降。
- 长期卧床会使医生低估患者自主呼吸能力，比如卧床患者比可下地活动患者"看起来"更虚弱。
- 早期活动可减少机械通气持续时间，改善身体和认知功能。
- 机械通气患者，在基本功能独立，并满足心肺稳定标准，应尽早参加物理和作业治疗。

（五）营养

- 营养不良会加重患者虚弱状态，并随着 ICU 滞留时间增加而加重。尤其是危重患者的高分解代谢会极大加重患者虚弱状态。
- 何时开始营养支持还有待研究，但保持热量摄入，包括脂肪和蛋白质，是必要的，可防止患者虚弱的加重。
- 低钾血症、低磷血症和低镁血症都导致肌肉无力，应予以纠正。

（六）酸碱状态

- 一些患者有呼吸衰竭的慢性成分，如慢性阻塞性肺疾病（chronic obstructive pulmonary disease，COPD）中的慢性呼吸性酸中毒或肥胖低通气综合征。由于不能维持维持正常的血清 pH 所需的每分通气量，所以这类患者在生理上无法耐受正常碳酸氢盐水平。
- 对这些患者来说，维持"正常的 $PaCO_2$"会浪费掉机体自身代偿保留的碳酸氢盐。因此，在拔管前，医生应该接受碳酸氢盐潴留和低通气的基线水平，而不是以正常的动脉血气为目标。

四、拔管准备情况评估

- 一旦开始撤机，应每天评估患者是否可能拔管。评估内容如下。
    - 呼吸参数—证明在最小的呼吸机支持和吸氧需求下自主呼吸的能力。
    - 血流动力学状态—休克缓解，不需要高剂量的血管加压药。

- 精神状态—能够保护呼吸道。
- 评估患者拔管准备情况的标准是 SBT。
- 当满足上述标准时，应尝试 SBT。当医生确信可以拔管成功时，继续等待启动 SBT 将会延迟拔管。
- 成功完成 SBT 的患者应评估是否需要拔管，评估其是否可以在没有气管内插管的情况下气道保护功能。

（一）自主呼吸试验

- SBT 是在患者仍处于插管状态下的无辅助或最低辅助呼吸期间进行。
- SBT 常用 T 管进行检测，通气设置肠胃 CPAP（通常为 5cmH$_2$O）或低压力支持通气（5～8cmH$_2$O 或低于 PEEP），每天 30 分钟至数小时。
  - 这些模式已被证明优于更高水平的压力支持或同步间歇指令通气（synchronized intermittent mandatory ventilation，SIMV）。
  - 由于环境原因可能需要增加 SBT 持续时间，但与每天至少 30min 的 SBT 相比，增加持续时间或增加频率都没有增加预测能力。
  - 值得注意的是，即使低水平的压力支持和 PEEP 也会显著增加呼吸工作，从而掩盖持续的呼吸衰竭。
  - 有人认为 "T 管法" 是对患者在大气压下自主呼吸能力的 "最真实" 评估。
  - 医生应该意识到 CPAP 或压力支持提供的心脏增强，并解释心力衰竭患者的这种情况。

（二）SBT 实施方法

1. 持续气道正压

- 持续气道正压（continuous positive airway pressure，CPAP）提供最小的静压，防止肺不张，同时允许患者相对独立的呼吸。CPAP 的支持者认为，它增加了功能剩余容量，并维持小气道通畅，同时不掩盖患者呼吸做功。
- CPAP 试验在患者连接呼吸机时进行，同时提供了一种监测和警报的方法。
- 使用 CPAP 或 T 管的自主呼吸试验显示，与压力支持和 SIMV 分级撤机相比，可减少插管持续时间。
- CPAP 不能补偿气管内导管的阻力，如果导管狭窄，可能导致正常患者 SBT 失败。

2. 压力支持通气

- 压力支持通气（pressure support ventilation，PSV）是一种由患者触发、流量转换和压力限制的模式，通常与 CPAP 联合使用。
- 与 CPAP 一样，它不需要断开与呼吸机的连接，呼吸暂停警报和压力监测器仍在工作。
- PSV 还可以克服更窄的气管内管增加的阻力。
- 压力支持的缺点是，它直接增加了吸气的呼吸肌，与所使用的支持量成正比，这可以掩盖持续的呼吸衰竭。
  - 例如，压力支持 5cmH$_2$O 高于 PEEP 5cmH$_2$O 相当于两级无创压力支持 IPAP 10/EPAP 5（假设足够的密封），这一水平在呼吸衰竭治疗时也可以使用。

3. T 管

- T 管试验是将气管内导管与呼吸机断开，并将其连接到一根连接湿化氧的管子上。这条管道延伸到气管内导管之外，形成一个 "T"，允许氧储存（图 25-1）。
- T 管试验简单，测试结果良好，其原理是施加了与拔管后所遇到的肺负荷相当的呼吸阻力。

- 之前研究认为，T 管使得气管内导管阻力增加，与拔管后的气道相比，呼吸功增加。
- 这些研究没有考虑拔管后持续存在的气道炎症和水肿，所以，理论上使用 T 管试验在拔管前和拔管后气道直径和呼吸阻力差别不大不大。
- 与正压通气不同，T 管不会减少静脉回流或减少左心室后负荷，因此不会掩盖心力衰竭。
- T 管的缺点是，患者在没有相关警报的情况下与呼吸机断开，需要更频繁的监测。
- 对于直径较小的气管内导管（≤ 7mm），其阻力甚至可以超过拔管后气道。

（三）SBT 成功标准（表 25-2）

- 进行 30～120min SBT 后，应评估患者的呼吸做功。成功的标志是患者必须呼吸舒适，没有呼吸窘迫的迹象（过度呼吸急促或使用辅助呼吸肌）。
- 拔管的其他重要标准如下。
  - 血流动力学稳定。
    - 出现明显高血压或低血压或明显心动过速或心动过缓的患者不应拔管。
  - 呼吸道自我保护能力。
    - 意识水平低下、咽反射差或呼吸道分泌物过多患者可能产生误吸，需要重新插管。
      - 此类患者的拔管应具体病例具体分析，需考虑到潜在过程的可逆性，并充分告知患者及家属再插管的风险。
      - 对于这些患者，可选择气管切开术。
  - 可改为无创通气进行供氧。
    - 通常 FiO_2 ≤ 0.5 以保持氧饱和度 > 90%。

表 25-2　SBT 成功标准 *

临床评估
• 呼吸衰竭的原因正在好转 • 患者清醒、意识良好或容易唤醒并听从指令 • 无辅助呼吸肌使用、腹式呼吸、出汗、呼吸困难或全身窘迫的迹象
客观措施
呼吸系统 • 呼吸频率 < 35 次 / 分，> 8 次 / 分 • SpO_2 > 90% 且 FiO_2 ≤ 50% • RSBI < 105 **心血管系统** • 血流动力学稳定或使用低剂量血管加压素 • 在 SBT 前，血压和心率变异率在 20% 以内 • 无心肌缺血或心律失常

*. 这些标准是个体化的，因为有些患者可能不需要听从命令。有些患者可能有慢性呼吸衰竭，不能满足通常的呼吸参数
RSBI. 快速浅呼吸指数；SBT. 自主呼吸试验

  - 如果插管的指征是上气道阻塞，则需要先解决梗阻。
    - 在这些患者中，应进行袖带泄漏试验。包括气管内导管气囊放气，监听喉部气流，以及寻找呼吸机显示吸气和呼气潮气量之间的差异。袖带泄漏试验（泄漏 > 110ml）可作为预测拔管后喘鸣音缺乏的一种手段。这种漏泄试验已应用于气道水肿患者。虽然不能作为拔管的决定性标

准，但无泄漏可以表明梗阻尚未消除。
- 分泌物的管理。
  - 尤其对于意识模糊患者，其大量气道分泌物可加大气道清理难度以及需要重新插管。
- 快速浅呼吸指数＜ 105。
  - 快速浅呼吸指数（rapid shallow breathing index，RSBI）是除床旁临床评估外一项预测拔管的评分系统。已被用于评估撤机准备和撤机试验。
  - RSBI 为呼吸频率除以潮气量（单位：升）。
  - 高于 105[次 /(min · L)] 高度预警失败（敏感性 0.97）。
  - 小于 105 对撤机成功预测特异度不高（特异性 0.64）。由于模拟了正常的、放松的呼吸状态，因此 RSBI 值越低，成功的可能性越大。这与较低的呼吸频率和较大的潮气量有关。
  - RSBI 并非单个值，而是一项动态趋势指标，可作为更好的撤机成功预测指标。
- 大多数患者在第一次 SBT 后，不需要或仅需要最小值呼吸支持，即可顺利拔管。
- 膈肌萎缩已在接受机械通气患者的尸检研究中得到证实。在机械通气过程中，膈肌变薄（基于超声研究）已被证实。由于这个原因，一些临床医生更倾向于在通气过程中使患者保持自主通气能力。
  - 例如：上呼吸道阻塞（如血管性水肿）或在较高压力支持下呼吸舒适的患者。
  - 只要患者呼吸舒适，即可维持自发通气模式。
- 部分成功撤机患者只满足上述部分成功标准。临床医生撤机相对保守，对于大多数患者来说，SBT 失败比完全不尝试伤害更小。
- 理想情况下，SBT 是在镇静期间进行的，此时患者是清醒的，可以进行互动。然而，还需要根据现实情况进行操作。

五、撤机方案

- 许多重症监护室都会制订合适自己医疗习惯的撤机方案，以确保每日评估插管患者是否可以撤机。
- 每日撤机方案的实施已被证明可以减少机械通气时间、呼吸机相关肺炎、自行拔管率、气管切开术率和成本。
- 撤机方案通常与镇静方案结合使用。目的是每天中断镇静或保持患者处于意识清醒、舒适的状态，以便能够顺利撤机并尽早拔管。
- 呼吸治疗师或护士主导的方案通常包括以下内容。
  - 根据呼吸状态、血流动力学稳定性和精神状态的特定标准，每天对每个患者进行撤机准备情况的早期评估。
  - 在指定时间内启动撤机流程。
  - 评估 SBT 的耐受性。
  - ICU 小组决定是否拔管。
- 撤机方案的缺乏和延迟撤机与高发病率和高死亡率有关。

六、拔管

一旦决定拔管，流程如下。

- 拔管前最好保持插管 2h。
- 向患者解释接下来会发生什么。
- 补充氧气和湿化空气装置。
- 如果可能，将患者适当置于坐起位。
- 对于拔管失败（心力衰竭、肥胖）高风险的患者，备用无创正压通气（non-invasive positive pressure ventilation，NPPV）。
- 吸出并清除口腔和气管残留分泌物。
- 气囊放气。
- 取出气管内导管。
- 检查患者呼吸功和喘鸣增加情况。持续监测生命体征。

（一）拔管失败

- 尽管 SBT 成功，仍有 10%～20% 的患者拔管失败。拔管失败并不意味着拔管决定是错误的。
- 尽管 SBT 成功，但显示拔管失败风险增加的因素包括前 24h 净体液正平衡、肺炎导致的呼吸衰竭、患者咳嗽不充分、精神状态差和 RSBI 评分较高。
- 失败的典型表现为呼吸功增加，表现为辅助肌肉使用、呼吸急促、心动过速和焦虑。
- 延时的拔管失败会导致呼吸变浅和意识模糊。
- 应检查患者是否有喘鸣音；吸气喘鸣音表明上呼吸道狭窄，气道阻力增加，气流湍急。
- 拔管失败需要重新插管，同时会导致死亡率增加、住院时间延长，此类患者需要转移到长期治疗机构。
- 拔管失败后延迟再插管会进一步增加死亡率。

拔管失败的处理

- 拔管后出现失败迹象的患者应尽早考虑再次插管。拔管失败风险高的患者应考虑拔管后进行 NPPV 或高流量氧疗。
- 适合使用 NPPV 的试验包括 COPD 患者呼吸衰竭的原因，患者清醒、强壮，并且能够保护他们的气道，患者的快速可逆的原因持续增加的呼吸（残余肺血管充血反应一种利尿药），或有轻微的呼吸与 NPPV 轻松解决。
- 无论潜在因素如何，如果患者不能通过无创通气迅速获救，不应延迟再插管，因为再插管前的长期失败会增加死亡率。
- 对于喘鸣：雾化消旋肾上腺素（0.5ml 2% 溶液，2～4ml 稀释），甲泼尼龙 40mg Ⅳ，NPPV 试验可改善气流，可能防止再次插管。对于严重的喘鸣音或生命体征恶化，应立即进行再插管。

（二）拔管失败的危险因素

• 老年患者	• 体液正平衡（前 24h）
• ICU 入院时病情的严重程度	• 肺炎是导致呼吸衰竭的原因
• 长期通气	• 精神状态改变
• 咳嗽无力	• RSBI 得分更高
• 多个 SBT 失败	• 上呼吸道梗阻
• 存在左心室功能障碍	

七、撤机困难的患者的管理

部分患者 SBT 无法成功，首次尝试拔管失败。对于这类患者来说，医生因积极分析失败原因，改善患者呼吸能力及负荷参数，持续长时间努力将有助于 SBT 试验和拔管的成功。另外，部分失败患者可从早期拔管过渡到无创通气模式。

（一）无创通气在撤机中的作用

- 在 SBT 期间显示边缘性参数，可耐受拔管的患者，在拔管后可立即使用无创正压通气（BIPAP 或 CPAP）。
- 此类患者包括 COPD 患者、心力衰竭缓解患者和 RSBI 评分边缘型患者。
- 这些患者应具有良好的心理状态，能够保护自己的气道，能够自主清理分泌物。

（二）气管造口术的作用

- 部分患者无撤机希望（如持续性神经损伤）或气管插管病程延长。在这些患者中，可能需要气管切开术。
- 气管切开术可以是撤机过程的一个组成部分，但不一定是终点。
- 气管切开术可以通过减少无效腔和减少气道阻力（改善呼吸做功）、增加分泌物清除和改善患者舒适度（减少镇静的需要）来促进撤机。研究表明气管切开术后，患者呼吸机相关肺炎的发生率降低。
- 气管切开术提供了更安全的气道，允许患者参与更多的物理治疗和活动。
- 早期与晚期（2 周）气管切开术的优势尚未得到证实。
- 在大多数 ICU 患者中，气管切开时机仍存在争议，对于早期还是延迟造口尚未达成明确共识。

（三）需要考虑的其他因素

1. 躁动
- 患者经常在停服镇静药、ICU 病程延长、导管和气管导管疼痛时出现定向障碍或谵妄。这会导致焦虑、呼吸急促、呼吸不同步。
- 在这种情况下，少量的镇静可以缓解躁动，让医生辨别呼吸做功和躁动。如果患者耐受 SBT 和镇静，医生应该继续实施拔管。

2. 肥胖
- 肥胖降低胸壁顺应性和功能残气量。当插管和被动通气时，可能会出现肺不张和缺氧。因此，肥胖患者在原发病治疗后，还需要持续增加呼气末正压以获得足够的氧合。这可能会夸大他们的呼吸机和氧气需求。
- 一旦患者成功拔管并积极呼吸，其肺泡组织会得以利用，氧饱和度会改善。
- NPPV 可改善拔管后肺不张。

3. 呼吸做功降低但仍持续缺氧
- 一些患者 SBT 成功，但仍有明显的低氧血症和高 FiO_2 需求，提示生理上仍然存在分流。例如：肺炎治愈后的患者。
- 在这类患者中，拔管至 HFNC 将导致高 FiO_2 无须有创通气。HFNC 能够提供 FiO_2 在 80%～90% 的水平，即使患者有高分钟的通气。

- 年纪大、身高低的患者通常在潮气量小于正常值。这在一定程度上降低了 RSBI 预测拔管成功灵敏度。

4. 呼吸机因素

- 尽管患者呼吸功能良好，但是呼吸机和气管内导管的某些问题可能导致患者的 SBT 失败。
  - 比如例子导管弯曲、气管分泌物堵塞导管（图 25-2）、导管内有液体潴留以及呼吸设备无效腔。对于没有明确原因导致呼吸试验失败的患者，应该进行原因分析。
  - 阻塞气管内导管的标志包括经导管负压吸引困难和上呼吸道阻塞所显示的呼吸机流量波形。

临床经验

- 从插管的那一刻开始，就要做好撤机和拔管的准备工作。
- 呼吸衰竭是患者呼吸力量与呼吸做功负荷的不平衡造成。当该平衡恢复时，拔管就会成功。
- 维持其他系统的内稳态与扭转呼吸衰竭的致病原因同样重要。
- 每日 SBT 是最有效的撤机方法。除了少数病例以外，每个患者都应该每天进行 SBT 检查。
- 临床医生实施撤机拔管应更加积极，尤其是既往撤机拔管成功率较高时，下定决策就应积极实施。
- 每天进行撤机评估应作为撤机方案的一部分以提高识别患者撤机成功可能。
- 在某些情况下，可以在拔管后使用 NPPV 以加速从呼吸机撤机。
- 呼吸机因素不应成为 SBT 试验失败的原因。

相关图像

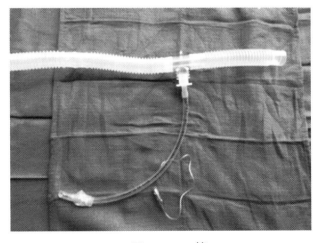

▲ 图 25-1　T 管

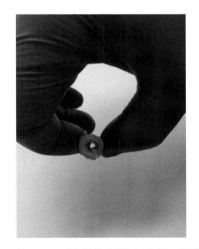

▲ 图 25-2　受损的气管内导管：导管切割（轴位）。气道半径明显减小

第四篇　神经重症

Neurologic Critical Care

第26章 谵妄

Delirium

Anil Ramineni　Neha Dangayach　**著**

李　怡　**译**　苏斌虓　**校**

本章概览

- 谵妄在住院患者，特别是 ICU 住院患者中很常见。
- 谵妄与死亡率和发病率的增加有关。
- 谵妄是一种可逆性的临床表现。
- 通过仔细管理变化因素，可以预防谵妄。
- 早期识别和治疗对于减少谵妄的不良后遗症至关重要。

一、背景

（一）定义

- 谵妄是一种以注意力和意识障碍为特征的综合征；与认知功能改变相关，且该改变不能由已存在的、确定的或处于进展期的痴呆解释。症状在很短的时间内出现（通常从数小时到数天），并且在一天中病情趋于波动状态（DSM-5）。
- 谵妄也可根据症状分为不同的亚型：兴奋型、抑制型和混合型。
  - 兴奋型谵妄表现为躁动、烦躁不安，经常出现幻觉和妄想。
  - 抑制型谵妄表现为嗜睡和自发性行为降低，并很少出现自发性运动。
  - 混合型谵妄表现同时包括兴奋型和抑制型谵妄的特征。

（二）发病率 / 患病率

- 20%～50% 的住院患者和 40%～80% 的 ICU 收治的患者可出现谵妄。
- 在老年人和有认知功能障碍的患者中谵妄更常见。

（三）病因

　　谵妄的常见诱因如下。
- 潜在的全身感染或失代偿。
- 药物暴露或戒断。
- 疼痛。

- 睡眠剥夺。
- 代谢和电解质紊乱。

（四）病理生理学

目前已有多种机制被提出用于解释谵妄的病理生理改变。神经递质功能障碍，即胆碱能递质活性降低和 5- 羟色胺失衡，在谵妄发生中扮演重要角色。中枢神经系统对于炎症介质的异常反应，包括小胶质细胞活化增加，也可能导致谵妄的发生。

二、预防

要点

- 预防极其重要，且与谵妄的管理策略互相重叠。
- 预防包括确定有诱发谵妄的危险因素存在的患者。采取多学科方法来处理可预防的危险因素并实施积极有效的措施，包括时常帮助患者重新定位、促进正常睡眠、增加日晒及注意疼痛和整体舒适度。
- 有证据表明，使用右美托咪定后发生谵妄的风险比咪达唑仑低。
- 有证据表明，使用脑电双谱指数（bispectral index，BIS）指导麻醉较无 BIS 检测和依赖临床判断的麻醉，谵妄的发生率降低。

谵妄的重要危险因素

不可更改的危险因素	潜在可预防的危险因素
• 高龄 • 载脂蛋白 E4 基因型 • 高血压病史 • 饮酒 • 吸烟 • 原有认知功能障碍 • 抑郁病史 • 严重疾病 • 机械通气 • 炎症标志物升高 • 高 LNAA（大分子中性氨基酸）代谢产物水平 • 隔离 • 多种药物输注	• 听力 / 视力障碍（眼镜、助听器） • 电解质异常 • 贫血 • 发热 • 缺乏探视 • 疼痛管理不足 • 镇静 • 束缚 • 导尿管 • 胃管 • 睡眠不足 • 脱水 • 光线不足 • 缺少 BIS 引导麻醉

三、诊断

（一）典型表现

- 一名有轻度痴呆病史的老年男性患者于脊柱术后入住 ICU。术后第 2 天，患者看起来比平时更加意识模糊，并对护理人员表现出好斗。

（二）有效辅助诊断谵妄的量表

- 在危重患者中，如果不使用量表来辅助诊断，谵妄往往无法被识别。
- 对于危重患者，有多种有效的工具用于评估谵妄（表 26-1）。

表 26-1　谵妄筛查量表

筛查量表	方　法	诊断标准
ICU 意识紊乱评估方法（CAM-ICU）	特征 1：评估超过 24h 的精神状态的急性变化、行为波动或连续格拉斯哥昏迷评分（GCS）或镇静评分 特征 2：使用图片识别法或随机数字法评估 特征 3：通过让患者举起指定数量的手指进行评估 特征 4：意识从警觉到昏迷的变化水平	特征 1 或特征 2 为阳性，同时特征 3 或特征 4 为阳性
ICU 谵妄筛查清单（ICDSC）	8 个检查项目 • 意识水平改变 • 注意力不集中 • 定向障碍 • 幻觉或妄想 • 精神运动性激动或抑制 • 情绪或言语不当 • 睡眠 / 觉醒周期紊乱 • 症状波动	评分≥ 4 分为阳性
简易版谵妄认知功能测查量表（aCTD）	总分由两项内容得分相加：注意力（0～14 分）和记忆（0～10 分） • 注意力：采用韦氏记忆量表的视觉记忆广度分项测验进行评估 • 记忆：通过对图片中物体的识别进行评估	评分＜ 11 分为阳性
NEECHAM 意识模糊量表（NEECHAM）	量表分为 3 个分量表 • 信息加工（注意力、加工、定向） • 行为（外观、运动和言语行为） • 生理状态（生命体征、氧饱和度、尿失禁）	中度至重度：0～19 轻度：20～24 高危：25～26 无谵妄：＞ 26 （满分 30 分）
谵妄检测评分（DDS）	8 个检查项目 • 烦躁 • 焦虑 • 幻觉 • 定向力 • 癫痫 • 震颤 • 阵发性出汗 • 睡眠 – 觉醒节律改变	评分＞ 7 分为阳性
护理谵妄筛查量表	5 个项目检查清单 • 定向障碍 • 不恰当的行为 • 不恰当的交流 • 幻觉 • 精神运动性抑制	评分＞ 1 分为阳性

- 无论使用何种筛查工具，在 ICU 中筛查谵妄是最重要的。
- 这些筛查工具的敏感度与评估人员的培训水平和经验以及患者群体的异质性有关。

- 谵妄筛查带来的临床效益可能包括更短的机械通气时间、更短的 LOS 和更低的死亡率。
- 谵妄筛查可显著降低成本。

（三）评估

谵妄可能是某种可逆性疾病的临床表现。重要的是识别和治疗可能引起谵妄的原发病。

谵妄的常见病因

- 低氧、高碳酸血症。
- 低血糖、高血糖。
- 电解质紊乱、酸碱失衡。
- 脓毒症。
- 肾衰竭。
- 肝衰竭。
- 感染。
- 中毒。
- 停药。
- 药物不良反应。
- 血流动力学不稳定。
- 脑卒中。
- 癫痫。
- 脑炎。
- 可逆性后部脑病综合征。

（四）实验室诊断

虽然不同的标志物都与谵妄有关，但是没有发现任何实验室检测可用于诊断谵妄。

（五）关于疾病诊断的潜在陷阱 / 常见错误

- 次优使用预防措施，后者对于减少谵妄的发生至关重要。
- 缺乏谵妄的诊断意识和使用早期筛查工具。
- 对造成谵妄的药物和鉴别诊断缺乏充分的审查。

四、治疗和处理

（一）治疗原理

- 谵妄最好通过有针对性的早期预防措施来避免。
- 预防和管理措施包括活动、移除导管和疼痛管理。
- 充分的镇痛是必要的，同时也要合理地使用镇静。
- 在医学安全的情况下，应尽早和积极地脱离机械通气。
- 老年病科会诊对于有多种共病和复杂用药的老年患者可能是有益的。

（二）药物治疗

- 褪黑素可能有助于睡眠调节。
- 一般情况下应尽量避免使用苯二氮䓬类药物，因为可能会加重谵妄，但是此类药物在酒精戒断中是有用的。
- 氟哌啶醇（3.5mg/d）、利培酮（0.5～3mg/d）、奥氮平（2.5～12.5mg/d）治疗谵妄的效果相同，且几乎没有不良反应。使用这些药物治疗的患者应注意检测心电图 QTC 间期。

右美托咪定

- 右美托咪定 0.4～1.4μg/(kg·h) 可减少躁动谵妄患者的呼吸机使用天数，可作为氟哌啶醇无效的非插管患者躁动的补救药物。
- 右美托咪定对肝移植术后谵妄患者的 ICU 住院时间和辅助使用咪达唑仑的剂量较氟哌啶醇减少。
- 右美托咪定与心动过缓和低血压有关。

（三）处理 / 治疗流程（流程图 26-1）

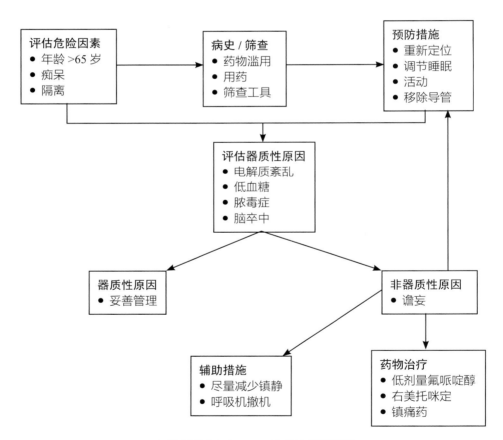

▲ 流程图 26-1　ICU 谵妄的处理流程

五、特殊人群

孕妇

- 药物治疗为辅，如果确定需要进行药物治疗的，应谨慎用药。

- 氟哌啶醇是 C 类妊娠用药。右美托咪定似乎不能通过胎盘屏障但缺乏数据支持。

六、预后

- 谵妄与多种并发症和不良结局有关，包括自拔管和拔除导管。
- 谵妄导致住院时间和重症监护时间延长，以及机械通气时间延长。
- 发展为谵妄的危重患者的死亡风险高 2～3 倍。
- 研究表明谵妄与出院后认知功能障碍有关。

相关资源

1. 推荐网站

www.icudelirium.org

2. 指南

美国指南

标　题	来　源	日期与网址
Clinical Practice Guidelines for the Management of Pain, Agitation, and Delirium in Adult Patients in the Intensive Care Unit	Society of Critical Care Medicine (SCCM)	2018 https://www.sccm.org/ICULiberation/Guidelines
Practice Guideline for the Treatment of Patients With Delirium	American Psychiatric Association (APA)	2010 https://psychiatryonline.org
Delirium: prevention, diagnosis and management. Clinical guidelines [CG103]	National Institute for Health and Clinical Excellence (NICE)	2010 https://www.nice.org.uk/guidance/cg103

国际指南

标　题	来　源	日　期
Evidence and Consensus Based Guideline for the Management of Delirium, Analgesia, and Sedation in Intensive Care Medicine. Revision 2015	DAS Taskforce, multidisciplinary Germany	2015
National Clinical Guideline Centre (UK) Delirium: Diagnosis, Prevention and Management	Royal College of Physicians	2010

3. 证据

证据类型	评　论	日期和参考文献
Meta-analysis	Cochrane review of various antipsychotics for management of delirium	2007 Lonergan E, et al. Antipsychotics for delirium. Cochrane Database Syst Rev 2007;2:CD005594
Double-blind RCT	JAMA double-blind RCT comparing dexmedetomidine and lorazepam in management of delirium in mechanically ventilated patients. Dexmedetomidine appeared superior, with more days alive without delirium and more time at target level of sedation	2007 Pandharipande PP, et al. Effect of sedation with dexmedetomidine vs lorazepam on acute brain dysfunction in mechanically ventilated patients: the MENDS randomized controlled trial. JAMA 2007;298(22):2644-53
Prospective cohort	Cohort study validating use of CAM-ICU as a screening tool to accurately diagnose delirium in critically ill patients who are often non-verbal due to mechanical ventilation	2001 Ely EW, et al. Evaluation of delirium in critically ill patients: validation of the Confusion Assessment Method for the Intensive Care Unit (CAM-ICU). Crit Care Med 2001;29(7):1370-9
Review	NEJM review article addressing the relationship between pain management, sedation, and delirium in the ICU	2014 Reade MC, Finfer S. Sedation and delirium in the intensive care unit. N Engl J Med 2014;370:444-54

脑卒中
Stroke

Irene R. Boniece　著

李　怡　译　苏斌虓　校

第27章

本章概览
- 脑卒中包括3种主要亚型，即缺血性脑卒中、脑出血和蛛网膜下腔出血。
- 急性缺血性脑卒中占急诊科急性脑卒中症状患者的80%。
- 在1996年，当FDA批准组织型纤溶酶原激活药（tissue plasminogen activator，tPA）用于急性缺血性脑卒中前，没有可用的急性治疗措施。
- 紧急治疗，尤其是大血管闭塞的紧急机械血栓摘除，极大地影响了治疗脑卒中症状、限制脑损伤程度和改善预后的能力。

一、背景

（一）疾病分类

- 急性缺血性脑卒中。
  - 由大脑动脉阻塞引起的脑梗死，通常由血栓形成引起。
  - 急性缺血性脑卒中（acute ischemic stroke，AIS）通常由血栓栓塞引起。
  - 梗死区域内出血可分为出血性转化（hemorrhagic transformation，HT）和脑实质出血（parenchymal hemorrhage，PH）（表27-1）。
- 短暂性脑缺血发作。
  - 由短暂性局灶性缺血引起的持续时间小于24h的短暂性神经功能障碍。
  - 大多数短暂性脑缺血发作（transient ischemic attack，TIA）TIA持续时间＜30min。
- 脑出血。
  - 流入脑实质或脑室系统的自发性、非创伤性出血。
  - 大多数脑出血（intracerebral hemorrhage，ICH）是由慢性高血压引起的（图27-1）。
- 蛛网膜下腔出血。
  - 蛛网膜下腔的自发性、非创伤性出血。
  - 大多数蛛网膜下腔出血（subarachnoid hemorrhage，SAH）病例是由颅内动脉瘤破裂引起的。

表 27-1　出血性梗死的分类

类　型	特　征
出血性转化（HT）Ⅰ型	孤立的、散在的瘀点性出血
HT Ⅱ型	梗死灶内有血流汇流的瘀点，无占位效应
脑实质出血（PH）Ⅰ型	融合性出血限制在 ≤ 30% 的梗死区域，并有轻微的占位效应
PH Ⅱ型	≥ 30% 的梗死面积合并出血，具有明显的占位效应

（二）脑卒中的病因和机制

- AIS 机制。
  - 栓塞（70%）。
    - 心脏。
      - 心房颤动。
      - 左心室血栓。
      - 房间隔缺损（反常栓塞）。
      - 主动脉动脉粥样硬化。
    - 动脉所致动脉栓塞。
    - 不明原因的栓塞性脑卒中。
  - 大血管粥样硬化（10%）。
    - 颈动脉分叉。
    - 大脑中动脉（MCA）颅内狭窄。
  - 小血管"穿透性"梗死（即腔隙性梗死）（10%）。
  - 动脉夹层。
  - 系统性低血压（即"分水岭"梗死）（5%）。
  - 硬脑膜窦血栓形成（即静脉梗死）（3%）。
  - 其他：非炎症性血管病变 [如 CADASIL（大脑常染色体显性动脉病伴皮层下梗死和白质脑病）、烟雾病]、中枢神经系统血管炎、高凝状态等（2%）。
- 自发性脑出血的机制。
  - 高血压（65%）。
  - 淀粉样血管病（15%）。
  - 凝血障碍（15%）。
  - 血管畸形 [动静脉畸形（arteriovenous malformation，AVM）、房室瘘或海绵状血管瘤]（5%）。
- 自发性蛛网膜下腔出血机制。
  - 脑动脉瘤（80%）。
  - 中脑周围非动脉瘤性蛛网膜下腔出血（subarachnoid hemorrhage，SAH）（10%）。
  - 颅内夹层（5%）。
  - 拟交感神经药物、凝血障碍或特发性 SAH（5%）。

（三）发病率 / 患病率

1. 发病率

- 在美国，每年大约有 79.5 万人患新发或复发的脑卒中，超过 14 万人死亡。
- 全球范围内，每年有 1500 万人患脑卒中，500 万人死亡，另有 500 万人致残。
- 不同类型的发病率。
  - 85% 缺血（图 27-2）。
  - 10% 脑出血。
  - 5% 非创伤性蛛网膜下腔出血。
- 在美国，平均每 40 秒有 1 人患脑卒中。
- 经年龄调整的首次缺血性脑卒中发生率（每 10 万人）如下。
  - 白人 0.88。
  - 西班牙裔 1.49。
  - 黑人 1.91。

2. 患病率

- 大约 660 万 20 岁以上的美国人曾患脑卒中，总患病率为 2.6%。
- 2010 年，全球有 3300 万脑卒中幸存者。

（四）病理生理学

- 缺血性梗死。
  - 氧和葡萄糖代谢需求和供应的解耦，需求超过供应。
  - 线粒体停止生产腺苷三磷酸（adenosine triphosphate，ATP），细胞内 ATP 迅速耗竭。
  - 缺血半暗带（梗死中心和正常大脑之间的组织区域）血流减少，但细胞代谢正常。半暗带是紧急血供重建的目标。
  - 当组织梗死时，细胞去极化，导致大量钙和钠内流（由大量谷氨酸释放，刺激 NMDA 受体引起）和钾外流。
  - 梗死中心细胞由于代谢异常，被脂质水解、蛋白水解和微管分解破坏。
  - 离子进入细胞后，水随之流入，形成细胞毒性水肿。
  - 细胞损伤和死亡导致继发性炎症反应，进一步加重脑水肿。
- 脑出血。
  - 组织破裂，血肿扩大。
  - 直接压力效应。
  - 炎症反应。
  - 颅内压升高。
  - 脑积水。
- 蛛网膜下腔出血。
  - 动脉瘤破裂时，颅内压突然升高，往往导致脑内整体灌注不足引起意识丧失，或在状况差的患者中，引起弥漫性脑损伤。
  - 可发生阻塞性和（或）沟通性脑积水，损害意识、记忆和认知水平（图 27-3）。

– 70% 患者发生迟发性动脉血管痉挛，可导致高达 30% 的患者发生迟发性脑缺血。
- 脑静脉窦血栓形成。
    – 静脉窦血栓形成导致静脉流出受阻，可导致静脉梗死、脑出血、颅内压升高。

（五）预测 / 危险因素

1. 缺血性脑卒中 /TIA

- 高血压。
- 血脂异常。
- 弥漫性动脉粥样硬化疾病。
- 充血性心力衰竭。
- 超重和肥胖。
- 缺乏锻炼。
- 阻塞性睡眠呼吸暂停。
- 吸烟。
- 糖尿病。
- 心房颤动。
- 凝血状态。
- 急性心肌梗死伴左心室血栓。
- 瓣膜性心脏病。
- 偏头痛。
- 口服避孕药。

2. 脑出血

- 高血压。
- 脑淀粉样血管病。
- 抗凝血和其他形式的凝血障碍。
- 长期饮酒。
- 拟交感神经药物使用。
- 纤维蛋白溶解药。
- 血管炎。
- 脑动静脉畸形。

3. 脑动脉瘤

- 形成。
    – 吸烟。
    – 长期饮酒。
    – 女性。
    – 高血压。
    – 一级亲属 SAH 家族史。
    – 遗传性疾病。
        ➢ 强相关性：常染色体显性多囊肾病。

> 弱相关性：马方综合征、神经纤维瘤 I 型、埃勒 – 丹洛斯综合征、纤维肌肉增生。

- 破裂。
  - 巨大动脉瘤的大小。
  - 由 SAH 病史。
  - 吸烟。
  - 高血压。
  - 可卡因和拟交感类药物的滥用。

要点
- 控制危险因素可显著影响脑卒中的预防。需要仔细的病史记录和身体检查，以确定所有可能的危险因素。
- 一级和二级预防需要多模式方法，以最大限度地获益和降低风险。

二、预防

（一）筛查

- 可改变的危险因素筛查：高血压、糖尿病、高脂血症、肥胖、吸烟、酗酒和吸毒、缺乏锻炼。
- 回顾可能的睡眠呼吸障碍史。
- 心房颤动：对 > 65 岁的患者进行动脉脉搏评估和心电图检查。
- 无症状颈动脉疾病：考虑对高危患者进行颈动脉双扫描或其他非侵入性成像。
- 对有 ≥ 1 个一级亲属伴有 SAH 或颅内脑动脉瘤的患者家族成员进行未破裂脑血管瘤的无创筛查。

（二）一级和二级预防

- 控制危险因素。
  - 高血压、糖尿病、高脂血症、肥胖、戒烟。
- 健康饮食和体育锻炼：每周 3～4 天，每天 40min。
- 限制酒精摄入：男性 ≤ 2 杯 / 天，女性 ≤ 1 杯 / 天。
- 颈动脉狭窄。
  - 每日阿司匹林和他汀类药物。
  - 无症状：如果围术期脑卒中、心肌梗死和死亡的风险较低（< 3%），考虑颈动脉内膜切除术（carotid endarterectomy，CEA）或支架治疗 > 70% 狭窄的患者。85 岁以上无症状患者不推荐 CEA 或颈动脉狭窄（carotid artery stenosis，CAS）。
  - 有症状的颈动脉狭窄：年轻患者 > 70% 的颈动脉狭窄可考虑 CEA 或 CAS，而 > 70 岁的患者推荐 CEA。
- 心房颤动：如果 CHA2 DS2–VAS 评分 ≥ 2，建议抗凝治疗（区分瓣膜性房颤与非瓣膜性房颤）。
- 抗血小板治疗。
  - 一级预防。
    > 阿司匹林：对于心血管风险高的患者（10 年风险为 10%），推荐阿司匹林 81mg/d 或更高剂量。

> 西洛他唑可用于外周动脉疾病患者的脑卒中预防。
- 二级预防。
    > 脑卒中 /TIA 后，可考虑短期阿司匹林联合氯吡格雷治疗 21 天，或至多 6 个月，然后恢复单药治疗。

三、诊断

（一）急性缺血性脑卒中的鉴别诊断（表 27-2）

表 27-2　急性缺血性脑卒中的鉴别诊断

鉴别诊断	特　征
癫痫	眼睛经常看向偏瘫侧，而不是看向别处，症状可能从一个肢体"移动"到另一个肢体，可能会出现局部抽搐，可能会造成全身损害
低 / 高血糖	可能与脑卒中相似，但也可能有全身损伤、出汗或恶心的症状
肿块 / 肿瘤	可能与脑卒中相似，需要大脑成像技术进行鉴别
高血压脑病	经常视物模糊，可能神志不清，没有特定的病灶表现
偏头痛	症状波动，可能和头痛有关，也可能有更多的全身损害
转换障碍	神经系统检查通常具有非生理性特征
硬膜下 / 硬膜外血肿	可能与脑卒中相似，需要 CT 成像技术来鉴别诊断
其他毒性或代谢性脑病	患者可能多表现为系统性损伤，有震颤或肌阵挛，有或没有特定的局灶性病变

（二）典型表现

- 缺血性脑卒中或 ICH：急性发作的新的局灶性神经症状，可能与头痛、头晕、恶心和呕吐相关。血压常在发病时升高，尤其是脑出血时。脑出血患者病情通常会在几分钟到几小时内恶化，因为血块会扩大。
- SAH：突然剧烈头痛，伴有一过性意识丧失和恶心 / 呕吐。精神症状可能恢复正常，也可能继续受损。如果出现脑积水，精神状态可能会恶化。

（三）临床诊断

1. 病史
- 患者最后一次保持健康或出现症状的时间是什么时候？
- 最初的症状和体征是什么？
- 回顾包括糖尿病在内的血管危险因素。
- 癫痫发作史。
- 药物——抗凝血药和记录最后剂量的时间。
- 任何可能排除溶栓治疗的病史。
- 病前功能状态。

2. 体格检查

- 神经系统检查。
  - 美国国立卫生研究院（National Institutes of Health，NIH）脑卒中量表（NIHSS）。
  - 评估临床癫痫发作的体征。
- 心血管：有心律失常、充血性心力衰竭、脉搏异常、杂音的证据。
- 肺脏：呼吸窘迫、神经源性肺水肿、误吸 / 无法保护呼吸道。

3. 脑卒中严重程度量表

(1) NIH 脑卒中量表（表 27-3）。

表 27-3　NIH 脑卒中量表

检测项目	标　题	反应和分数
1A	意识水平	0——清醒 1——嗜睡 2——昏睡 3——昏迷 / 无反应
1B	定向问题（2）	0——回答都正确 1——回答 1 个正确 2——回答都不正确
1C	对命令的反应（2）	0——正确执行 2 个任务 1——正确执行 1 个任务 2——2 个都无法执行
2	凝视	0——正常水平移动 1——部分凝视麻痹 2——完全凝视麻痹
3	视野	0——无视野缺陷 1——部分偏盲 2——完全偏盲 3——双侧偏盲
4	面部运动	0——正常 1——轻微面部肌无力 2——部分面部肌无力 3——完全性单侧瘫痪
5	运动功能（手臂） a. 左 b. 右	0——无晃动 1——5s 内晃动 2——10s 内坠落 3——无法抵抗重力 4——无移动
6	运动功能（腿） a. 左 b. 右	0——无晃动 1——5s 内晃动 2——10s 内坠落 3——无法抵抗重力 4——无移动
7	肢体共济失调	0——无共济失调 1——1 个肢体共济失调 2——2 个肢体共济失调

（续表）

检测项目	标　题	反应和分数
8	感觉	0——无感觉丧失 1——轻度感觉丧失 2——重度感觉丧失
9	语言	0——正常 1——轻度失语症 2——重度失语症 3——无声或全面失语症
10	构音	0——正常 1——轻度构音障碍 2——重度构音障碍
11	忽视或注意力不集中	0——正常 1——轻度（丧失 1 种感觉） 2——重度（丧失 2 种感觉）

(2) 脑出血评分：预测 30 天内死亡率。

- 格拉斯哥昏迷评分（Glasgow Coma Scale Glasgow，GCS）3～4 分、5～12 分与 13～15 分相比。
- 年龄≥ 80 岁。
- 幕下脑出血。
- 出血容量＞ 30ml。
- 脑室内出血。

(3) 蛛网膜出血严重程度评分：Hunt-Hess grade 分级。

- 1 级：无或轻微头痛，颈部轻度僵硬。
- 2 级：中重度头痛，颈部僵硬，脑神经麻痹。
- 3 级：嗜睡，极小的神经损伤。
- 4 级：麻木，中重度偏瘫。
- 5 级：去大脑强直。

（四）实验室诊断

1. 诊断内容

- 基本代谢组。
- 全血细胞计数与血小板计数。
- PT、INR 和 PTT。
- 手指针刺血糖测定 [注意这是静脉注射组织型纤溶酶原激活药（tPA）前唯一需要的检测，除非怀疑有出血或肝衰竭，或患者正在服用华法林]。
- 腰椎穿刺 – 头部 CT 扫描阴性的疑似 SAH 病例。

2. 成像技术

- 非增强头部 CT：排除出血、早期梗死征象。
- 头部和颈部 CT 血管造影：在急诊进行快速扫描，评估是否存在大血管闭塞（large vessel occlusion，LVO）、"点征"、AVM 伴 ICH、脑动脉瘤伴 SAH。

- CT 灌注扫描：在缺血性脑卒中伴 SAH 发病时间未知的情况下，急诊快速扫描可识别出潜在的血块。
- 脑部 MRI：可以识别缺血性脑卒中、脑出血和潜在的病变。在清醒脑卒中患者中，在相应 FLAIR 成像下没有病变而 DWI 成像下有病变，可用于鉴别常规 3h 时间窗外 tPA 治疗的潜在患者。
- 头部和颈部 MRA：当考虑动脉夹层评估时采用的特殊序贯筛查，磁共振静脉造影评估脑静脉窦血栓形成。

（五）诊断流程（流程图 27-1）

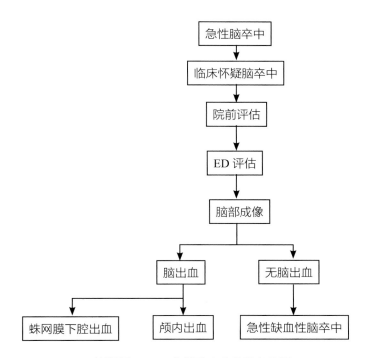

▲ 流程图 27-1　急性脑卒中的诊断流程
引自 Emergency Neurological life Support，Neurocritical Care Society.

（六）关于疾病诊断的潜在陷阱 / 常见错误

- 大脑卒中或基底动脉闭塞的患者可能出现肢体震颤和意识改变，导致主要诊断误诊为癫痫。
- 非典型脑卒中症状，如头晕、无瘫痪而行走困难、流利性失语（表现为视觉识别物体困难）、遗漏视野缺失和注意力不集中的症状，都会导致延误诊断。

四、治疗

（一）治疗原则

- 缺血性脑卒中。
    - 急性发作患者尽快恢复脑血流。
        - 患者发病 4.5h 内进行静脉溶栓治疗。新的方案允许对 MRI 显示 DWI+FLAIR 的清醒脑卒中患者进行溶栓治疗。
        - 动脉内机械性血栓摘除（图 27-4）（确诊 LVO）在发病 6h 内进行（CT 灌注扫描显示明显半暗

带或基底动脉闭塞的在发病 24h 内进行）。

- 出血性脑卒中。
  - 通过控制血压和治疗凝血障碍来防止凝血块增大。
  - 控制 ICP 和脑水肿。
- 蛛网膜下腔出血。
  - 稳定患者的气道和血压，避免动脉瘤再次破裂。
  - 尽快稳定动脉瘤。
  - 一旦动脉瘤稳定，应采取措施避免症状性血管痉挛。

（二）住院时机

- TIA（ABCD2 评分＞3）、急性脑卒中、ICH 或 SAH 患者均应住院治疗。
- 低风险 TIA 患者可以在门诊接受治疗（ABCD2 评分≤3，无其他新适应证，如新发房颤）。

（三）脑卒中具体治疗方法（表 27-4）

表 27-4　脑卒中的治疗方法

治　疗	注　解
静脉溶栓	• 急性脑卒中患者发病 3h 内，CT 检查结果阴性，可以给予静脉内组织型纤溶酶原激活药（tPA）注射治疗 • 急性脑卒中患者发病 4.5h 内，CT 检查结果阴性、年龄＜80 岁、NIHSS＜25、无糖尿病、既往有脑卒中史、未接受抗凝血治疗的患者也可采用静脉 tPA 注射治疗
动脉内血栓取出或溶栓	疑似缺血性脑卒中患者，CT 血管造影有大血管闭塞证据，可在症状出现 6h 内采用静脉 tPA 注射治疗，8h 内进行动脉内血栓取出
开颅清除血块	• 颅后窝脑出血≥3cm 患者应行颅后窝减压血肿清除术 • 浅叶脑出血有占位效应的患者可采用开颅手术清除血肿
脑动脉瘤开颅术 / 夹闭术	破裂的脑动脉瘤因颈宽或位于大脑中动脉不适合做血管内弹簧圈栓塞，应采用动脉瘤夹闭术
脑动脉瘤血管内栓塞	窄颈的脑动脉瘤破裂可采用血管内栓塞治疗，颅后窝的动脉瘤应采用血管内栓塞治疗
高渗盐水或甘露醇控制脑水肿和颅内压升高	高渗治疗，联合其他治疗措施，如头部抬高、脑脊液引流、镇静
半颅骨切除术和硬脑膜切开术治疗恶性脑半球梗死或脑出血	对于难治性恶性脑水肿及颅内压升高的患者，可考虑行半颅骨切除术以预防脑疝
脑室造口术、腰椎引流或连续腰椎穿刺	根据条件或患者病情，由于脑出血或蛛网膜下腔出血引起的脑积水可通过连续性或间歇性脑脊液引流来治疗

（四）并发症的预防及治疗

- 吸入性肺炎：需要进行吞咽困难筛查及误吸预防。
- 深静脉血栓形成：急性脑卒中后 24h 内应使用皮下普通肝素或低分子肝素治疗。

（五）处理 / 治疗流程（流程图 27-2 至流程图 27-4）

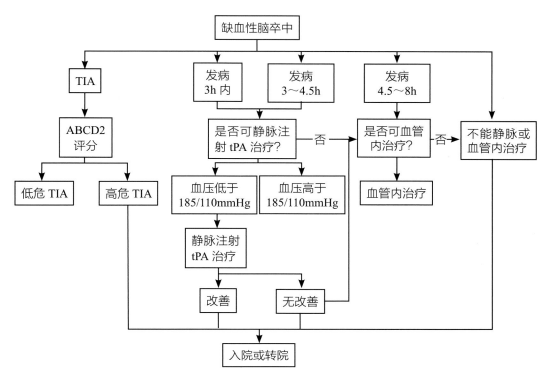

▲ 流程图 27-2　急性缺血性脑卒中的处理流程

引自 Emergency Neurological life Support，Neurocritical Care Society.

TLA. 短暂性脑缺血发作；tPA. 组织型纤溶酶原激活药

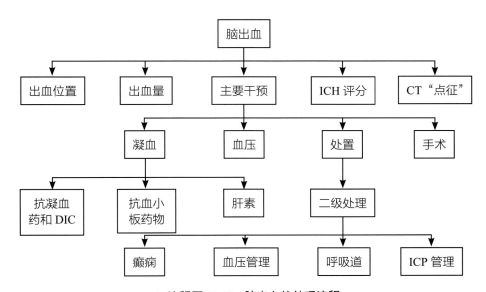

▲ 流程图 27-3　脑出血的处理流程

引自 Emergency Neurological life Support，Neurocritical Care Society.

DIC. 弥散性血管内凝血；ICH. 脑出血；ICP. 颅内压

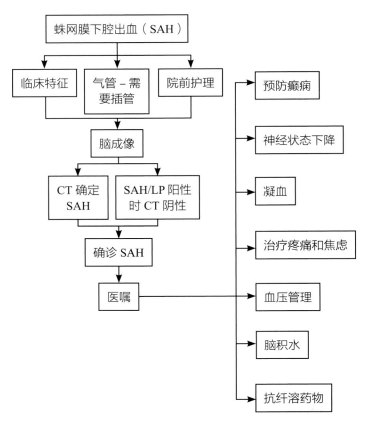

▲ 流程图 27-4 蛛网膜下腔出血的处理流程
引自 Emergency Neurological life Support，Neurocritical Care Society.

五、特殊人群

（一）孕妇

阿替普酶静脉溶栓（tPA）——C 类。阿替普酶仅推荐于妊娠期获益大于风险时使用。

（二）老年人

年龄＞ 80 岁时急性脑卒中发病 3～4.5h 内静脉注射 tPA 的禁忌证。

六、预后

> **要点**
> - 在缺血性脑卒中伴 LCO 时，再通与改善预后和降低死亡率相关。
> - 单独使用 tPA 的再通率约为 40%，而联合使用新的支架回收装置的再通率可高达 88%。
> - 采用各种形式的 AIS 治疗，治疗时间越快，疗效越好。

（一）未经治疗时疾病的自然病史

- 急性缺血性脑卒中不良预后的最强预测因子包括脑卒中严重程度和患者年龄。

- 1995 年 NINDS tPA 试验安慰组 90 天死亡率为 21%。
- 15%～30% 动脉瘤性 SAH 患者在到达医院前死亡。

（二）经治疗后患者预后

一项包括 9 个针对静脉注射 tPA 治疗 AIS 的随机对照试验的 Meta 分析显示，静脉注射 tPA 与对照组相比能够带来更好的结局，OR 为 1.75。一项包括 5 个针对 tPA 联合 / 不联合动脉血栓切除术试验的 Meta 分析显示，早期联合 tPA/ 血栓切除术治疗能够在 3 个月后带来更低的致残程度。

（三）随访和监测

在大血管动脉粥样硬化和动脉夹层的情况下，连续颈动脉彩超、MRA 或 CT 血管成像可能是必要的。

相关图像

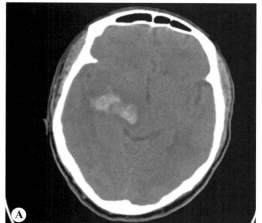 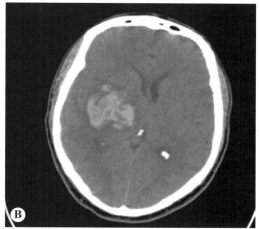

▲ 图 27-1　典型的与高血压有关的基底神经节 / 丘脑脑出血

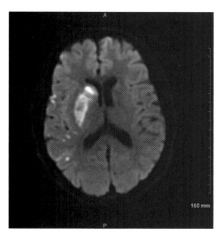

▲ 图 27-2　MRI FLAIR 成像显示右侧纹状体内囊梗死，累及尾状核和苍白球。上层皮质可见斑点状梗死灶

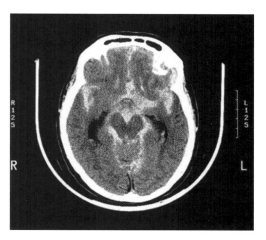

▲ 图 27-3　蛛网膜下腔出血伴侧脑室颞角增大（脑积水）（此图彩色版本见书末）

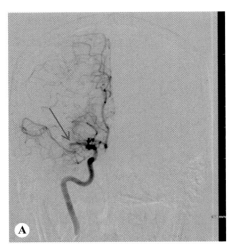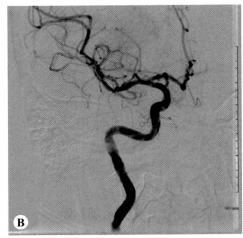

▲ 图 27-4　A. 右大脑中动脉（MCA）因血栓栓塞而闭塞（箭）;B. 机械取栓后 MCA 再通

相关资源

1. 推荐网站

www.neurocriticalcare.org

www.snisonline.org

www.stroke.aha.journals.org

2. 指南

美国指南

标　题	来　源	日期与网址
Guidelines for the Primary Prevention of Stroke	American Heart Association (AHA)/ American Society of Anesthiologists (ASA)	2014 Stroke 2014;45:3754-832
Guidelines for the Prevention of Stroke in Patients with Stroke and TIA	AHA/ASA	2014 Stroke 2014;45:2160-236
Guidelines for the Early Management of Patients with Acute Ischemic Stroke	AHA/ASA	2013 Stroke. 2013;44:870-947
2015 AHA/ASA Focused Update of the 2013 Early Management of Patients with Acute Ischemic Stroke Regarding Endovascular Treatment	AHA/ASA	2015 Stroke 2015;46:3024-39
Guidelines for the Management of Spontaneous Intracerebral Hemorrhage	AHA/ASA	2015 Stroke 2015;46:1-29
Guidelines for the Management of Aneurysmal Subarachnoid Hemorrhage	AHA/ASA	2012 Stroke 2012;43:1711-37
Critical Care Management of Patients Following Aneurysmal Subarachnoid Hemorrhage: Recommendations from the Neurocritical Care Society's Multidisciplinary Consensus Conference	Neurocritical Care Society (NCS)	2011 Neurocrit Care 2011;15:211-40

（续表）

标　题	来　源	日期与网址
Recommendations for the Management of Cerebral and Cerebellar Infarction With Swelling	AHA/ASA	2014 Stroke 2014;45:1222-38
Guideline for Reversal of Antithrombotics in Intracranial Hemorrhage	NCS and Society of Critical Care Medicine (SCCM)	2016 Neurocrit Care 2016;24:6-46
Evidence-Based Guidelines for the Management of Large Hemispheric Infarction	NCS	2015 Neurocrit Care 2015;22:146-64

3. 证据

证据类型	题　目	日期和参考文献
RCT	*Tissue Plasminogen Activator for Acute Ischemic Stroke (NINDS and Stroke rt-PA Stroke Study Group)*	1995 N Engl J Med 1995;333:1581-8
Meta-analysis	*Effect of Treatment Delay, Age, and Stroke Severity on the Effects of IV Thrombolysis With Alteplase for Acute Ischaemic Stroke: A Meta-Analysis of Individual Patient Data from Randomized Trials*	2014 Lancet 214;384:1929-5
Meta-analysis	*Time to Treatment With Endovascular Thrombectomy and Outcomes from Ischemic Stroke: A Meta-analysis*	2016 JAMA 2016;316(12):1279-88
Meta-analysis	*Endovascular Treatment Versus Medical Care Alone for Ischaemic Stroke: A Systemic Review and Meta-Analysis*	2016 BMJ 216;353;i1754
RCT	*Rapid Blood-Pressure Lowering with Acute Intracerebral Hemorrhage (INTERACT 2 Trial)*	2013 N Engl J Med 2013;368:2355-65
RCT	*Intensive Blood-Pressure Lowering in Patients with Acute Cerebral Hemorrhage (ATACH-2 Trial)*	2016 N Engl J Med 2016;375:1033-43
Review of RCT and metaanalysis	*Vasospasm After Aneurysmal Subarachnoid Hemorrhage: Review of RCTs and Meta-Analysis in the Literature*	2011 World Surg 2011;76(5):446-54

第28章

神经创伤
Neurotrauma

Zachary L. Hickman　Konstantinos Margetis　**著**

刘仁怀 **译**　苏斌虓 **校**

> **本章概览**
> - 神经创伤包括一系列的创伤性中枢神经系统损伤，包括颅脑损伤（TBI）和脊髓损伤（spinal cord injury，SCI）。
> - 快速识别并将神经创伤患者转运至内科 / 外科治疗，对预防继发性神经系统损伤至关重要。
> - 维持中枢神经系统组织灌注 / 氧合是防止继发性损伤和获得最佳预后的关键。
> - 怀疑有脊柱钝性损伤的患者应尽早使用硬式颈圈和背板固定脊柱减少机械性不稳定造成的继发性损伤。
> - 颅脑损伤和脊髓损伤可能需要紧急的神经外科治疗。基于指南的神经创伤管理已经被证明可以改善预后。

一、背景

（一）定义

- 中枢神经系统（脑 / 脊髓）的创伤性损伤是由外力引起的。
- 外力包括钝性伤（例如直接冲击、加速 / 减速、冲击波）和穿透伤（例如弹片、刺伤、枪伤）。

（二）分类

- CNS 的创伤性损伤根据格拉斯哥昏迷评分（Glasgow Goma Scale，GCS）的严重程度可以分为：轻度（GCS 13～15）、中度（GCS 9～12）和重度（GCS 3～8）TBI（见第 31 章，昏迷）。也可以根据损伤机制分类（如钝性，穿透），损伤病理解剖（如颅骨骨折、硬膜外血肿、硬膜下血肿、蛛网膜下腔出血、挫伤、弥漫性轴索损伤），或影像学特征（如 Marshall CT 评分）。
- 脊髓损伤是根据神经损伤平面（即颈、胸）和严重程度分类的美国脊髓损伤协会（ASIA）量表，从 A 级（在损伤水平以下没有运动 / 感觉功能的完全脊髓损伤）到 E 级（神经功能完全恢复）。

（三）发病率和流行病学

- 美国每年约有 250 万人遭受 TBI，其中大部分（约 75%）是脑震荡 / 轻度颅脑损伤，其余的是中度或重度颅脑损伤（sTBI）。

- 在美国，每年约有 28 万名患者因颅脑损伤住院治疗，其中超过 5 万名患者发生死亡；有近 530 万人因颅脑损伤而终身残疾。
- 在美国，SCI 的年发病率为 54/100 万（约 17 000/ 年），约有 28 万人患有 SCI 的后遗症。

（四）病因学

- 大多数颅脑损伤是钝性伤，通常是跌落，其次是交通事故（motor vehicle accidents，MVA），与物体相撞 / 被物体击中，以及遭受攻击。
- 颅脑穿透伤（如刺伤 / 枪伤）不太常见。
- SCI 的主要原因是交通事故，其次是跌落、暴力（枪伤）、运动相关损伤。

（五）病理及发病机制

- 中枢神经系统组织的原发性损伤发生在最初的撞击过程中，直接导致大脑或脊髓的损伤，如挫伤、撕裂、出血或压迫。
- 原发性损伤后，一系列的病理生理过程被启动导致了脑或脊髓继发性损伤。
- 继发性损伤的主要机制是缺血，由于低灌注（低血压）、低氧（低氧血症）、代谢需求增加并未得到满足（癫痫发作、发热），或持续压迫（未清除的血肿或脊髓损伤未缓解）导致的缺血。
- 脑血流（cerebral blood flow，CBF）被定义为脑灌注压（cerebral perfusion pressure，CPP）除以脑血管阻力（cerebrovascular resistance，CVR）：CBF=CPP/CVR。
- CPP 定义为平均动脉压（mean arterial pressure，MAP）减去颅内压（intracranial pressure，ICP）：CPP=MAP-ICP。
- 降低 MAP 的因素（如出血性或神经性休克、低血容量、药物）会降低脑或脊髓灌注。
- 增加 ICP 的因素（高碳酸血症引起的脑血管扩张、静脉回流减少、颅内血肿、脑水肿、脑积水、癫痫发作）或增加 CVR（低碳酸血症引起的脑血管收缩、创伤引起的脑血管痉挛）也会降低脑灌注。
- 正常的大脑具有自动调节功能，在一定的 MAP 范围内能够保持 CBF 恒定，保护大脑组织不受低灌注的影响；然而，大脑自动调节功能通常在创伤后受损、导致 CBF 受血压调控。
- 颅脑损伤后脑自动调节功能受损，增加了脑组织低灌注和继发性缺血损伤的风险。
- 通气相关的脑缺氧可能导致脑缺血和继发性损伤。
- SCI 之后，可能出现"二次"原发性损伤，在脊柱不稳定的情况下，脊柱固定不充分可能再次引起原发性损伤。

（六）预测 / 危险因素

- 男性。
- 高能机制。
- 青少年 / 年轻的成人。
- 危险行为（如不戴头盔）。
- 老年人（年龄≥ 65 岁）。

二、预防

> 要点 / 临床经验
> - 在机动车中使用安全带 / 安全气囊，在骑行摩托车 / 自行车、运动时佩戴头盔，以及公众教育提高安全意识。
> - 预防老年人跌倒的策略和设备。

（一）筛查

- 在外伤后出现精神状态改变或者神经系统缺陷的患者应该排除颅脑损伤或者脊髓损伤。
- 老年患者、服用抗凝 / 抗血小板药物、中毒、已经存在脊柱疾病（颈椎椎管狭窄、强直性脊柱炎），或高能机制的损伤都将增加神经外伤的风险。

（二）一级预防

- 防护装备（安全带、安全气囊、头盔）可以减少交通事故和运动相关事件引起神经外伤的可能性。
- 预防老年人摔倒的措施和设备可以减少神经外伤的发生。
- 安全存放枪支可以减少意外伤害。

三、诊断

> 要点 / 临床经验
> - 有意识丧失（loss of consciousness，LOC）或精神状态改变的创伤史是新发神经功能缺陷的一个重要危险信号。
> - 如果出现颅内出血的迹象，应始终确定抗凝或抗血小板药物使用史并予以逆转。
> - 一系列神经系统检查关注在意识水平（GCS），脑干反射和运动功能检查是最重要的。
> - 如果无法通过计算机断层扫描解释神经功能缺损的程度，可以考虑核磁共振成像。

（一）创伤性颅内出血的鉴别诊断（表 28-1）

表 28-1　创伤性颅内出血的鉴别诊断

鉴别诊断	特　点
自发性颅内出血	无外伤史、跌倒前发生晕厥事件、高血压病史、脑叶或主要是基底神经节脑出血、CT 血管造影血管病变（动脉瘤、动静脉畸形）
动脉瘤性蛛网膜下腔出血	无外伤史，典型的"霹雳"式头痛，既往"前哨"式头痛，基底池大于皮质蛛网膜下腔出血，CT 血管造影显示动脉瘤
横贯性脊髓炎	无外伤史，数小时 / 数天内进行性神经功能缺损，CT 或 MRI 显示无机械性脊柱损伤

（二）典型表现

- 患者通常会出现意识丧失，精神状态改变或神经外伤后出现神经功能缺陷。
- 中度 / 重度 TBI 通常会导致短暂或永久性意识丧失。
- TBI 或高位颈脊髓损伤后患者可能会出现呼吸暂停。
- 短暂或早期癫痫在 TBI 中并不罕见。
- TBI 后可看到屈肌（去皮层）或伸肌（去大脑）姿势。
- 单侧 / 双侧，固定和放大的瞳孔通常表示进行性的脑疝。
- 不完全性脊髓损伤的患者表现出运动无力，并在神经损伤水平以下有不同程度的保留感觉。完全性脊髓损伤患者在损伤平面以下没有运动 / 感觉功能。

（三）临床诊断

1. 病史

- 损伤机制有助于确定所涉及的力 / 能量，并且通常与严重程度和潜在的伤害相关。
- 损伤的具体情况有助于区分原发性和继发性创伤性损伤（例如，自发性脑出血发作导致继发性颅脑损伤）。
- 从受伤到到达急诊室的时间，即从受伤到到达急诊室所经过的总时间。
- 意识丧失，存在逆行性和创伤后遗忘。
- 院外或急诊出现的低血压 / 低氧发作。
- 进行性神经功能缺陷，提示病理恶化（如硬膜外血肿扩大）。
- 任何可能影响神经系统检查评估的混杂因素（毒品、酒精、镇静药、止痛药、阻滞药等）。
- 发作期 / 早期创伤后癫痫发作。
- 药物 / 条件可能影响凝血 / 血小板功能。

2. 体格检查

- 根据美国外科医师学会（American College of Surgeons，ACS）高级创伤性生命支持协议（Advanced Traumatic Life support，ALTS）对气道、呼吸、循环和初步调查的评估。
- 意识水平（GCS 评分）。
- 瞳孔检查，包括大小、形状和对光反应。
- 所有肢体的运动反应；对于闭锁 / 昏迷的患者，通过中枢伤害性刺激（如眶上、胸骨或斜方肌按压）及肢体的外周刺激进行评估。
- 对脊髓损伤进行详细的运动 / 感觉检查，以确定损伤的运动、感觉和神经水平，并对损伤进行 ASIA 分级。
- 评估创伤的外部征兆：头皮撕裂伤或开放 / 闭合性颅骨骨折；鼻漏 / 耳漏、眶周瘀伤（"熊猫眼"）或乳突部皮下瘀血（Battle 征）提示颅底骨折；脊柱节段畸形提示骨折或半脱位；四肢骨折 / 损伤可能会混淆神经学检查。

3. 实用的临床决策规则和计算

- 格拉斯哥昏迷评分（GCS）。
- 加拿大头部 CT 规则。
- NEXUS 颈椎损伤的低风险标准。

- 加拿大颈椎守则。
- 下颈椎损伤 SLIC 评分系统。
- 胸腰椎损伤分类和严重程度（thoracolumbar injury classification and severity，TLICS）量表。

4. 疾病严重程度分类

- 颅脑损伤的严重程度通常用复苏后 GCS 评分来评估，GCS 评分是患者眼睛、言语和运动最佳应答的总和，得分为 3（最差）至 15（最好）。
- 脊髓损伤的严重程度是通过确定复苏后的神经损伤程度和 ASIA 损伤程度分级来评估的，范围从 A 级（完全性脊髓损伤，没有运动 / 感觉功能低于神经损伤水平）到 E 级（神经功能缺损完全恢复）。

（四）辅助诊断

1. 实验室检查

- 血常规重点是血红蛋白水平和血小板计数。
- 代谢检测关注血清钠离子水平。
- 凝血研究（PT/INR、PTT）。
- 如果有抗血小板药物史或原因不明的出血史需要考虑血小板功能的检查。
- 动脉血气分析（PaO_2、$PaCO_2$）。
- 检查血型对于可能需要输血制品的患者是必需的。
- 颅底骨折患者出现鼻漏和耳漏时，检测漏液中 β_2 转铁蛋白，有助于确诊是否存在脑脊液漏。

2. 影像学检查

- 对疑似颅脑损伤的患者进行头颅 CT 平扫，以确定颅内出血、水肿、肿块效应和颅骨骨折。适用于 GCS < 13 分（即中 / 重度颅脑损伤）或伤后 2h GCS < 15 分、怀疑颅底或开放性 / 凹陷性颅骨骨折、呕吐 2 次及 2 次以上、年龄 ≥ 65 岁、逆行性遗忘 ≥ 30min 或危险的损伤机制的患者（如跌落 > 1m 或 > 5 级楼梯、从车辆上弹出、行人被车撞）。
- 如首次 CT 检查异常，6h 内复查头颅 CT 平扫。重复扫描，直到颅内异常稳定（即没有进一步的血肿扩大）或临床恶化（GCS 评分下降 ≥ 2 分）。
- 当颅底骨折累及颈动脉、LeFort2/3 型和下颌骨骨折、Horner 综合征、GCS < 6 的弥漫性轴索损伤、穿透性脑损伤或神经学检查与头颅 CT 不一致时，头部增强 CT 可用来排除脑血管损伤。
- 对于无颅内压危象的稳定患者来说，非增强的头颅 MRI 是评估弥漫性轴索损伤的一种选择。MRI 是儿科患者随访研究的选择，避免了过度暴露于电离辐射。
- 非增强脊柱 CT 适用于有脊柱疼痛 / 压痛、神经根病、节段畸形或运动 / 感觉障碍的创伤患者。对于闭锁 / 昏迷的创伤患者，应降低 CT 检查的门槛以排除脊柱损伤。
- 颈 CTA 提示 $C_1 \sim C_3$ 和横突孔骨折或颈椎半脱位，以排除椎动脉损伤。
- 当 CT 表现不能充分解释神经缺陷时（如创伤性椎间盘突出），或术前计划和决策（韧带损伤评估），脊柱非增强 MRI 可以提供有用的信息。

（五）诊断流程（流程图 28-1）

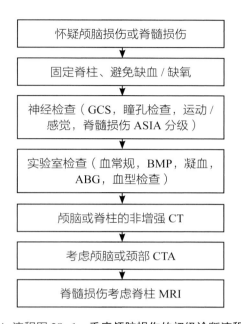

```
怀疑颅脑损伤或脊髓损伤
        ↓
固定脊柱、避免缺血 / 缺氧
        ↓
神经检查（GCS，瞳孔检查，运动 /
感觉，脊髓损伤 ASIA 分级）
        ↓
实验室检查（血常规，BMP，凝血，
ABG，血型检查）
        ↓
颅脑或脊柱的非增强 CT
        ↓
考虑颅脑或颈部 CTA
        ↓
脊髓损伤考虑脊柱 MRI
```

▲ 流程图 28-1　重度颅脑损伤的初级诊断流程

（六）有关疾病诊断的潜在陷阱 / 常见错误

- 脑外伤后，血肿可能造成对侧大脑脚压迫小脑幕切迹，导致同侧而不是对侧偏瘫（Kernohan's notch 现象）。
- 固定和放大的瞳孔通常与引起脑疝的颅内血肿同侧。

四、治疗

（一）治疗原理

- 初始治疗旨在复苏并维持气道、呼吸和循环。
- 神经创伤后急性期最重要的是避免迅速纠正低血压 / 缺氧，预防继发性损伤。
- 如果怀疑脊柱损伤，应进行脊柱固定。
- 应维持正常的血碳酸水平，因为低碳酸血症（即过度通气）会导致脑血管收缩和脑血流量下降低，而高碳酸血症会导致血管扩张和颅内压升高。
- 如果昏迷患者有颅内高压的证据，应对 ICP 进行监测并开始治疗。
- TBI 后不建议使用类固醇激素，SCI 后也有争议。
- 应维持体温正常，因为发热与 TBI 后不良结局相关，不建议预防性降温。
- 预防性使用抗癫痫药（antiepileptic drug，AED）可降低 TBI 后早期创伤后癫痫的发生率。癫痫发作增加了大脑代谢需求，应迅速治疗。
- 对于 TBI 后出现大的脑外血肿、中线移位、基底池消失、颅骨凹陷性骨折、神经状态恶化或药物难以控制的 ICP 升高的患者，应考虑外科干预。

- 脊髓损伤后需要脊髓减压和脊柱稳定的患者应考虑手术治疗。

（二）住院时机

- GCS < 15（ICU，如果 GCS < 14 或血流动力学不稳定）。
- 新发的神经系统缺陷。
- 开放性、粉碎性或凹陷性颅骨骨折。
- 颅内出血。
- 不稳定的脊柱骨折。
- 脊髓压迫。

（三）治疗表（表 28-2）

表 28-2　神经创伤的治疗

处理方法	内　容	
医疗管理	TBI：SBP ≥ 110mmHg SCI：MAP 85～90mmHg ICP ≤ 22mmHg CPP ≥ 60mmHg SPO_2 ≥ 95% PaO_2 ≥ 100mmHg $PaCO_2$ 35～45mmHg	血小板 ≥ $75 \times 10^3/mm^3$ 血清 Na 135～145mEq/L INR ≤ 1.4 体温 36～38℃ 血红蛋白 ≥ 7g/dl pH 7.35～7.45 血糖 80～180mg/dl
癫痫预防	重度颅脑损伤（sTBI）后使用 7 天的抗癫痫药	
深静脉血栓预防措施	如果影像学稳定，在受伤后 72h 内进行药物预防（LDUH 或 LMWH）	
营养	幽门后喂养，最迟在受伤后 5～7 天达到基本热量要求	
气管切开	对于可能需要长时间通气的 sTBI 或高位脊髓损伤（SCI）患者，可以考虑早期气管切开术	
类固醇激素	在脊髓损伤后，使用是有争议的；类固醇增加 sTBI 的死亡率	
ICP 监测指征	• GCS ≤ 8 分及头部 CT 异常或头部 CT 正常时有以下几项的 2 项及以上：年龄 > 40 岁，单侧 / 双侧去皮层状态，SBP < 90mmHg	
ICP 升高的处理 （一线治疗）	• 将床头抬高至 30° • 颈椎中立位，减少静脉流出道阻塞 • 短效镇静 / 镇痛药物 • 脑室脑脊液引流 • 如果一线治疗无法控制 ICP，考虑再次 CT，然后快速进入二线治疗	
ICP 升高的处理 （二线治疗）	• 如果使用实质性 ICP 监测仪，考虑放置脑室外引流管 • 每 4～6 小时间歇性推注 0.25～1g/kg 的甘露醇或高渗盐水（如 250ml 3% 或 30ml 23.4%）进行高渗治疗 • 轻度过度通气（$PaCO_2$ 30～35mmHg），有足够的神经监测（$PbtO_2$、$SvjO_2$、CBF），以避免脑缺氧 • 试验量的神经肌肉阻滞药	
ICP 升高的处理 （三线治疗）	• 连续注射神经肌肉阻滞药 • 巴比妥 / 丙泊酚轻度镇静 • 低温（< 36℃） • 去骨瓣减压	

（续表）

处理方法	内 容
TBI 的手术治疗	• 硬膜外血肿＞ 30cm³，厚度＞ 15mm，中线移位＞ 5mm，或局灶性缺陷 • 硬膜下血肿厚度＞ 10mm，中线移位＞ 5mm，或昏迷患者伴 GCS 下降≥ 2 分，或瞳孔异常 • 脑实质内创伤性血肿（挫伤）伴顽固性颅内高压、中线位移＞ 5mm 或脑池受压 • 颅后窝血肿导致神经功能障碍或第四脑室有明显的肿块效应 • 颅骨凹陷骨折超过颅骨厚度 • 颅骨开放性骨折，尤其是额窦受累、硬膜穿透、严重颅内血肿或伤口严重污染
SCI 的外科管理	对于持续不良的脊髓压迫，只要血流动力学稳定，就可以行闭合 / 切开复位 / 不减压 SCI 后最佳的脊柱稳定通常通过器械实现

（四）并发症的预防 / 治疗

- 如果需要进行插管，则使用短效降压药进行快速顺序诱导插管，以避免医源性低血压和继发性损伤。
- 当怀疑有颈部损伤时，尽量减少颈部操作 / 伸展。
- 低血容量 / 低血压患者首选高渗生理盐水而不是甘露醇，以避免脑灌注恶化。

（五）管理 / 处理流程（流程图 28-2 和流程图 28-3）

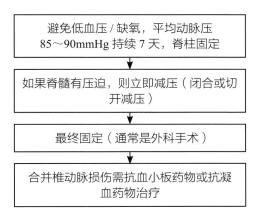

▲ 流程图 28-3　脊髓损伤的管理 / 处理流程

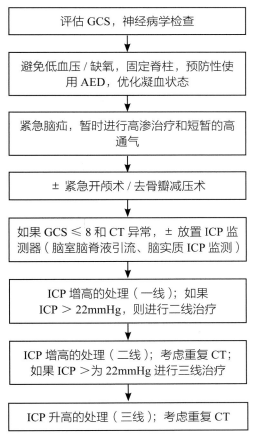

▲ 流程图 28-2　颅脑损伤的管理 / 处理流程

GCS. 格拉斯哥昏迷评分；AED. 抗癫痫药；ICP. 颅内压

临床经验

- sTBI 后，维持 SBP ≥ 100～110mmHg、CPP ≥ 60mmHg、正常通气、正常体温、正常酸碱血症、监测／治疗升高的 ICP，并及时清除手术肿块病变。
- 脊髓损伤后，保持脊柱固定，损伤后 7 天保持 MAP85～90mmHg，及时脊髓解压，必要时稳定脊柱。
- T_6 水平以上的 SCI 可能会导致由于失交感神经而液体复苏无效的神经源性休克。
- 由于膈肌和肋间肌肉瘫痪，脊髓损伤插管的患者可能需要更高的潮气量。

五、特殊人群

（一）孕妇

- 减少甘露醇泵注剂量（0.25～0.5mg/kg 体重），以避免胎儿脱水的风险。
- 左乙拉西坦预防癫痫的致畸风险较低。

（二）儿童

- 修改后的 GCS 评分被用来解释儿童的非语言基线。
- 婴儿有一个开放的前囟，可通过直接触诊来估计 ICP。
- 颅脑损伤后的儿科患者使用较低的 CPP 阈值（婴儿 ≥ 40mmHg，青少年 ≥ 50mmHg）。
- 考虑到丙泊酚输注综合征的风险增加，不推荐长时间使用丙泊酚。
- 对于表现为颅脑损伤或脊柱损伤的儿童，考虑非意外创伤。

（三）老年人

- 考虑到这个年龄段使用抗血小板／抗凝血药的发生率增加，相对较小的创伤可能引起颅内血肿的发生。
- 明显的年龄相关皮质萎缩而引起与 ICP 升高相关的症状之前，颅内血肿可能性相当大。

（四）其他

- 有颅内出血和抗血小板／抗凝血药使用史的脑外伤患者应紧急逆转这些药物，以防止出血扩大和神经系统恶化。

六、预后

要点／临床经验

- 年龄、复苏后的 GCS 评分和瞳孔检查是 TBI 预后的最强变量。
- 脊髓损伤后的 ASIA 评分是未来神经功能恢复的重要预后指标。
- 低血压和缺氧是神经创伤预后的重要可调控因子。
- 康复是优化患者预后的关键。

（一）规范诊疗的发展历史

- 在没有当代指南指导临床诊疗的时代，sTBI 和 SCI 的预后极差。
- 重型颅脑损伤的死亡率已从 20 世纪 40 年代的 80% 左右下降到目前的 20% 以下。

（二）接受治疗患者的预后

- TBI 的预后计算器可在线获得。
  - IMPACT：http：//www.tbi-impact.org/？ p=impact/calc。
  - MRC CRASH：http：//www.trialscoordinatingcentre.lshtm.ac.uk/Risk%20calculator/index.html.

（三）随访测试和监测

- 神经创伤幸存者需要广泛的康复来优化结局。
- 考虑到可能出现延迟并发症（如脑积水、自主神经功能障碍、感染、痉挛、脊髓空洞症、肠 / 膀胱功能障碍、假关节、精神后遗症），幸存者需要长期随访。

相关资源

1. 推荐网站

www.asia-spinalinjury.org

www.braintrauma.org

www.neurotraumasection.org

2. 指南

美国指南

题　目	来　源	日期与网址
Guidelines for the Management of Severe TBI, 4th edition	Brain Trauma Foundation, endorsed by the American Association of Neurological Surgeons and the Congress of Neurological Surgeons	2016 https://braintrauma.org/uploads/03/12/
Guidelines for the Acute Medical Management of Severe TBI in Infants, Children, and Adolescents, 2nd Edition	Brain Trauma Foundation, endorsed by the American Association of Neurological Surgeons and the Congress of Neurological Surgeons	2012 https://www.braintrauma.org/coma/guidelines

3. 证据

证据类型	评　论	日期和参考文献
RCT	Increased mortality at 2 weeks in steroid group	2004 Roberts I, et al. *Effect of intravenous corticosteroids on death within 14 days in 10008 adults with clinically significant head injury (MRC CRASH trial): randomised placebo-controlled trial.* Lancet 2004;364:1321-8

（续表）

证据类型	评　论	日期和参考文献
RCT	Increased mortality at 6 months in steroid group	2005 Edwards P, et al. *Final results of MRC CRASH, a randomised placebocontrolled trial of intravenous corticosteroid in adults with head injuryoutcomes at 6 months*. Lancet 2005;365:1957-9

（续表）

癫痫持续状态
Status Epilepticus

Jiyeoun Yoo 著

刘仁怀 译 苏斌虓 校

第 29 章

本章概览

- 癫痫持续状态是一种神经科急症，应尽早识别和治疗。
- 在危重患者人群中，大多数（约 75%）的癫痫非惊厥性癫痫，没有脑电图就无法识别。
- 早期发现癫痫持续状态并迅速治疗是防止癫痫发作进展为难治性癫痫发作的必要手段。
- 注意医疗并发症，避免过度治疗，并考虑个别患者的最终预后也是必要的。

一、背景

（一）定义

- 惊厥性癫痫持续状态（convulsive status epilepticus，CSE）被定义为"一种急性癫痫发作，其特征是全面性惊厥性癫痫持续状态至少 5min 或 2 次发作之间没有完全恢复意识。"
- 非惊厥性癫痫持续状态（non-convulsive status epilepticus，NCSE）被定义为"患者持续或间歇癫痫性放电，同时伴有意识异常，但缺乏也惊厥性症状的临床病理情况。"

（二）发病率 / 患病率

- 在美国，每年的患者为（20~40）/10 万，第 1 个高峰在 1 岁之前，第 2 个高峰在 60 岁之后。
- 31%~43% 的癫痫持续状态变成难治性癫痫。
- NCSE 影响高达 10% 的精神状态改变的患者和 16% 的困惑的老年患者。

（三）病因学

常见的病因包括缺氧性脑损伤、抗体介导的疾病（自身免疫或副肿瘤）、脑肿瘤、感染（脑膜炎、脑炎、脓肿、脓毒症）、药物或酒精中毒 / 戒断、低水平抗癫痫药物或抗癫痫药物方案的改变、代谢障碍、脑卒中、创伤、先天性畸形 / 远端脑损伤，以及特发性原因。

（四）病理学和发病机制

当癫痫发作过度兴奋或无效抑制时，癫痫持续状态就会发生。谷氨酸或其他兴奋性氨基酸的增加会增加兴奋性。癫痫持续状态时, N– 甲基 –D– 天冬氨酸（N-methyl-d-aspartate, NMDA）受体迅速蓄积, 增加谷氨酸能兴奋。癫痫持续状态时, γ – 氨基丁酸和 GABA-A 受体的数量和敏感性发生改变, 从而导致抑制作用减弱。其他机制, 如线粒体衰竭、炎症过程和基因表达的变化, 也参与其中。

（五）预测 / 危险因素（表 29–1）

表 29–1　癫痫持续状态的危险因素

危险因素	OR 值
昏迷	7.7
癫痫病史	2.7
疾病前的痉挛性癫痫	2.4

二、预防

> 要点 / 临床经验
> - 早诊断早治疗对癫痫持续状态和预防难治性癫痫持续状态至关重要。
> - 大多数危重患者发生的是非惊厥性癫痫（约 75%）, 没有脑电图就无法识别。

筛查

- 以下情况应实施 EEG。
  - 病情危重的患者伴随其他原因无法解释的意识改变。
  - 有痉挛性癫痫发作并在抽搐活动停止后 10～20min 内未恢复到基线的患者。
  - 有不明原因的局灶性神经功能缺陷的患者, 如偏瘫、失语症或视野缺陷。
  - 反复、不自主运动的患者。
  - 30～60min 的脑电图监测会漏掉一半以上非惊厥性癫痫患者。
  - 建议对未昏迷的患者进行至少 24h 的持续监测, 对昏迷的患者或有频繁周期性癫痫样放电的患者进行 48h 的持续监测。

三、诊断

- 应仔细研究癫痫持续状态的病因。
- 临床表现很容易诊断出明显的 CSE, 在这种情况下, 不需要持续的脑电图。
- 没有脑电图就不能诊断 NCSE。在意识水平下降的危重患者中, 无论其神经或内科状况如何, NCSE 都很常见。有癫痫病史、意识水平波动、急性脑损伤和最近发生 CSE 的患者患 NCSE 的风险最高。
- ICU 患者通常有异常的不自主运动, 这可能不是起源于癫痫。连续脑电图提示可正确诊断, 以避免不必要的治疗。

NCSE 的统一脑电图标准

- 癫痫样放电＞ 2.5H。
- 癫痫样放电≤ 2.5Hz 或节律性活动 delta/theta（＞ 0.5Hz），并同时符合以下情况之一。
  - 静脉注射抗癫痫药物后脑电图表现及临床症状改善。
  - 存在微小抽动型的临床发作现象。
  - 典型的时空演变 *。
- 如果脑电图的改善不伴随临床症状的改善，或者波动没有明确的进化，这应被认为可能是 NCSE

★. 增加开始（电压增加和频率变化），或模式的演变（频率变化 >1Hz 或位置变化），或减小（引自 Beniczky et al. 2013.）

（一）鉴别诊断（表 29-2）

表 29-2　癫痫持续状态的鉴别诊断

鉴别诊断	特点
- 持续的非惊厥性癫痫 vs. 长期性癫痫发作状态，药物作用，或导致癫痫发作的潜在神经系统疾病	- 在惊厥性癫痫发作停止后意识持续下降
- 癫痫、震颤、阵挛或运动障碍	- 异常的非自主运动

（二）典型表现

- 惊厥性癫痫持续状态表现为反复的全身性强直 – 阵挛发作，在发作期间没有恢复基线。抽搐停止后，患者仍处于癫痫持续状态，无明显异常身体运动。因此，如果患者在运动停止后的 10～20min 意识水平没有出现显著改善，临床医生应该怀疑正在进行的非惊厥性癫痫持续状态，并应该紧急进行脑电图监测。
- 局灶性非惊厥性癫痫持续状态可表现为非常细微的变化，如轻度的混浊、嘴或手自发自动、语言减少、眼球偏斜、眼球震颤或轻微的抽搐。

（三）临床诊断

1. 病史

- 病史应包括癫痫发作或精神状态的改变、时间病程、过去的病史包括癫痫发作或癫痫史、药物和最近用药的改变、药物或酒精滥用史等。
- 从家人或了解患者的人那里获得间接史是很重要的。
- 大脑具有能够产生表现为非惊厥性癫痫持续状态的症状的任何功能，如微妙的行为或认知变化、自主神经功能障碍或运动 / 感觉障碍。

2. 体格检查

- 除了典型的一般检查和神经学检查外，还要观察一些细微的体征。
  - 行为 / 认知 / 感觉：躁动、健忘症、厌食症、失语症、紧张症、昏迷、混乱、妄想、模仿言语、笑声、嗜睡、持续言语、性格改变、精神病、耳鸣。

- 自主神经：腹部感觉、呼吸暂停 / 过度通气、心率减慢和快速性心律失常、胸痛、潮红、瞳孔缩小 / 散大 / 臀部皮疹、恶心 / 呕吐。
- 运动：自动症、肌张力障碍姿势、眨眼、眼球偏斜、面部抽搐、手指抽搐、眼球震颤、震颤。

3. 疾病严重程度分类

- 难治性癫痫持续状态被定义为尽管有两种适当选择和剂量的抗癫痫药物，包括苯二氮䓬类药物，但仍有反复发作活动。
- 超难治性癫痫持续状态是指麻醉药物开始使用后 24h 或更长时间持续或复发的癫痫持续状态。

（四）辅助诊断

1. 实验室检查

- 血清葡萄糖、抗癫痫药物水平、酸碱失衡、动脉血气、基本代谢检查、乳酸、肌酸激酶、肌钙蛋白、转氨酶、氨、钙、镁、磷、中毒（酒精水平、尿液毒理学）、HCG（女性）。
- 脑脊液：细胞计数、葡萄糖、蛋白质、革兰染色和培养（当怀疑是感染性或炎症性病因时，对于没有癫痫或癫痫病史且无明显头颅 CT 征象的患者，腰椎穿刺的门槛应较低，甚至对于发作频率通常较低的癫痫患者也应如此）。
- 血清和（或）脑脊液自身免疫性 / 副肿瘤检查（当临床怀疑时）。
- 脑和（或）脑膜活检：在彻底评估后不能诊断，并且 MRI 中存在任何不明确的病变。

2. 影像学检查

- 头颅 CT：适用于所有患者，除非对癫痫持续状态有明显的病史解释。
- 脑 MRI：在病史、基础实验室评价、腰椎穿刺、CT 头后病因未确定的患者。
- 胸 / 腹 / 盆 CT：疑似自身免疫性 / 副肿瘤性脑炎的患者。
- 卵巢或睾丸超声：用于疑似患有 NMDA 脑炎的患者。
- 血管造影术：对于疑似患有血管炎的患者。

（五）关于疾病诊断的潜在缺陷 / 常见错误

- 有时，有一系列非癫痫性发作的患者被误诊为癫痫持续状态，这可能导致医源性并发症。
- 在以下情况下，应怀疑精神源性癫痫持续状态。
  - 抽搐持续时间长，没有伴随交感神经激活的迹象。
  - 有盆腔抽动、闭眼、身体或头部不同步或侧向运动。
  - 在抽搐之间或抽搐后有最小的术后混淆。
  - 意识保持不变的双侧抽搐。

四、治疗

癫痫持续状态的诊断、病因的评估和癫痫持续状态的处理应同时进行。出现惊厥癫痫持续状态的患者应立即接受治疗。对怀疑患有 NCSE 的患者应进行紧急连续的脑电图监测。

（一）治疗的基本原理

- 一线治疗：CSE 的一线治疗选择是苯二氮䓬类药物。如果建立了静脉注射通道，应使用静脉注射劳拉西泮。如果未建立静脉通道，可以使用肌注、鼻腔或口腔给予咪达唑仑或直肠给予安定。

- 二线治疗：即使在一线治疗后癫痫发作停止，也建议启动二线治疗，以防止在苯二氮䓬类药物的作用消失后癫痫复发。二线治疗的选择取决于患者的病因和并发症。通常推荐使用磷苯妥因治疗，但如果患者患有特发性全身性癫痫，丙戊酸可能是一个更好的选择。随机对照试验表明，丙戊酸静脉注射效果并不逊色，甚至可能比静脉注射苯妥英更有效。

- 二线治疗失败 = 难治性癫痫持续状态。对于有严重意识障碍的全身性癫痫持续状态或非惊厥性癫痫持续状态，如果在一线和二线用药后癫痫持续发作，建议开始麻醉药物预防急性全身性并发症，初始注射或反复注射，然后持续泵注。如果患者清醒或意识轻微改变，建议推迟使用麻醉药，并尝试一种以上的二线药物。NCS 指南建议在缓慢停药之前至少进行 24～48h 的痫性放电控制，这通常要超过 24h。

- 麻醉药物无效 = 超难治性癫痫持续状态。当停用麻醉药物后癫痫发作没有停止或复发时，治疗方案包括再次尝试同一麻醉药物，改用另一种麻醉药，或联合使用麻醉药物。其他疗法包括免疫疗法、生酮饮食、低温疗法、神经外科手术和电休克疗法。

（二）住院时机

- 出现癫痫持续状态的患者应住院治疗，以进行适当的评估和治疗。
- 患有难治性 CSE 或被怀疑患有 NCSE 的患者应在能够提供连续脑电图监测的 ICU 中进行治疗。

（三）住院患者的管理

- 首要任务是确保 ABC（气道、呼吸、循环）。
- 检查手指末梢葡萄糖，如果血糖浓度低，应在补葡萄糖之前静脉注射硫胺素 100mg 一次。
- 启动一线治疗，并咨询神经科。

（四）治疗表（表 29-3）

表 29-3　癫痫持续状态的抗惊厥药物

治　疗	负荷剂量 / 给药途径	维持剂量	作用机制	不良反应
一线药物				
劳拉西泮	0.1mg/kg～4mg IV	n/a，必要时重复追加负荷剂量 1 次	GABA 激动	呼吸抑制、镇静、低血压
咪达唑仑	0.2mg/kg，最高达 10mg IM	n/a，必要时重复追加负荷剂量 1 次	GABA 激动	呼吸抑制、镇静、低血压
地西泮	0.2mg/kg，最高达 20mg 直肠给药；或 0.1mg/kg，最高达 10mg IV	n/a，必要时重复追加负荷剂量 1 次	GABA 激动	呼吸抑制、镇静、低血压
二线药物				
苯妥因	18～20mg/kg IV，最高达 50mg/min	5～7mg/(kg·d) PO/IV，每 8 小时 1 次	钠离子通道调节	循环呼吸抑制、心律失常、低血压、代谢性酸中毒、输液部位损伤

（续表）

治　疗	负荷剂量 / 给药途径	维持剂量	作用机制	不良反应
磷苯妥英	每千克体重 18～20 苯妥英当量 IV，最高达 150mg/min	每天每千克体重 5～7 苯妥英当量 IV，每 8 小时 1 次	钠离子通道调节	循环呼吸抑制、心律失常、低血压、非过敏性瘙痒
丙戊酸钠	25～40mg/kg IV，最高达 3mg/(kg·min)	30～60mg/(kg·d)，每 6 小时 1 次	多种作用，包括钠通道调节，GABA 增强，谷氨酸 / NMDA 抑制	高氨血症、血小板减少、胰腺炎、2 岁以下儿童的肝毒性
左乙拉西坦	2000～4000mg IV，最高达 500mg/min	2～12g/d PO/IV，每 6 小时 1 次	突触囊泡蛋白 2A	无重大不良反应
拉科酰胺	200～400mg IV，超过 5min 以上	400～600mg/d IV，每 12 小时 1 次	钠离子通道调节	可能会延长 PR 间期
苯巴比妥	20mg/kg IV，最高达 60mg/min	1～4mg/(kg·d) PO/IV，每 6～8 小时 1 次	GABA 增强	镇静、呼吸抑制
三线药物				
咪达唑仑	0.2mg/kg IV	0.1～2mg/(kg·h)	GABA 增强	镇静、呼吸抑制、低血压
丙泊酚	1～2mg/kg IV	2～12mg/(kg·h)	GABA 激动，谷氨酸/NMDA 抑制，钙通道调节	镇静、呼吸抑制、低血压、丙泊酚输注综合征（酸中毒、多器官衰竭、横纹肌溶解）
氯胺酮	1.5～4.5mg/kg IV	2.75～5mg/(kg·h)	谷氨酸盐 /NMDA 抑制	高血压，颅内压可能升高
戊巴比妥	5～15mg/kg IV 超过 1h	0.5～5mg/(kg·h)	GABA 增强	镇静、呼吸抑制、低血压、肠梗阻、胃潴留、代谢性酸中毒、血小板减少、免疫抑制

（五）并发症的防治工作

一项难治性癫痫持续状态治疗终点的 Meta 分析显示。

- 当停止痫性放电作为治疗目标时，癫痫的发生率显著更高。
- 当以背景抑制为目标时，治疗相关并发症的发生率较高。
- 因此，连续脑电图可以通过最大限度癫痫控制和最大限度地减少不良影响来优化治疗。

（六）治疗流程（流程图 29-1）

临床经验

- CSE 是一种紧急情况，必须得到积极的治疗。癫痫发作持续时间越长，患者对治疗就变得越难治。
- 需要用连续的脑电图来诊断 NCS 或 NCSE。
- NCSE 的管理可能不同于 CSE。应仔细考虑个别患者的最终预后。

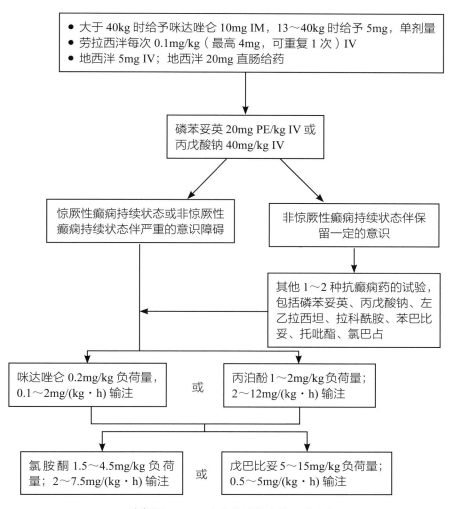

- 大于 40kg 时给予咪达唑仑 10mg IM，13～40kg 时给予 5mg，单剂量
- 劳拉西泮每次 0.1mg/kg（最高 4mg，可重复 1 次）IV
- 地西泮 5mg IV；地西泮 20mg 直肠给药

磷苯妥英 20mg PE/kg IV 或
丙戊酸钠 40mg/kg IV

惊厥性癫痫持续状态或非惊厥性癫痫持续状态伴严重的意识障碍

非惊厥性癫痫持续状态伴保留一定的意识

其他 1～2 种抗癫痫药的试验，包括磷苯妥英、丙戊酸钠、左乙拉西坦、拉科酰胺、苯巴比妥、托吡酯、氯巴占

咪达唑仑 0.2mg/kg 负荷量，0.1～2mg/(kg·h) 输注 或 丙泊酚 1～2mg/kg 负荷量；2～12mg/(kg·h) 输注

氯胺酮 1.5～4.5mg/kg 负荷量；2～7.5mg/(kg·h) 输注 或 戊巴比妥 5～15mg/kg 负荷量；0.5～5mg/(kg·h) 输注

▲ 流程图 29-1　癫痫持续状态的治疗流程

五、特殊人群

（一）儿童

- 对新生儿采用了不同的治疗顺序。一线用药苯巴比妥负荷剂量为 20mg/kg，如果癫痫继续发作，再额外追加 2 次 10mg/kg（目标是血药浓度至少为 40μg/L）。如果癫痫持续发作，下一步可以使用咪达唑仑或磷苯妥英。
  - 咪达唑仑：静脉负荷剂量为 0.15mg/kg，如果癫痫继续发作，15～30min 后追加剂量为 0.10～0.15mg/kg。
  - 磷苯妥英：静脉负荷剂量 20mg/kg，给药速度为 0.5～1mg/(kg·min)。
- 在难治性癫痫持续状态儿童中，咪达唑仑和戊巴比妥较丙泊酚首选，因为后者有更高的不良事件发生率，如丙泊酚输注综合。

（二）其他

- 在肝和肾功能不全的患者，AED 的负荷剂量是相同的，但维持剂量需要根据水平进行调整。

六、预后

要点 / 临床经验

- 成人癫痫持续状态的预后在很大程度上取决于潜在的病因。
- 不利预后因素包括年龄较大、病程较长、全身性 CSE 后出现轻微的癫痫持续状态、女性以及存在并发症。
- 20%～50% 的幸存者将有严重的功能障碍。在急性脑损伤和难治性癫痫持续状态的患者中更常见，然而，有意义的恢复仍然是可能的。

相关资源

1. 推荐网站

www.acnsorg

www.neurocriticalcare.org

2. 指南

美国指南

标　题	来　源	日期和参考文献
Guidelines for the Evaluation and Management of Status Epilepticus	Neurocritical Care Society	2012 Brophy GM, et al. Neurocrit Care 2012;17:3-23
Evidence-based Guideline: Treatment of Convulsive Status Epilepticus in Children and Adults	American Epilepsy Society	2016 Glauser T, et al. Epilepsy Curr 2016;16(1):48-61

3. 证据

证据类型	标题和评论	日期和参考文献
RCT	*A comparison of four treatments for generalized convulsive status epilepticus.* Compared the efficacy of lorazepam, diazepam plus phenytoin, phenobarbital, or phenytoin, and found that IV lorazepam was superior to IV phenytoin in stopping seizures lasting at least 10 minutes	1998 Treiman DM, et al. N Engl J Med 1998;339: 792-8
RCT	*A comparison of lorazepam, diazepam, and placebo for the treatment of out-of-hospital status epilepticus.* Both lorazepam and diazepam were superior to placebo	2001 Alldredge BK, et al. N Engl J Med 2001;345: 631-7
RCT	*Intramuscular versus intravenous therapy for prehospital status epilepticus:* IM midazolam has superior effectiveness compared with IV lorazepam in adults with convulsive status epilepticus without established IV access	2012 Silbergleit R, et al. N Engl J Med 2012;366: 591-600

颅内压与神经监测

Intracranial Pressure and Neuromonitoring

Pavis Laengvejkal　　Stephan A. Mayer　著

刘仁怀　译　苏斌虓　校

第 **30** 章

本章概览

- 颅内压 (intracranial pressure，ICP) 监测对于减少重型颅脑损伤昏迷患者的继发性损伤至关重要。
- 多模式神经监测允许脑组织氧气、脑血流量和脑化学测量（微透析）。
- 持续的脑电图监测对于检测非惊厥发作活动至关重要，这种活动发生在 10%～30% 的昏迷患者中。

一、颅内压监测

（一）概述

- ICP 表示硬脑膜内的压力。
- 正常值为 3～15mmHg（或 5～20cmH$_2$O）。
- ICP 的增加会导致脑缺血和脑疝，需要立即治疗。

（二）Monro-Kellie 学说

- Monro-Kellie 学说指出，颅顶是一个固定的空间，包含 3 个体积，即血液、脑脊液（cerebrospinal fluid，CSF）和脑组织。
- 任何占位病变或颅内成分体积增加都可能导致 ICP 的增加。

（三）颅内顺应性

- 颅内顺应性定义为容量变化与压力变化的关系（dV/dP）。
- 顺应性随颅内体积的增加而降低（图 30-1）。
- 在 ICP 升高过程的初始阶段，随着颅内体积增加到颅骨（A 点），脑脊液被转移到脊膜囊，血液从可扩张的大脑静脉释放出来从而减压。
- 如果代偿性再分配机制耗尽，ICP 会随着额外体积的小幅增加而急剧增加（B 点）。
- ICP 脉搏波的振幅可提供顺应性降低的线索；随着顺应性下降，ICP 脉搏波振幅增加（B 点，插图）。

（四）脑灌注压

- 脑灌注压（cerebral perfusion pressure，CPP）= 平均动脉压（mean arterial pressure，MAP）– 颅内压
（ICP）
- ICP 升高的后果是脑血流量（cerebral blood flow，CBF）降低和继发性缺氧缺血性损伤。
- CPP 决定 CBF，应保持在 60mmHg 以上。
- 脑血管的自动调节使 CBF 维持在 50～100mmHg 的恒定水平。脑损伤会损害自身调节，导致 CBF 与
CPP 近似为直线关系（图 30-2）。

（五）病理性压力波

- 在 ICP 升高的患者中，可能会出现病理性 ICP 波形（图 30-3）。
- Lundberg A 波（或平台波）代表了显著升高的 ICP 持续很长时间。它们提示预后不良，当 CPP
或颅内顺应性低时，就会突然出现 Lundberg A 波。持续时间从几分钟到几小时，可高达 50～
100mmHg。
- Lundberg B 波的持续时间较短，振幅升高较低，表明颅内顺应性储备受损。

（六）与 ICP 升高相关的情况（表 30-1）

表 30-1　与颅内压升高相关的情况

Ⅰ . 颅内肿块性病变	Ⅲ . 脑和血容量增加（血管源性水肿）
• 硬膜下血肿 • 硬膜外血肿 • 脑瘤 • 脑脓肿 • 脑出血	• 肝病性脑病 • 创伤性脑损伤 • 脑膜炎 • 脑炎 • 高血压脑病 • 惊厥 • 蛛网膜下腔出血 • 硬膜窦血栓形成 • 子痫
Ⅱ . 脑容量增加（细胞毒性水肿）	Ⅳ 脑脊液容量增加
• 脑梗死 • 全脑缺血缺氧 • Reye 综合征 • 急性低钠血症	• 交通性脑积水 • 非交通性脑积水 • 脉络丛乳头状瘤

（七）ICP 升高的临床特征

- 颅内压升高的临床表现多种多样且不可靠。
- 特征包括意识水平下降、恶心和呕吐、头痛、视力模糊和复视（由第Ⅵ对脑神经麻痹引起）。
- 可观察到库欣三联征，即血压升高，伴有心动过缓和呼吸不规则。
- ICP 的增加可导致脑疝综合征，这是由于与分腔压力梯度相关的脑组织移位所致。

（八）疝综合征（表 30-2）

表 30-2　疝综合征的临床特征和病因

类　型	临床特征	病　因
颞叶钩回疝（钩疝）	同侧动眼神经麻痹；对侧或双侧运动瘫痪	颞叶肿块性病变
小脑幕疝（中心疝）	从双侧去皮质进展到去大脑强直；从腹侧到背侧脑干反射消失	弥漫性脑水肿、脑积水
大脑镰下疝	非对称（对侧＞同侧）运动强直；保留头眼反射	隆起性（额叶或顶叶）肿块病变
小脑疝（向上或向下）	突然进展为昏迷，伴有双侧运动改变；诱发小脑的症状	小脑肿块病变

（九）ICP 监测指征

在植入 ICP 监测器之前，患者通常应满足 3 个标准。

- 脑成像显示占位性病变或脑池消失，提示患者有高颅内压的风险。
  - 患者处于昏迷状态（GCS 评分 ≤ 8 分）。
  - 提示预后需要积极的 ICU 治疗。

（十）ICP 监控设备

- 存在几种类型的 ICP 监视器。
- 脑室外引流（external ventricular drainage，EVD）导管是金标准，它由一个充满水的导管组成，该导管通过一个钻孔进入脑室，并连接到头部水平的压力传感器。
- EVD 既可用于颅内压监测，又可用于治疗性脑脊液引流。
- EVD 的一个主要缺点是有感染性脑炎的风险，10%～15% 的患者出现，并在第 10 天之前持续增加。
- EVD 的最佳替代方案包括光纤转换器（Integra®）或微型压力传感器（Codman®）通过一个钻孔进入实质或心室。这些设备的感染风险最小，而且高度可靠。

（十一）ICP 的处理

ICP 管理有 2 种方案。

- 发生脑疝的超急性情况。在等待明确的手术干预或植入 ICP 监测器之前治疗应立即全力保护脑干。
  - 将床头抬高 30°～45°。
  - 生理盐水（0.9%）在 80～100ml/h 的速度（避免低渗液）。
  - 插管和过度通气（目标 $PCO_2 = 28～32mmHg$）。
  - 20% 甘露醇 1～1.5g/kg 快速静脉注射。
  - Foley 导尿管。
  - CT 扫描和即时神经外科会诊。
- 在 ICU 监护中监护的患者，当 ICP 持续大于 20mmHg 超过 10min 时，应启动此流程。
  - 考虑重复 CT 扫描和手术切除颅内肿块病变，或脑室引流。
  - 用芬太尼和丙泊酚静脉镇静，以达到静止、安静的状态。

- 如果 CPP 始终大于 110mmHg，则降低血压，如果 CPP 小于 70mmHg，则输注升压药。
- 甘露醇 0.25～1g/kg 静脉注射（根据需要每 1～6 小时重复 1 次）。
- 过度换气至 PCO_2 为 28～32mmHg 水平。
- 神经肌肉阻滞使肌肉麻痹。
- 大剂量戊巴比妥治疗 [负荷剂量 5～20mg/kg，输注速度 1～4mg/(kg·h)]。
- 低温治疗，体表温度目标为 32～34℃。

二、多模式神经监护

（一）脑氧饱和度监测

- 人类大脑消耗的氧气占人体总氧耗的 20%。
- 大约 90% 的能量被神经元使用，主要用于突触活动和保持离子梯度。能量底物是高能磷酸盐（腺苷三磷酸），由葡萄糖通过有氧代谢产生。
- 在没有持续供氧的情况下，腺苷三磷酸的产生在几秒钟内停止。渗透梯度消失，水肿发生，细胞内钙升高，早期凋亡机制被触发。
- 随着新技术的出现，早期发现和逆转脑缺氧成为可能。2 种侵入性的床旁技术可用于脑氧饱和度监测：脑组织氧分压（$PbtO_2$）和颈静脉血氧饱和度（$SjvO_2$）监测。
- $SjvO_2$ 和 $PbtO_2$ 依赖于 CBF，动脉氧含量和脑氧代谢率（$CMRO_2$）。$AVDO_2$，即动静脉氧含量差，可以简化为 SaO_2–$SjvO_2$，因为其他参数，如血红蛋白，在大脑转运过程中保持不变。

$$CMRO_2 = CBF \times AVDO_2，其中 AVDO_2 \approx SaO_2 - SjvO_2$$

1. 颈静脉血氧饱和度监测

- 该技术采用颈静脉球部连续血氧仪分析脑静脉引流的氧含量。
- 正常的 $SjvO_2$ 值在 55%～75%。
- 低值表明氧气向大脑输送不足，无法满足代谢需求，这可能反映出 $CMRO_2$ 过高，或 CBF 过低，或两者兼有。
- $SjvO_2$ 超过 75% 以上表示由于失去自身调节而充血，导致脑血管过度扩张，这可能发生在创伤性颅脑损伤（traumatic brain injury，TBI）后或未治疗的炎症状态，或者低氧耗量，这可能发生在体温过低、巴比妥类药物麻醉或大面积脑梗死后。

2. 脑组织氧分压监测

- 当今最常用的 $PbtO_2$ 测量技术是基于 Clark 电极的使用（Licox®）和在导管尖端使用微芯片的氧淬灭方法（Raumedic）。
- 探头的尖端应该位于白质，那里正常的 $PbtO_2$ 水平范围在 25～50mmHg。
- 插入后 CT 扫描必须确认位置并且解释读数，因为放置在出血性或梗死组织中会导致无法解释的读数接近零。
- 低 $PbtO_2$ 有助于发现新的危急事件，如蛛网膜下腔出血或癫痫发作后的血管痉挛。相反，一个可靠的价值可能是支持 ICP 的一个证据。$PbtO_2$ 变化是评估患者对延迟脑缺血（delayed cerebral ischemia，DCI）血流动力学增强治疗反应的一种方法。它也可以用于仔细滴定过度通气疗法，或检测有害的通气策略。

（二）脑血流监测

- CBF 监测的目的是在导致不可逆缺血之前发现低灌注，同时仍可接受治疗。
- 提供 2 种连续的床旁模式：热弥散血流测定（thermal diffusion flowmetry，TDF）和激光多普勒血流监测仪（laser doppler flowmetry，LDF）。

1. 热弥散血流测定

- TDF 是一种侵入性技术，可以定量连续测量局部脑血流。
- 探头插入大脑 25mm，由尖端的热敏电阻和近端几毫米处的温度传感器组成。
- 由于探针位于皮质下白质，15ml/(100g·min) 是定义临界低灌注的合理阈值。
- 然而，低 CBF 值并不一定意味着活动性缺血，因为低 CBF 也可能与低脑代谢率有关。同步监测 $PbtO_2$ 或 $SjvO_2$ 有助于区分低 CBF 状态。

2. 激光多普勒血流监测仪

- LDF 是一种侵入性技术，可对局部微血管灌注进行定性评估。
- 光纤激光探头发射激光，照射大约 $1mm^3$ 的脑组织，光感光器可以探测到一部分散射回来的光。
- 基于激光多普勒效应的动态位移，允许评估红细胞速度。
- 虽然与 CBF 的金标准测量值的相关性很高，但 LDF 并不提供 CBF 的绝对值，只能用作趋势监测。它容易产生许多假象，在神经重症监护室中的使用有限。

（三）脑微透析

- 大脑功能依赖于 ATP 的产生。一个分子的葡萄糖代谢为丙酮酸，在有氧的情况下，将进入 Krebs 循环。
- 在无氧情况下，丙酮酸将被代谢成乳酸，这是一种效率较低的能量产生途径。当葡萄糖不可用时，乳酸可以作为神经元产生的能量来源。
- 在儿茶酚胺系统活性升高或发热的情况下，整个糖酵解过程加速，导致乳酸和丙酮酸水平升高。
- 如果出现低氧血症，只有乳酸会增加，因为在无氧条件下丙酮酸被消耗，以乳酸作为终产物。这就是使用乳酸：丙酮酸比率（lactate：pyruvate ratio，LPR）来检测无氧代谢的逻辑，这是缺血的一个重要的生理标志。
- 谷氨酸是神经元中的主要兴奋性氨基酸。代谢障碍将导致谷氨酸水平升高。
- 甘油也是晚期细胞损伤的标志。当细胞代谢障碍时，最终的共同途径之一是细胞完整性的丧失和膜的降解。随之而来的是磷脂的释放，磷脂被转化为游离脂肪酸和甘油。
- 微透析允许在床旁监测脑组织的生化。该探头是一个 0.6mm 的双腔导管，带有半透膜，允许水和溶质沿浓度梯度自由扩散。等渗液以 0.3μl/min 的恒定速率灌流，每小时收集并分析灌流液。探针通常有 2cm 深，靠近白质。
- 临床上最有用的指标之一是 LPR。比率值大于 20～25 与 TBI 和蛛网膜下腔出血（subarachnoid hemorrhage，SAH）患者的不良预后相关，而比率值大于 40 以上用于定义"代谢障碍"。
- 低脑血糖水平（通常为 1～2mmol/L）也与 SAH 和 TBI 患者的结局相关，特别是当低于 0.50mmol/L 时。LPR 比大于 40，结合脑间质葡萄糖水平小于 0.5mmol/L 被称为"代谢危机"，与昏迷患者不良预后和高死亡风险有关。
- 微透析监测的一个有用方面是，紊乱在即将到来的恶化之前，包括脑外伤患者的颅内压升高或蛛网膜下腔出血患者的迟发性神经损伤。严重的紊乱需要紧急的减压神经外科手术、诱导低温或血管造影以逆转持续的缺血。

（四）皮层内（或深度）脑电图监测

- 皮质内（或深度）脑电图监测是一种侵入性的局部电脑监测形式，除了 CBF 和 $PbtO_2$ 的多模式监测外，还可以确定发作 – 发作间期模式是否真正发作。
- 在检测昏迷患者的脑电发作时，皮质内脑电图的灵敏度是体表脑电图的 2～3 倍。

三、连续脑电图监测

- 连续脑电图（cEEG）监测是神经重症监护中必不可少的工具。
- 具体用途包括检测癫痫发作、癫痫持续状态的滴定治疗、SAH 患者的 DCI 监测以及昏迷预测。

（一）癫痫检测

- 在 10%～50% 的昏迷患者在 cEEG 监测下有非惊厥癫痫或非惊厥癫痫持续状态（non-convulsive status epilepticus，NCSE），绝大多数在临床上无法发现。非惊厥癫痫可直接导致意识水平低下，并与各种形式的急性严重脑损伤后预后不良有关。
- 监测时间是检测癫痫发作能力的一个重要因素：30min 的现场脑电图的灵敏度约为 24h 脑电图研究的 1/3。至少需要 48h 的 cEEG 监测才能达到＞ 90% 的敏感性，以检测非惊厥性癫痫或 NCSE。

（二）癫痫持续状态滴定的治疗方法

- cEEG 是指导难治性癫痫持续状态治疗的强制性手段。
- 延迟有效的 SE 治疗导致治疗成功率降低和死亡率上升。
- 在初次治疗后未能恢复意识的癫痫持续状态患者中，几乎 50% 的人仍有非惊厥癫痫或 NCSE 的证据。
- 连续输注治疗 NCSE 的脑电图目标（即咪达唑仑、丙泊酚、氯胺酮或戊巴比妥）可以从简单地消除发作放电到诱导暴发抑制不等，具体取决于临床情况。

（三）SAH 后的 DCI 监测

- cEEG 对脑生理非常敏感，EEG 模式的改变是检测 SAH 后 DCI 的一种很有希望的方法。
- α 变异性和 α/β 的降低已经被发现是预示着 DCI 即将发生的信号。最有趣的是，这些变化可以提前出现在临床症状前 1～2 天。

（四）昏迷预后

- 脑电图是支持临床检查的最广泛使用的预后工具，在大多数医院都可以使用。
- 高度恶性的脑电图模式被发现与不良结局相关（图 30-4）。
  - 无放电的背景抑制。
  - 连续周期性放电的背景抑制。
  - 有无放电的暴发性背景抑制。

（五）cEEG 的局限性

- cEEG 监测的主要局限性是技术和逻辑方面的限制。
- 记录会受到多种伪像的影响，从眼球运动到静电的伪影。
- 连续不断的记录构成了令人难以置信的要解读的数据，不同的读者得出的结论可能会有所不同。
- 自动化系统正在开发中，但 cEEG 目前仍然是一种成本和劳动密集型的模式，需要专业的技术和医疗人员。

相关图像

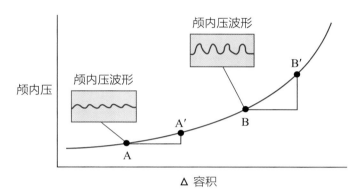

▲ 图 30-1　颅内压 – 容积曲线

在曲线平坦的 A 点，颅内压波形中的动脉反射的幅度较小（插图），增加相同的容积会导致较小的压力升高（A'）。在 B 点，在曲线的陡峭部分，颅内相对无顺应性，颅内压波形中的动脉反射的幅度较大（插图），容积的增加会导致压力的大幅增加（引自 Mayer 1997.）

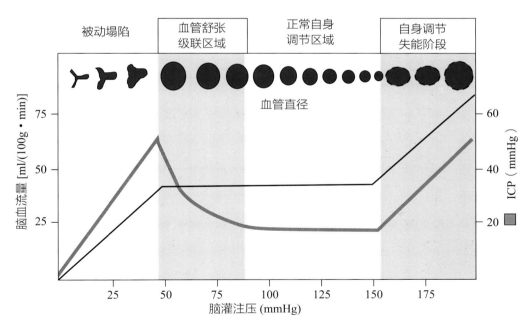

▲ 图 30-2　脑自身调节曲线（黑线）及颅内顺应性异常状态下脑灌注压（CPP）与颅内压（ICP）之间的关系（灰线）

在正常情况下，脑血流（CBF）在 CPP（50～150mmHg）范围内保持恒定，血管口径的变化对 ICP 没有影响。然而，在颅内顺应性降低的疾病状态下，当 CCP 因自身调节性血管扩张和脑血容量（CBV）增加（血管扩张级联生理学）而降低时，或当 CPP 由于静水压增加过高和充血（自身调节突破生理学）导致 CBV 被动增加时，ICP 会升高

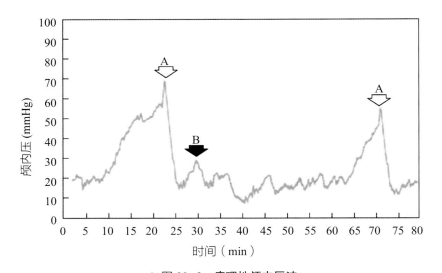

▲ 图 30-3　病理性颅内压波

A. Lundberg A（平台）波；B. Lundberg B 波

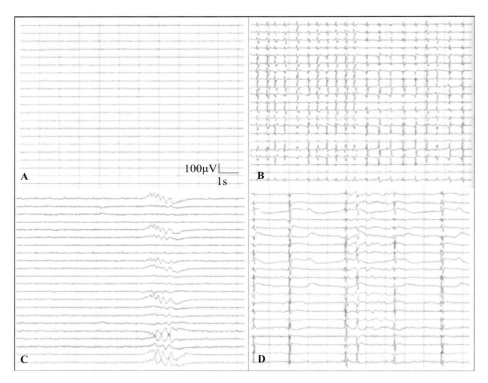

▲ 图 30-4　**A.** 背景抑制；**B.** 连续周期性放电的背景抑制；**C.** 无放电的暴发抑制；**D.** 叠加放电的暴发抑制

昏迷和脑死亡
Coma and Brain Death

Errol Gordon　Stephan A. Mayer　著

刘仁怀　译　苏斌虓　校

第
31
章

本章概览

- 意识障碍是指一个人的警觉（清醒）的能力，以及人们对自身或自身环境的感知发生障碍。
- 昏迷是一种严重的大脑功能障碍状态，由大脑的结构、化学、电或毒性紊乱引起。昏迷可能是可逆的，危及生命，应作为紧急医疗情况处理。
- 脑死亡是所有大脑功能的不可逆转的停止。
- 脑死亡的判定是根据可接受的医疗标准和当地法律做出的。

一、背景

- 意识障碍是影响一个人警觉和感知环境能力的状态。在操作上，意识水平可以被认为是在一个频谱上。一个完全有意识的人是警觉的，能够完全感知自身和自身的环境。
- "闭锁"综合征：患有"闭锁"综合征的人也可能是完全清醒的，但与环境有意识沟通能力有限。经典地说，他们可能保留了有意识的眼睛上下运动和睁眼动。
- 最低意识状态：通常在严重脑损伤后数周至数月后出现昏迷状态。处于这种状态的个体可能会表现出一些与环境互动的微妙迹象，如视觉追踪、疼痛的定位，或断断续续地执行命令。这些人无法交流他们的想法或感受。
- 持续性植物状态：处于"植物人"状态或"睁眼昏迷"状态的人有完整的昼夜节律，睁开眼睛，并保留自主功能。
- 昏迷：严重大脑功能障碍的患者如果无反应，则被称为昏迷。这可能是由几种危及生命的情况造成的，包括结构损伤、血管病理、药物毒性、其他代谢紊乱或癫痫异常。昏迷可能是可逆的。
- 脑死亡：一个被确定为"脑死亡"的人整体脑功能都有不可逆转的停止。脑死亡是一个在呼吸机出现之前还不知道的概念。脑死亡的确定是基于公认的医疗实践和当地法律。

（一）疾病分类

格拉斯哥昏迷评分（glasgow coma scale，GCS）通常用来描述一个人在受伤或医疗事件后的意识水平。评分分为 3 个部分（眼睛、语言和运动）（表 31-1）。每个部分都有根据患者的最佳反应来计算

表 31-1 格拉斯哥昏迷评分

眼睛反应	语言反应	肢体运动
4. 自动睁眼 3. 呼唤睁眼 2. 刺痛睁眼 1. 不睁眼	5. 回答正确 4. 回答错误 3. 可说出单字 2. 可发出声音 1. 无任何反应 T. 插管或气管切开无法发声	6. 遵嘱动作 5. 定位动作 4. 刺激回缩 3. 疼痛屈曲 2. 刺激伸直 1. 无任何反应

数值。这 3 个值的总和提供了分数。评分从 3～15 分，8 分或以下的人被认为处于昏迷状态。

（二）昏迷病因

- 创伤：挫伤、弥漫性轴索损伤、输尿管出血。
- 毒素：铅、一氧化碳、氰化物。
- 药物：镇静药物，包括苯二氮䓬类、巴比妥类、阿片类药物。
- 代谢异常：缺氧、低血压、低体温、低温、高热、低钠血症、高钠血症、甲状腺功能减退、肝性脑病、尿毒症、透析失衡综合征、卟啉症、糖尿病酮症酸中毒、高渗性非酮症昏迷。
- 感染：细菌性脑膜炎、脑脓肿、硬膜外脓肿、病毒性脑炎。
- 血管。
  - 颅内出血：实质出血、蛛网膜下腔出血、硬膜外出血。
  - 缺血性梗死：大脑半球，脑干，脑桥。
- 癫痫：癫痫持续状态，癫痫性脑病。
- 脑疝：大脑镰下疝、中央型脑疝、沟回疝、枕骨大孔疝、小脑幕切迹上疝。
- 炎症性：脑炎、血管炎。

（三）病理 / 发病机制

- 昏迷可能是由于弥漫性双侧大脑半球功能障碍、一侧大脑半球严重损伤或上行网状激活系统（ascending reticular activating system，ARAS）功能障碍所致。
- ARAS 是一个位于中脑和脑桥中的神经元网络。这些神经元投射到丘脑和下丘脑，然后连接到大脑皮层。
- 去皮质姿势：上肢屈曲，下肢伸直。在大脑皮层的水平上有损伤的证据。
- 去大脑姿势：四肢强直。红核以下有损伤的证据。

二、诊断

- 脑死亡是用神经学标准来判定死亡。
- 脑死亡判定的组成部分包括记录脑干反射完全消失的临床检查和记录高碳酸血症（$PCO_2 > 60mmHg$）情况下无呼吸的呼吸暂停试验。
- 如果提供者无法完成部分过程或存在混淆因素（如药物、CO_2 基线水平），则可以通过验证性测试来辅助确定脑死亡。

（一）昏迷或脑死亡的鉴别诊断（表 31-2）

表 31-2　昏迷或脑死亡的鉴别诊断

鉴别诊断	特　点
"闭锁"综合征	典型地，"闭锁"综合征患者可能会保持垂直凝视和可能睁开眼睛
药物 / 醉酒	需要仔细的病史和可能需要的药物 / 酒精实验室筛查以排除中毒导致脑死亡的诊断
吉兰 - 巴雷综合征（GBS）	需要详细的病史和体格检查来区分 GBS 和脑死亡。GBS 会出现上行性瘫痪并伴深部肌腱反射缺失。脑死亡患者可能出现深部肌腱反射
低体温	在开始判定脑死亡之前，应始终测量核心体温
神经肌肉麻痹 / 神经肌肉阻滞药	如果考虑神经肌肉阻滞药，应该检查 4 个成串刺激

（二）脑死亡的临床诊断

1. 体格检查

- 先决条件。
    - 通过急性中枢神经系统病变的临床或神经影像学与脑死亡诊断一致性来确定直接原因。
    - 评估任何损害的程度和潜在的可逆性。
    - 排除因素包括可能影响临床评估的医学情况，如明显低体温(< 36℃)或低血压(SBP ≤ 100mmHg，MAP ≤ 65mmHg)。
- 昏迷或无反应。
    - 对四肢疼痛无大脑支配的运动反应（按压指甲、眶上）。
- 瞳孔。
    - 无对光反射。
- 眼球运动。
    - 无眼脑反射：木偶头表现。
    - 无眼前庭反射：每只耳朵灌注 60ml 冷水冲洗眼球无偏斜。
- 面部感觉和运动反应。
    - 无角膜反射。
    - 无下颌反射。
    - 用力压迫甲床、眶上或颞下颌关节，面部无任何表情。
- 咽和气管反射。
    - 刺激咽后壁无反应。
    - 支气管吸痰无咳嗽反射。

2. 呼吸暂停试验

- 先决条件。
    - 体核温度：> 36.5℃。
    - 收缩压 ≥ 100mmHg。
    - PCO_2 正常（$PaCO_2$ 40mmHg ）。

- PO_2（预充氧至 $PO_2 > 200mmHg$）。
- 操作步骤。
  - 确保患者已连接到脉搏血氧仪，断开呼吸机。通过切开的鼻插管导管将 100% 的氧气送到气管里。监测呼吸运动。
  - 在 7～8min 内采集动脉血气，并重新连接呼吸机。
  - 如果在任何时候发现呼吸运动，这项试验不支持脑死亡诊断。
  - 如果 $SBP < 90mmHg$ 或患者出现心律失常或明显缺氧，则采集动脉血样并中止试验。
  - 如果是 $PCO_2 > 60mmHg$ 或比基线水平升高 $\geq 20mmHg$，且没有观察到呼吸运动，则支持脑死亡诊断。

3. 诊断脑死亡时有用的临床决策

- 中枢神经系统抑制剂：如果无法测量药物浓度水平并假设清除率正常，则等待 5 个半衰期。
- 对于酒精中毒，等待酒精浓度水平 < 0.80%。
- 对有神经肌肉阻滞病史的患者应进行四个连串刺激。$SBP \geq 100mmHg$ 或 $MAP \geq 65mmHg$ 的神经学检查更可靠。
- 一次一致的神经学和脑干检查，以及一次一致的呼吸暂停测试，应该足以宣布脑死亡（必须遵守当地法律）。
- 在部分脑死亡确定过程无法执行的情况下，可以进行辅助测试以确定诊断。

（三）脑死亡的辅助诊断

影像学检查

- 脑电图：用于第一次脑死亡申报。脑电图（electroencephalogram，EEG）受到药物和代谢紊乱的影响是可逆的。至少 30min 的记录中没有脑电活动才能诊断脑死亡。
- CTA：脑内未见超过 Willis 环水平的充盈，而颈外循环通畅，充盈与脑死亡的诊断一致。
- MRA：脑内未见超过 Willis 环水平的充盈，而颈外循环通畅，充盈与脑死亡的诊断一致。
- 经导管全脑血管造影术：这是传统的金标准测试。脑内无超过 Willis 环水平的充盈，而颈外循环通畅充盈符合脑死亡的诊断。颅内无充盈需要颅内压（intracranial pressure，ICP）高于平均动脉压（mean arterial pressure，MAP）。
- 核医学脑血流灌注显像：脑部无灌注（"灯泡"征）与脑死亡诊断一致。
- 经颅多普勒：安全、无创、便携，但需要熟练的操作人员。收缩期峰值无舒张期血流导致振荡或振荡波模式是必要的检查，以符合脑死亡的诊断。

（四）在脑死亡诊断方面出现的潜在缺陷 / 常见错误

某些下运动神经元的运动仍然符合脑死亡的诊断，具体内容如下。

- 面部肌肉痉挛。
- 短暂性双侧手指震颤。
- 重复性的腿部动作。
- 眼部微震颤。
- 光固定瞳孔的圆周收缩和扩张。
- 保留跖反射。
- 放松足趾的屈曲。

临床经验

- 在进行脑死亡的判定之前，需要确定近因。
- 在确定脑死亡前，患者需要处于足够的温度和足够的血压。
- 血管造影显示颈内动脉分布超过 Willis 环水平以上不显影，颈外动脉通畅。

三、对潜在的器官捐赠者的管理

- 尽管采取了机械通气和积极的生命支持措施，脑死亡最终会导致严重的体内平衡紊乱和心脏停搏。这给管理潜在的器官捐赠者带来了挑战，他们的目标是维持和优化器官移植的生存能力。
- 大多数患者由于突然失去静息交感神经张力而出现低血压，在脑死亡时需要血管升压药。很快患者就会出现尿崩症（因为抗利尿激素的分泌停止）表现。
- 升压药如去甲肾上腺素或血管加压素，在这种情况下都会引起外周血管收缩，被认为是治疗低血压的一线干预措施。
- 在某些情况下，持续的低血压会对甲状腺和糖皮质激素的替代治疗有反应，表明这些激素相对不足。

（一）流程

- 插入 1 根中心静脉导管或两根大口径外周静脉导管。
- 插入 1 条动脉管道以进行连续血压监测。
  - 通过逐步干预，将平均血压维持在 65mmHg 以上。
    - 1000ml 0.9% 生理盐水推注（每 10 分钟 2 次）。
    - 精氨酸血管加压素 4～6U/h。
    - 去甲肾上腺素 0.05～0.1μg/(kg·min) 静脉注射；滴定起效，最大 1～2μg/(kg·min)。
    - 如果去甲肾上腺素和（或）静脉注射血管加压素对低血压治疗无效，则执行甲状腺素替代方案。静脉注射下列药剂。
      - 右旋糖酐 50%（1 安瓿）。
      - 甲泼尼龙 1g。
      - 常规胰岛素 10U。
      - 左甲状腺素 20μg。
    - 如果 BP 对上述输注药物有反应，开始左甲状腺素 5μg/h 持续输注。（200μg/500ml 生理盐水　速度∶12.5ml/h）并滴定以维持 SBP＞100mmHg。注意甲状腺素会诱发心律失常，特别是在年轻、低钾的患者。
- 开始静脉注射速度∶0.9% 生理盐水以 100～200ml/h 的速度。
  - 每 6 小时检查一次血钠水平。
    - 如果钠含量为 150～159mEq/L，则将基线静脉注射更改为 0.45% 的生理盐水。
    - 如果钠含量为 ≥ 160mmol/L，则将基线静脉注射更改为 0.25% 的生理盐水。
- 血红蛋白低于 10mg/dl 时，则输血。
- 调整吸氧的分数和呼气末正压，以维持 PaO_2＞100mmHg，氧饱和度高于 92%。
- 插入一个 Foley 导管。每 2 小时测量液体输入和尿液输出，并监测尿液比重。

- 如果 2h 以上的尿量为＞ 500ml，比重为 1.005 或更低，则开始治疗神经源性尿崩症（如果尚未注射加压素）。

  ➤ 静脉推注垂体后叶素 6～10U。

  ➤ 开始静脉滴定垂体后叶素 2～4U/h，维持 SBP ＞ 100mmHg，尿量＜ 150ml/h。

  ➤ 用 D5W 补充每小时尿量。

- 每隔 2～4 小时检查一次指尖血糖水平．

  - 如果指尖血糖水平为＞ 180mg/dl，则从 20ml/h（2U/h）开始滴注胰岛素（100U 常规胰岛素，1000ml 0.9% 生理盐水），使血糖维持在 120 至 180mg/dl 之间。

（二）社会心理问题

死亡的情绪和心理社会影响对那些幸存下来的患者来说总是有压力的；这在脑死亡的情况下可能会更加困难。向患者家属传达脑死亡的概念和意义是至关重要的。这种沟通，无论多么痛苦，都应尽早开始，以便让相关人员有时间适应情况。虽然一旦患者在法律上被宣布脑死亡，通常不需要家庭许可就可以停止生命支持，但他们的同意和理解也极其重要。误解、丧亲之痛、情绪不安以及宗教或道德信仰可能导致家庭成员反对"放弃"。在这些情况下，可能需要由医学伦理委员会或牧师进行第三方调解。

四、特殊人群

儿童

对儿童脑死亡的诊断包括以下内容。

- 必须出现昏迷和呼吸暂停。
- 脑干功能缺失。
- 各年龄段无明显低体温或低血压。
- 按年龄段划分判定间隔时间。
  - 7 日龄至 2 月龄：每隔 48 小时 2 次脑电图和检查。
  - 2 月龄至 1 岁：每隔 24 小时 2 次脑电图和检查。
  - 1 岁以上：观察时间为 12～24h，如果脑电图显示无脑电活动，则只需观察更短时间。

相关资源

1. 推荐网站

https：//www.aan.com/guidelines/

2. 指南

美国指南

标　题	来　源	日期和参考文献
Evidence-Based Guideline Update: Determining Brain Death in Adults: Report of the Quality Standards Subcommittee of the American Academy of Neurology	American Academy of Neurology	2010 Neurology 2010;74(23):1911-18

毒理学和药物反应
Toxicology and Drug Reactions

Neha N. Goel Stephanie Hernandez Lisa Rho **著**

杨正东 **译** 苏斌虓 **校**

第32章

本章概览

- 药物中毒患者的管理特点是评估气道、呼吸和循环（ABC）方面的受损情况及治疗。
  - 对有呼吸障碍的患者进行插管和机械通气。
  - 建立静脉通路，补充液体以治疗低血压。
  - 进行实验室相关检查以评估原发病因。
- 应快速评估精神状态可逆性改变原因，如低血糖和阿片中毒。需分别给予葡萄糖 0.4mg，纳洛酮 0.4mg 进行治疗。
- 评估生命体征和体格检查结果，有助于识别中毒症状，以便给予适当的逆转药物和解毒剂。
- 使用有益方法阻断毒素吸收或加速毒物排除。
- 在治疗急性服毒患者后，需对患者进行教育并评估精神状态，以减少未来类似事件发生。

一、背景

（一）定义

- 特异性中毒综合征或症候群是指某一类特定中毒的综合症状。
- 鉴于许多毒素的药理学相似，可以根据临床表现为不同的毒素群制订特异性治疗方案。

（二）发病率和患病率

- 在 2014 年的年度报告中，美国中毒控制中心协会汇编了来自美国 56 个中毒控制中心的数据，总共报告了 2 165 142 例人体接触毒素的病例，其中 58% 是成人中毒。
- 在所有人类接触中最常涉及的五类物质是镇痛药（11.3%）、化妆品 / 个人护理产品（7.7%）、家用清洁剂（7.7%）、镇静药 / 催眠药 / 抗精神病药（5.9%）和抗抑郁药（4.4%）。

（三）病因

- 中毒的病因是可变的，可能是来自有意的药物过量、非法药物滥用、无意的药物相互作用，或环境或职业毒素暴露。

二、预防

（一）一级预防

- 在幼儿期实施以社区、家庭和学校为基础的方案，有助于降低吸毒和酗酒的风险。
- 教育患者所有处方药和非处方药的安全使用、储存、不良反应和相互作用。

（二）二级预防

- 应酌情考虑药物和酒精康复以及精神评估。

三、诊断

要点 / 临床经验

- 在评估中毒患者时，病史可能不可靠或不完整；但是患者家属或其药剂师可以提供一些线索。
- 除非明确证据表明为单一药物过量，否则将所有药物过量均视为多种药物服用过量。
- 不同的症候群有特定的生命体征和体检结果，可以帮助医护人员识别毒素或毒素类别并治疗。
- 在评估每个患者时都应该考虑到基础疾病对中毒综合征临床表现的影响。
- 通过血清检测和心电图筛查，应迅速排除水杨酸盐、对乙酰氨基酚和三环类抗抑郁药物等特殊药物中毒。
- 实验室检查可帮助评估酸碱异常、阴离子间隙和渗透间隙，同时尿液和血清分析可提示特定毒素中毒。

（一）鉴别诊断

中毒患者除考虑毒素类型外，还需考虑其他可改变精神状态类疾病，如脓毒症、脑卒中和癫痫发作。

（二）典型表现

中毒患者的典型表现包括精神状态的改变，生命体征的改变，以及每种中毒所特有的体检结果。表 32-1 列出了不同的中毒综合征和相关药物的详细介绍。

（三）临床诊断

1. 病史

- 中毒患者的病史一般不可靠。但临床医生仍需努力获取患者可能摄入的处方药、非处方药或非法药物的种类和数量。
- 救援人员、患者家属或其药剂师可以提供一些线索。

2. 体格检查

见表 32-1，不同中毒症候群患者的典型表现和体格检查结果。

3. 有用的临床决策与流程

- Rumack-Matthew 列线图可用于对乙酰氨基酚急性摄入的临床决策，依据摄入时间及药量决定是否使用乙酰半胱氨酸治疗（https：//www.mdcalc.com/ acetaminophen-overdose-nac-dosing）。

表 32-1　常见中毒临床表现

中毒综合征	体温	血压/心率	呼吸频率	精神状态	瞳孔	皮肤和黏膜	反射	其他症状	可能的药物
抗胆碱能类药物中毒综合征	↑	↑	↑	谵妄	瞳孔扩大	干燥	–	"热得像兔子，干得像骨头，红得像甜菜，疯得像帽匠，瞎得像蝙蝠"	• 抗组胺药 • 阿托品 • 苯托品 • 三环类药物 • 莨菪碱 • 吩噻嗪类
胆碱能类药物中毒综合征	–	↑↓	↑–	多样	瞳孔缩小	湿润	–	SLUDGE：流涎（S）、流泪（L）、小便（U）、大便（D）、胃肠型腹泻（G）、呕吐（E）、支气管黏液溢出	• 有机磷酸酯类 • 氨基甲酸盐 • 毒扁豆碱 • 毛果芸香碱 • 依酚氯铵 • 尼古丁 • 生物碱
神经阻滞药恶性综合征	↑	↑↓	↑–	多样	–	多汗	↑	铅管样强直、动作迟缓	• 氟哌啶醇 • 吩噻嗪类 • 利培酮 • 奥氮平 • 氯丙嗪
阿片类药物中毒综合征	↓–	↓–	↓↓	意识减退意识丧失	瞳孔缩小	–	↓–	呼吸抑制	• 海洛因 • 吗啡 • 芬太尼 • 美沙酮 • 哌替啶
镇静类药物中毒综合征	↓–	↓–	↓–	意识减退意识丧失	瞳孔缩小到正常	–	↓–	呼吸抑制	• 苯二氮䓬类 • 酒精 • 巴比妥类
5-羟色胺中毒综合征	↑–	↑	↑	多样	瞳孔扩大	多汗	↑↑	震颤、寒战、腹泻、阵挛、下肢强直	• 抗抑郁药 • 哌替啶 • 曲唑酮 • 曲普坦类
拟交感神经类药物中毒综合征	↑	↑	↑	活跃	瞳孔扩大	多汗	↑	低血钾、代谢性酸中毒、躁动、幻觉	• 可卡因 • 安非他明 • 麻黄素 • 伪麻黄碱 • 茶碱

（四）辅助诊断

1. 实验室检查

- 初步的实验室检查应包括全面的代谢指标检查、全血细胞计数和动脉血气分析。应评估血清对乙酰氨基酚、水杨酸盐和酒精的水平。
- 毒素种类需要通过病史、体格检查和临床综合征来确定，并使用血清和尿液药物分析检测作为验证手段。血清和尿液药物分析结果不可单独用于确定中毒药物。
- 血清阴离子间隙、渗透间隙和氧饱和间隙可以帮助缩小特定毒素范围
  - 血清阴离子间隙 = $[Na^+]-([Cl^-]+[HCO_3^-])$。
    > 摄入水杨酸盐、甲醇、乙二醇、异烟肼、副醛、甲醛、非甾体抗炎药和二甲双胍时，血清阴离子间隙升高 > 12mEq/L。
    > 摄入锂后，血清阴离子间隙 < 7mEq/L。
  - 渗透间隙反映了渗透活性物质的摄入，常见物为酒精。渗透间隙等于血清渗透压测定值与计算值之间的差值。
    > 血清渗透压计算值（Osmcalculated）=2[Na^+（mmol/L）]+[血清尿素（mg/dl）]/2.8+[血糖（mg/dl）]/18 +[乙醇（mg/dl）]/4.6。
    > 渗透间隙（正常 < 10）= Osm 测量值 -Osm 计算值。
    > 渗透间隙增大的原因有丙酮、异丙醇、甘露醇、甲醇、乙二醇、甲醛、副醛。
  - 可单纯代谢性酸中毒时，可使用 Winter 公式计算预期 PCO_2 补偿值。
    > $PCO_2 = 1.5 \times HCO_3^- + 8 \pm 2$。
    > 预期 PCO_2 补偿值可用于确定是否有混合酸碱失调（通常是呼吸性酸中毒），反映了代谢性酸中毒时呼吸代偿不足。这意味着患者需要无创或有创正压通气。
    > 水杨酸中毒通常产生代谢性酸中毒合并呼吸性碱中毒。
  - 氧饱和度间隙是动脉血气氧饱和度百分比与指脉氧饱和度百分比之间的差值。
    > 血氧饱和度间隙通常因存在碳氧血红蛋白、高铁血红蛋白或硫化血红蛋白而升高。
    > 氰化物中毒不会导致氧饱和度间隙升高。

2. 影像学检查

- 影像技术应以临床表现和体格检查为依据，包括脑成像（精神状态改变）、胸部成像（低氧血症或呼吸功能不全）。
- 腹部 X 线检查可能有助于某些毒物诊断，如身体包装、摄入无线电不透明铁丸或含铅异物，以及腐蚀性摄入。

（五）疾病诊断注意事项 / 常见错误

- 在治疗患者时，重要的是要兼顾与毒素摄入相关的并发症以及共存的情况。例如，患者可能同时患有急性心梗和可卡因中毒，两者均应适当治疗。
- 一些药物检测可能导致假阳性、假阴性结果，或反映了患者的药物暴露而不是药物中毒。药物中毒的诊断和治疗必须结合病史、体格检查和临床中毒情况。
- 由于对乙酰氨基酚容易获取，且患者会隐瞒病史，临床症状亦不明显，因此所有故意过量服药患者均应筛查对乙酰氨基酚的浓度。

- 需注意某些新型合成药物，如合成大麻素和浴盐，根据其成分的不同可以有不同的临床表现。

四、治疗

（一）治疗原则

- 所有毒素摄入的初始治疗应侧重于管理气道、呼吸、循环和神经功能损伤（ABCD）。
- 如果可能，使用特效解毒剂解毒（表 32-2）。
- 早期应考虑的干预方法包括减少毒物吸收（减少胃肠道吸收）和加速毒物排出（碱化尿液、血液透析、静脉注射脂肪乳）。
  - 活性炭在摄入 1～2h 内最有效，可以通过结合毒素减少胃肠道吸收。不建议在重金属、腐蚀剂、碳氢化合物和酒精中毒时使用。多剂量活性炭对茶碱、奎宁、卡马西平、氨苯砜和苯巴比妥等中毒效果最好。对于有肠梗阻或肠穿孔风险的患者，或由于呕吐、精神状态改变或无气道保护而有误吸风险的患者，禁止使用。
  - 全肠冲洗用于锂、铁、持续释放或肠溶类药物过量，或在身体堆积的情况下。不适用于肠梗阻、穿孔、肠梗阻、恶心/呕吐或无气道保护患者。
  - 不建议常规洗胃或催吐。
  - 支持性护理应与解毒过程同时开始。

（二）就医时机

　　由于中毒严重程度未知，因此急性中毒的患者应该住院或接受监测留观。

（三）治疗表（表 32-2）

表 32-2　毒素中毒的治疗和解毒剂

毒　素	治疗和解毒剂
对乙酰氨基酚	• 乙酰半胱氨酸 　– PO（口服）：首剂 140mg/kg 负荷剂量，之后每 4 小时 70mg/kg×17 剂 　– IV（静脉）：首次 150mg/kg，至少 60min 滴完；随后 50mg/kg，持续 4h；再之后 100mg/kg，持续 16h • 如果已知对乙酰氨基酚的摄入量，在药物浓度结果出来之前即可治疗 • Rumack-Matthew 列线图可用于对乙酰氨基酚急性摄入的临床决策，依据摄入时间及药量决定是否使用乙酰半胱氨酸治疗 • 如果患者有发生暴发性肝衰竭的危险，应转诊到肝移植中心 • 英国国王学院移植标准 　– 充分液体复苏后，动脉 pH < 7 　– 24h 内肌酐 > 3.4mg/dl，INR > 6.5，Ⅲ级肝性脑病或以上
抗胆碱能类药物	• 毒扁豆碱 0.5～2mg，静脉注射至少 5min • 5～10min 内可能需要重复给药
苯二氮䓬类药物	• 氟马西尼 0.2mg，静脉注射 2min 以上 • 必要时可每隔 60 秒重复注射 1 次，直到总剂量达 1mg • 警惕慢性苯二氮䓬类药物中毒患者，因为残留氟马西尼会持续发挥作用。可出现戒断症状

（续表）

毒　素	治疗和解毒剂
β 受体拮抗药	• 胰高血糖素 5～10mg 静脉推注 1min 以上，然后滴注 1～10mg/h 至有症状反应 • 考虑植入心脏起搏器 • 高剂量胰岛素 – 正常血糖方案 　– 胰岛素 1U/kg 静脉推注 　– 随后，静脉滴注 0.5～1U/(kg·h) 　– 每 30 分钟监测 1 次血糖 　– 当血糖（BG）≤ 250mg/dl 时，静脉推注葡萄糖 25～50g，然后静脉注射 0.5g/(kg·h) 　– 监测血钾
肉毒杆菌	• 肉毒杆菌抗毒素 1 瓶；每 2～4 小时重复 1 次 • 床旁常备肾上腺素
钙通道阻滞药	• 每 10 分钟 2～3g 葡萄糖酸钙或 1g 氯化钙 • 监测血清钙及高钙血症 • 胰高血糖素 5～10mg 静脉推注 1 分钟以上，再以 1～10mg/h 输注可降低血管加压药的需求 • 高剂量胰岛素 – 正常血糖方案 　– 胰岛素 1U/kg 静脉推注 　– 随后，静脉滴注 0.5～1U/(kg·h) 　– 每 30 分钟监测 1 次血糖 　– 当 BG ≤ 250mg/dl 时，静脉推注葡萄糖 25～50g，然后静脉滴注 0.5g/(kg·h) 　– 监测血钾
一氧化碳	• 100% 补充混有 4.5%～4.8% CO_2 的 O_2 • 高压氧治疗可用于治疗如 COHgb ≥ 25%（妊娠期≥ 15%）、昏迷、晕厥、精神状态改变、癫痫发作、胎儿窘迫、心肌缺血等严重症状
可卡因	• 支持性治疗 　– 苯二氮䓬类药物用于躁动患者 　– 高体温患者采取主动降温或被动降温 　– 钙通道阻滞药和硝酸盐用于高血压患者
氰化物	• 100% 氧气 • 硝酸戊酯 1 安瓿，每 30 秒吸入 15～30s • 硫代硫酸钠 12.5g 静脉注射至少 10～30min；可以在 2h 内或症状复发时再服一半的剂量 • 羟钴胺 5g 静脉注射 30min 以上 • 亚硝酸钠 300mg 静脉注射 3min 以上；如果症状再次出现，可以重复一半的剂量
地高辛	• 地高辛解毒剂（Digibind 或 digifab） 急性摄入：10 瓶 • 瓶数 =[摄入量（mg）]×0.8/0.5mg 慢性摄入：3～6 瓶 • 瓶数 =[地高辛水平（ng/ml）]×[体重（kg）]/100
乙二醇	• 目标：血乙二醇浓度 < 20 mg/dl 　– 甲氧咪唑 15mg/kg 静脉注射 30min 以上，然后每 12 小时静脉注射 10mg/kg×4 剂 　– 根据需要每 12 小时继续静脉注射 15mg/kg • 硫胺素 50～100mg/d • 吡哆醇 100mg/d • 严重器官功能障碍时可行血液透析 • 乙醇输注（推荐小剂量）
铁	去铁胺静脉注射，初始剂量为 5mg/(kg·h)，滴定至 15 mg/(kg·h)，最大剂量 68g。需用够 24h
异烟肼	• 吡哆辛 1g/ 异烟肼 1g 静脉注射 • 如异烟肼摄入剂量未知，以 0.5g/min 静脉注射 5g，直至癫痫发作停止

（续表）

毒　素	治疗和解毒剂
铅	• 琥珀酸酯 10mg/kg 口服每 8 小时 1 次共 5 天；之后每 12 小时口服 10mg/kg×14 天 • 铅性脑病：二巯丙醇 75mg/m² 深部肌内注射每 4 小时 ×5 天，首剂先于 EDTA 4h 使用；随后服用依地酯二钠钙 1500mg/(m²·d)，连续静脉或肌内注射，2～4 次/天
锂	• 肾脏替代治疗 　　– 急性摄入：血清锂水平＞ 3.5mEq/L 　　– 慢性摄入：血清锂水平＞ 2.5mEq/L • 因为肾脏替代治疗不影响细胞内锂，当使用血液透析时应监测锂水平的反弹性增加
甲醇	• 目标：血甲醇浓度＜ 25mg/dl 　　– 氟哌唑 15mg/kg 负荷剂量静脉注射 30min 以上，然后每 12 小时静脉推注 10mg/kg×48h 　　– 根据需要每 12 小时静脉推注 15mg/kg • 叶酸每 4 小时 1～2mg/kg(50～75mg)×24h 静脉注射。血液透析后额外加用 1 次 • 血液透析：严重器官功能障碍或甲醇＞ 50mg/dl 的患者 • 乙醇输注（推荐小剂量）
高铁血红蛋白症	亚甲蓝 1～2mg/kg 或 0.1～0.2ml/kg 1% 溶液输注 5min 以上
神经阻滞药	溴隐亭 2.5～10mg 口服，3～4 次/天
阿片类	• 纳洛酮初始剂量为 0.04～0.05mg 静脉注射，2～3min 后无反应可增加至 1～2mg 静脉注射，至最大剂量（10mg） • 如果需要反复静推，考虑每小时输注 2/3 剂量 • 目标：通气良好或呼吸频率≥ 12 次/分。不能滴定到患者恢复正常意识水平 • 注意慢性阿片类药物使用的患者，因为高剂量的纳洛酮会引起戒断综合征
有机磷酸酯类/胆碱能药物	• 对于呼吸系统症状，目标是阿托品化（瞳孔扩大、口干、心动过速）：首剂静脉推入阿托品 1～2mg，随后每 2～3 分钟增加 1 倍剂量，直到症状消失 • 如果阿托品中毒（引起中枢神经系统毒性反应），需用甘罗溴酯 1～2mg 静脉注射 • 严重中毒、肌肉痉挛、无力时：解磷定 1～2g 或 25～50mg/kg 静脉注射 30min 以上，然后 200～500mg/h 或 10～20mg/(kg·h) 静脉滴注 • 苯二氮䓬类药物如地西泮 10～20mg 静脉注射可用于癫痫发作、焦虑或痉挛
水杨酸盐	• 多剂活性炭 • NaHCO₃ 150mEq + 1L 5% 葡萄糖（D5W）静脉滴注：目标是尿液碱化至 pH 为 8.1 或血浆 pH 为 7.45～7.50 • 血液透析 　　– 急性摄入：血清水杨酸＞ 120mg/dl 或摄入 6h 后＞ 100mg/dl 　　– 慢性摄入：血清水杨酸＞ 60mg/dl 或有症状患者
5- 羟色胺	• 赛庚啶首剂 4～12mg 口服，随后 2mg/2h，直到产生临床反应 • 维持剂量 4～8mg/6h（最大值 32mg/d）
磺酰脲类药物	• 25g 50% 葡萄糖（D50W）静脉注射 • 奥曲肽 50～150μg 肌内注射/皮下注射（IM/SQ）每 6 小时 1 次
三环类抗抑郁药	• NaHCO₃ 1～2mEq/kg 静脉注射，用于 QRS 波增宽 • NaHCO₃ 150mEq，1L D5W 静脉注射，1～3mEq/(mg·h)，目标血清 pH7.45～7.50 • 利多卡因用于治疗室性心律失常 • 200ml 3% NaCl 高渗盐水可用于治疗 pH ＞ 7.55 的顽固性心律失常
丙戊酸	• 左旋肉碱 　　– 有症状：100mg/kg 负荷剂量（最大剂量 6g）静脉注射 30min 以上；之后 15mg/kg 持续 10～30min 以上静脉注射，每 4 小时 1 次 　　– 无症状：100mg/(kg·d)（最大剂量 3g），6h 以上分次口服

（四）并发症的预防和管理

- 严重中毒的患者可能需要延长通气时间或 ICU 支持。治疗措施需避免治疗相关并发症，如尽量减少镇静，进行每日唤醒试验及患者动员。
- 患者康复后必须对其进行精神状态评估，以防止患者有意摄入。应考虑戒毒和戒酒以防止再次入院和复发。

（五）临床管理 / 治疗决策（流程图 32-1）

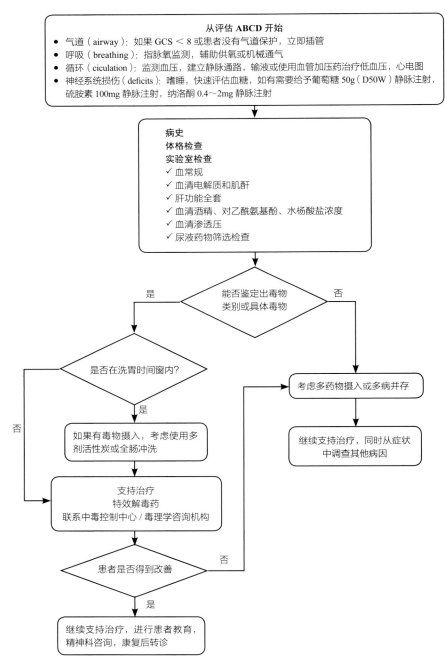

▲ 流程图 32-1　服药过量的住院患者的管理

临床经验

- 中毒患者的气道、呼吸、循环和神经系统损伤的管理需贯穿始终。
- 在治疗患者时，需考虑多次摄入不同的毒物，并对已知毒物使用解毒剂。
- 急性中毒可伴有复杂并发症，如使用心脏毒性药物的患者出现心肌梗死，或使用静脉药物的患者出现败血症和菌血症。
- 患者治愈后，需对其进行教育、精神状态评估或在合适条件下戒毒和戒酒。

五、预后

要点 / 临床经验

- 预后取决于摄入毒物的类型和主要受影响的器官和系统。
- 例如，一些因摄入对乙酰氨基酚或药物诱发的肝病导致暴发性肝衰竭的患者可能需要肝移植来维持生存。
- 在给予适当的支持治疗后，大多数非故意摄入的患者均可康复。

相关资源

1. 推荐网站

http://www.ACMT.net

https://www.clintox.org

http://www.extrip-workgroup.org

www.poison.org

2. 指南

美国指南

标　题	来源和评论	日期与网址
ACMT Position Statements	American College of Medical Toxicology Position Statements The ACMT provides position statements intended to summarize a vast body of reviewed literature and expert opinion with references	2016 http://www.acmt.net/resources_position.html

第五篇　外科重症

Surgical Critical Care

第 33 章

胃肠道出血
Gastrointestinal Bleeding

Alisan Fathalizadeh　Pak Shan Leung　著

唐　军　译　苏斌虓　校

本章概览
- 超过 80% 的消化道出血（gastrointestina，GI）可以自己停止。
- Treitz 韧带近端的上消化道出血更多是因为消化道溃疡，而 Treitz 韧带以后的下消化道出血更多是肠憩室病造成。
- 怀疑上消化道出血患者，给予 PPI 控制出血；在控制静脉曲张类出血时使用 β 受体拮抗药。
- 尽早开展上消化道内镜检查可以发现上消化道溃疡、监测和指导幽门螺旋杆菌感染治疗，可以大大降低 GI 出血风险。
- 限制抗血小板药物和抗凝药物使用，是减少 GI 出血发生的策略之一。

一、背景

（一）疾病的定义

- 出血可发生在胃肠道任何部位，可能表现为呕血、便血、黑便或褐色粪便。

（二）疾病分类

- 上消化道出血发生在 Treitz 韧带的近端，而下消化道出血发生在 Treitz 韧带的远端。

（三）发病率 / 患病率

- 在美国，急性上消化道出血的发生率是每年每 10 万人群中有 50～100 人。
- 下消化道出血的发生率是每年每 10 万人群中有 20 例。

（四）病因学

- 急性上消化道出血的最常见原因是消化性溃疡病，其他原因包括非甾体抗炎药（non-steroidal anti-inflammatory，NSAID）的使用，应激性胃炎，胃食管静脉曲张和食管贲门黏膜撕裂。
- 下消化道出血的最常见原因包括憩室病（24%～47%）、结肠炎（6%～36%）、肿瘤（9%～17%）和血管发育不良（2%～12%）。

（五）病理 / 发病机制

- 上消化道出血。
  - 十二指肠溃疡的发生率比胃溃疡要高，出血可能会随着溃疡的侵蚀而穿过后壁进入胃十二指肠动脉，从而导致出血或呕血。
  - 非甾体抗炎药的使用也与黏膜损伤有关，黏膜损伤可能导致溃疡性疾病，导致急性上消化道大出血。
  - 应激性胃炎是上消化道出血的一个原因，这是由于胃黏膜血流改变和从黏膜清除氢离子的能力受损而引起的浅表性胃溃疡所致。
  - 胃食管静脉曲张可能导致肝硬化患者上消化道出血。
  - Dieulafoy 血管畸形通常是由于穿过胃黏膜下层的异常大动脉所致，可能导致胃黏膜糜烂而出血。
- 下消化道出血。
  - 下消化道出血的最常见原因是憩室病。憩室出血是由于憩室的颈部或顶点的直肠血管穿孔引起的。
  - 结肠血管发育不良是由先前正常的肠黏膜下静脉和上覆的黏膜毛细血管的年龄相关性退化引起的。
  - 缺血性结肠炎是由于结肠壁局部微血管灌注受损所致。

（六）预测 / 危险因素（表 33-1）

表 33-1 胃肠道出血的危险因素

危险因素	OR
阿司匹林（81mg）	1.8
其他非甾体抗炎药	1.4
阿司匹林联合其他非甾体抗炎药	3.6
凝血障碍	4.3
阿司匹林联合抗血小板药	6.7
呼吸衰竭 / 机械通气	15.6

二、预防

要点 / 临床经验
- 质子泵抑制剂（proton pump inhibitor，PPI）具有保护作用，已证明可减少再出血。当怀疑上消化道出血时应开始 PPI。
- 如果必要，开始幽门螺杆菌治疗以降低出血风险。
- 使用 β 受体拮抗药和预防性抗生素以减少肝硬化患者静脉曲张破裂出血的风险。
- 适当限制抗血小板，抗凝血药和非甾体类抗炎药，以防止或尽量减少胃肠道出血。

（一）筛选

- 患有胃和十二指肠溃疡的患者应进行幽门螺杆菌筛查活检，呈阳性的患者应接受治疗。

（二）一级预防

- 如果怀疑有上消化道出血，使用 PPI 治疗，直到确定出血原因为止。PPI 应该用作危重患者的应激性溃疡预防，以防止胃肠道出血。
- 预防性使用 PPI 或组胺 2（H_2）受体拮抗药可显著降低服用非甾体抗炎药形成溃疡的风险。PPI 比 H_2 受体拮抗药更有效。
- β 受体拮抗药可用于静脉曲张破裂出血的初级预防。β 受体拮抗药可使胃肠道出血的绝对危险度降低 9%。
- 内镜检查上消化道溃疡及幽门螺杆菌的检测和治疗可减少胃肠道出血。
- 适当减少抗血小板和抗凝血药的使用可减少胃肠道出血的发作。

（三）二级预防

- 内镜治疗成功后，应在 H_2 受体拮抗药基础上使用 PPI，以减少再出血风险。PPI 通过中和胃酸促进止血，从而使血凝块稳定。PPI 疗法除了减少住院时间和所需的输血之外，还降低了再出血率。
- β 受体拮抗药可使复发性胃肠道出血的绝对风险降低 21%。
- 内镜治疗可以防止再出血。具体而言，内镜加静脉曲张的预防性治疗可降低出血风险。结扎优于单纯注射硬化疗法和单独使用 β 受体拮抗药。内镜加 PPI 治疗比单独使用 PPI 治疗的再出血风险更低（出血风险为 11.6%，而 PPI 治疗为 1.1%）。
- 与不治疗或单独进行慢性抗分泌治疗相比，幽门螺杆菌的治疗有助于减少胃肠道出血的复发。
- 肝硬化患者中使用生长抑素类似物如奥曲肽和预防性抗生素可以减少静脉曲张引起的再出血。

三、诊断

（一）典型表现

- 上消化道出血可能表现为呕血或黑便（黑色或柏油状黑色大便）；下消化道出血可能表现为便血（褐色大便、鲜红色的血液）。
- 呕血和黑便通常表明 Treitz 韧带附近有出血源。吐血在临床上更受关注，而咖啡物样呕吐可能表明上消化道出血。
- 发生黑便是出血部位接近 Treitz 韧带（90%），在小肠或结肠附近。可能会在鼻胃灌洗液中看到带血的抽吸物，或通过上内镜检查确定来源。
- 便血可能继发导致直立性低血压的大量上消化道或下消化道出血。鼻胃抽吸物阴性和出血扫描或结肠镜检查可支持较低的来源。

（二）临床诊断

1. 病史

- 进行病史检查时，重要的是要了解患者的一般病史，以了解其并发症以及准确的用药史。具体来说，使用非甾体抗炎药的上腹痛史可能使人们认为消化性溃疡病是胃肠道出血的病因。
- 近期呕吐和干呕的症状可能是继发于食管贲门黏膜撕裂。
- 有饮酒史可能提示胃食管静脉曲张出血或门脉高压症。

- 在进行了主动脉移植修复的患者中，应排除主动脉肠瘘。
- 吸烟者体重减轻，腹部疼痛和吞咽困难可能会提示恶性肿瘤。
- 肾脏或肝功能障碍在内的病史在识别凝血障碍方面很重要。使用非甾体抗炎药或抗血小板药及抗凝血药在内的用药史对患者的复苏和治疗很重要。

2. 体格检查

- 身体检查应从检查患者的总体状况开始。昏迷、呼吸急促、心动过速和发汗的患者值得高度关注，应立即开始复苏。
- 直立性低血压表明血容量减少 15%，而仰卧位低血压可能表明血容量减少 40%。此外，应检查患者是否有贫血迹象，包括皮肤或黏膜湿冷、斑驳或苍白。
- 腹部检查可显示与消化性溃疡疾病一致的上腹部腹痛，并表现与内脏穿孔一致的腹膜体征。
- 应当进行直肠检查以确定远端直肠出血的明显病因，包括痔疮或裂痕。

3. 临床决策和评分

- 国际共识上消化道出血专家委员会建议使用死亡率风险分层工具。用于胃肠道出血的两种评分系统包括 Rockall 评分和 Blatchford 评分。
- Rockall 评分包括年龄、休克、并发症，诊断和近期出血的内镜下标记（范围为 0～11）。尽管经过风险分层验证，但 Rockall 评分还可以预测复发性出血。在＜ 5% 发生再出血的患者中，0～2 分死亡率为 0%～0.2%。对于得分≥ 5 的患者，1/4 至 1/2 的患者出现了再出血。
- 格拉斯哥 Blatchford 评分可根据患者情况进行计算，因为不需要内镜检查信息。Blatchford 评分包括血尿素氮、血红蛋白、收缩压、脉搏以及黑便、晕厥、肝病或心力衰竭。评分范围从 0 到 23，评分越高越需要紧急内镜干预。在预测临床干预需求、再出血和死亡率方面，改良的 Blatchford 优于 Rockall 评分和 Blatchford 评分。
- AIMS65 评分也使用到内镜检查之前的可用数据，并且可以准确预测上消化道出血患者的住院死亡率。

（三）实验室诊断

1. 诊断检测方法

- 出现胃肠道出血的患者应接受常规的实验室评估，包括血常规和生化指标，以评估贫血和复苏状态，此外，还应进行肝功能、凝血检查，血型交叉检查，以评估患者的凝血病情况，并在必要时为输血做准备。
- 持续大量失血发生低血压的患者，尤其是心脏病史的患者，应进行心电图和心肌酶检查，以评估缺血性心肌病。
- 鼻胃（nasogastric，NG）管可以以一个简单的诊断测试区分上、下胃肠道出血，且价格低廉安全，灵敏度为 42%，特异性为 91%。NG 管应放置并灌洗。呕血提示上消化道出血的可能来源，可以缩短内镜检查的时间。呕吐物不明确的，需要进一步研究，而非血性胆汁输出表明没有上消化道出血。

2. 成像技术

- 上消化道内镜检查是急性上消化道出血的首选诊断方式，对局部出血具有高敏感性和特异性，也可用于治疗。如果在上内镜检查阴性的患者中发现了便血或黑便，则应进行结肠镜检查。
- ^{99m}Tc– 硫胶体可以以 0.1～0.5ml/min 的速度检测胃肠道出血。对于硫胶体扫描，患者必须在标记出现的有限时间内主动出血。用标记的 RBC，使胃肠道出血的检测有更高的灵敏度。在这种模式下，可以在 24h 内对间歇性出血患者进行几次扫描。标记红细胞扫描的解剖学准确性为 70%～85%，可作为血管造影的筛查。

- CT 血管造影是一种快速，广泛使用且微创的诊断工具，可以 0.3～0.5ml/min 的速度检测出血。在 22 项研究的分析中，报告的敏感性为 85%，特异性为 92%。该研究发现在定位出血部位时具有更高的精度。然而，CT 血管造影缺乏治疗能力，需要辐射暴露，并使用静脉造影，这会引起过敏反应或肾病。
- 血管造影术要求主动失血率为 0.5～1.0ml/min。筛查放射性核素显像可减少动脉造影。如果之前没有定位，则首先检查肠系膜上动脉，然后检查肠系膜下或腹腔血管，成功率为 25%～70%。血管造影术不需要肠道准备，除了经导管栓塞技术的治疗干预外，还可以提供准确的解剖位置。

（四）诊断流程（流程图 33-1）

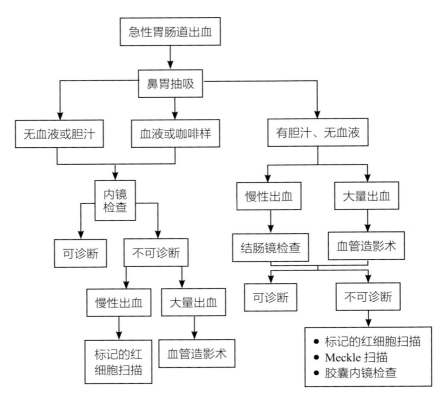

▲ 流程图 33-1 急性胃肠道出血的诊断流程

（五）常见难点

- 用硫胶体或标记的 RBC 进行的放射性核素扫描和 CT 血管造影成像技术在诊断时需要活动性出血。大多数胃肠道出血会自发停止，如果出血停止，则很难实现定位。此外，要用硫磺胶体标记进行定位，患者必须在几分钟内主动出血，而对于标记的 RBC 研究，患者可能需要间歇性扫描 24h 以定位病变。
- 放射性核素研究的准确率变化很大，准确度为 24%～91%。确定出血病灶的难度取决于需要活动性出血以及复杂的因素，如随着右侧胃肠道出血而出现的左结肠多余出血。

四、治疗

> **临床经验**
> - 大多数胃肠道出血会自发停止，非手术医疗管理应首先应用。
> - 通过早期适当的复苏、药物治疗、内镜检查和出血定位对患者进行适当的评估与分类。
> - 早期内镜检查，结肠镜检查以及影像学检查对于出血病灶的早期定位至关重要，以便在出血不自行停止的情况下实施适当的治疗。对于病情稳定的患者，重复内镜检查通常优于手术治疗。
> - 血流动力学不稳定或持续出血的患者需要手术处理。

（一）治疗方案

- 如果怀疑有上消化道出血，应适当停止使用抗血小板和抗凝血药以及非甾体抗炎药。
- 用 PPI 抑制酸是治疗溃疡相关性出血的首选药物。
- 应该进行内镜检查以获取诊断信息以及治疗潜力。内镜检查前的红霉素可改善内镜检查的可视性。
- 应对溃疡进行活检，并酌情对患者进行幽门螺杆菌治疗。活动性溃疡或血管溃疡可用肾上腺素注射液，激光疗法或加热探针治疗。止血钳是加热器探头的替代品。夹子是抓住血管和组织的机械设备，夹子不会造成组织伤害。夹子可用于治疗急性出血性溃疡，并可用于 Mallory-Weiss 撕裂症和 Dieulafoy 病变。
- 对于血流动力学不稳定的患者或持续难治性出血，应采用手术方法。位置有利的溃疡可切除，而其他胃溃疡可通过胃造口术或十二指肠切开术治疗。
- 对于胃食管静脉曲张破裂出血，应开始使用 β 受体拮抗药。内镜下绑扎优于注射硬化疗法。
- 充分的结肠镜检查准备后，应通过结肠镜检查评估下消化道出血。内镜检查可通过单极电凝、内镜注射硬化疗法、接触探针和激光治疗出血。
- 血管造影术可用于有大出血的患者，并有助于通过经导管栓塞术识别和治疗出血。应尝试确定出血灶，持续出血或不稳定的患者应进行节段性切除而不是结肠次切除术。

（二）住院标准

- 使用 Glasgow Blatchford 评分评估患者时，得分为 0 的患者可以作为门诊患者进行管理。
- 心动过速、呼吸急促或血流动力学不稳定的患者应转至更高级别的护理。

（三）住院患者的管理

- 应在初次就诊时对患者进行评估，并进行适当的分类。不稳定的患者应在脉搏血氧检测和心脏监护仪下入住 ICU。静脉置管两个大口径静脉注射（16 号口径或更大），并用对患者进行液体复苏。
- 患者应使用生理盐水或乳酸林格液进行复苏，并为不良事件风险增加或冠状动脉不稳定的患者输血，使 Hg ≤ 7g/dl（70g/L）或 < 9g/dl。
- 活动性出血和血容量不足的患者即使血红蛋白正常，也应接受输血。血小板计数 < 50×10^9/L 或 INR > 1.5 的活动性出血患者应分别输注血小板和新鲜冷冻血浆。

（四）治疗表（表 33-2）

表 33-2　胃肠道出血的治疗

治　疗	注　释
保守治疗	超过 80% 的胃肠道出血自发停止。评分较低的稳定患者可以接受支持治疗
药物治疗 • 奥美拉唑（80mg 静脉推注，然后以 8mg/h 的速度输注 48~72h，然后每天 2 次 40mg 静脉输注） • 硫糖铝（1g 每天 4 次） • 奥曲肽（静脉推注 20~50μg，然后静脉输注 20~50μg/h）	奥美拉唑可减少再出血，而死亡率或输血无差异；奥美拉唑和其他 PPI 优于 H_2 受体拮抗药；直到明确的内镜治疗前，奥曲肽可用于减缓静脉曲张出血
外科手术	血流动力学不稳定或出血持续的患者应进行手术以定位消化道出血；上消化道出血可能需要通过减酸干预进行溃疡切除术，手术方式包括胃造口术与十二指肠切开术及血管缝合；下消化道出血可通过节段切除术治疗
放射介入治疗	大量出血患者应使用血管造影；出血部位通过经导管栓塞确定

（五）预防 / 处理并发症

- 胃肠道出血治疗中的并发症最常发生在血管造影过程中。
- 血管造影可能会导致造影剂肾病。
- 经导管栓塞可能导致动脉损伤、血栓形成、肾衰竭或缺血性梗死。选择性栓塞术可能有助于减少这种并发症，但会导致高达 20% 的肠梗死风险。
- 此类并发症应通过支持护理进行管理，并应进行包括乳酸水平在内的适当实验室研究来控制，真正的肠梗死患者将需要进行节段性切除。

五、特殊人群

（一）儿童

- 儿童胃肠道出血应首先怀疑梅克尔憩室，通过 Meckel 扫描进行诊断。治疗包括切除 Meckel 憩室和邻近的受累区域的肠。

（二）老年

- 老年患者的治疗与青年患者相同。

六、预后

> **要点 / 临床经验**
> - 超过 80% 的 GI 出血可自发停止，比率更高，且输血需求较低。

- 再出血相关的因素包括血流动力学不稳定，血红蛋白＜ 10g/L，内镜检查期间活动性出血，溃疡尺寸大（1～3cm），溃疡位置（十二指肠后球，较小的胃曲率高）。
- 风险计算可能有助于量化患者的出血风险。

（一）未治疗结局

- 超过 80% 的 GI 出血自发停止；每 24 小时接受少于 4U（packed red blood cells，PRBC）的患者中有超过 99% 的出血停止。
- 再出血相关的因素包括血流动力学不稳定，血红蛋白＜ 10g/L，内镜检查期间活动性出血，溃疡尺寸大（1～3cm），溃疡位置（十二指肠后球，较小的胃曲率高）。
- Rockall 评分为 0～2 的患者发生再出血的风险小于 5%，死亡率为 0%～0.2%。5～8 分与 1/4～1/2 的患者再出血相关，死亡率为 11%～41%。

（二）治疗预后

- 尽管经过治疗，上消化道出血的全因死亡率为 6%～10%，而静脉曲张破裂出血的全因死亡率为 50%。
- 内镜治疗溃疡性出血可使复发性出血相对减少 69%，急诊手术减少 62%，死亡率降低 30%，这对于主动出血性溃疡和可见血管无出血的溃疡具有最大的益处。
- 约 10% 的憩室出血患者需要手术干预。历时 3 年的审查显示，控制结肠出血的成功率达到 63%，再出血的发生率达到 16%。大肠切除术由于败血症或吻合口漏而导致的发病率在 20%～42%，死亡率在 17%～33%。

（三）后续测试和监控

- 应当根据胃肠道出血的病因和进一步的症状调整随访测试和监测。
- 可能需要进行内镜或结肠镜检查，但是尚无明确的指南。

相关资源

1. 指南

美国指南

标　题	来　源	日期和参考文献 / 网址
Management of Patients with Ulcer Bleeding	American College of Gastroenterology	2012 https://journals.lww.com/ajg/Fulltext/2012/03000/Management_of_Patients_With_Ulcer_Bleeding.6.aspx
Management of Patients With Acute Lower Gastrointestinal Bleeding	American College of Gastroenerology	2016 https://journals.lww.com/ajg/Fulltext/2016/04000/ACG_Clinical_Guideline__Management_of_Patients.14.aspx

（续表）

标　题	来　源	日期和参考文献 / 网址
The Role of Endoscopy in the Management of Suspected Small Bowel Bleeding	American Society of Gastrointestinal Endoscopy	2016 https://www.asge.org/docs/default-source/education/practice_guidelines/suspected_small_bowel_bleeding.pdf?sfvrsn=15c5951_6
The Role of Endoscopy in the Management of Variceal Hemorrhage	American Society of Gastrointestinal Endoscopy	2014 https://www.sciencedirect.com/science/article/pii/S0016510713021391?via%3Dihub
The Role of Endoscopy in the Management of Patient With Peptic Ulcer Disease	American Society of Gastrointestinal Endoscopy	2010 Gastrointest Endosc 2010;71(4):663-8
Portal Hypertensive Bleeding in Cirrhosis	American Association for the Study of Liver Diseases	2016 https://www.aasld.org/sites/default/files/2019–06/Garcia-Tsao_et_al-2017–Hepato logy.pdf

国际指南

标　题	来　源	日期与网址
Diagnosis and Management of Nonvariceal Upper Gastrointestinal Hemorrhage: ESGE Guidelines	European Society of Gastrointestinal Endoscopy (ESGE)	2015 https://www.esge.com/assets/downloads/pdfs/guidelines/2015_s_0034_1393172.pdf

2. 证据

证据类型	标题和评论	日期和参考文献
RCT	*Urgent colonoscopy for evaluation and management of acute lower gastrointestinal hemorrhage: a randomized controlled trial.* More definite diagnoses were achieved with urgent colonoscopy	2005 Green BT, et al. Am J Gastroenterol 2005; 100:2395-402
RCT	*Randomized trial of urgent vs elective colonoscopy in patients hospitalized with lower GI bleeding.* There was no difference in clinical outcomes or cost between colonoscopy performed at <12 hours compared to 36–60 hours	2010 Laine L, Shah A. Am J Gastroenterol 2010;105:2636-41
Case–control	*Urgent colonoscopy for the diagnosis and treatment of severe diverticular hemorrhage.* Urgent colonoscopy with endoscopic therapy reduced rebleeding and need for surgery	2000 Jensen DM, et al. N Engl J Med 2000; 342:78-82

第34章

急腹症和腹腔脓毒症

Acute Abdomen and Abdominal Sepsis

Onaona U. Gurney　　Leon D. Boudourakis　著

唐　军　译　苏斌虓　校

本章概览

- 急腹症是以严重腹部症状突然快速出现为表现的临床症状，通常需要紧急手术干预。
- 该类疾病，必须针对病史、体格检查、化验室检查和影像学检查进行彻底筛查。
- 腹腔脓毒症是系统对腹膜炎刺激出现的系统炎症反应，通常发病率和死亡率都很高。
- 尽早识别、液体复苏、抗生素使用及感染源有效控制，是决定腹腔脓毒症预后的关键因素。

一、背景

（一）疾病定义

- 急性腹部的定义为腹部疼痛和压痛的症状，其严重程度高，需要考虑进行急诊手术。
- 腹腔脓毒症定义为腹腔内感染源，导致严重脓毒症或脓毒症休克。

（二）疾病分类

- 急腹症和腹部脓毒症可进一步分为原发性、继发性或第三型腹膜炎。

（三）发病率 / 患病率

- 严重脓毒症的住院治疗：在美国，全国的发病率为 3‰。
- 约有 8.6% 的严重脓毒症患者是继发于腹部的。
- 重症败血症的 ICU 入院患者中约有 36% 的患者继发于腹部。

（四）病因学

- 腹腔内感染（如阑尾炎、胆囊炎）。
- 腹壁穿孔。
- 梗阻（肠扭转、疝状嵌顿）。
- 缺血（缺血性结肠炎、肠系膜血栓形成）。
- 出血（实体器官创伤、出血性胰腺炎）。

（五）病理／发病机制

- 急腹症最初通常表现为局部明显的疼痛，继发于中空黏性扩张、感染、阻塞或局部缺血，然后随着病理的进展，内脏局部疼痛逐渐加重。
- 当有微生物进入腹膜腔时，会导致腹部脓毒症。结果是腹膜发炎，血液流量和通透性增加，继而发生脓毒症综合征。

（六）腹部脓毒症的风险因素

- 慢性疾病：艾滋病、慢性阻塞性肺疾病、恶性肿瘤。
- 使用免疫抑制药。
- 高龄。

二、预防

> 要点／临床经验
> - 在全身扩散之前迅速识别腹部病理和源头控制是唯一可预防腹部脓毒症的干预措施。

二级预防

- 源头控制。
- 开腹治疗（剖腹术）或按需快速二次开腹手术，直到实现源控制。
- 全身应用抗生素。

三、诊断

> 要点／临床经验
> - 腹痛症状的强度，严重程度和时机将有助于鉴别诊断。
> - 疼痛的特征及其位置对于定位腹腔内病变也很重要。
> - 急腹症患者通常会出现腹膜炎，在检查中，它们可能安静地躺着，用叩诊跟轻触诊，腹部弥漫性压痛。此外，腹部僵硬代表弥漫性腹膜炎，需要紧急干预。
> - 当患者血流动力学稳定时，CT扫描是大多数腹腔内病变的最佳影像学检查方法。
> - 实验室检查应包括血细胞计数，电解质和代谢检查。有肠缺血或梗死问题时，乳酸可能变化提示。

（一）典型表现

- 患者通常表现为腹痛、恶心和排便习惯改变。
- 通常伴随发热、心动过速、呼吸急促和缺氧而出现全身性炎症反应。

（二）临床诊断

1. 病史
- 既往记录的主要特征是腹痛，让患者详细说明腹痛发作时间、特征、位置、持续时间，这对做出诊断至关重要。相关症状也将有助于诊断并确定在治疗中下一步应采取什么措施。
- 问诊医疗史和外科史也有助于排除某些疾病的可能性。在女性中，调查妇科病史很重要，因为这些情况通常会导致急性腹痛。
- 药物治疗史非常重要，因为它们既可以造成急性畸形也可能会掩盖病情。

2. 体格检查
- 体格检查应从简单观察开始，因为大多数患有急性腹部或腹部脓毒症的患者会感到不适和痛苦，主要表现特征是叩诊 / 触诊时发生弥漫性压痛。
- 低灌注表现，如精神状态改变、少尿或低血压，标志着从脓毒症转变为严重的脓毒症或脓毒症休克。

（三）辅助诊断

1. 实验室检查
- 全血细胞计数：每当出现急腹症时。
- 基本的代谢特征：有病史表明呕吐或腹泻时。
- 凝血特性：怀疑有严重脓毒症时。
- 乳酸水平：怀疑有缺血或存在急腹症时。

2. 影像学检查
- 腹部 CT 扫描：怀疑腹部是脓毒症的来源。
- 腹部立位 X 线检查：怀疑有黏性穿孔时。
- 腹部超声检查。

（四）有关疾病诊断的常见错误

- 腹腔内感染和腹部脓毒症的延迟诊断。
- 延迟应用抗生素。
- 延迟的感染源治疗。

四、治疗

（一）治疗理由

- 无论腹部脓毒症的来源是什么（如脓肿、肠梗死），都必须先治疗感染源，以便进行适当的治疗。
- 根据脓毒症治疗方法进行体液复苏和迅速应用抗生素。
- 当在最初的手术中无法获得源控制时，可以采取再次开腹手术的策略。使用开放性腹部进行开腹手术可能在控制腹部脓毒症中起关键作用。

（二）住院指征

- 出现急腹症或腹部脓毒症的患者需要住院治疗。

（三）住院患者治疗

- 手术：病灶部位治疗的时机和充分性是治疗腹部脓毒症的关键因素。
- 积极的重症监护治疗。

（四）治疗方法（表 34-1）

表 34-1　急腹症和腹腔脓毒症的治疗

治 疗	注 释
保守治疗	腹腔脓肿经皮引流对于大多数阑尾和憩室脓肿是安全的，没有弥漫性腹膜炎的迹象
药物治疗	• 出现腹腔脓毒症时应开始使用广谱抗生素，根据细菌培养结果及敏感性将其范围缩小 • 早期血管升压药（去甲肾上腺素为一线药） • 心功能障碍提示正性肌力药（肾上腺素） • 难治性脓毒性休克使用皮质类固醇
外科治疗	• 开腹手术或腹腔镜检查，并根据潜在病理情况进行个体治疗（如阑尾切除术、肠切除术、胃修复术） • 当无法对病灶源头治疗时，需再次行开腹手术
放射治疗	• 血流动力学稳定的患者：腹部和骨盆 CT • 不稳定的患者：腹部直立位 X 线或超声检查

（五）预防/处理并发症

- 大量液体复苏会引发持续的腹腔内高压而导致腹腔间室综合征。
    - 在分度手术中使用开放腹部并延迟筋膜闭合可以最大限度地降低这种风险。

临床经验
- 进行快速干预和来源控制是识别脓毒症以及治疗腹部脓毒症的关键。
- 在积极的重症监护管理下快速使用广谱抗生素对患者的预后起重要作用。

五、特殊人群

（一）孕妇

　　妊娠期急腹症和随后的腹部脓毒症的治疗与非妊娠患者相同，在该患者人群中治疗的最大障碍是延误诊断。

（二）儿童

　　急性腹部和腹部脓毒症的治疗策略与成人相似。该人群的治疗面临的挑战是小儿患者可能无法提供足够详尽的病史，因此可能无法做出正确的诊断。

（三）老人

老年人群也可能出现诊断难题，痴呆症和其他潜在并发症的发病率增加可能会导致延误诊断，诊断延误会导致更差的预后。

（四）其他

免疫抑制的患者可能表现出极少的腹痛甚至没有腹痛，并且无法进行充分的炎症反应，因此脓毒症表现全身症状和实验室检查的可能不会表现出典型的异常情况。该组患者可能会诊断延误，但是一般治疗方法是相同的。

六、预后

要点 / 临床经验
- 预后很大程度上取决于早期诊断和源头控制。
- 积极的复苏，早期静脉给予抗生素和血流动力学支持对改善预后至关重要。
- 重症监护管理应在适当的时候尽早开始。

（一）未经治疗结局

- 未治疗的腹部脓毒症，最终会导致全身性衰竭，从而导致接近一定的死亡率。

（二）治疗预后

- 脓毒症的许多幸存者长期遭受损害，包括肾衰竭和认知改变。

相关资源

指南

国际指南

标　题	来源和评论	日期与网址
WSES Guidelines for Management of Intra-Abdominal Infections	World Society of Emergency Surgery (WSES) Evidence based recommendations for the management of intra-abdominal infections	2013 http://wjes.biomedcentral.com/articl es/10.1186/1749-7922-8-3
SCCM Guidelines for the Management of Severe Sepsis and Septic Shock	Society of Critical Care Medicine (SCCM) Consensus of expert panel for the management of sepsis	2012 http://www.sccm.org/Documents/SSC-Guidelines.pdf

第35章

腹腔间隔室综合征
Abdominal Compartment Syndrome

Leon D. Boudourakis　Onaona U. Gurney　著

唐军 译　苏斌虓 校

> **本章概览**
> - 对于存在高危因素和高度怀疑的患者，必须仔细甄别，防止发生腹腔间隔室综合征（abdominal compartment syndrome，ACS）。
> - 诊断指标包括持续升高的腹腔压力（intra-abdominal pressure，IAP）≥ 20mmHg 及新发的器官功能衰竭。
> - 对于存在腹腔高压（intra-abdominal hypertension，IAH）危险因素的患者应尽早剖腹探查进行预防性减压。
> - 开腹减压术是标准的治疗方法。

一、背景

（一）疾病的定义

- ACS 定义为持续的 IAP > 20mmHg，并伴有新的器官功能障碍或衰竭。
- 重症患者的正常 IAP 为 5～7mmHg，而 IAH 的持续或反复升高定义为 IAH > 12mmHg。

（二）疾病分类

- 原发性 ACS 与腹部 – 骨盆区域的损伤 / 疾病有关。
- 继发性 ACS 是指并非腹盆腔区域的疾病，如大量复苏。

（三）病因学

- 原发性 ACS 可能是由于游离的腹主动脉瘤破裂、腹部创伤、骨盆创伤引起的腹膜后出血、急性胃扩张、重症胰腺炎、腹部填塞、腹裂或脐膨出修复、大疝气的减小及其他原因引起的。
- 继发性 ACS 诱因包括肢体弯曲、烧伤、全身性炎症反应综合征（systemic inflammatory response syndrome，SIRS）或脓毒性休克。

（四）病理 / 发病机制

- 通过检查受 ACS 影响的不同系统，可以更好地了解 ACS 的病理生理学。
- 随着 IAP 的增加，心血管功能障碍表现为心输出量（cardiac output，CO）降低。IAH 导致 IVC/ 门静脉血流直接受压，导致静脉回流减少。胸腔内隔膜的位移会导致胸腔压力增加，胸腔压力的增加会导致心脏受压并降低心脏顺应性。再加上 IAH 的全身后负荷增加，结果是无法获得足够的心输出量。
- 肺功能异常是由 IAP 的增加引起的，IAP 使膈肌移位，导致总肺活量、功能性残余容量和残余体积减小。所有这些减少都会导致通气 – 灌注异常，最终导致缺氧和高碳酸血症。
- 肾衰竭在临床上表现为少尿，然后发展为无尿，最后是肾前性氮质血症，对容量无反应。容量给药未能纠正少尿状态的原因很可能是继发于肾流出道受压。肾血流量减少（由心输出量减少和直接压迫引起），肾血管阻力增加，随后肾小球滤过减少。
- 肠功能不全是由于肠系膜动脉、肝动脉、肠黏膜和门静脉血流减少所致。随着 IAH 的增加，这些血流状态的削弱都会导致肠道灌注受损，从而导致肠道缺血，如果不及时治疗，则会导致随后的坏死。

（五）风险因素

- 出血。
- 腹壁一期缝合。
- 疝复位术。
- 损伤控制剖腹术。
- 大量液体复苏。
- 多发性创伤 / 烧伤。
- 俯卧位。
- 腹内或腹膜后肿瘤。
- 急性胰腺炎。
- 胃轻瘫 / 胃扩张 / 肠梗阻。
- 腹内脓毒症 / 脓肿。
- 急性腹水性肝硬化 / 肝功能不全。

二、预防

要点 / 临床经验
- 在损伤控制创伤性剖腹手术中进行预防性开腹。
- 重症患者应给予适当的镇静和镇痛处理。
- 胃和结肠扩张时应进行肠内减压。

三、诊断

要点 / 临床经验

- 识别高危患者：需要大量静脉输液复苏的腹部 / 胸腔手术；无法应对持续的液体流失的创伤或烧伤患者；需要大量输血方案的患者。
- 不要依赖身体检查或测量腹围，因为不够明确，并且不能与 IAH/ACS 可靠地关联。
- 在确定的高危患者中，应通过膀胱测量 IAP。
- 应该对正在测量 IAP 患者的尿量，吸气峰值呼吸道压力和 CO 进行准确监测。

（一）典型特征

- ACS 的典型表现是重症监护室中的重症患者，由于创伤、手术、烧伤、胰腺炎等原因进行了大量体液复苏，并出现腹胀、水肿和通气状态恶化。
- 在这种情况下，少尿 / 无尿症、低血压、峰值气道压力升高和最终的心脏停搏是多器官衰竭的开始。

（二）临床诊断

1. 病史

- 近期有腹部 – 盆腔外伤的病史。
- 延长剖腹手术时间。
- 大容量复苏。

2. 体检

- 体格检查对 ACS 的诊断不可靠。

3. 疾病严重程度分类：腹内高压分级系统（表 35–1）

表 35–1　腹内高压分级系统[*]

分　级	腹内压（mmHg）
I	12～15
II	16～20
III	21～25
IV	> 25

*.c 根据 World Society of the Abdominal Compartment Syndrome 提供的信息

（三）辅助诊断

1. 实验室检查

- 膀胱压力的测量对腹内压力提供了间接评估。
- 观察到气道峰值压力增加。
- BUN/ 肌酐水平升高（晚期表现，一旦出现为时已晚）。

2. 影像学检查

- 腹部 CT 是评估 ACS 原因（如脓肿、缺血性肠、腹膜后血肿、肠梗阻、看到游离气体的穿孔黏液）的最广泛的应用方法。

（四）有关疾病诊断的常见误区

- 依靠体格检查进行诊断。
- 低危指数而漏诊。

四、治疗

（一）治疗原则

　　ACS 的最终治疗方法是减压性剖腹手术。

（二）住院患者治疗

- 减压性剖腹手术及开腹的处理。
- 在腹部开放手术中应用负压伤口敷料。
- 尝试每天连续、逐渐闭合腹腔。

（三）治疗表（表 35-2）

表 35-2　腹腔间隔室综合征的治疗

治疗方法	注　解
内科治疗	腹腔高压（IAH）伴短暂性麻痹患者充分镇静和镇痛
手术治疗	剖腹减压术
辅助治疗	肠内减压联合直肠或鼻胃减压在 IAH 和肠扩张患者中的应用

（四）预防 / 处理并发症

- 主要在剖腹减压手术后无法闭合腹部：可通过计划性腹疝和随后的疝修补术进行治疗。
- 肠胀气肠漏：可以通过 NPO 状态，营养支持，尝试减少或控制肠瘘的方式来进行治疗。

相关资源

指南

国际指南

标　题	来　源	日期与网址
Intra-abdominal Hypertension and the Abdominal Compartment Syndrome: Updated Consensus Definitions and Clinical Practice Guidelines	World Society of the Abdominal Compartment Syndrome	2012 http://www.wsacs.org/images/2013%20 Guidelines%20 slide%20set.pdf

第
36
章

急性肠系膜缺血

Acute Mesenteric Ischemia

Rami O. Tadros　Chien Yi M. Png　著

唐　军　译　苏斌虓　校

本章概览

- 急性肠系膜缺血（acute mesenteric ischemia，AMI）是一种致命性疾病，早期识别可以提高生存率。
- 总体预后不良，尤其是动脉 AMI 的患者，经常伴有急性肠系膜动脉血栓，5 年生存率较低。
- 一旦确诊，立即给予抗凝治疗、液体复苏及考虑血管成形术。
- 临床表现严重的 AMI 可能根本无法挽救，要考虑对症治疗。

一、背景

（一）定义

- AMI 的定义是小肠的血液突然丧失。
- 肠血流量的损失可能是由于肠系膜上动脉或门静脉阻塞所致。

（二）分类

　　AMI 中有 4 个分类，如下所示。

- 急性肠系膜动脉栓塞（acute mesenteric arterial embolism，AMAE）。
- 急性肠系膜动脉血栓形成（acute mesenteric arterial thrombosis，AMAT）。
- 非阻塞性肠系膜缺血（non-occlusive mesenteric ischemia，NOMI）。
- 肠系膜静脉血栓形成（mesenteric venous thrombosis，MVT）。

（三）发病率 / 患病率

- AMI 在每 1000 例住院患者中约有 1 例，每年每例患者的年发病率在 0.1%～0.2%。
- 由于 AMI 主要影响老年患者，因此 AMI 的发病率预计会随着人口老龄化而增加。

（四）病因学

- AMAE 最常见病因是由房颤患者的栓子引起的，但也可能是医源性的或动脉 – 动脉栓塞引起的。

- AMAT 通常是进行性动脉粥样硬化的结果，较少见的原因包括自发性肠系膜上动脉（superior mesenteric artery，SMA）夹层、主动脉夹层、动脉瘤和动脉血管炎。
- NOMI 可能是由脓毒性休克、心力衰竭和使用血管活性药物引起的继发性低血压导致。
- MVT 有几种病因，包括腹部肿瘤、胃肠道感染和门静脉高压症。

（五）病理 / 发病机制

- AMAE：栓子（最常见于心脏或血栓破裂）位于肠系膜动脉（最常见于 SMA），导致急性缺血。
- AMAT：慢性动脉粥样硬化引起的肠系膜动脉血栓形成导致缺血、动脉瘤、解剖和血管炎也会导致急性血栓形成。
- NOMI：低血容量、休克和血管活性药物引起的继发性血管收缩导致肠系膜灌注减少。
- MVT：Virchow 的三联征（即高凝性、静脉淤滞和内皮损伤）可能导致血栓形成。

（六）预测 / 危险因素（表 36-1）

表 36-1　急性肠系膜缺血的危险因素

危险因素	OR
心房颤动	1.2
糖尿病	2.4
凝血疾病	8.1

二、预防

> 要点 / 临床经验
> - 除了危险因素（如心房颤动患者的抗凝治疗）管理外，尚无干预措施可预防该病的发生。

（一）筛查

- 乳酸水平升高对于缺血性肠病的诊断及监测趋势都是很有帮助。

（二）一级预防

- 心房颤动患者的抗凝治疗。
- 动脉粥样硬化和动脉粥样硬化危险因素的患者，进行抗血小板药、降压药和胆固醇，以及他汀类药物治疗。
- 对存在 MVT 高危因素患者进行水化治疗。

（三）二级预防

- 对于已经接受栓塞治疗的新发心房颤患者，需要持续抗凝治疗。

- 抗凝将有助于预防 MVT 的进展和复发。
- 动脉内罂粟碱可以缓解和预防 NOMI 的复发。

三、诊断

> 要点 / 临床经验
> - 在正确的表现中，医生应该增加对 AMI 的怀疑。心房颤动、既往栓塞事件、心肌梗死、动脉粥样硬化性疾病（如 CAD/PAD），长期吸烟史（AMAT）和（或）任何凝血病的病史提示。
> - 体格检查的结果可能反映或可能不反映腹膜炎症，但通常胃肠道症状（如腹痛、恶心、呕吐和腹泻）既无特异性也不敏感。
> - 与体格检查不相称的腹部疼痛是 AMI 的标志。
> - 诊断的金标准是 CT 血管造影，它对 AMI 的检测具有＞ 90% 的灵敏度和特异性。

（一）鉴别诊断（表 36-2）

表 36-2　急性肠系膜缺血的鉴别诊断

鉴别诊断	特　征
肠胃炎	• 呕吐 • 腹泻
缺血性结肠炎	• 不同的临床环境 • 左下腹疼痛 • 主动脉手术史
破裂性腹主动脉瘤	• 突发性低血压 • 腹部搏动 • FAST 阳性 • 动脉瘤病史
肠梗阻	• 手术史 • 腹胀 • 呕吐
阑尾炎	右下腹疼痛
胆囊炎	右上腹疼痛

（二）典型表现

- 传统上讲，AMI 患者出现的腹部疼痛与体格检查不相符（由于缺乏最初的腹膜体征）。
- 疼痛的发作因 AMI 的病因而异。通常，急性发作中存在 AMAE 和 AMAT，NOMI 则是一个缓慢进行的过程，而 MVT 可以同时表现这两种类型。
- 患者通常还会出现恶心、呕吐、腹泻和随后的便秘，咯血是 AMI 的另一种潜在表现。AMI 倾向于在年龄较大的患者（年龄＞ 60 岁）中发生，MVT 除外，后者在 40 岁的患者中可见。

（三）临床诊断

1. 病史

- 由于与 AMI 相关的非特定身体检查结果，临床医生应详细记录病史。
- 对于 AMAE，以前的栓塞事件或最近的心肌梗死的病史可能会引起关注，而长期的动脉粥样硬化病史则更能说明 AMAT。
- 感染 / 脓毒症易患 NOMI，而较不常见的是 AMAT。
- 患者的既往手术史可以提供更多的可能，特别是 MVT 情况下的近期腹部手术和 AMAT 环境下的血管搭桥手术。
- 当怀疑存在 MVT 时，应探讨口服避孕药、肝病、恶性肿瘤和先天性高凝状态的使用。

2. 体格检查

- 应进行重点腹部检查，尤其要注意听诊和触诊。根据疾病的进展，可能会体会到腹膜征象，如腹胀、反跳痛，并且可能没有肠鸣音。
- 其他体检结果取决于 AMI 的病因和相应的危险因素。在 AMAE 的情况下，心脏听诊会出现不规则的心音。

（四）辅助诊断

1. 实验室检查

- D– 二聚体：D– 二聚体在 AMI 的早期升高，尽管升高的幅度与严重程度无关。
- 全血细胞计数：在约一半的 AMI 患者中可见白细胞增多症。
- 动脉血气分析：代谢性酸中毒是急性心肌梗死患者的晚期实验室检查结果，而代谢性碱中毒可能是患者呕吐过多的早期发现。经常发生乳酸水平升高。
- PT/PPT/INR：这些测试用于评估患者的高凝状态。

2. 影像学检查

- CT 血管造影：这是金标准，是具有高灵敏度和特异性的首选成像技术。
- 超声检查：超声不如 CT 敏感，但是如果 MVT 是可疑病因或 CT 受限，可以选用超声，肠系膜动脉较深的位置使超声检查变得更加困难，AMI 可能会导致腹胀而使超声检查复杂化。
- MRI：由于 MRI 需要花费时间，因此不将其作为 AMI 诊断的首选方法。
- 动脉造影：这曾经是一线诊断测试，如果最初的 CT 血管造影不清楚，则仍可以考虑使用，这种技术的好处是它也可以进行治疗性干预。

（五）疾病诊断常见错误

- 最常见误诊是将 AMI 误认为是肠胃炎。

四、治疗

（一）治疗原则

- 不管病因如何，初始治疗都涉及抗凝和抗生素，以及血流动力学稳定和疼痛治疗。
- 接下来，患者应进行适当的影像检查，以确定手术的治疗方法。

- 在所有 AMAE 和 AMAT 情况下都必须进行探索性开腹手术，并且应在 NOMI 和 MVT 中选择性地进行开腹手术。
- 切除坏死的肠组织（图 36-1），经过几秒钟的探索后，可以延迟肠重建。
- AMAE：栓子切除术是首选治疗，当患者持续一段时间（＜ 8h）没有症状时才输注溶栓剂。
- AMAT：进行肠系膜分流术或动脉内膜切除术与斑块血管成形术，在某些情况下，可能会进行逆行支架置入。
- NOMI：治疗的根本原因。
- MVT：持续抗凝。
- 进行二次检查，以最大程度减少正常肠组织的切除。

（二）治疗表（表 36-3）

表 36-3　急性肠系膜缺血的治疗

治疗方法	注　解
药物治疗 • AMAE 和 AMAT：肝素 80U/kg 推注，然后输注 18U/(kg·h) • AMAE：如果患者症状出现小于 8h，可以考虑溶栓 • NOMI：可以使用血管扩张药。罂粟碱 60mg/h 在肠系膜上动脉选择性输注 • MVT：肝素 80U/kg 推注，然后输注 18U/(kg·h)	肝素监测应通过趋势化 aPTT 来进行 罂粟碱不宜与肝素或其衍生物同服
外科治疗 • AMAE：剖腹后进行栓子切除术。如果栓子切除术失败，则进行搭桥手术 • AMAT：剖腹手术后转流，如果不行旁路术，则应行动脉内膜切除术 • AMAE、AMAT：血管内治疗，包括血栓切除术，溶栓／血管成形术和支架置入，可与手术治疗一起考虑。初次手术后 24～48h 应进行第 2 次检查 • NOMI 和 MVT：极少数情况下行剖腹手术 • MVT：在抗凝治疗无效的极少数情况下，可以考虑使用 TIPS 直接取栓和溶栓治疗	

（三）预防／处理并发症

- 肝素可引起出血和肝素诱导的血小板减少症；在后一种情况下，应停止使用肝素并用另一种抗凝血药替代。
- 作为切除术的不良反应，患者可能患有短肠综合征，对此进行了个性化治疗，治疗方法为全胃肠外营养或服用止泻药。
- 另一个潜在的并发症是心肌梗死，特别是在患有 AMAT 的患者中。在围术期通过密切的血流动力学监测可以避免这种情况。
- AMI 的预后较差，可能延长住院时间并发生死亡。

临床经验

- 患者应尽快接受抗凝和抗生素治疗。
- 影像学检查结果将有助于确定治疗方法。

五、预后

要点 / 临床经验
- 预后与病因相关，且预后差。
- AMI 后的总体 5 年生存率低于 50%。

（一）未治疗结局

- 如果不治疗 AMI，缺血会发展为梗死，随后是腹膜炎，最终死亡。

（二）治疗预后

- 接受治疗的患者的预后较差，总体 5 年生存率低于 50%。
- AMI 的预后与病因有很强关联性，因为动脉源性缺血的患者的死亡率明显高于静脉源性缺血的患者。
- 为了进一步细分发现，动脉栓塞病患者的死亡率高于动脉血栓性疾病患者。

（三）术后复查

- 术后 1 个月应安排患者进行肠系膜超声检查，第 1 年内应每 3 个月进行 1 次。

相关图像

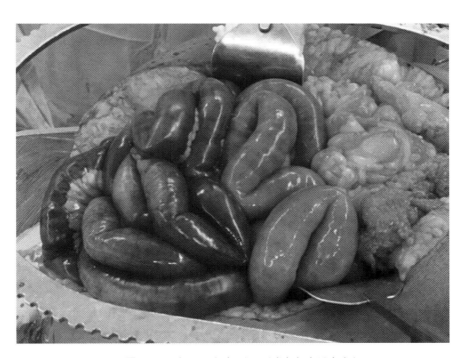

▲ 图 36-1　坏死肠组织（此图彩色版本见书末）

相关资源

1. 指南

美国指南

标　题	来　源	日期与网址
ACC/AHA 2005 Practice Guidelines for the Management of Patients with Peripheral Arterial Disease	A Collaborative Report from the American Association for Vascular Surgery/Society for Vascular Surgery, Society for Cardiovascular Angiography and Interventions, Society for Vascular Medicine and Biology, Society of Interventional Radiology, and the ACC/AHA Task Force on Practice Guidelines	2005 https://www.ncbi.nlm.nih.gov/pubmed/16549646

国际指南

标　题	来　源	日期与网址
ESTES Guidelines: Acute Mesenteric Ischaemia	European Society for Trauma and Emergency Surgery	2016 https://www.ncbi.nlm.nih.gov/pmc/articles/PMC4830881/

2. 证据

证据类型	标题和评论	日期与网址
Retrospective cohort study	*Comparison of Open and Endovascular Treatment of Acute Mesenteric Ischemia.* This study showed that endovascular therapy was a viable alternative to open surgery	2014 http://www.sciencedirect. com/science/article/pii/S0741521413012792

外科创伤
Surgical Trauma

Eric S. Weiss   Pak Shan Leung   **著**

贺 晨 **译** 苏斌虓 **校**

第 **37** 章

本章概览

- 创伤仍然是全世界各年龄组死亡的主要原因之一。
- 创伤预防常视为公共卫生问题，需加强社会性教育和创伤咨询以及完善环境安全机制。
- 所有创伤患者都应使用相同的方法进行处理和分类，并进行初级和次级调查，同时获得患者相关病史。
- 针对特定患者应重点对发病及致死原因进行明确而系统的调查及管理。
- 患者预后多样，但通过适当的康复方法和长期的多学科治疗，可提高患者机体功能恢复。

一、背景

（一）疾病定义

- 创伤是由于突然的外力影响到身体的一个或多个部位而造成的损伤。该损伤或轻或可致死。

（二）发病率和患病率

- 创伤是美国第五大死亡原因，也是 1—44 岁人群的主要死亡原因。
- 几乎每 5 分钟就会发生一起致命性创伤事件。
- 到 2020 年，全球预估将有 1/10 的人口死于创伤。

（三）经济影响

- 近几年，美国每年因公民受伤而产生医疗费用和随之导致的劳动生产力损失总和超过 5000 亿美元。

（四）病因

- 钝挫伤约占所有创伤原因的 75%，穿透伤其次，其余还包括爆炸伤、热损伤、腐蚀性损伤、电灼伤、辐射损伤等。
- 大约 70% 的创伤是意外伤害。
- 在美国，每年发生超过 200 万例创伤性脑损伤（traumatic brain injury，TBI），是导致死亡的最主要原因。

- 机动车事故是创伤性死亡的主要原因。
- 与枪支有关的死亡人数逐年上升，是美国10—19岁儿童死亡的第三大原因。
- 坠落伤是造成65岁以上的患者死亡的主要原因，也是所有年龄组非致命伤害的主要原因。

（五）病理学及发病机制

- 创伤是一个异质性的过程，不同的病理表现取决于损伤的机制、损伤的能量及部位和患者的生理状态。
- 一般来说，创伤发生后死亡率遵循三峰分布。
  - 50%的人立即死亡，30%的人在最初的几小时内死亡（该时期可通过适当干预措施进行挽救），20%的人在受伤后1～3周内死亡（通常是由于脓毒症和多器官系统衰竭）。
- 第二个死亡高峰期是创伤治疗及生命支持主要时期，该时期给予及时特定的干预措施可以降低发病率或死亡率。

（六）创伤预测/风险因素

- 较低的社会经济地位、不良人际关系及家庭暴力与较高的创伤发生率相关。
- 男性发病率大约为女性的3倍，而且男性更容易参与打架斗殴。
- 幼童及老年人创伤死亡率更高。
- 老年人自杀率最高。
- 儿童更易溺水。

二、预防

> 要点/临床经验
> - 通过加强公共教育、提升医疗和环境安全，可以降低意外创伤发生率。
> - 非意外创伤发生原因复杂多样，很难大规模预防。
> - 美国已经建立了多个伤害预防和管控机构，致力于减少创伤发生以及进行相关调研工作。

（一）筛查

- 创伤原因不易预测，但可通过追溯病史获得。
- 滥用酒精筛查项目的实施可降低酒精滥用率。美国外科医生协会创伤委员会已经授权对酒精检测呈阳性的创伤患者采取简短的干预措施。

（二）一级预防

- 由于人群创伤机制不同，创伤预防首要措施需关注患者年龄及发病原因。
- 一般来说，意外性创伤事故更易预防，而非意外性事故涉及包含社会、经济、心理等多种因素，所以不易预防。

- 使用汽车安全带可以减少伤害和死亡。
- 对有孩子的家庭和老年人进行伤害预防咨询可以减少意外创伤发生。
- 公众通告栏宣讲枪支安全及采取枪支安全初级举措可以减少与枪支有关的创伤发生。

（三）二级预防

- 二级预防遵循与一级预防相同的基本原则。
- 创伤患者更易并发继发损伤。有针对性的行为矫正和教育可以降低复发的风险。

三、诊断

> 要点 / 临床经验
>
> - 创伤患者的分诊和评估准则应始终如一，以便获取完整患者信息。
> - 医生需结合现场目击者或救援人员提供信息，给予患者初步评估和调查，包括气道、呼吸循环、功能丧失情况和致伤原因。（即"ABC"或"ABCDE"）
> - 如果患者病情稳定，检查者应在获得病史的同时进行二次调查（AMPLE，见病史部分）。
> - 应向患者提供一整套实验室检查，并可对其损伤进行特定的各种成像检查。

（一）典型表现

- 创伤患者的临床表现多样。
- 每个创伤中心通常有具体的创伤管理指导指南，用来启动不同级别创伤管理。创伤类型因地理区域而异（如城市地区可能会遇到更高比例的穿透性伤）。
- 一般来说，1 级创伤中心配备最好的设备（含影像学及手术室），接收所有钝器伤和穿透伤患者。同时配有资深重症科医生、急诊手术团队（24h 内手术）和外科手术专家（如神经外科、骨科），确保接收患者后能及时进行影像学检查并进行手术治疗。

（二）临床诊断

1. 病史

- 由于患者的精神状态和缺乏熟悉患者的旁观者，创伤患者的病史有时可能不理想。
- 完整的创伤史应具体且仅限于与情况相关的信息；它应该足够详细，以帮助指导鉴别诊断，但不要过于冗长以延迟必要的评估或干预。
- 检查人员应该首先询问受伤情况以评估受伤背景及进一步推测可能受伤机制。
- AMPLE 原则。
  - 过敏史（allergies）。
  - 药物使用史（medication）。
  - 既往病史包括破伤风史（past）。
  - 最后一次饮食情况（last）。
  - 导致受伤的事件（events）。

2. 体格检查

- 首先应检查并快速评估是否有导致早期死亡潜在危险，即患者的气道、呼吸和循环（"ABC"），同时脱掉患者的衣服以完全暴露。
- 让患者说话，观察呼吸做功，评估颈静脉扩张和气管位置，听诊呼吸音以快速评估气道通畅和呼吸受损情况。
- 心率和血压结合脉搏检查可以提供有关循环系统的信息。
- 通过与患者交谈、评估反应性、评估瞳孔反应和监测肢体运动可用来评估患者功能丧失情况或神经状态（患者病史通常可以提示潜在异常或伴有潜在颅内疝的创伤性脑损伤）。
- 如果基本特征（ABC）良好，应进行二次全面性检查。
- 这应该包括视诊、触诊和神经学评估。
- 必须对患者进行全身检查（如果有颈部损伤，注意采取保护措施）。
- 初始治疗后，必须进行 3 次调查，包括彻底回顾患者的医疗记录和相关并发症，并进行彻底的重复检查以寻找遗漏损伤。

3. 实用的临床决策规则和计算

- 如果患者神经功能减退，格拉斯哥昏迷评分（glasgow coma scale，GCS）为 8 分或以下，应考虑插管。
- 如果患者因呼吸窘迫而插管，应尽快进行胸部 X 线检查，以排除插管加重气胸的可能。
- 下列应考虑急诊开胸手术：受伤现场有生命迹象（signs of life，SOL）并在到达急诊前 5min 失去生命迹象的穿透伤；在到达急诊时失去生命迹象的钝挫伤。

4. 疾病严重程度分类

- 近 30 年，创伤评分系统多而不统一。
- 虽然许多评分方法有益于预后和疾病管理，但其主要是用于临床研究和比较不同医院治疗结果。
- 评分系统一般分为解剖学评分和生理性评分。
- 损伤严重程度评分（injury severity score，ISS）：根据 6 个身体部位之一的损伤程度计算，可以预测死亡率，是现行使用最广泛的解剖学评分（www.mdcalc.com/iniury-severity-score-iss）。
- 修订创伤评分（revised trauma score，RTS）：使用最广泛的生理性评分。其结合 GCS（神经功能评估 15 分）评分以及呼吸频率和血压（www mdcalc.com/revised-trauma-score）。该评分与生存率相关可作为辅助评分。

（三）辅助诊断

1. 实验室检查

- 许多实验室检测可能不适用于需要紧急干预的不稳定患者。
- 典型的入院检查如下。
  - 用全血细胞计数（complete blood count，CBC）建立血红蛋白和血小板计数基线。
  - 基本代谢谱（basic metabolic profile，BMP）用于确定肾功能、电解质异常和血糖水平。
  - 乳酸可作为低灌注的指标。
- 酒精和利尿药物使用筛查。
- 人绒毛膜促性腺激素（beta-human chorionic gonadotropin，β-hCG）：育龄妊娠妇女。
- 动脉血气（arterial blood gas，ABG）：酸碱异常或肺功能障碍。

- 凝血酶原时间（prothrombin time，PT）或国际标准化比值（international normalized ratio，INR）检测：华法林使用史。
- 血型和交叉配血试验：需输血患者。
- 尿液分析或尿液试纸检查：可能发生泌尿生殖系统损伤，横纹肌溶解或感染的患者。

2. 影像学检查

- 影像学检查需考虑损伤机制和以明确检查为准。
- 如果存在其他诊断方法，应避免对不稳定患者进行费时的影像学检查。
- 常见入院检查包括以下内容（列表不全面）。
  - 心电图：所有患者。
  - 胸部 X 线片：明确的单部位肢体穿透伤患者除外。
  - 骨盆 X 线片：用于评估钝性损伤。
  - 使用超声检查对创伤进行重点评估（focused assessment using sonography for trauma，FAST）：用于低血压、胸部或腹部创伤（诊断性腹腔灌洗可用于排除腹部创伤）、意识障碍和无脉性电活动。
  - 头部 CT：头部穿透性伤，或具有高能量机制的头部钝器伤、精神状态改变或局灶性神经功能缺损、头痛或存在抗凝状态。
  - 脊柱 CT：脊柱压痛或新运动或感觉神经缺损。
  - 脊柱 MRI：新运动或感觉障碍或持续性疼痛无骨断裂。
  - 腹部 CT：腹部压痛或稳定的钝器伤和 FAST 阳性患者、肉眼或显微镜下存在血尿、下肋骨骨折。
  - 颈部血管造影：钝性颈外伤伴发神经功能缺损、穿透性颈外伤、第一根肋骨骨折。
  - 胸部血管造影：加速 / 减速伤。
  - 支气管镜检查 / 食管造影 / 食管造影：穿透性颈部损伤。
  - 逆行尿道造影：尿道损伤。
  - 四肢平片：四肢柔软。
  - 多普勒动脉检查和动脉 – 肱指数：脉搏检查异常或有脉压差异。

（四）诊断流程

- 由于创伤是一个相当广泛的领域，因此已经为许多不同类型的损伤开发了算法（参见指南部分）。
- 在初步复苏和 FAST 检查后，临床医生评估患者病情稳定性，并决定是否需要腹部成像或剖腹手术。

（五）关于疾病诊断的潜在陷阱 / 常见错误

- 只关注一个特定的损伤部位会导致延迟或无法识别同时发生的其他危及生命的损伤。
- 幼童和老年患者、运动员、妊娠患者和有药物使用史患者其生理状态改变，从而可能难以准确评估疾病的严重状态。
- 在丢失全血的情况下，血红蛋白水平可保持正常。
- 对于血流动力学不稳定且伴有明显头部创伤的患者，在寻找血流动力学不稳定的病因时应避免对头部进行影像学检查，因为头部创伤极少引起低血压，极少导致立即死亡。
- 爆炸伤和火器伤可能在细胞水平上造成更广泛损害。

四、治疗

（一）治疗原则

- 与病情评估相一致的治疗应在接诊患者后立即进行。
- 首先需开放 2 条以上大静脉通道（或中心静脉置管）和鼻导管或面罩吸氧。
- 钝器伤患者在损伤程度确定前，应放置颈托固定颈椎。
- 与分诊和诊断类似，患者应采取个性化治疗。
- 初级创伤管理遵循 ABC 原则，逐系统排查早期最具威胁性的潜在死亡因素。
- 若气道与呼吸情况良好，则应重点关注循环系统，以防出血等循环系统损害导致患者死亡。
- 应排除其他低血压原因，包括心源性、梗阻性和神经源性休克。
- 收缩压＜ 110mmHg，心率＞ 100 次 / 分的患者应立即开始静脉输注温热等渗液体，并迅速确认失血原因。由于胶体液成本和潜在的有害影响，应避免使用。
- 由于成本和潜在的有害影响，应避免使用胶体。
- 应经常性重复评估复苏情况（包括临床评估、尿量、实验室检查等），以避免复苏不足或复苏过度。
- 根据临床情况判断是否开始输血。
- 一般情况下，若成年患者对 2L 液体没有反应或短暂反应且有出血可能，则应开始输注 1：1：1（浓缩红细胞：新鲜冰冻血浆：血小板）的血液制品，以免发生凝血功能障碍。
- 理想情况下应限制血液制品以将血红蛋白保持在 7g/dl 以上。

（二）入院标准

在下列情况下，考虑转入一级创伤机构治疗。

- 格拉斯哥昏迷评分（GCS）≤ 13，收缩压（SBP）＜ 90，呼吸频率（RR）＜ 10 或 RR ＞ 20。
- 2 处或以上长骨骨折、四肢残损或截肢、骨盆骨折、原发瘫痪。
- 头部、颈部、躯干或近端四肢的穿透伤。
- 成人从 2 层楼高坠下，儿童从大于身高 2～3 倍处坠落。
- 重大钝器致伤，包括人车相撞或摩托车事故大于每小时 20 英里，人从车辆中弹出，重大车辆毁损等。
- 妊娠 20 周内、伴有烧伤、有明显的受伤原因及无法实施检查的儿童和老人。

（三）院内管理

在危重患者中需要考虑的 2 个重要概念包括明确的气道管理和手术。

1. 气道管理

- 气道管理适应证包括呼吸暂停、意识丧失（典型的 GCS ≤ 8）、呼吸窘迫或呼吸系统损害、气道阻塞、危及气道的面部或颈部损伤伴有持续恶化的风险且需要诊断或干预性治疗时、发绀。
- 明确的气道控制包括鼻气管插管、口气管插管和外科开放气道。
- 鼻气管插管禁忌证：呼吸暂停，颅底骨折和部分面部骨折。
- 气管内插管是首选的插管路径。
- 气管插管失败时必须改用外科开放气道。
- 在成人中，环甲膜切开术比气管切开术更可取，因为它更容易、更快、出血更少。
- 气管插管是暂时的，如果患者不能脱离机械通气，可在 14 天后转为气管造口术作为最终气道。

- 如果预期插管时间延长，应考虑在第 3～7 天早期行气管切开术，这样可以减少上呼吸道创伤、总体死亡率和住院时间。

2. 损伤管理

- 损伤管理是一种快速实现最低限度稳定危重患者的方法。患者进入急救室开始，经手术后转到重症监护室，应全程保持复苏。患者病情稳定后可进行其他手术（如腹部闭合、肠吻合）。
- 必须预防致死三联征，即体温过低、酸中毒和血栓。
- 对于需要大量复苏（＞ 10 单位浓缩红细胞或＞ 12L 液体）、持续酸中毒（pH ＜ 7.2）、体温过低（＜ 34℃）、难以处理的血管损伤或需要再次手术以及额外评估的患者、气道峰值压力过高或腹部闭合困难的患者均应考虑使用损伤控制技术
- 腹部手术应识别并肃清出血，尽量减少腹腔内污染。
- 临时腹部闭合应采用真空辅助装置，使腹部筋膜受力而不损害内脏结构。
- 缩短手术至腹部闭合时间，可降低发病率和死亡率。一旦血流动力学稳定，复苏良好，应立即关腹。
- 类似的损伤管理概念可以应用于胸、血管和骨科损伤的管理。

（四）并发症的预防和管理

- 病程发展过程中，第三死亡高峰相关死亡的原因是败血症和多器官功能障碍（multiorgan dysfunction syndrome，MODS）。
- MODS 是一个复杂的过程，由炎症或免疫失调而导致系统损伤效应。
- MODS 和脓毒症的预防始于治疗的初始阶段。
- 此阶段处置包括迅速查明原因，需要时可适当使用抗生素，积极的营养支持治疗，预防低氧血症和低血压，避免肾毒性药物，使用肺保护性通气策略，限制血液制品输血，维持正常血糖。

临床经验

- 分诊和治疗密切相关；早期治疗应关注最有可能导致死亡的原因。
- 对于呼吸窘迫或有气道损伤危险的患者，应行人工气道。
- 对于有低血容量迹象的患者，应使用加热的晶体液体进行复苏，并应与迅速找寻出血原因并止血。
- 危重症患者应采用损伤控制技术，以最低限度的必要手术干预来控制出血和感染，以便迅速返回 ICU 继续复苏治疗。

五、特殊人群

（一）孕妇

- 妊娠生理改变了机体对损伤的反应。
- 妊娠期间，心输出量和心率增加（妊娠中期），血管内容积扩大但红细胞压积减少，膈肌上升 4cm，妊娠子宫压迫内脏移位，盆腔静脉充血增加了出血的风险。
- 妊娠患者可以失去多达 1/3 的血容量而生命体征不改变。
- 妊娠患者管理的重点是治疗孕妇本身，从而也可增加胎儿生存率。

- 妊娠患者 CT 扫描的适应证与常人没有区别，但应尽可能在胎儿上方且应用保护铅。
- 剖腹探查术中急诊剖宫产指征：母体休克和妊娠 > 34 周，危及母体的胎盘早剥或弥散性血管内凝血，造成发育不良的胎儿窘迫，严重的盆腔或腰骶部损伤，防止暴露必要母体结构的子宫保护。

（二）儿童

- 创伤，尤其是创伤性脑损伤，是儿童的主要死亡原因。90% 儿童创伤为钝挫伤。
- 儿童血压由于敏感性不足不可作为出血预测指标。
- 儿童的体表和头部面积占比较大，易导致体温过低和头颈部损伤。
- 患儿病情稳定后，应尽早转到三级儿科中心继续治疗。

（三）老年人

- 跌倒是老年人创伤最常见的原因。
- 老年患者在低血压时反应性增加心率的能力下降，使用多聚药物可能进一步减弱这种能力。
- 并发症（如高血压和痴呆）的存在会混淆相关检查结果。
- 老年患者更频繁地使用抗凝血药和抗血小板药物，更容易出血。

六、预后

> 要点 / 临床经验
> - 根据损伤的严重程度和类型，以及个体的生理储备和恢复能力，患者预后差异很大。
> - 部分创伤类型可永久性地改变患者生活状态，及早开始康复训练可促进患者功能恢复。

随访和病情监控

- 对许多患者来说，一次创伤性的经历可以深刻地改变他们的人生历程。
- 住院患者和门诊患者之间的平稳过渡和实施必要的资源对患者的康复至关重要。
- 与住院治疗过程类似，门诊治疗通常应是多学科的，有创伤外科医生和团队、参与患者护理的相关专家的随访，以及社会和康复服务的利用。

相关资源

1. 推荐网站

http://www.aast.org/default.aspx

http://www.east.org/

https://www.facs.org/quality-programs/trauma

http://www.iatsic.org

http://www.pediatrictraumasociety.org

https://www.wses.org.uk/guidelines

2. 证据

证据类型	标题和评论	日期与网址
RCT	*The CRASH-2 Trial: A Randomised Controlled Trial and Economic Evaluation of the Effects of Tranexamic Acid on Death, Vascular Occlusive Events and Transfusion.* Requirement in Bleeding Trauma Patients Early administration of tranexamic acid in hemorrhaging trauma setting reduces mortality.	2013 https：//www.ncbi.nlm.nih.gov/pubmed/ 23477634
RCT	*Transfusion of Plasma, Platelets, and Red Blood Cells in a 1:1:1 vs a 1:1:2 Ratio and Mortality in Patients With Severe Trauma: The PROPPR Randomized Clinical Trial.* 1:1:1 versus 1:1:2 blood product recuscitation reduces 24 deaths due to hemorrhage, but not overall mortality.	2015 https：//www.ncbi.nlm.nih.gov/pubmed/ 25647203
RCT	*Early Tracheostomy versus Prolonged Endotracheal Intubation in Severe Head Injury.* In severe head injury early tracheostomy decreases mechanical ventilation time after development of pneumonia.	2004 http：//journals.lww.com/ jtrauma/ Abstract/2004/08000/Early_ Tracheostomy_versus_Prolonged_ Endotracheal.8.aspx
RCT	*Immediate Versus Delayed Fluid Resuscitation for Hypotensive Patients with Penetrating Torso Injuries.* Delay of aggressive preoperative fluid resuscitation improves outcome.	1994 http：//www.nejm.org/doi/pdf/10.1056/ NEJM199410273311701

第38章

烧伤
Burns

Eric S. Weiss　Pak Shan leung　**著**

贺　晨　**译**　苏斌虓　**校**

本章概览

- 烧伤发病率和死亡率在各地居高不下。
- 烧伤患者初级评估程序与其他有呼吸道损伤患者相同，因为呼吸和循环是保证生存最主要因素。
- 对于严重烧伤患者，在初始复苏并稳定后，应小心转送至上级烧伤治疗中心以获取最大的生存机会。
- 适当的复苏和早期伤口闭合是处理的关键。

一、背景

（一）疾病定义

- 烧伤是一种异质性疾病，其特征是由于能量转移导致细胞损伤继而造成的组织损伤，并伴有局部和全身后果。

（二）发病率和患病率

- 在过去几十年里，烧伤的发生率有所下降，但仍是美国和世界范围内意外死亡的主要原因。
- 美国每年约有 100 万例烧伤患者，约 5 万例需要住院治疗。
- 美国大约每 3 小时就会发生与烧伤相关的死亡，全球每年约有 25 万与烧伤相关的死亡。

（三）病因

- 最常见的烧伤原因是烫伤和火焰伤。
- 其次是接触性烧伤、电烧伤和化学烧伤。
- 约 65% 发生在家里，17% 发生在工作中，5% 发生在娱乐活动中，5% 自伤，其余原因不明。

（四）病理学及发病机制

- 损伤的严重程度由 4 个因素决定，即热源温度、接触时间、损伤位置和热源比热（或其能量转移的能力）。烧伤的深度和创面大小受上述因素影响，也是决定受伤严重程度的最终因素。

- 可逆性蛋白质降解发生在 40°C 以上，永久性变性和凝固性坏死开始在 45°C。
- 损伤区域可分为 3 个区域。
  - 组织坏死区（不可逆）。
  - 水疱区（可挽回的）。
  - 充血区（发炎但存活）。
- 早期目标是预防水疱区组织损伤进展和组织死亡。

1. 全身炎症反应综合征

- 当烧伤面积占总体表面积（total body surface area，TBSA）的 20%～30% 时，会出现全身表现。炎症介质的释放导致宏观和微循环功能障碍和多器官损伤。毛细血管渗漏造成的血管内液体和蛋白质的"第三间隔"、开放性伤口造成的无感液体损失增加和代谢活动增强导致了大量液体转移。
- 在严重的病例中，会发生烧伤休克，这类患者特点是心肌功能下降和血管内容量减少。
- 液体复苏是必要的，但过度复苏会加重水肿和心源性功能障碍。
- 烧伤后 48h 内，儿茶酚胺、糖皮质激素、胰高血糖素和多巴胺的产生和释放导致高代谢 / 分解代谢状态。糖原分解和胰岛素抵抗引起高血糖，而脂解和蛋白分解增加，为糖异生提供进一步的底物。
- 在严重烧伤中，蛋白质损失的速度可达 $25g/m^2$ 并与伤口愈合情况和免疫功能有关。
- 患者入院时的初始静息能量消耗是正常的 140%，2～3 年后可保持在 110% 的水平。
- 没有充分复苏的情况下可发生少尿和肾脏损伤。
- 发生肝功能障碍，肠黏膜萎缩。
- 网状内皮系统的抑制导致免疫细胞数量减少和功能受损。
- 大多数这些病理生理学机制与损伤的严重程度相关，并可随着伤口的切除和闭合而改善。

2. 伤情变化

- 如果没有经验丰富的医护工作者进行早期和积极的护理，患者的多器官衰竭和死亡可能迅速发展。
- 浅层烧伤从残余表皮自发愈合，很少留下瘢痕，而全层厚度烧伤从伤口边缘缓慢愈合。
- 这一缓慢的过程，加上免疫功能受损、营养减弱和组织基质坏死，为感染的发展提供了一个可行的环境，这是烧伤死亡的主要原因。
- 随着伤口愈合，它们会收缩并形成增生性瘢痕，留下功能和美学上的畸形。

（五）烧伤死亡预测 / 危险因素（表 38-1）

表 38-1　烧伤的危险因素

危险因素	相对风险
年龄＞ 85 岁	4.6
年龄＜ 5 岁	1.4
非裔美国人	6.9
美国印第安人	5.3

其他显著的危险因素包括精神或身体疾病、使用镇静药或非法药物及军事人员

二、预防

> **要点 / 临床经验**
> - 所有烧伤在技术上都是可以预防的。
> - 减少烧伤发生率的主要干预措施包括工程技术的进步、强制性安全法规法律实施和公共教育普及。

一级预防

- 在过去 20 年里，多项公共卫生措施有助于减少烧伤发生率。
- 火灾警报的出现和改进导致了火灾探测的改进和防火材料的使用，而自动喷水灭火系统的发展限制了火灾的蔓延。
- 电子设备、烹饪用具和机械物体的安全机制以及家庭和工作场所的紧急出口通道，减少了受伤的频率和严重程度。
- 通过教育项目提高公众意识，提高消防专业技能，降低了烧伤的发生率，并加快了烧伤创伤的分诊和管理。

三、诊断

> **要点 / 临床经验**
> - 烧伤患者的初始评估应包括气道、呼吸和循环评估，然后结合病史进行二次评估。
> - 病史应该详细记录包括患者的年龄和并发症，并可能提供有关烧伤原因和时间等信息。
> - 在完成二级检查后，应对伤口进行仔细评估，以量化 TBSI，并评估伤口的位置和深度。
> - 常规入院实验室检查包括 CBC、BMP、乳酸、碳氧血红蛋白、ARB 和 CXR 用于补充诊断。

（一）鉴别诊断（表 38-2）

表 38-2　烧伤的鉴别诊断

鉴别诊断	特　征
冻伤	指（趾）、鼻和耳等敏感部位的组织损伤，多为对称分布
剥脱性疾病（中毒性表皮坏死松解、Stevens- Johnson 综合征、葡萄球菌烫伤皮肤综合征）	表现为二级烧伤，通常呈弥漫性，也影响黏膜，并伴有用药史或近期感染

（二）典型表现

- 烧伤可以发生在所有年龄段，通常可通过询问患者或家属获取损伤原因。在无人陪伴的儿童或有认知障碍的儿童中，医护人员应该积极寻找其他线索。

- 在火灾和烟雾相关的事故中，患者可能被烟灰覆盖伴有衣服受损。
- 更常见的烫伤、火焰和接触性损伤会出现红斑、水疱、剧烈疼痛和压痛，或根据严重程度在损伤部位出现麻醉。
- 电烧伤或化学烧伤更可能与特定的娱乐或职业历史有关，但可能有其他类似的身体表现。

（三）临床诊断

1. 病史

- 患者的几个重要特征有助于对烧伤患者进行分类。AMPLE 原则适用于所有创伤患者。
- 烧伤的来源（如烫伤、电气、化学）对评估和处理损伤很重要。
- 应确定患者是否被困在一个封闭的空间中，受伤后已经过了多长时间，是否失去了意识。
- 应查明破伤风情况。

2. 体格检查

- 初次评估时必须评估气道、呼吸、循环、残疾和暴露情况。
- 下列情况应怀疑呼吸道损伤：呼吸困难或嘶鸣，咳痰，头发烧焦等。
- 胸部外周损伤会损害呼吸状况，四肢烧伤可损害循环状况。
- 为避免气道水肿快速发展造成的急诊病例，应保持相对较低的插管阈值。
- 意识障碍或改变可能暗示其他潜在的情况，如一氧化碳或氰化物中毒、缺氧或其他情况。
- 暴露患者既消除了潜在的持续伤害来源，又允许评估损伤程度。
- 与完整的二次检查相结合，对烧伤大小和深度的彻底评估对于指导初始治疗和建立基线都很重要，因为烧伤是动态发展的，随着时间的推移，根据水泡区恢复情况，可能会转化为更大的伤口。
- 烧伤大小可以使用九分法或 Lund & Browder 图表来估计，这对于决定复苏、预后、性情、营养支持和潜在的手术干预的必要性至关重要。

3. 实用的临床决策规则和计算

(1) 九分法（图 38-1）。

(2) 计算需水量。

- 在估计了 TBSA 烧伤量面积后，可使用 Parkland 公式指导液体复苏。
  - %TBSA × 重量（kg）× 4ml= 第 1 个 24h 总需水量。一半应在最初的 8h 内给予，另一半应在随后的 16h 内给予。
- 虽然 Parkland 公式是一个有用的工具，液体复苏应最终由临床和实验室结果确定。一般来说，TBSA ＜ 15% 的烧伤不需要复苏。
- 对于成人，复苏最重要的终点是尿量，成人的目标是 30ml/h 或 0.5～1ml/(kg·h)。
- 由于严重的毛细血管渗漏会在损伤早期发生，所以在最初的 12～24h（主要是乳酸林格液），主要的复苏方法是使用晶体，而不是胶体。
- 如果流体需求远远超过 Parkland 公式所建议的，则应考虑胶体。

4. 疾病严重程度分类

- 如表 38-3 所示，可通过识别各种临床表现来确定烧伤程度。历史上，烧伤被描述为几个解剖层次或"度"（图 38-2）。如今，它们通常被描述为部分厚度或全厚度，这更侧重于区别对待。

（四）辅助诊断

1. 实验室检查

- 烧伤面积＞10%：CBC、BMP、血清乳酸和心电图。
- 封闭空间损伤：ABG 或 VBG 和碳氧血红蛋白水平。
- 有条件情况下：二氧化碳测定和呼气流速峰值可用于辅助诊断。
- 如果怀疑感染，伤口活检是诊断感染的金标准。

2. 影像学检查

- 当涉及吸入性损伤时：CSR。
- 当临床评估不足以评估烧伤程度时，可采用激光多普勒成像技术。
- 气道损伤应使用支气管镜或喉镜检查。

（五）关于疾病诊断的潜在陷阱／常见错误

- 倾向于关注烧伤，而不是通过 ABC 对所有立即危及生命的损伤进行分类。
- 病史欠缺。
- 未能认识到气道损伤或复苏后因水肿加剧引起的潜在损伤。

表 38-3　烧伤分类

分　类	组织学水平	临床特点	恢复时间／方法
Ⅰ度烧伤（部分）	表皮	灼热的红斑、柔软	2～4 天，脱落的表皮被再生的角化细胞代替
Ⅱ度烧伤 浅层（部分）	浅（乳头状）真皮	红白相间，湿润且有水疱，渗出多，非常柔软	1～2 周，从皮肤附属物处表皮再生
Ⅱ度烧伤 深层（全层）	深（网状）真皮	白中透红，灼热较轻，较干燥的血疱，少而多变的疼痛	3～4 周，随着附属物丢失，伤口边缘的再生典型特征是瘢痕形成，常需手术
Ⅲ度烧伤（全层）	皮下	白色或带焦痂，干燥，革质，不发热，无痛觉	多变，需手术
Ⅳ度烧伤（全层）	肌肉或骨骼	焦痂，无痛觉	多变，需手术

四、治疗

（一）治疗原理

- 一般来说，浅表烧伤可以保守治疗。
- 二级或更严重的烧伤需要医疗护理。
- 在分诊过程中，应开放 2 个大静脉通道，以便早期复苏，如果需要明显复苏，可使用 Parkland 公式确定补液量。
- 气道相关或严重损伤符合转移标准的患者应分别插管或转移到烧伤中心进行进一步治疗。
- 插管 72h 后，不应使用琥珀胆碱，因为有产生严重高钾血症的风险。
- 应该避免预防性的使用全身抗生素，因为目前没有证据表明可以降低伤口感染的风险。

- 应努力尽早开始肠内营养，因为营养管理对治愈至关重要。TPN 会增加烧伤患者的死亡率，应避免使用。
- 周围深度烧伤应紧急切痂。
- 水疱＞ 2cm 应轻轻清创和检查。
- 伤口治疗旨在限制额外组织的损失，防止细菌入侵，减少蒸发损失。
- 表面部分伤口应局部使用抗生素治疗，以尽量减少更换敷料的痛苦。
- 深Ⅱ度的伤口，如果很小，同样可以治疗。
- 在较大的伤口和全层烧伤中，如果是在化妆品敏感的区域，伤口应切除，并用自体的、网状的、中厚的皮肤移植或非网状材料覆盖。
- 如果伤口太广不宜自体移植，可使用皮肤替代品。
- 烧伤创面切除的最佳时机是在 48h 内，以减少感染风险和加快住院时间，如果烧伤面积大或供体稀缺，可一次性或分阶段完成。

（二）就医标准

- Ⅱ度以下烧伤＞ 10%～20% TBSA，对于＜ 10 岁或＞ 50 岁的患者转移阈值较低。
- 烧伤涉及脸部、手、脚、生殖器、会阴或主要关节。
- 任何年龄组的Ⅲ度烧伤。
- 电灼伤，包括雷击伤害。
- 化学烧伤。
- 吸入损伤。
- 既往有疾病的患者的烧伤，可能使治疗复杂化、延长恢复时间或影响死亡率。
- 任何有烧伤和伴随创伤（如骨折）的患者，其烧伤造成的发病率或死亡率的风险最大。此时，如果创伤造成更大的死亡风险，患者需在创伤中心稳定病情后再转诊至烧伤中心。同时，医生需做出符合区域医疗控制计划和分诊协议的必要性判断。
- 烧伤的儿童应被转诊至有专业设施和人员的上级医院治疗。
- 烧伤患者需要特殊的社会、情感或康复干预。

非烧伤中心住院标准

- 年龄＜ 10 岁或＞ 50 岁患者的 5%～10% TBSA 的Ⅱ度烧度伤。
- 轻度至中度电压损伤。
- 疑似但非确定的吸入性损伤。
- 环形烧伤不符合烧伤中心转诊标准。

（三）住院患者管理

- ABC 指导初始紧急处理（如气管插管、一氧化碳中毒时使用高压氧或高流量氧气，环形烧伤时紧急切开焦痂）。
- 立即评估烧伤深度和严重程度，必要时进行轻微清创，控制疼痛。
- 使用 Parkland 公式确定液体需水量，并启动复苏，目标排尿量为 0.5～1ml/kg。
- 如果有需要，可以转移到烧伤中心。
- 放置胃管以预防大伤口的胃肠梗阻。

- 使用局部抗生素。
- 使用生物或非生物抗菌敷料对浅表和部分厚度损伤进行适当敷料。
- 早期切除和移植自体移植物，同种异体移植物或真皮替代物。
- 确定营养需求和早期后胃或肠外营养启动。
- 医疗管理以减轻儿茶酚胺激增和分解代谢反应为主（通常使用普萘洛尔）。
- 对伤口进行重新评估，以确定是否有伤情变化及移植物需求。

（四）治疗表（表38-4）

表38-4 烧伤的治疗

治疗方法		适应证（损伤程度）及备注
保守治疗		较小表面烧伤
局部治疗	杆菌肽 500U/g 软膏	浅层烧伤，PT，或移植物，革兰阳性球菌
	2% 莫匹罗星软膏	浅层烧伤，PT，或移植物，对 MRSA 有活性
	0.5% 硝酸银膏	PT，广泛涂抹
	10 万 U/g 制霉菌素软膏	浅层移植物，真菌感染时使用
	1% 磺胺嘧啶银乳膏	DD 或 FT，中度焦痂穿透性，广谱
	11% 玛非尼醋酸盐水溶乳膏或 5% 玛非尼醋酸盐溶液	DD 或 FT，极好的焦痂穿透性，广谱，特别是抗假单胞菌，对葡萄球菌抵抗力差
	聚乙烯银网	广谱，涂抹后可放置 1 周
	Aquacel® Ag：甲基纤维素离子银敷料	PT，可留置至愈合完成，使用前需要清洁伤口
	Biomembrane®：有机硅胶原蛋白与尼龙混合表面敷料	PT，可留置至愈合完成，减少体液蒸发
外科手术	削痂术	对于 PT 创面，如果未受损伤，应保存皮肤附属物
	完整切除	DD 或 FT
	移植	用于明显的部分厚度或更深的损伤。分切厚度通常用于急性期，而全厚度通常用于烧伤后重建（如果有的话）。自体移植是理想的选择。真皮替代品可以用来补充全层切除后皮肤的正常特性。用于广泛和（或）不规则伤口的同种异体移植、真皮/表皮代用品和培养皮肤代用品
	焦痂切除术	用于胸部、四肢或关节周围烧伤
	筋膜切开术	如果损伤导致灌注受损达到 4～6h，则进行切开以释放室间隔压力
	局部组织移植	在活动部位释放张力，防止松弛挛缩

DD. 深入真皮；FT. 完全厚度；PT. 部分厚度；MRSA. 耐甲氧林金色葡萄球菌

（五）并发症的预防和管理

- 应监测过度复苏或"热流体"，因为它可迅速引起肺水肿、心律失常、筋膜间隙综合征，并转变为更广泛的浅表伤口。
- 切线切除引起的大量失血是常见的，可在受伤后 24h 内进行手术，或在手术过程中应用止血带或局部血管收缩剂来减少出血。
- 由于碳酸酐酶抑制，马非尼可引起代谢性酸中毒。
- 硝酸银可引起低钠血症和高铁血红蛋白血症，后者可用亚甲蓝处理。
- 磺胺嘧啶银会导致中性粒细胞减少症。

临床经验
- 立即和积极的晶体液体复苏和纠正电解质是必要的，以维持烧伤患者的稳态，并在住院期间应密切监测生理反应。
- 对损伤程度进行全面的基线评估对于监测病情进展和治疗非常重要。
- 应明智地使用局部抗菌药物和半闭塞敷料，以减少感染、体液流失和损伤恶化的风险。
- 应尽早完成烧伤创面的早期切除和最终闭合，以限制并发症的可能性，改善长期预后。

五、特殊人群

（一）儿童

- 烧伤是儿童常见的损伤原因，2006 年在意外死亡原因中排名第三。儿童的烧伤管理在几个方面不同于成人。
- 儿童头部和颈部的表面积比例较大（婴儿时期约为 21%），而腿部的表面积较小（每条腿约为 13%），计算 TSBA 时应注意。
- 根据年龄进行调整的一种方法是，使用九分法，头和颈部减 1%，每超过 1 年腿部加上 0.5%。
- 由于肾脏系统发育不全，儿童尿液集中能力较差，因此复苏监测尤为重要。
- 目标尿量为 1～2ml/(kg·h)，而不是 0.5～1m/(kg·h)。

（二）其他

1. 电烧伤
- 电烧伤占所有烧伤中心住院患者的 5%～10%，但也是严重受伤、截肢和死亡的重要原因（图 38-2）。
- 与其他类型的烧伤不同，电能倾向于扩散到皮肤深处，表面的外观可能或可能不能表明损伤的真实程度。
- 发生神经、心脏和呼吸方面的后果；深部组织倾向于保持热量，散逸骨骼周围发生缓慢；肌肉损伤是一种常见的并发症。
- 尿液监测尤其重要，因为肌肉损伤导致肌红蛋白尿可导致急性肾小管坏死和肾衰竭。
- TBSA 不准确，因此 Parkland 公式不适用。

- 如果肌红蛋白尿严重，应将尿量滴定至至少 1ml/(kg·h)，并考虑碱化尿液。
- 所有严重电损伤的患者都应该转移到烧伤中心治疗，因为可能会发生快速恶化。

2. 化学烧伤

- 化学烧伤是一种相对不常见的损伤，会导致转移到烧伤单位，但可能会产生毁灭性的后果。
- 已知碱腐蚀剂通过细胞脱水、皂化和液化坏死造成最严重的伤害。
- 无论使用何种药剂，早期有效管理的关键是去除腐蚀剂。
- 应脱去所有衣物，将试剂从皮肤上扫去，并使用大量水冲洗。
- 应避免使用中和剂。

六、预后

要点 / 临床经验

- 烧伤预后是由多种因素决定，结局不一。
- 通过早期治疗，大多数患者可存活，但会留下瘢痕。
- 患者需长时间恢复基础状态，因此出院后应继续监测电解质和营养参数以及瘢痕变化。

（一）未治疗患者

- 未经治疗患者预后变化很大，主要取决于损伤深度、程度和位置以及患者对病理生理后果和并发症的承受能力。
- 无论治疗与否，烧伤面积超过 80% TBSA 的患者中约 75% 死亡。
- Baux 评分（年龄 +%TBSA）已显示与死亡率相关，160 分指示近 100% 的死亡率，109 分指示 d50（50% 经历死亡率的评分）。
- 在没有现代医疗基础设施的国家进行的以人口为基础的研究表明，烧伤的总体预后很好，80% 的烧伤愈合无明显并发症，死亡率为 1%～5%。

（二）经治疗患者

- 经治疗患者预后亦多变，但大多数文献表明，在 48h 内有效切除焦痂，可快速闭合创面，减少感染和其他并发症的发生。
- 绝大多数接受治疗的患者会终生残疾。

（三）随访和病情监控

- 烧伤产生的高代谢、高分解代谢效应可持续 3 年。
- 在此期间应定期对电解质、血糖控制和整体营养进行基础评估。
- 增生性瘢痕是一种常见的并发症，可致毁容。
- 瘢痕成熟是一个缓慢的过程，许多患者会选择在 1～2 年后进行修复手术。
- 应特别监测活动区瘢痕变化情况，并加以针对性运动锻炼可抑制关节挛缩。
- 长期的社会心理支持有助于患者康复。

相关图像

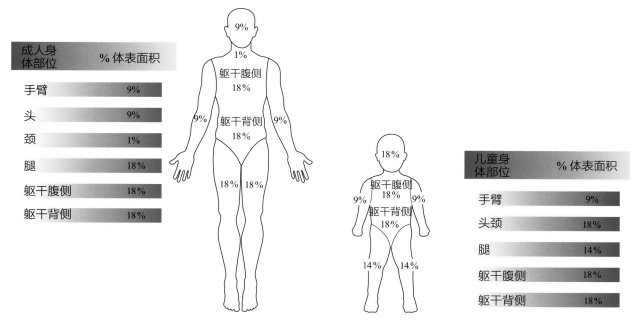

成人身 体部位	% 体表面积
手臂	9%
头	9%
颈	1%
腿	18%
躯干腹侧	18%
躯干背侧	18%

儿童身 体部位	% 体表面积
手臂	9%
头颈	18%
腿	14%
躯干腹侧	18%
躯干背侧	18%

▲ 图 38-1　全身体表面积评估九分法（不包括一级烧伤）

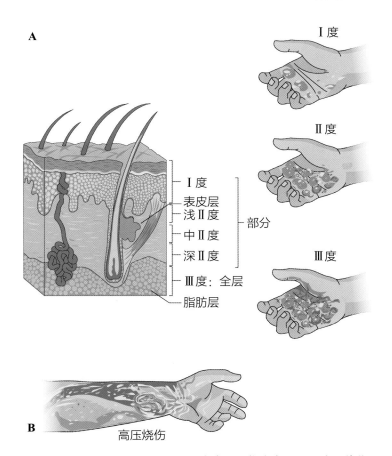

▲ 图 38-2　**A.** Ⅰ度、Ⅱ度和Ⅲ度烧伤的临床表现；**B.** 高压烧伤

相关资源

1. 推荐网站

http://www.aafp.org/afp/2000/1101/p2015.html#sec-1

Ameriburn.org

http://kallus.com/er/calculations/parkland.htm

2. 指南（**H1**）

美国指南

标　题	来　源	日期与网址
Burn Center Referral Criteria	American Burn Association	2006 http：//www.ameriburn.org/BurnCenterReferralCriteria.pdf

3. 证据

证据类型	标题和评论	日期和参考文献
Systematic review of RCTs	*Meta-analysis of Early Excision of Burns* Demonstrates reduction in mortality in early burn surgery	2006 Ong Y, Samuel M, Song C. 2006;32(2):145-50
Systematic review of RCTs	*Antibiotic Prophylaxis for Preventing Burn Wound Infection* Demonstrates lack of evidence to support use of systemic antibiotics for prophylactic treatment of burn	2013 Barajas-Nava L, López-Alcalde J, Roqué i Figuls M, Solà I, Bonfill Cosp X. Cochrane Database Syst Rev 2013;6(6):CD008738.
RCT	*Failure of TPN Supplementation to Improve Liver Function, Immunity, and Mortality in Thermally Injured Patients*	1987 Herndon D, Stein M, Rutan T, Abston S, Linares H. J Trauma 1987;27(2):195-204

急性肝衰竭

Acute Hepatic Failure

Sreeparna Ghosh   Adel Bassily-Marcus   著

贺　晨　译　苏斌虓　审校

第39章

本章概览

- 肝衰竭的潜在原因和发病时脑病的级别是决定预后的关键因素。
- 药物性肝炎和病毒性肝炎是急性肝衰竭最常见的原因。
- 肝性脑病是急性肝衰竭的典型特征。
- 支持性治疗，主要是去除主要病因。如果不能自我修复，可考虑肝移植。

一、背景

- 急性肝衰竭（acute hepatic failure，AHF）是一种罕见但威胁生命的危重疾病，常见于既往没有任何肝病的健康年轻人。
- 近年来，紧急肝移植和急性护理管理方面的进步显著提高了生存率。

（一）疾病定义

　　急性肝衰竭通常定义为在既往无已知肝病的患者中发现肝功能检查（liver function tests，LFT）异常、INR 升高＞ 1.5 和肝性脑病（hepatic encephalopathy，HE）的体征或症状。

（二）疾病分类

- 根据出现时间的不同，肝衰竭可分为以下几种。
  - 超急性（＜ 7 天）。
  - 急性（7～21 天）。
  - 亚急性（21 天至 26 周）。
  - 慢性（＞ 26 周）。
- 暴发性肝衰竭是一个术语，用于描述快速进展的肝衰竭，发展在 8 天内的症状和肝衰竭的迹象。

（三）发病率和患病率

- 在美国，每年发生 2000 例 AHF，占所有肝相关死亡的 6%。

- 大多数病例为女性（67%），平均年龄 38 岁（范围为 17—79 岁）。

（四）病因

- 在全球范围内，药物引起的肝炎和病毒性肝炎是 AHF 最常见的原因，而在美国，AHF 最常见的原因是对乙酰氨基酚中毒。
- AHF 的病因如下（表 39-1）。

表 39-1　急性肝衰竭的病因

药物	• 对乙酰氨基酚（剂量依赖性）；与一次大剂量摄入相比，错开数小时或数天摄入的风险最大 • 酒精 • 消遣性毒品（摇头丸、可卡因） • 毒素 [毒鹅膏、溶剂中的四氯化碳、草药补品（卡瓦根、麻黄）] • 特殊药物反应（与对乙酰氨基酚不同，通常与剂量无关）；常见药物如抗生素、非甾体抗炎药和抗惊厥药会导致药物性肝损伤
感染	• 甲型肝炎和戊型肝炎是急性肝衰竭的主要原因 • 其他病毒感染包括乙型肝炎病毒、巨细胞病毒、单纯疱疹病毒、水痘带状疱疹和腺病毒
血管	• 急性缺血性肝细胞损伤或低氧肝炎可发生在休克或呼吸衰竭的情况下 • 其他的血管原因是 Budd-Chiari 综合征和门静脉血栓形成
代谢	• Wilson 病
自身免疫	• 自身免疫性肝炎
其他	• 淋巴组织细胞增生症 • 产科 HELLP 综合征（溶血、肝酶升高、血小板减少）
特发性	

（五）病理学、发病机制

　　无论是急性还是慢性的肝衰竭，最终都会导致氨和乳酸清除减少、糖异生减少和蛋白质合成功能降低（图 39-1）。

（六）AHF 的预测 / 危险因素

　　长期酗酒；营养不良；年龄＞ 40 岁，性别为女性；长期使用镇痛药；妊娠。

二、诊断

（一）肝衰竭的鉴别诊断（表 39-2）

表 39-2　肝衰竭的鉴别诊断

鉴别诊断	特　点
Wilson 病	神经系统表现如构音障碍、肌张力障碍、震颤或帕金森病。Coombs 阴性的溶血性贫血，AST/ALT ＞ 2，碱性磷酸酶正常，血清铜蓝蛋白水平升高
急性重型肝炎	表现可能类似急性肝衰竭，但典型缺乏肝性脑病的特征

（二）临床诊断

1. 病史

- 摄入史：服用药物（处方药 /OTC/ 补剂）的数量和持续时间、摄入蘑菇、摄入酒精。
- 前往肝炎流行地区旅行。
- 性暴露史。
- 有自杀性抑郁症史。
- 恶性肿瘤史、既往肝病史、肝病家族史。
- 输血史。
- 住院患者：有低血压 / 休克史、用药史、心功能。

2. 体格检查

- 神经学：星形突起（震颤 / 反向肌阵挛）、精神状态改变、肝性脑病引起的睡眠周期改变。颅内压升高可表现为库欣三联征（全身性高血压、心动过缓、呼吸不规律）。
- 肝性口臭。
- 皮肤：黄疸（常见，但早期可能不存在）、皮疹 / 血管病变（由感染、自身免疫原因引起）、瘀斑。
- 眼睛：黄疸，Keyser-Fleischer 环（在 Wilson 病中），由于肝性脑病引起的瞳孔变化（从 Ⅱ / Ⅲ 级反应过度，到 Ⅳ 级反应迟缓，到脑干疝固定扩张）。
- 心血管：脉压较宽的搏动提示心排血量增加。充血性肝病可观察到颈静脉扩张和三尖瓣反流的全收缩期杂音。
- 胃肠道：右上腹部压痛、肝脾大、腹水。

3. 临床决策及常用评估方法

- MELD（终末期肝病模型）评分。
    - 根据肌酐、胆红素和 INR 计算，并校正钠离子（用于慢性肝衰竭）。
    - MELD 也被用作预测短期死亡风险的预后模型，并对急性肝衰竭移植名单上的患者进行优先排序。
- 英国国王学院对乙酰氨基酚中毒评判标准及治疗建议。
    - 此评分系统推荐因对乙酰氨基酚中毒引起的急性肝衰竭患者应转入上级医院并进行同种异体原位肝移植。
    - 不同亚类药物中毒在治疗方式上不同（如对乙酰氨基酚等）。
- 西港肝性脑病量表。
    - Ⅰ 级：行为改变、轻度困惑、言语不清、睡眠紊乱。
    - Ⅱ 级：嗜睡，中度意识混乱。
    - Ⅲ 级：明显神志不清（昏迷）、语无伦次、昏睡但在刺激下醒来。
    - Ⅳ 级：昏迷、对疼痛无反应。

（三）辅助诊断

1. 实验室检查

- 血常规：全血细胞计数、完整代谢谱、肝功能、凝血功能。
- 肝炎试剂盒，病毒血清学测试，氨。

- 毒理学筛选和对乙酰氨基酚血清测定水平。
- 自身免疫检查：抗核抗体、抗平滑肌抗体、抗 LKM 抗体。
- 疑似 Wilson 病的铜蓝蛋白水平。

2. 影像学检查

- 腹部超声：用于肝硬化、巴德 – 基亚综合征和其他血管疾病的诊断。
- CT/MRI/ 磁共振静脉造影：如怀疑为恶性肿瘤或超声检查为阴性。

三、治疗

（一）治疗原则

- Ⅰ级肝衰竭可以在医疗楼层 / 病房进行管理。
- 进展到Ⅱ级及以上的 HE，通常需要 ICU 级别的护理。

（二）住院患者管理

1. 实验室监测

- 全血细胞计数：监测贫血。
- 每隔 6 小时进行一次综合代谢测试和电解质：监测肌酐 / 尿素氮、血清淀粉酶、脂肪酶、电解质失衡（低钾血症、低镁血症、低磷血症）及低血糖。
- 肝功能指数（每日）：肝酶变化特异度不高，因为它可以表明改善肝功能而不是肝质量的损失。
- 凝血全套：监测 PT/INR 作为预后因素。除非有明显的适应证，否则应避免输血。
- 血气分析：用于酸碱失调（碱中毒比最初的酸中毒更常见）。
- 氨：血清氨 < 75μg/dl 很少引起 HE。动脉氨 > 100μg/dl 是颅内高压的独立危险因素，> 200μg/dl 预测颅内高压。

2. 一般系统管理策略

- 血流动力学稳定性。
  - 目标是 MAP 为 75mmHg 或脑灌注压（cerebral perfusion pressure，CPP）50～60mmHg，以避免脑灌注不足和缺氧。
  - 对于低血压或容量不足的患者，使用 NS 或 1/2NS + RHCO$_3$ 进行液体复苏如果酸中毒的。
  - 葡萄糖用于低血糖。
  - 去甲肾上腺素是首选的初始血管升压药；第二个选择是抗利尿激素。
- 出血管理。
  - 肝衰竭时，前凝血因子和抗凝血因子合成均受损。常规检测如 PT/INR 高估了出血风险。因此，纤维蛋白原水平和血栓弹性成像是更好的指导输血治疗，而不是简单的凝血板。
  - 不推荐 FFP 输血。输血通常用于出血发作或计划中的程序（如放置 ICP 监测仪）。
  - 质子泵抑制剂应用于胃肠道预防。
- 神经支持。
  - 目的是防止 HE 和脑水肿的发生或发展。
  - 监测 ICP、避免搅动和保持体液平衡是主要目标。
  - 一旦发生颅内高压，确定的治疗方法是肝移植，因为脑水肿仅用药物治疗是不可逆的。

- 在可以进行移植之前，颅内压升高应采用大剂量渗透治疗，根据需要重复剂量。
  - 静脉注射高渗盐水：30ml 的 23.4% 氯化钠或 200ml 的 3% 氯化钠。
  - 静脉注射甘露醇，剂量为 0.5～1.0g/kg 20% 溶液。
- 体温目标为 32～34℃。
- 过度通气（导致血管收缩和颅内压降低）和巴比妥麻醉是最后的手段，如果以上所有治疗都失败。
- 没有证据表明乳果糖对急性肝衰竭的 HE 有好处。
- 感染控制。
  - 肝功能受损的患者发生感染的风险非常高。需要早期进行免疫和抗感染治疗。
- 肾管理。
  - 肾衰竭与死亡率增加相关，最常见于老年患者和对乙酰氨基酚毒性患者。
  - 如果需要肾脏替代治疗，间断透析时建议持续静脉 – 静脉血液滤过。在大多数病例中，随着肝衰竭的缓解，肾功能恢复到基线水平。
- 营养支持。
  - 急性肝衰竭患者处于分解代谢状态，需要营养支持。对于脑病，肠内蛋白质建议为 1.0～1.5g/(kg·d)。

3. 特定的管理

- N– 乙酰半胱氨酸：主要用于对乙酰氨基酚毒性。也可用于怀疑对乙酰氨基酚是致病因素的患者或病因未明的患者。
- 肝移植：急性肝衰竭不能自行恢复的患者需要肝移植作为最终治疗。在美国，AHF 患者需要肝移植是移植名单中最优先考虑的。MELD 和英国国王学院标准（King's College Criteria）等评分系统被用于优化器官配置。
- 类固醇：抗病毒方案治疗乙型肝炎和阿昔洛韦治疗疱疹病毒感染是有益的。

四、预后

要点 / 临床经验
- 暴发性 AHF 的总死亡率约为 30%。
- 大约 45% 的患者无须肝移植即可自行恢复，25% 的患者需要肝移植。
- 肝移植的主要预测因素是 AHF 的主要原因、患者的年龄和肝性脑病的程度。

治疗患者预后

肝移植术后 1 年生存率约为 80%。

相关图像

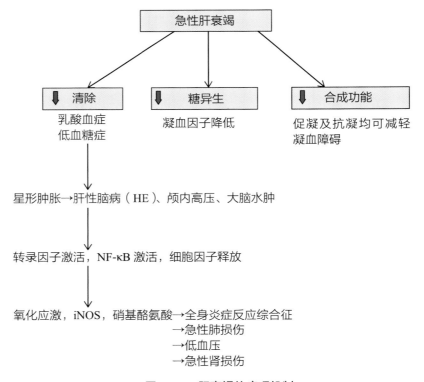

▲ 图 39-1 肝衰竭的病理机制

相关资源

指南

美国指南

名　称	来　源	日期与网址
Acute Liver Failure, Management	American Association for the Study of Liver Diseases	2011 https://www.aasld.org/publications/practice-guidelines
American Gastroenterological Association Institute Guidelines for the Diagnosis and Management of Acute Liver Failure	American Gastroenterological Association	https://www.gastrojournal.org/article/S0016–5085(16)35540-8/abstract

腹部器官移植
Abdominal Organ Transplantation

Parissa Tabrizian　Kiumars Ranjbar Tabar　Ron Shapiro
Kishore R. Iyer　Sander Florman　著
贺　晨　译　苏斌虓　校

第40章

本章概览

- 最常见的肝脏移植技术是原位移植，即将原有的肝脏取出，并以与原始肝脏相同的解剖位置被供体器官取代。手术过程是复杂的，需要小心地获取捐赠器官并小心地植入受者体内。
- 肾移植是终末期肾病（肌酐清除率＜20ml/min）患者的最终治疗，无论主要原因如何。
- 肠移植是肠衰竭患者的一种治疗选择，肠衰竭定义为无法维持＞1个月的充足电解质、营养和液体平衡而无全胃肠外营养（total parental nutrition，TPN）。
- 糖皮质激素（在ICU中最常见的是甲泼尼龙）、他克莫司（FK506）、钙调磷酸酶抑制药、霉酚酸酯是实体器官移植免疫抑制的主要药物。

一、肝移植

（一）背景

- 肝移植（orthotopic liver transplantation，OLT）是晚期肝病和急性肝衰竭患者的首选治疗方法。
- Thomas Starzl医生于1963年进行了第一例人体OLT手术。
- 随着外科手术技术的发展和新的、更有效的免疫抑制药物的引入，5年生存率现已达到70%～80%。
- 器官分配也随着时间的推移而发展，目前的系统基于终末期肝病（model for end-stage liver disease，MELD）评分模型（见第39章），根据患者疾病的严重程度和未进行移植的死亡可能性对患者进行优先排序。
- 非胆汁淤积性肝硬化是肝移植患者最常见诊断。

（二）适应证和禁忌证

随着医学和外科技术的改进，禁止移植的条件随着时间的推移而减少，大多数禁忌证是相对的，而不是绝对的。

1. 适应证（表 40-1）

表 40-1　肝移植的适应证

适应证	条 件
急性肝衰竭	• 毒素和药物 • 急性病毒性肝炎 • Wilson 病、自身免疫性肝炎、Budd-Chiari 综合征
慢性失代偿性肝衰竭：非胆汁淤积性疾病	• 乙肝 / 丙肝 • 酒精性肝病 • 非酒精性脂肪肝炎 • Budd-Chiari 综合征 • 自身免疫性肝炎 • 多囊肝病
胆汁淤积性疾病	• 原发性胆汁性肝硬化（PBC） • 原发性硬化性胆管炎 • 继发性胆汁性肝硬化 • 胆道闭锁 • Alagille 综合征
全身性疾病相关的代谢疾病	• 原发草酸尿 • 家族性淀粉样变性 • α_1- 抗胰蛋白酶缺乏症 • Wilson 病 • 血色沉着病 • 尿素循环酶缺乏 • 糖原累积病
恶性疾病	• 肝细胞癌 • 肝母细胞癌 • 胆管癌 • 神经内分泌癌 • 上皮样血管内皮瘤

2. 禁忌证（表 40-2）

表 40-2　肝移植的禁忌证

禁忌证		注 释
相对	年龄 > 70 岁	评估整体运行状况和性能状态
	严重营养不良或病态肥胖	与不良结果、技术挑战相关
	其他器官衰竭	考虑多器官移植
	复杂的上腹部手术	不是技术上可行
	不良功能状态	与不良结果相关
	不良依从性	不太可能符合免疫抑制
绝对	严重的心肺疾病	心脏 / 肺部疾病会阻碍成功的手术

（续表）

禁忌证		注 释
绝对	不可逆的脑损伤	颅内压升高对治疗无效
	脓毒症 / 感染活动期	严重不受控制的全身感染
	艾滋病病毒感染 / 艾滋病	未经治疗的艾滋病，对治疗无反应
	肝外恶性肿瘤	无病期＜ 2 年，视类型而定
	血管因素	解剖变异，广泛的门静脉和肠系膜静脉血栓形成导致技术困难
	长期酗酒和吸毒	要求至少戒酒、戒毒 6 个月
	社会心理问题	严重障碍，缺乏社会支持

（三）技术

1. 全肝移植手术

- 步骤 1：经双侧肋下切口行全肝切除术，中线向剑突延伸或不延伸。
- 步骤 2：评估是否需要进行静脉旁路。这涉及腔静脉钳下静脉系统（肠系膜下静脉和股静脉）的血液体外循环，并返回到中央静脉（腋窝静脉或颈内静脉）。然而，该手术会导致主要并发症（高达 30%），包括淋巴囊肿、血肿、凝血功能障碍、神经丛损伤和致命的肺栓塞。使用静脉 – 静脉旁路术的相对适应证为肺动脉高压、左心室功能差、暴发性肝衰竭、肾衰竭、严重门静脉高压和肝切除术期间大出血。
- 步骤 3：植入和下腔技术。
  - 下腔静脉置换术的标准技术（图 40-1）：需要上下腔静脉吻合术。
  - 背驮式技术（图 40-2）：该技术避免了下腔静脉交叉夹紧，并保留了肝内下腔静脉。它有助于在无肝期维持下腔静脉血流，因此保留静脉回流到心脏，并最大限度地减少与完全夹紧有关的影响。该技术的潜在优势还包括减少肾功能不全、减少热缺血时间和减少出血。
- 步骤 4：门静脉重建：端 – 端吻合或移植物到肠系膜上静脉（反气 / 反结肠）。
- 步骤 5：动脉重建：端端吻合或动脉移植到原主动脉（胃后 / 结肠后）。
- 步骤 6：胆道重建：采用 / 不采用 T 管或 Roux-en-Y 肝管空肠吻合术。

2. 特殊考虑和技术

- 预先存在的门静脉血栓：部分静脉血栓摘除或供体髂静脉移植自肠系膜上静脉（胃后 / 结肠后）。
- 肝动脉夹层或流量不足：供体间置至原主动脉（胃后 / 结肠后）。
- 预先存在的经颈静脉肝内门体分流术（transjugular intrahepatic portosystemic shun，TIPS）：为了移除伸入心脏的 TIPS，可能需要切开心包并心包内控制肝上腔。

3. 部分肝受体手术

- 这包括小尺寸、分裂和活体供体肝移植。
- 背驮式技术。
- 实际的分裂可以在体外或以类似活体供体肝移植的方式在原位进行，由执行该程序的外科医生酌情决定。

（四）免疫抑制

- 他克莫司（FK506）是一种钙调神经磷酸酶抑制药（calcineurin inhibitor，CNI），被用作 OLT 的一线药物。
- 皮质类固醇一直是诱导免疫抑制的主要药物。
- 抗代谢物如霉酚酸酯（mycophenolate mofetil，MMF）可与类固醇和 CNI 联合使用，以减少 CNI 相关的肾功能不全并防止排斥反应。

（五）并发症（表 40-3）

表 40-3　肝移植的并发症

早期并发症	· 出血 · 原发性无功能 · 早期移植物功能障碍 · 急性细胞排斥反应 · 肝动脉或门静脉或肝静脉血栓形成 · 胆道狭窄或泄漏 · 感染（细菌、病毒、真菌）
晚期并发症	· 疾病复发（HCV、HBV、NASH、自身免疫性疾病） · 慢性排斥反应 · 胆道狭窄 · 代谢综合征（高血压、血脂异常、糖尿病、冠心病） · 恶性肿瘤（皮肤、移植后淋巴增生性疾病） · 免疫抑制的不良反应

（六）结局

- 接受移植的患者 2 年、5 年和 10 年生存率分别为 94%、79% 和 60%。
- 移植瘤 2 年、5 年和 10 年生存率分别为 87%、75% 和 59%。
- 疾病的复发是一个重要的生存决定因素，因为一些条件不复发移植后，而其他可能复发。

二、肾移植

（一）背景

- 第一例成功的肾脏移植手术是在 1954 年一对同卵双胞胎兄弟之间进行的。
- 随着 6- 巯基嘌呤的发展，接着是 20 世纪 60 年代早期的硫唑嘌呤，并实施皮质类固醇的使用，医学界已经见证了肾脏移植患者和移植物生存率的巨大进步。
- 随着免疫系统知识的发展，1967 年首次使用多克隆抗淋巴细胞球蛋白，20 世纪 80 年代引入环孢素，随后在 20 世纪 90 年代引入 MMF 和他克莫司在肾移植。
- 肾脏移植，根据供体器官的来源，分为已故供体 / 尸体移植或活体供体移植。
- 活体供体是有血缘关系（活体亲属）或无血缘关系（活体无血缘），这取决于供体和受体之间是否存在生物关系。
- 目前，美国有超过 12 万人在等待救命的器官移植，其中约有 10 万人在等待肾脏移植。

（二）适应证和禁忌证（表 40-4）

对于符合条件的终末期肾病（end-stage renal disease，ESRD）患者（肌酐清除率＜ 20ml/min），无论主要病因如何，肾移植都是必行的治疗方法。

表 40-4　肾移植的适应证和禁忌证

适应证	禁忌证
• 慢性肾小球肾炎 • 体循环动脉高压 • Fabry 症 • 高草酸尿症 • 糖尿病 • 未知的肾功能不全 • 梗阻性和中毒性尿路病 • Alport 综合征 • 多囊肾病 • 肾病综合征 • 慢性阻塞性肾盂肾炎 • 狼疮肾炎 • 局灶性节段性肾小球硬化症	• 预期寿命少于 1 年的慢性疾病 • 未治疗或治疗无效的艾滋病 • 脓毒症 • 晚期心血管疾病 • 呼吸状态不佳 • 癌症（活动期 / 未解决） • 社会心理

（三）技术

1. 无论供者类型如何，肾脏移植手术方式都是相同的。

2. 标准的异位骨盆入路肾移植手术因其多种优点而被广泛接受，并被认为是标准方法（表 40-5）。

表 40-5　肾移植过程

过　程	重　点
入路	• 髂窝腹膜外入路 • 对侧或同侧髂窝 • 淋巴淤滞，避免淋巴囊肿 • 完全动员髂外静脉 • 髂动脉的轻微剥离
血管吻合	• 一般是髂外血管 • 除特殊情况外，不应使用髂内组织
输尿管吻合术	• 膀胱外侧壁植入术是首选的方法 • 双 J 支架可预防主要泌尿系统并发症 • 子宫输尿管吻合术是替代非常短或血管缺乏的移植输尿管的一种选择
肾脏来自＜ 15kg 的供者	• 整体移植，包括主动脉和下腔静脉 • 输尿管可以单独植入，也可以用体外技术部分吻合
特殊注意事项	• 如果髂动脉不允许夹持，应考虑动脉内膜切除术或血管假体 • 如果髂静脉 / 腔静脉有血栓形成，可用天然肾静脉或肠系膜上静脉

（四）并发症（表 40-6）

表 40-6　肾移植的并发症

早期并发症	晚期并发症
• 急性排斥反应 / 急性肾衰竭 • 感染 • 出血 • 切口疝 • 尿瘘 • 动脉血栓形成 • 静脉血栓形成 • 移植肾功能延迟恢复	• 输尿管狭窄 • 反流和急性肾盂肾炎 • 肾结石 • 肾动脉狭窄 • 动静脉瘘和假性动脉瘤 • 淋巴管瘤 • 慢性同种异体移植物功能障碍 • 复发性疾病 • 恶性肿瘤

（四）免疫抑制

- 在手术室开始使用免疫抑制药物，使用胸腺球蛋白（2mg/kg）和甲基泼尼松龙（500mg）抑制免疫系统对供体肾的排斥。
- 停药后第 1 天和第 2 天给予胸腺球蛋白（2mg/kg），完成总剂量 6mg/kg。类固醇在 3 天后逐渐减少并停用。在高危患者中类固醇逐渐减量并维持至少 1 年。需要注意的是，一些移植项目在术中和停药后第 4 天使用非耗尽型抗体诱导，形式为巴利昔单抗 20mg 静脉注射。
- 他克莫司和 MMF 在停用后第 1 天开始使用。

（五）移植物生存率

- 1 年生存率（活体捐赠者）：99%。
- 3 年生存率（活体捐赠者）：91%。
- 1 年生存率（已故捐赠者）：88%。
- 3 年生存率（已故捐赠者）：77%。

三、胰腺移植

（一）背景

- 自 1967 年第一例胰腺移植手术以来，美国每年有超过 1200 例胰腺移植手术。
- 在大多数情况下，胰腺移植是在 1 型糖尿病和终末期肾病的情况下进行的。
- 胰腺移植的 3 种主要类型如下所示。
  - 胰肾同时（Simultaneous pancreas-kidney, SPK）移植（图 40-3），胰腺和肾脏移植来自同一已故供者。占移植案例 2/3。
  - 胰腺后肾（pancreas after kidney, PAK）移植，即在活体或已故供体肾移植后进行已故供体胰腺移植。
  - 单纯胰腺移植（pancreas transplant alone，PTA）（肾功能正常的 1 型糖尿病患者）。
  - 外科手术技术、器官保存和抗排斥协议的显著改进使胰腺移植成为一些糖尿病患者的有效治疗方法，并有助于提高他们的生活质量和长期生存。

（二）适应证和禁忌证

- 在大多数情况下，胰移植是在患有终末期肾病（end-stage renal disease，ESRD）的 1 型糖尿病患者和相关并发症中进行的，如尿毒症、视网膜病变、进行性神经病变和低血糖意识不清。
- 活体供体胰腺移植仅占胰腺移植的 0.5%。在这一程序被提倡之前，受援者的长期利益必须与受援者 / 捐赠者的短期和长期风险相平衡。

1. 西奈山医学中心胰腺移植的接受标准

- 胰岛素 C 肽 ≤ 2ng/ml 的患者。
- 胰岛素 C 肽 ≥ 2ng/ml，BMI 小于或等于器官摘取移植网络（ Organ Procurement Transplantation Network，OPTN ）的最大允许 BMI（目前为 28 ）。
- 透析时胰岛素用量为 0.5U/(kg·d)，如果不透析胰岛素用量为 0.7U/(kg·d)。
- 仅做胰腺移植时，有记录显示患者经常出现危及生命的低血糖意识不清和肾功能保留（肌酐清除 > 70 ）。

2. 禁忌证

- 胰脏移植的绝对禁忌证包括移植时未治疗的感染、预期寿命不足 1 年的慢性疾病和活性物质滥用。
- 相对禁忌证：主要指在移植前需要仔细评估及治疗的疾病。这些疾病包括肝硬化（临床或病理诊断）和 HIV 感染（除非患者接受了适当的药物治疗，病毒载量无法检测，没有艾滋病相关并发症，CD4 > 200 ）。
- 其他禁忌证包括晚期慢性阻塞性肺疾病、严重的冠状动脉疾病、射血分数 < 20% 的严重充血性心力衰竭和活动性或近期恶性肿瘤（不包括浅表性皮肤癌）。
- 在以下情况下，候选资格和等待批准的时间将逐一讨论：证明习惯性的不良依从性、不受控制的精神状态、积极的系统性红斑狼疮需要超过 10mg/d 泼尼松、缺乏做出知情决定、理解程序和签署同意书的认知能力、肥胖（没有移植的好处大于风险的过程），严重的周围性血管疾病和严重的脑血管疾病。

（三）西奈山医疗中心接受已故供者胰腺的指南

- 供者年龄 < 50 岁。
- 供者 BMI < 30。
- 无酗酒史。
- 总冷缺血时间应小于 24h。
- 保存完整的胰十二指肠动脉拱廊、脾动脉和肠系膜上动脉。

（四）胰腺供体分级系统

- 可用：无水肿、结节和脂肪浸润。
- 适用于大多数情况：轻度疾病，脂肪浸润 < 20%，轻度结节但柔软，轻度水肿。
- 以下因素之一不可用：脂肪浸润 > 20%、坚固、显著结节、显著水肿。

（五）技术

- 胰腺移植的类别（表 40-7 ）。
- 外分泌和静脉引流技术（表 40-8 和表 40-9 ）。

表 40-7　不同类型胰腺移植的优缺点

类　别	优　点	缺　点
肾胰同时移植（SPK）	• 排斥反应可以通过移植肾功能来监测 • 肾移植已经需要免疫抑制 • 更好的生活质量	• 等待移植的人比胰腺移植和活体肾移植的人还要多 • 手术风险比单纯肾移植高
单纯胰腺移植（PTA）	• 更好的生活质量	• 应监测排斥反应 • 终身免疫抑制 • 围术期发病风险
肾移植后胰腺移植（PAK）	• 更好的生活质量 • 肾移植时已经开始了免疫抑制	• 应监测排斥反应 • 围术期发病风险
同时已故供者胰腺和活体供者肾移植	• 较短的等待时间 • 肾移植已经需要免疫抑制	• 应监测排斥反应 • 手术风险比单纯肾移植高
胰岛细胞移植	• 不需要手术	• 成功率较低（胰岛素依赖性） • 可能需要多次注射

表 40-8　外分泌引流

引流管类型管理	优　点	缺　点
膀胱引流	• 尿淀粉酶可用于监测排斥反应 • 便于胰腺移植的活组织检查	• 泌尿系统并发症（泌尿系感染、尿道炎、膀胱炎、血尿、前列腺炎） • 代谢性酸中毒、脱水和电解质失衡
肠道引流（ED）	• 没有泌尿系并发症 • 更符合生理	• 监测排斥反应的尿淀粉酶缺失 • 需要经皮、经腹腔镜或开放式活检以排除排斥反应 • 渗漏的发病率较高
ED 与 Roux-en-Y 通气空肠吻合术	• 胰排斥反应的内镜监测和活检 • 没有泌尿系统并发症	• 腹外造口 • 渗漏的发病率较高
ED 与胃空肠造口术	• 胰排斥反应的内镜监测和活检 • 没有泌尿系统并发症	• 渗漏的发病率较高
ED 与十二指肠切除术	• 胰排斥反应的内镜监测和活检 • 没有泌尿系统并发症	• 渗漏的发病率较高

表 40-9　静脉引流

类　型	技　术	优　点	缺　点
体循环引流	移植门静脉与受者下腔静脉或髂外静脉吻合	• 技术简单 • 由于体循环高流量，移植物血栓形成率较低	• 非生理状态 • 高胰岛素血症 • 长期血脂异常
门静脉引流	移植门静脉与受者肠系膜上静脉吻合	• 符合生理	• 技术较困难 • 由于门静脉系统低流量，移植物血栓形成率较高

（六）免疫抑制

- 胰腺移植（SPK/PTA）免疫抑制开始于甲基泼尼松龙（10mg/kg）和胸腺球蛋白（2mg/kg）诱导方案；总剂量 6mg/kg。甲泼尼龙将在术后改用泼尼松，并在大多数病例中至少使用 1 年。
- 静脉注射免疫球蛋白（intravenous immunoglobulin，IVIg）适用于 CDC 阳性或 T 细胞 /B 细胞流式细胞仪交叉配型阳性的患者，以及具有供者特异性 HLA 抗体的患者。在移植前 2h 开始给予 1000mg/kg 的 IVIg，停药后第 1 天给予 500mg/kg，停药后第 2 天给予 500mg/kg。
- 维持免疫抑制最常用的方案包括他克莫司和 MMF 作为三联疗法联合泼尼松。对于排斥风险低且移植物功能稳定的患者，类固醇可在 1 年后停用。

（七）并发症（表 40-10）

表 40-10　胰腺移植的并发症

早期并发症	晚期并发症
· 血栓形成 · 出血 · 再灌注胰腺炎 · 胰周脓肿 · 消化道出血或血尿 · 渗漏（膀胱或肠道）	· 尿路感染 / 血尿 · 无菌性膀胱炎、尿道炎、龟头炎 · 代谢性酸中毒 · 反流性胰腺炎 · 动脉狭窄（Y 移植物或固有髂骨） · 排斥反应相关 · 活组织检查的并发症 · 动脉瘘

（八）结局（表 40-11）

表 40-11　胰腺移植的结局

过　程	1 年生存率	5 年生存率
胰肾同时移植	86%	74%
肾移植后胰腺移植	79%	62%
单纯胰腺移植	74%	51%

四、小肠和多脏器移植

（一）背景

- 1967 年报道了首例人类肠道移植。美国第一例多器官移植是在 1987 年。
- 小肠移植（small bowel transplantation，SBT）是世界上最具技术挑战性的程序之一，也是最不常见的实体器官移植程序。
- SBT 可以单独进行（47%），小肠 / 肝脏联合（27%），或小肠 / 肝脏联合其他器官，包括胃、胰腺或肾脏（多器官移植）。

- 目前肠道移植的生存率显著提高，与其他器官移植相似。

（二）成人适应证

- 肠移植（图 40-4）是肠衰竭患者的一种治疗选择，定义为在没有 TPN 的情况下无法维持 > 1 个月的充足电解质营养和液体平衡。
- 移植指征包括肠衰竭和危及生命的肠外营养并发症之一。这些包括静脉通路丧失（两个或两个以上中心静脉通路部位血栓形成）、反复发生危及生命的导管相关血流感染、经常发生严重脱水，尽管补充 TPN 和静脉输液，以及发展为肠衰竭相关肝病。

（三）技术（表 40-12）

表 40-12　肠道移植过程

	肠移植	肝肠联合移植	腹部多器官移植
适应证	• 肠衰竭 • 导管相关感染 • 静脉不良状态 • 中度肝功能缺陷 • 严重的液体和电解质不平衡，且无法用 TPN 处理	• 肠衰竭 • 不可逆的肝衰竭或凝血功能障碍	• 血栓形成 • 解剖异常 • 因侵袭性肿瘤或严重腹部外伤而广泛切除腹部器官
静脉流出通道	门静脉（入下腔静脉或门静脉）	肝上下腔静脉（肝背驮式吻合）	肝上下腔静脉（肝背驮式吻合）
动脉流入通道	肠系膜上动脉	腹腔和肠系膜上动脉	腹腔和肠系膜上动脉
胆道重建	不需要	Roux-en-Y 肝管空肠吻合术（涉及胰腺则不需要）	不需要（含肝移植时使用 Roux-en-Y）
近端胃肠道	空肠 - 空肠吻合术	空肠 - 空肠吻合术	食管 - 胃吻合术或胃 - 胃吻合术
远端胃肠道	不同类型的回结肠造口术(loop，Mikulicz，Bishop-Koop)	不同类型的回结肠造口术(loop，Mikulicz，Bishop-Koop)	不同类型的回结肠造口术(loop，Mikulicz，Bishop-Koop)

（四）免疫抑制

- SBT 诱导免疫抑制在手术室开始，使用大剂量甲基泼尼松龙（20mg/kg），泼尼松将以逐渐减少的方式持续至少 1 年。
- 胸腺球蛋白（2mg/kg）在手术室作为诱导剂注入，重复两次使总剂量达 6mg/kg。
- 维持免疫抑制从术后第 1 天开始，终身使用他克莫司。

（五）并发症

- SBT 的早期并发症主要是手术。吻合口漏伴腹腔内感染、移植血管血栓形成和出血并不少见，因此需要手术探查。
- 中期到晚期的并发症包括排斥、细菌和病毒感染（EBV、巨细胞病毒、腺病毒）、移植物抗宿主病和移植后淋巴组织增生性疾病。

- 排斥反应是最常见的移植物丢失原因，当怀疑和治疗时需要立即活检。
- 移植后淋巴组织增殖性疾病可在移植后 2 周至 6 个月期间出现。根据临床情况，治疗可以从减少 / 停止免疫抑制到放化疗。

（六）结局

肠移植术后 1 年生存率为 79%。

相关图像

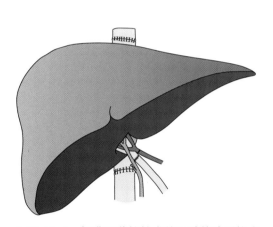

▲ 图 40-1　标准肝移植技术的下腔静脉置换术

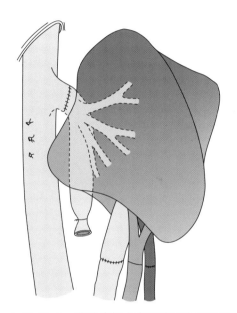

▲ 图 40-2　背驮式技术在肝移植中的应用

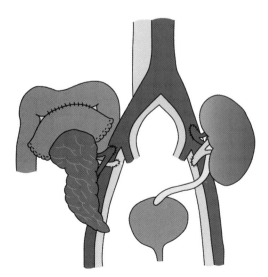

▲ 图 40-3　胰肾同时移植

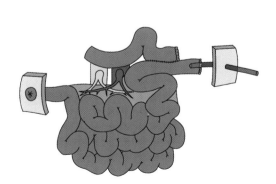

▲ 图 40-4　肠移植

第41章

产科急症
Obstetric Emergencies

Zachary D. Kuschner   Adel Bassily-Marcus   著

姜生茂 译   苏斌虓 校

本章概览

- 妊娠引起心肺功能变化会影响重症孕产妇的救治。
- 预测孕产妇患者可能会有呼吸困难。
- 孕妇心脏停搏很少见，往往是由潜在可逆原因引起。
- 羊水栓塞常伴有产后心脏停搏。
- 子痫前期和子痫由血管功能障碍引起，可以通过早期治疗和密切监测预防。

一、概述

妊娠会导致病理生理变化，具体总结如表 41-1 所示。

表 41-1　妊娠期间的病理生理变化

受影响的参数	妊娠改变	病因学
心输出量	增加 30%～50%	增加每搏量和心率
全身血管阻力和平均动脉压	减少	内源性血管扩张
静脉回流	减少	子宫压迫下腔静脉
子宫血流量	升至 1000ml/min	降低宫颈抵抗
肺功能残余量	减少 10%～20%	增加腹腔压力
每分通气量	增加 40%～70%	增加呼吸频率
代谢情况	$PaCO_2$ 减少，血浆碳酸氢盐降至 17～18mEq/L	呼吸性碱中毒，慢性代谢补偿
氧耗量	增加 20%～33%	胎儿消耗氧气量
肾小球滤过率	增加	肾血流量增加
肝细胞色素 P_{450} 活性	增加	激素介导

二、妊娠的重症监护基础

（一）气道管理

- 呼吸衰竭的发生率是普通人的 7 倍。
- 预期困难气道。

（二）妊娠患者不同困难气道特征（表 41-2）

表 41-2　妊娠患者困难气道类型和特征

并发症类型	特殊类型
解剖性	· 前位喉 · 黏膜水肿 · 误吸风险增加
低氧血症性	· 储氧量减少 · 耗氧量增加
血流动力学性	· 心脏储备减少 · 胎盘对低血压的易感性

（三）呼吸机管理

- 滴定分钟通气量至 $PaCO_2$ 30～32mmHg，以防止胎儿高碳酸血症。
- 不允许高碳酸血症。
- 滴定 FiO_2 和 PEEP 至 SpO_2 > 95% 或 PaO_2 > 70mmHg，以促进胎儿氧合。
- PaO_2 < 60mmHg 会导致胎儿缺氧和代偿失调。
- 尽量降低 PEEP，以避免进一步减少静脉回流，从而导致低血压。

三、产妇心脏停搏

（一）背景

1. 发病率 / 患病率

- 1∶12 000 的出生率。
- 每 10 万活产儿中有 17.8 名胎儿死亡。

2. 常见原因

- 低血容量和出血。
- 用药错误和医源性损伤。
- 栓塞现象。
- 麻醉并发症。

- 严重先兆子痫和子痫。
- 高镁血症。
- 脓毒症。
- 既往存在心脏疾病。
- 过敏反应。

（二）预防

- 常规产前检查。
- 治疗先兆子痫和子痫。
- 充足营养。
- 优化并发症。
- 疫苗接种。

（三）诊断

- 既往史：诱发因素和既往病史。
- 体格检查：确认有无脉搏、评估气道、听诊肺、触诊腹部、检查四肢、确定胎龄。
- 找寻病因。
    - 检查血细胞比容和血气。
    - 确定心律。
    - 床旁即时心脏超声检查（point-of-care ultrasound，POCUS）：寻找右心室或左心室劳损或肥厚。
    - 肺部超声：寻找单侧肺无滑动提示气胸，或 B 线提示肺水肿。
    - 腹部超声：检查是否有游离液体。
    - 四肢超声：检查是否有不可压缩的静脉，表明深部静脉血栓形成。

1. 技术清单

- 监测心律。
- 心脏超声。
    - 评估压缩深度 / 适当性和位置。
    - 评估肺栓塞（pulmonary embolism，PE）：RV 扩大、纵隔移位、IVC 扩张。
    - 评估心力衰竭：最小左心室射血分数（left ventricular ejection fraction，LVEF）的收缩力。
    - 心脏压塞：心包积液伴有 RA 或 RV 舒张功能衰竭。
- 肺部超声。
    - 气胸：肺滑动消失、平流层体征、肺点。
    - 肺水肿：B 线融合、胸腔积液。
- 腹部超声。
    - 出血，胎盘早剥：腹部积液。
- 四肢超声。
    - DVT：不可压缩的股静脉，腘静脉。

2. 孕产妇心脏停搏的鉴别诊断（表 41–3）

表 41–3　孕产妇心脏停搏的鉴别诊断

鉴别诊断	特　征
羊水栓塞	• 节律：心电机械分离（PEA） • 产前心源性猝死 • 心脏超声检查（POCUS）：收缩功能不全，右心室扩张
肺栓塞	• 节律：PEA • 院前呼吸急促、胸痛、心悸、单侧肢体水肿 • POCUS：右心室损害 / 扩张
出血	• 节律：PEA • 低血压或出血，腹部可触及胎儿，贫血 • 超声心动图：左心室高动力
围产期心肌病	• 节律：PEA 或室性心动过速（VT）/ 心室颤动（VF） • 新发心力衰竭症状 • POCUS：收缩功能障碍
高镁血症	• 节律：PEA，心动过缓，PR 延长，P 波低平，QRS 和 QTc 延长 • 高镁、虚弱、肌无力、肌张力 / 肌腱反射减弱，心动过缓或呼吸缓慢 • POCUS：心动过缓
心室颤动 / 室性心动过速	• 节律：VT/VF/ 尖端扭转 • 心源性猝死、心脏病、电解质异常 • POCUS：心室颤动

（四）治疗

- 基本生命支持（basic life support，BLS），高级心脏生命支持（advanced cardiac life support，ACLS）。
- 如果在 4min 内没有自主循环恢复（return of spontaneous circulation，ROSC），行剖宫产。
- 如果有出血：行大量输血方案（massive transfusion protocol，MTP）。
- 产妇监护不会告知临床医生胎儿的状况。
  - 时间可能不允许监测胎儿心率。
  - 须推测胎儿氧合作用和酸碱状态。
- 仰卧位复苏：手动子宫左移。

（五）预后

- 产妇心脏停搏后从住院到出院生存率高达 60%。
- 围产期剖宫产后的孕产妇生存率为 35%～55%
- 产妇在 5min 内心脏停搏大约 70% 胎儿存活；15min 内达到 95%。

四、产后出血

（一）背景

1. 定义

- 阴道分娩失血量估计为 500ml。
- 剖宫产术中失血量估计为 1000ml。
- 或任何造成母亲血流动力学不稳定的失血。

2. 发病率 / 患病率

- 大约 3% 的怀孕率。
- 美国每年约有 650 人死亡。

（二）病因学

• 子宫收缩乏力 • 胎盘滞留 • 出生后创伤	• 前置胎盘 • 侵入性胎盘 • 子宫破裂

1. 预测 / 风险因素

• 产后出血 • 年龄 > 40 岁 • 高 BMI • 多胎妊娠 • 前置胎盘	• 贫血 • 多胎分娩（≥ 5 胎） • 高血压 • 胎盘分娩时间过长 • 产钳助产

2. 诊断

- 病史：晕厥、贫血、妊娠并发症、既往出血或家族出血史、分娩时间长。
- 查体。
  - 初步检查：气道、通气、循环、神经系统情况。
  - 腹部触诊：压痛、腹膜炎、可触及胎儿。
  - 检查阴道口：创伤、持续出血。
  - 无菌阴道窥镜和双手检查：子宫收缩无力 / 保留胎盘。
- 检验：
  - Kleihauer-Betke test：KB 检验是检验胎儿 – 母体出血（fetal–maternal hemorrhage，FMH）标准方法。可以计算出来自母亲血液中胎儿的红细胞百分比。
  - CBC、BMP、血型和交叉试验、凝血、血气、心电图。
  - FAST 和心脏超声检查。

（三）治疗

- 制订出评估和管理产后出血的方案。
- 量化失血量。
- 监测生命体征。

- 子宫收缩乏力是产后出血最常见原因。
  - 应用宫缩药物、双手按摩子宫、子宫内球囊压塞、子宫动脉栓塞。
- 创伤需外科手术处理。
- 清除储留胎盘组织。
- 输注血液制品和凝血因子。
- 氨甲环酸是一种抗纤维蛋白溶解药物，可减少因外伤或无力导致的出血。
- 子宫破裂或弥漫性胎盘增生需行子宫切除术。
- MTP 用于快速出血、不稳定患者。

五、围产期心肌病

（一）背景

1. 定义

- 妊娠最后 1 个月或产后 5 个月内出现心力衰竭，其特征为左心室收缩功能不全，无其他病因。

2. 发病率 / 患病率

　　发生率因地理区域而异。

- 美国：1 :（1000～4000）活产儿。
- 南非：1 : 1000 活产儿；海地：1 : 300 活产儿。

3. 病因学

- 心肌功能不全：机制可能包括氧化应激和催乳素上调。
- 催乳素的 16kDa 片段促进细胞凋亡。
- 可能病因：低硒、病毒、细胞因子、血流动力学的压力。

4. 预测 / 风险因素

· 多胎分娩 · 产妇年龄 > 30 岁 · 先兆子痫	· 长时间应用宫缩药 · 使用可卡因 · 黑人种族 / 民族

（二）诊断

- 标准。
  - 妊娠最后 1 个月或产后 5 个月发病。
  - LV 收缩功能不全（EF < 45%）。
  - 未找到其他原因。
  - 既往无心脏病史。
- 既往史：呼吸急促、端坐呼吸、夜间阵发性呼吸困难、疲劳、运动耐量下降、双侧下肢肿胀。
- 体格检查：啰音，S_3 心音，双侧下肢水肿。
- 检验：排除其他病因。
  - CBC、BMP、肌钙蛋白、BNP、TFT。
  - 心脏超声。
  - 很少行心脏 MRI（禁忌产前）或心内膜活检。

- 鉴别诊断（表 41-4）。

表 41-4　围产期心肌病的鉴别诊断

鉴别诊断	特　征
先天性心脏病	妊娠前的症状
肺栓塞	静脉血栓栓塞症病史，突然发作，单侧下肢肿胀
病毒性心肌炎	发热，病毒性疾病

（三）治疗

1.病情稳定：门诊管理

- 预防心脏重塑：产前，血管紧张素转换酶抑制药（angiotensin-converting enzyme inhibitor，ACEI）/ 血管紧张素受体阻滞药（angiotensin receptor blocker，ARB）与肼屈嗪和硝酸盐进行比较。
- 利尿。
- 如果 EF < 35%，则抗凝。

2.病情不稳定：住院管理

- 治疗肺淤血。
- 监测胎儿心脏：如果呼吸困难，则分娩。
- 优化前负荷，后负荷。
- 如果需要维持 SBP > 90 mmHg：监测胎儿功能。
- 如果低心排量需用正性肌力药和血管扩张药：监测尿量，心脏超声动态监测，放置肺动脉导管。

3.治疗围产期心肌病的药物（表 41-5）

表 41-5　围产期心肌病的治疗

治疗重点	用药方案	注　释
预防心肌重构	• 卡托普利 6.25～50mg 每日 3 次 • 雷米普利 1.25～5mg 每日 2 次 • 依那普利 1.25～2.5mg* 每日 1～2 次 • 坎地沙坦 2～32mg/d • 缬沙坦 40～160mg 每日 2 次 • 酒石酸美托洛尔 0.125～0.25mg 每日一次 • 肼屈嗪 10～40mg 每日 3 次 • 硝酸甘油 10～20μg/min，后滴定至维持血压	• 产前患者禁用 ACEI 和 ARB • β 受体拮抗药应持续 6 个月
管理前负荷和肺淤血	• 氢氯噻嗪 12.5～50mg 每日 1 次 • 呋塞米 20～80mg 每日 1～2 次 • 螺内酯 12.5～50mg 每日 1 次 • 去甲肾上腺素 8～12μg/(kg·min)	适用于所有血流动力学稳定患者
肌力支持	• 米力农 0.125～0.5μg/(kg·min) • 多巴酚丁胺 2.5～10μg/(kg·min)	适用于灌注不良和收缩压 < 90mmHg
抑制催乳素	溴隐亭 2.5mg 每日 2 次，持续 2 周，之后每天 2.5mg，持续 2 周	由于有血栓形成的风险，需同时抗凝
最终治疗	心室辅助装置 / 心脏移植	适用于心力衰竭终末期 6 个月后未恢复

*.译者注：原著剂量似有误，已修改

（四）预后

- 25%～85% 完全康复。
- 13%～25% 进展为末期心力衰竭。
- 6 个月死亡率：3%～30%。

六、肺栓塞病

（一）背景

1. 定义

- 静脉血栓或羊水栓塞栓导致肺动脉栓塞，可能由于机械性阻塞，血管收缩或炎性介质，心肌抑制而导致血流动力学改变。

2. 发病率 / 患病率

- 静脉血栓栓塞（venous thromboembolism，VTE）发生率：产前妊娠 5～12/10 000 例，产后妊娠 3～7/10 000 例。
- 与普通人群相比，妊娠期 VTE 风险增加 7～10 倍。产后 6 周，风险降至基线。
- 每 10 000 例妊娠中就有 2～7 例出现羊水栓塞（amniotic fluid embolism，AFE）的并发症。

3. 病因学

- VTE：抑制纤维蛋白溶解、静脉淤滞、内皮细胞活化。
- AFE：羊水进入体循环，导致血管内功能障碍，机械阻塞和心肌抑制。

（二）诊断

1. VTE

- 既往史：既往 VTE、呼吸急促、胸痛、单侧下肢红斑、浮肿、红斑。可表现为心脏停搏。
- 体格检查：呼吸急促、单侧下肢浮肿 / 红斑 / 压痛。
- 影像：心电图或心电监测、心脏超声、下肢静脉超声、CXR、CT 血管造影。（V/Q 更具诊断性）。

2. AFE

- 既往史：产时心脏停搏或心力衰竭急性发作。
- 体格检查：突然脉搏消失。啰音，双侧下肢水肿。
- 影像：POCUS 超声 TTE 或 TEE（如果可用）。

3. 实验室检查

- AFE 和 PE：血气、肌钙蛋白、BNP、CBC、CMP、镁、INR，aPTT。D- 二聚体不适用于孕妇。

（三）治疗

1. 心脏停搏（遵循 ACLS 指南）

2. 休克

- tPA 100mg 持续 2h 治疗 PE；ECMO（如果有）。
- 优化前负荷：输注晶体，正性肌力药支持。
- 不稳定的患者尽快行剖腹产。

3. VTE

- 病情稳定的患者：依诺肝素每天2次，每次1mg/kg；达肝素每天200U/kg，每日2次，每次100U/kg；替扎肝素每天175U/kg。滴定至X a因子水平：目标范围0.5～1.1U/ml。
- 病情不稳定或即将分娩患者：肝素80U/kg推注，肝素18U/kg输注，滴定至aPTT。分娩前4h停用肝素，阴道分娩后6h或剖宫产后12h恢复肝素。

4. AFE

- 灌注充足。通过BLS、ACLS、肌力药支持，进行气道管理。
- 避免过多液体。
- ROSC后：如果胎儿存活（＞23周），立即分娩。
- 如果无ROSC：4min内行剖宫产。
- 评估凝血病并治疗（如果存在）。

（四）预后

- AFE：死亡率大于60%。心脏停搏生存率＜10%。
- PE：3个月内死亡率为15%～18%。

七、先兆子痫和子痫

（一）背景

1. 定义
- 子痫前期：胎龄超过20周后新发高血压。
- 重度子痫前期：先兆子痫伴器官功能障碍。
- 子痫：子痫前期的患者癫痫发作或急性脑功能缺损。

2. 发病率 / 患病率
- 子痫前期：
  - 占所有妊娠的2%～8%。
  - 25%进展为重度子痫前期。
- 子痫：每1000名孕妇中有1～3例。

3. 病因学
- 子痫前期：血管功能障碍，可能是由于胎盘缺氧和炎症引起。可在无胎盘异常情况下发生。
- 子痫：脑血管痉挛、动脉供血不足、局部缺血、血脑屏障破坏并发脑水肿。

4. 预测 / 风险因素
- 子痫前期：先兆子痫史、初产、肥胖、先兆子痫家族史、多胎妊娠、高血压或糖尿病史。吸烟降低患病风险。

（二）诊断

1. 子痫前期：血压大于140mmHg，间隔超过4h，24h尿蛋白＞300mg或蛋白尿：肌酐比≥0.3。

2. 重度子痫前期：高血压伴蛋白尿（如上）或器官系统衰竭。

- 血管性高血压：收缩压＞160mmHg或舒张压＞110mmHg，两次读数相隔＞4h。

- 中枢神经系统：出现脑功能障碍或视觉症状。
- 肝：右上腹疼痛或转氨酶超过正常上限 2 倍。
- 血液学：血小板减少 < 100 000/µl。
- 肾脏：血清肌酐 > 1.1mg/dl 或比基线高 1 倍。
- 肺：肺水肿。

3. 子痫：妊娠高血压 20 周后出现癫痫发作。

（三）治疗

1. 子痫前期
- 轻度：控制高血压。
- 严重：预防癫痫发作、控制高血压、支持治疗、分娩。

2. 子痫
- 输注镁。
- 支持治疗。
- 分娩。

3. 重度子痫前期（表 41-6）

表 41-6　重度子痫前期的治疗

治疗重点	干　预
高血压	• 肼屈嗪：每 30 分钟静脉注射 5～20mg • 拉贝洛尔：每 10 分钟静脉注射 10～20mg，重复给药时双倍剂量，剂量最大为 80mg，总最大剂量为 220mg
癫痫发作	• 一线：硫酸镁静脉注射，在 30min 内以 2g/h 速度输注至 4～6g 负荷剂量。可肌内注射负荷剂量。目标为血清镁水平达 4.8～8.4mg/dl • 分娩过程中持续使用硫酸镁 • 需监测镁的毒性
分娩	• 明确管理所有存活胎儿 • 早期存活妊娠：给予皮质类固醇激素可能会延迟分娩

4. 预防 / 处理并发症
- 密切监测镁的毒性。
- 如果患者行镁治疗时心脏停搏，除进行复苏外，还应停止镁治疗，并根据经验用钙治疗毒性。

（四）预后

- 子痫前期：死亡率为 0.2% 和严重发病率为 5%；全世界每年有 5 万～7 万例死亡。
- 子痫：发达国家每 1 万例活产婴儿中有 2～3 例死亡；发展中国家每 1 万例活产婴儿中有 16～69 例死亡。

相关资源

指南

美国指南

标　题	来　源	日期和参考文献
Cardiac Arrest in Pregnancy: A Scientific Statement from the AHA	American Heart Association	2015 Jeejeebhoy FM, et al. Circulation 2015;132(18): 1747-73
Management of Pulmonary Embolism	American College of Cardiology	2016 Konstantinides SV, Barco S, Lankeit M, Meyer G. J Am Coll Cardiol 2016;67(8):976-90
Hypertension in Pregnancy	American College of Obstetricians and Gynecologists	2013 American College of Obstetricians and Gynecologists; Task Force on Hyptertension in Pregnancy. Obstet Gynecol 2013;122:1122-31
Amniotic Fluid Embolism: Diagnosis and Management	Society for Maternal-Fetal Medicine	2016 Society for Maternal-Fetal Medicine (SMFM) with the assistance of Pacheco LD, et al. Am J Obstet Gynecol 2016;215:B16-24

第六篇 感染性疾病
Infectious Diseases

第42章

发 热
The Febrile Patient

Gagangeet Sandhu 著

闫 云 译 陈 宇 校

本章概览

- ICU 内发热可能由感染和（或）非感染性因素引起。
- 依据详细的病史、体格检查、发病的危险因素，以及当地 ICU 常见的感染情况制订治疗方案。
- 对于疑似脓毒症或临床状况恶化的患者，应尽早启动经验性抗生素治疗。
- 除上述情况外，抗生素治疗前应尽快完善相关检查以明确诊断。
- 减少资源浪费，进行合理、有效的评估至关重要。

一、背景

（一）疾病的定义

- 发热的定义取决于定义的目的、基础疾病和测量部位。核心温度是指下丘脑的血液或机体核心部位的温度。
- ICU 内，发热是指体温 ≥ 38.3℃（101 ℉）。
- 存在以下情况的患者，其发热诊断标准要降低：如免疫功能低下、老年人、烧伤、开放性手术伤口、终末期肾病、终末期肝病、严重的充血性心力衰竭、进行持续肾脏替代治疗和体外膜肺氧合治疗的患者。
- 中性粒细胞减少的患者中，单次测量口腔温度 ≥ 38.3℃（101 ℉）或体温升高 > 38℃（100.4 ℉）持续 1h 即可视为发热。
- 有相当比例的感染患者不发热，但会出现类似发热的临床表现。如不明原因的低血压、心动过速、呼吸急促、意识障碍、寒战、少尿、乳酸酸中毒、白细胞减少（< 10%）伴或不伴杆状核粒细胞增加的患者也应被怀疑。
- 体温过高通常是指非感染源性相关性发热，其核心温度 > 40℃（104 ℉）（参见前文病理生理学）。
- 体温 ≥ 42℃（106.7 ℉）时称为高热，可由感染源性因素引起，但更常见于非感染源性因素。

（二）病理生理学

- 下丘脑是人体的"调节器"，其"正常调定点"约为 37℃（98.6 ℉）。下丘脑通过自主神经系统不断调节机体核心体温以达到正常调定点。

- 在感染或非特异性感染过程中，下丘脑通过增加前列腺素引起机体调定点上升，交感神经系统激活，减少散热（收缩外周血管）、增加产热（增加新陈代谢），其目的是机体核心温度与下丘脑设定点相匹配。临床上，此过程患者可表现为四肢冰凉、寒战，常需衣物保暖。
- 降低致热原和（或）使用退热药，下丘脑体温调定点下移。此时激活副交感神经，外周血管扩张，促进散热。此过程患者可表现为出汗、皮肤温暖，保暖需求降低。该阶段一直持续至机体核心温度与下丘脑新设定的"较低"调定点匹配后结束。
- 高热与发热不同，不受下丘脑调节。在高热情况下，体温以不受控制的方式持续升高并超过机体散热。无特定临床特征以供鉴别，甚至危及生命，此时退热药物不起作用，需通过物理降温来终止。如中暑、恶性高热和抗精神病药物恶性综合征。

（三）发生率

70% 的 ICU 患者可出现发热。而由感染引起的发热可能会进展为脓毒症和感染性休克。

（四）经济影响

- ICU 内发热与住院时间、费用和抗生素的使用增加相关。
- 研究表明颅脑外伤、蛛网膜下腔出血和胰腺炎相关的发热患者预后更差。
- 手术切口感染是导致 ICU 费用增加的重要原因。

二、预防

- 避免使用可能引起发热的侵入性导管或装置。
- 避免使用可能引起发热的非必需药物。

三、诊断

> 要点 / 临床经验
> - 除常规实验室或影像学检查，对 ICU 内的发热患者需进行系统评估。
> - 对 ICU 内的发热患者需行充分的鉴别诊断。
> - 根据病史、体格检查、危险因素和分析当地 ICU 感染分布最可能导致发热的原因。

（一）体温测量

- 大多数指南认为最准确可靠测量体温的方法是血管内热敏电阻和留置膀胱导管热敏电阻；其次是直肠、口腔和鼓膜。
- ICU 内通常不推荐进行腋窝、颞动脉区或化学式点状温度计测温。
- 中性粒细胞减少的患者应避免使用直肠测量体温。

（二）鉴别诊断

1. 根据发热严重程度进行鉴别诊断（表 42-1）

尽管可能存在部分重叠，但可以依据四类（感染性、非感染性、感染性为主和非感染性为主）方式进行鉴别诊断。每个亚组中病因的发病率和患病率可因危险因素、当地 ICU 感染具体情况、医院和地区差异而不同。

表 42-1　基于发热严重程度的鉴别诊断

38.3～38.8℃（101～101.8 ℉）		38.9～41℃（102～105.8 ℉）	≥ 41.1℃（106 ℉）
感染性	非感染性	感染因素为主的	非感染因素为主的
• 菌血症（任何来源） • 血管内装置感染 • 手术部位感染 • 呼吸机相关性肺炎 • 蜂窝织炎 • 尿路感染 • 非结石性胆囊炎 • 艰难梭菌性结肠炎 • 脑膜炎／脑炎 • 心内膜炎	• 良性术后发热 • 戒酒／戒毒 • 胰腺炎 • 输血反应性发热 • 药物热 • 甲状腺危象 • 癫痫持续状态 • 肾上腺功能不全 • 抗精神病药恶性综合征	• 脓肿／积脓 • 皮肤坏死和软组织感染 • 化脓性关节炎 • 胆管炎 • 鼻窦炎 • 化脓性浅表性血栓性静脉炎 • 病毒血症 • 抗精神病药恶性综合征	• 药物热 • 脑出血（尤其是脑桥） • 急性发热输血反应 • 甲状腺危象 • 中暑 • 恶性高热 • 抗神经病药恶性综合征

2. 白细胞增多的鉴别诊断（表 42-2）

表 42-2　基于白细胞增多的鉴别诊断

中性粒细胞或杆状核粒细胞增多	中性粒细胞减少	嗜酸性粒细胞增多	嗜碱性粒细胞增多
大多数细菌感染	• 严重细菌性脓毒症 • 病毒感染 • 伤寒 • 布鲁菌病 • 立克次体病 • 土拉弗菌病 • 疟疾 • 结核病 • 志贺菌病	• 寄生虫感染 • 真菌感染（如过敏性支气管肺曲霉菌病、球菌病） • 药物过敏反应 • 血液性和肿瘤性疾病（如移植物抗宿主病） • 肾上腺功能减退 • 动脉粥样硬化性疾病 • 结节病	• 病毒感染 • 骨髓增殖性疾病 • 甲状腺功能减退 • 霍奇金淋巴瘤 • 克罗恩病 • 哮喘

3. 发热且伴有白细胞计数 > 30 000/μl 的鉴别诊断

- 肺部感染包括脓胸。
- 艰难梭状芽孢杆菌结肠炎。
- 血流感染。
- 脓肿。
- 尿路感染。

4. 术后早期出现发热的原因（< 48h）。

- 肌肉坏死（手术切口感染）。

- 肺栓塞。
- 酒精戒断。
- 肠漏。
- 肾上腺功能不全。
- 恶性高热。

（三）典型表现

- 发热通常在常规查体或疑似感染患者进行检查时发现。
- 能够交流的 ICU 患者可表述寒战或发冷，或由医护间接发现。

（四）临床诊断

1. 病史及体格检查
- 生命体征。
- 血管通路、留置导管、导管。
- 检查皮肤是否有皮疹、破损。
- 每日至少检查一次手术切口是否有红斑，化脓或触痛。
- 检查肺部、心脏、腹部。
- 检查背部和骶部区域。
- 中枢神经系统检查包括肌张力、颈强直程度。
- 观察尿液、痰液性状以及是否有腹泻。
- 肌肉有无压痛。

2. ICU 内常见且重要的感染性发热原因
- 血管内装置：典型病例如使用中心静脉导管（无论是否是隧道式，使用时间＞2 天）的患者突然发热，有脓毒症症状，但导管部位无局部感染症状，也无其他院内感染表现。中心静脉导管回抽不畅同时伴有外周血培养产生葡萄球菌、杰氏棒状杆菌、芽孢杆菌、非结核性分枝杆菌、念珠菌或马拉色菌等，强烈提示导管性相关感染。血液透析的患者只有在透析过程中才会出现脓毒症症状。
- 呼吸机相关肺炎（ventilator-associated pneumonia，VAP）：根据美国疾病控制和预防中心（Centers for Disease Control and Prevention，CDC）定义，呼吸机相关事件（ventilator-associated events，VAE）包括呼吸机相关并发症（ventilator-associated condition，VAC）、感染相关的呼吸机相关并发症（infection-related ventilator-associated complication，IVAC）和 VAP。每种事件都会导致患者氧需增加。更多信息请参阅第 44 章。
  - VAC 是指 FiO_2 增加≥20% 或 PEEP≥3cmH$_2$O 至少 2 天。病因可为感染性或非感染性（如肺水肿、肺不张）。
  - IVAC 是指 VAC 同时伴有发热或低体温，或白细胞计数＞12 000/μl 或＜4000/μl，且使用新的抗生素至少 4 天。
  - VAP 是指 IVAC 同时伴有感染证据，如脓性分泌物或痰培养结果阳性（无论胸部 X 线片表现如何）。
- 艰难梭菌：危险因素包括高龄、危重疾病、抗生素使用、肠内管饲以及胃肠道手术史。腹泻（每 24 小时≥3 次稀便）或肠梗阻（术后患者表现为肠梗阻不是腹泻）患者应排查艰难梭菌感染。实验室检查最初可能仅有乳酸升高和白细胞计数升高。当白细胞＞15 000/μl、血清白蛋白＜3g/dl、和（或）

血清肌酐水平升高至基线 1.5 倍时，提示病情严重，且常与肠梗阻、伪膜性结肠炎和中毒性巨结肠（需外科紧急处理）相关。出现 NAP1 型毒株提示病情严重、结局不良，预测死亡。

- 尿管相关菌尿或念珠菌尿：导尿患者存在菌尿或念珠菌尿时，尿白细胞＞ 103cfu/ml，但白细胞计数高低与症状性感染不直接相关。在 ICU 患者中，通常代表定植，很少引起发热或继发血流感染。对于如尿路梗阻、近期尿路手术史或中性粒细胞减少的特殊情况的患者可出现发热或继发血流感染。导管相关尿路感染（Catheter-associated urinary tract infection，CAUTI）多由多重耐药革兰阴性杆菌所致，而非大肠杆菌、肠球菌和酵母菌。

- 鼻窦炎：经鼻气管插管是鼻窦炎的主要危险因素，留置导管＞ 7 天，患病率高达 33%。多数患者仅有发热，无局部体征和症状。

- 术后发热（超过术后 48h）：25% 的术后患者会发热。术后 48h 后出现的发热大多为非良性发热（参见后面的良性术后发热）。在评估术后发热时，可使用助记符"四个 W"：wind– 肺部原因（肺炎、吸入、肺栓塞）；water– 尿路感染；wound– 手术部位感染；what did we do?– 医源性原因（药物热、输液反应、血管内装置相关感染）。若患者术后两天后出现脓毒症相关发热症状应考虑其是否存在吻合口漏、肠道缺血和脓肿。

- 非结石性胆囊炎：常见于危重患者，可因长时间禁食（如完全接受肠外营养的患者）诱发。其他危险因素包括创伤、手术、烧伤、HIV 感染、心力衰竭和严重脓毒症合并多器官功能衰竭。可能仅有发热、白细胞增多和腹部轻微不适表现。其发病机制与致石性增加导致胆汁淤积有关，可诱发胆囊壁缺血、坏死甚至全身炎症反应。有继发大肠杆菌、克雷伯菌、肠球菌和类杆菌属继发感染可能。非结石性胆囊炎的诊断是病因和影像检查（超声或 CT）。治疗包括经皮胆囊造口术和抗生素治疗。

- 坏死性皮肤和软组织感染：包括坏死性筋膜炎、肌肉坏死和坏疽性蜂窝织炎。导致坏死性筋膜炎的病原菌通常是 A 组 β 溶血性链球菌，导致坏疽性蜂窝织炎和肌肉坏死的通常是厌氧菌（产气荚膜梭菌）。患者可能同时伴有多种微生物感染。坏死性筋膜炎的诱因包括局部创伤或严重肌肉拉伤。肌坏死通常由深部组织创伤或手术引起。在恶性肿瘤、中性粒细胞功能障碍或肠缺血的患者，也可由内部感染灶血行播散导致。

  – 坏死性软组织感染时，坏死组织沿筋膜蔓延，直至皮肤表面，这一过程与诱因无关。患者会出现局部剧烈疼痛、发热，但最初的阳性体征可能不明显（组织水肿、红斑）。疼痛消失提示病情加重（如缺血性周围神经病）。如不进行手术干预，死亡率很高。

- 手术部位感染：除肌肉坏死，术后 3 天内出现手术部位感染的较为少见。可表现为红斑、脓肿或伤口压痛。高危患者包括糖尿病，肥胖，或未预防性应用抗生素（手术前 24h）的急诊手术且切口部位存在严重污染的患者。

- 中枢神经系统感染：放置颅内装置的患者若出现发热应警惕中枢神经系统感染。例如脑室外引流放置后的 10 天内，感染风险为 10%。更详细的信息请参阅第 47 章。

3. ICU 常见的重要非感染性发热原因

- 良性术后发热（术后 48h 内）：术后两天内的发热多由组织损伤和炎性细胞因子释放引起。体温一般在术后第一天达到高峰，第四天趋于正常。详细的术前、术中记录以及体格检查有助于明确发热原因，必要时可行其他检查。

- 急性胰腺炎：通常伴有腹痛、压痛、腹胀、恶心和呕吐。前倾位时腹痛缓解。危险因素包括酒精中毒、胆结石和高甘油三酯血症（＞ 500mg/dl）。一般不推荐经验性使用抗生素。

- 肺炎：例如吸入性肺炎。

- 肠系膜缺血：发热，严重腹痛伴腹胀、腹部压痛（出现典型的脐周疼痛常与查体不相符）、乳酸酸中毒，伴或不伴肠梗阻及便血。高危患者（严重主动脉动脉粥样硬化性患者）发热，应警惕肠系膜缺血发生。
- 药物热：诊断药物引起的发热较为困难，因为任何药物都可能导致发热。药物热可表现为单纯发热，也可表现为危及生命的过敏反应。药物热无明显特征——可在服药几天后发生，停止服药几日后方可消退。少部分病例会出现皮疹，嗜酸性粒细胞增多更为罕见。药物性发热的诊断包括病史、体格检查以及典型临床病程（发热与服药、停药之间的时间关系）。
  - 药物可通过各种机制引起发热/高热，与单一药物效应和（或）与其他药物的药效学/药动学相互作用有关。
  - 以下为常见例子。
    - 改变体温调节：丁苯酮类药物（氟哌啶醇）、吩噻嗪类药物（丙氯哌嗪）、抗组胺类药物和抗帕金森病类药物。
    - 过敏反应：抗菌药物（β-内酰胺类药物）、抗惊厥药物（苯妥英）、抗心律失常药物（奎尼丁、普鲁卡因胺）和抗高血压药物（甲基多巴）。
    - 恶性高热——病理机制为遗传易感患者骨骼肌中钙离子迅速增高引起肌肉僵硬（通常始于胸壁和四肢）、交感神经系统过度激活、意识状态改变、高碳酸血症和多器官功能衰竭。琥珀酰胆碱和吸入麻醉药（氟烷）是常见诱发药物。大多发生在麻醉诱导过程中，甚至诱导后 10h 出现延迟发作。
- 抗精神病药恶性综合征：病理机制为阻断中枢多巴胺 D_2 受体，导致体温升高、肌肉僵硬、精神状态改变和自主神经功能障碍，通常发生在开始使用或增加诱发药物剂量的 4～14 天内。严重时可出现多器官功能衰竭。丁苯酮（氟哌啶醇）、止吐药物（丙氯哌嗪、甲氧氯普胺）和停用抗帕金森药物是 ICU 抗精神病药物恶性综合征的常见诱因。除支持性治疗，可使用丹曲林降低体温，并使用多巴胺激动药（溴隐亭、金刚烷胺）。
- 5-羟色胺综合征：病理机制为中枢神经系统 5-羟色胺能活性增强，导致体温升高、精神状态改变、神经肌肉兴奋性增加（阵挛、震颤或张力增高）和自主神经功能障碍，通常发生在开始使用或增加诱发药物剂量的 24h 内。因此，任何具有类似血清素或 5-羟色胺能特性的药物，当单独或联合使用时均可能出现 5-羟色胺综合征。例如：抗抑郁剂（选择性 5-羟色胺再摄取抑制药（selective serotonin reuptake inhibitors，SSRI）、5-羟色胺-去甲肾上腺素再摄取抑制药（serotonin-norepinephrine reuptake inhibitors，SNRI）、单胺氧化酶抑制药（monoamine oxidase inhibitors，MAOI）、三环抗抑郁药（stricyclic antidepressants，TCA）、抗生素（利奈唑胺）、阿片类止痛药（芬太尼），以及止吐药（甲氧普胺、昂丹司琼）。
- 药物滥用：合成大麻素（如合成大麻、K2、香料）、合成卡西酮（浴盐）、苯丙胺、可卡因、迷幻剂和摇头丸。
- 药物戒断：严重酒精戒断反应可出现发热，但阿片类药物或苯二氮䓬类药物戒断通常不会引起。
- 发热性输血反应：输血过程中体温升高＞ 1.1℃（＞ 2°F）需仔细评估。若怀疑输血反应，应通过实验室检查明确是否为溶血性输血反应。
- 非溶血性发热性输血反应：最常见的输血反应。多见于红细胞或血小板输注 4h 以内。病理机制包括体内预先存在的供体细胞因子或受体抗 HLA 抗体介导的供体白细胞破坏。
  - 输血相关急性肺损伤（transfusion-related acute lung injury，TRALI）：发生罕见，是美国输血相关

死亡的主要原因。表现为输血后 6h 内出现急性呼吸窘迫。此前无急性肺损伤和其他导致肺水肿的危险因素存在。典型病程包括发热、寒战、一过性高血压及休克。病理机制尚不清楚。血小板和血浆输注是最常见的 TRALI 原因。

- 急性溶血性输血反应：ABO 血型不合引起的血管内溶血，表现为寒战、发热、腰背痛、血红蛋白尿、出血、弥漫性血管内凝血甚至多器官衰竭。
- 延迟性溶血反应：多发生在输血后 24h～28d。主要是由非 ABO 红细胞抗原形成的抗体（主要是免疫记忆反应）所介导的血管外溶血。通常表现为无症状溶血性贫血，也可表现为发热。外周血涂片通常查见球形细胞，Coombs 试验阳性。
- 通过输血传播的感染：发生极为罕见。最常见为革兰阳性球菌导致的血小板污染，其次是革兰阴性杆菌导致的红细胞污染（小肠结肠炎耶尔森菌最常见）。体征和症状与脓毒症相似。

（五）输血反应（表 42-3）

表 42-3 发热和无发热的输血反应 *

发　热		无发热	
急　性	延迟（>24h）	急　性	延迟（>24h）
• 非溶血性发热 • 输血相关急性肺损伤（TRALI） • 输血传播感染 • 急性溶血	• 迟发性溶血 • 输血相关移植物抗宿主病	• 过敏反应 • 低血压 • 输血相关呼吸困难 • 输血相关循环超负荷（TACO）	• 迟发性血清学反应 • 输血后紫癜

*.表格中每组中的例子按发生率降序排列。非溶血性发热和无发热的过敏反应是最常见的输血反应。TRALI > TACO > 急性溶血，TRALI 是美国输血相关死亡的主要原因

1. ICU 中较少见的非感染性发热原因

- 癫痫持续状态。
- 肺栓塞。
- 痛风：膝盖是最常见的部位。既往有痛风病史需高度怀疑。
- 脑卒中。
- 心肌梗死（myocardial infarction，MI）。
- 甲状腺危象。
- 移植排斥反应。
- 肿瘤溶解综合征：通常发生在高度恶性的淋巴瘤患者。
- Dressler 综合征（心包损伤综合征）：心包炎伴或不伴有心包积液，常在心肌梗死 7 天后的心肌损伤后综合征。

2. ICU 发热的可疑原因

- 肺不张。
- 深静脉血栓形成。

（六）辅助诊断

大多数患者可通过详细病史（包括旅行史）和体格检查明确发热的原因。不推荐未经思考盲目涵

盖各项检查。

1. 实验室检查

- 血常规检测：基础生化检查（包括肝功能），血常规和凝血。此外需包括甲状腺功能检查，弥散性血管内凝血倾向以及血清皮质醇（如有必要）。这些检查有助于缩小鉴别诊断范围。

- 血培养：使用抗生素前，以无菌方式留取成对的需氧和厌氧血培养（至少一组来自外周静脉）。应使用氯己定进行皮肤准备。CLABSI 的诊断包括导管尖端定量培养，菌落生长 > 15CFU 为阳性。然而，导管尖端培养阳性不足以进行诊断。仅当临床怀疑持续或复发菌血症或真菌血症，或在菌血症 / 真菌血症治疗 48～96h 后才应抽取血培养。免疫功能低下患者可能需要行血培养以发现不常见病原体感染。

- 呼吸道标本：如果怀疑下呼吸道感染应行革兰染色和标本培养。标本可通过咳痰、吸痰或支气管肺泡灌洗（bronchoalveolar lavage，BAL）获得。行支气管镜检查可诊断肺炎孢子虫、曲霉菌和其他丝状真菌、诺卡菌、军团菌和分枝杆菌。但并非所有从呼吸道分泌物中获得的微生物均是致病菌。如肠球菌、草绿色链球菌、凝固酶阴性葡萄球菌和念珠菌。HIV 患者（尤其是肺孢子菌肺炎患者）BAL 中常出现巨细胞病毒（cytomegalovirus，CMV），并与预后不良相关，但此时 CMV 并未参与疾病发展。有关肺炎更多信息，请参阅第 46 章。

- 胸腔积液：ICU 中伴有大量胸腔积液的发热患者少见，无需对所有发热患者行诊断性胸腔穿刺。有明显胸腔积液可行胸腔穿刺术。

- 粪便：如果怀疑艰难梭菌感染，聚合酶链反应（polymerase chain reaction，PCR）检测是诊断艰难梭菌毒素快速、敏感的方法。除 HIV 感染或疫情评估需要所致腹泻外，大多数患者通常不需行粪便培养或虫卵和寄生虫检查。

- 尿分析和培养：怀疑留置尿管引起尿路感染的所有患者均需行尿分析和培养。尿常规或尿培养对发热患者检测作用尚佳。与社区获得性尿路感染相比，快速试纸检测 CAUTI 可靠性差。快速试纸试验取决于白细胞酯酶（相当于脓尿）和亚硝酸盐（相当于肠杆菌），两者中任何一种都不存在于如肠球菌、念珠菌和凝固酶阳性葡萄球菌引起的 CAUTI 感染病原菌。

- 伤口培养：如果怀疑手术部位（伤口）感染，应将伤口切开，引流，并行引流液培养。浅表培养物价值有限。

- 乳酸：怀疑感染时通过监测血清乳酸水平以评估脓毒症严重程度。但其不应作为液体复苏的最终单一指标。需与尿量和器官灌注指标等一起，作为血流动力学指标。若充分复苏后其水平持续升高（或无改善），应怀疑肠道或肢体缺血发生。需注意硫胺素缺乏的患者可表现为乳酸清除延迟。

- 降钙素原：最新数据表明，降钙素原是一种反映全身潜在性感染的生物标志物，具有很好的阴性预测作用。其数值降低有助于指导抗生素使用时间。正常成人 PCT ≤ 0.15ng/ml，PCT > 2ng/ml 提示严重细菌感染。然而，局部感染（如骨髓炎或脓肿）时数值可能无变化。此外，重度烧伤、严重创伤、急性多器官功能衰竭、腹部或心胸大手术患者可升高。病毒感染和慢性炎症患者无变化。因此降钙素原并非最佳生物标志物，但可应用于临床。

- 抗原检测。
  - 检测 I 型嗜肺军团菌和肺炎链球菌尿抗原。
  - 检测巨细胞病毒、组织胞浆菌病和隐球菌病血液抗原。
  - 检测巨细胞病毒、水痘 – 带状疱疹病毒、人类疱疹病毒 6 型和腺病毒血清或体液 PCR。
  - 疑似脑炎患者检测脑脊液（cerebrospinal fluid，CSF）。检测包括腺病毒、肠道病毒、单纯疱疹病毒（herpes simplex virus，HSV）1 型和 2 型、水痘带状疱疹病毒、巨细胞病毒、EB 病毒和人类疱疹病毒 6 型。在美国 6—12 月期间，还包括西尼罗河病毒、圣路易士脑炎、东部马脑炎、卡奇谷病毒和加州血清群病毒。行脑脊液 PCR 病毒检测的样本应尽量不含血液，血液是 PCR 反应的抑制剂（假阴性结果）。需注意，单纯疱疹病毒性脑炎发病的前 72h PCR 可为假阴性。需重复进行 CSF PCR 以明确诊断。

  - 半乳甘露聚糖和 β-d- 葡聚糖检测曲霉病和念珠菌。较高的阴性值有助于排除侵袭性真菌感染。动态检测以评估治疗效果。

- 腰椎穿刺（lumbar puncture，LP）：若无禁忌证，发热同时伴有无法解释的意识改变可考虑诊断性 LP，若体格检查提示枕大孔以上有病变，穿刺前应行影像学检查。过程中行压力测量。在脑膜脑炎 / 脑炎和脑膜炎早期，不应仅以 LP 结果排除病原诊断。

2. 影像学检查

- CXR：尽管前后行 CXR 敏感性和特异性低，但单侧支气管充气征象对肺炎具有最佳预测作用。

- CT：胸部 CT 可用于免疫低下、CXR 未显示、疑有小结节状或空洞性肺部病变的患者。腹部 CT 用于疑似腹腔内病变（如脓肿、肾盂肾炎、胰腺炎、血管移植物感染、肠梗阻和结肠炎）的患者。

- 超声：怀疑肾盂肾炎或肾积水需行肾脏超声检查以明确诊断，怀疑急性胆囊炎需行右上腹超声检查，其敏感性为 91%，特异性为 79%。如果检查效果不明确，可行 HIDA 扫描。

- 肝胆亚氨基二乙酸（hepatobiliary iminodiacetic acid，HIDA）扫描：在正常（或阴性）HIDA 扫描中，胆囊可见（由于胆囊管通畅），若胆囊未见显影（静脉造影后 4h 内）则为阳性，提示胆囊炎或胆囊管梗阻。但对急性结石性胆囊炎其敏感性为 97%，特异性为 90%，对非结石性胆囊炎的阴性和阳性预测作用均较差。

- 白细胞标记扫描（WBC tag scan）：适用于感染源不明的人群。

- 经胸超声心动图（transthoracic echocardiography/echocardiogram，TTE）：可用于心内膜炎初步评估。

- 经食管超声心动图（transesophageal echocardiography/echocardiogram，TEE）：可用于细菌性心内膜炎。

- 脑电图（electroencephalogram，EEG）：可用于癫痫持续状态。

（七）诊断流程

（流程图 42-1 见转页）

四、治疗

- 不推荐常规使用退烧药或体外降温。研究表明，使用退烧药可能加重脓毒症患者预后。但对于缺血性脑损伤、颅内压升高、温度＞ 41℃（≥ 105.8°F）时可使用。

- 应根据目前指南进行病因治疗。

- 疑似患病或临床情况恶化（休克）的患者应尽快开始经验性抗生素治疗。对于大多数其他患者在开始抗生素治疗之前应行诊断性检查和临床评估。

- 应根据临床判断和培养结果尽快换用窄谱抗生素治疗。

- 必要时立即进行专家会诊，艰难梭状芽胞杆菌引起严重结肠炎和坏死性筋膜炎需行外科会诊。免疫功能低下的患者应与传染病科进行会诊。

- 免疫功能低下患者的一般治疗原则是积极明确微生物学诊断，常需行有创操作。

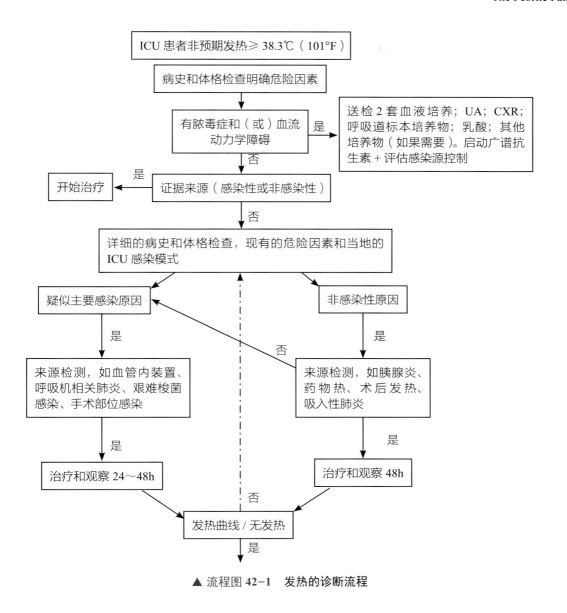

▲ 流程图 42-1　发热的诊断流程

- 神经源性发热需行鉴别诊断，也是预后不良的独立影响因素，尤其是脑出血患者。对于体温超过 38.3℃（101°F）的神经系统损伤和感染性或非感染性源性患者应治疗以恢复正常体温。对乙酰氨基酚无效和非感染源发热的患者需行物理降温。黏附性表面冷却系统（及血管内热交换导管）可有效降低体温。

- 对于心脏停搏后出现的发热和不需要低温治疗的患者均应积极治疗以恢复正常体温。

- 一般情况下，ICU 发热应避免使用非甾体抗炎药，其易引起急性肾脏损伤。

临床经验

- 神经损伤患者除非有指征，否则应避免对伴有发热的患者使用常规药物治疗。

- 病情恶化的患者应尽快开始经验性抗生素治疗。

- 免疫功能低下的患者要积极明确微生物诊断。

五、特殊人群

免疫功能低下患者

机会性感染的早期诊断和特异性治疗是以下患者成功救治的基础。

- 中性粒细胞减少患者：其定义为中性粒细胞绝对数（ANC）<每 500μl 个细胞或 48h 后嗜中性粒细胞绝对计数（absolute neutrophil count，ANC）降至<每 500μl 个细胞。发热是指单次口腔温度>38.3℃（101°F）或体温升高 38℃ 以上（100.4°F）持续 1h。2/3 的患者无法通过初步评估明确感染来源。可能与之前使用抗生素有关。高危患者包括：预期延长（>1 周）、ANC 计数<每 100μl 个细胞的细胞毒性化疗后及有低血压、肺炎、新发腹痛或神经系统改变的患者。

- 脾切除术后患者：脾切除术后患者若感染肺炎链球菌、流感嗜血杆菌和脑膜炎奈瑟氏菌，可进展为严重脓毒症，预后差。体内无抗体，若感染，死亡率将是普通人群 58 倍。但大多数感染发生在术后前两年。

- 其他免疫受损患者：其包括：服用皮质类固醇、生物性 T 淋巴细胞耗尽剂、药物相关 T 细胞抑制、HIV 和器官移植受者。非中性粒细胞免疫低下患者的发热多由特定部位感染引起（如 HIV 患者中的卡氏肺孢子菌）。接受同种异体骨髓移植患者应警惕巨细胞病毒导致的间质性肺炎，多发生在移植术后 30～60 天。巨细胞病毒感染在接受实体器官移植患者中常见，但在接受自体骨髓移植患者中相对少见。

相关资源

1. 推荐网站

http://www.cdc.gov/nhsn/acute-care-hospital/vae

www.mhaus.org

www.nmsis.org

2. 指南

美国指南

标　题	来　源	日期和参考文献
Guidelines for Evaluation of New Fever in Critically Ill Adult Patients: 2008 Update from the American College of Critical Care Medicine and the Infectious Diseases Society of America	American College of Critical Care Medicine and the Infectious Diseases Society of America	2008 Crit Care Med 2008;36(4): 1330-49
Clinical Practice Guideline for the Use of Antimicrobial Agents in Neutropenic Patients With Cancer: 2010 Update by the Infectious Diseases Society of America	Infectious Diseases Society of America	2011 Clin Infect Dis 2011;52(4): 427-31

脓毒症
Sepsis

Danish S. Malik　Gabriela Bambrick-Santoyo　Karen McKenna
Rachael Schneider　Richard Lee　著
闫　云　译　陈　宇　校

第43章

本章概览

- 脓毒症是由感染引起的全身炎性反应，是一种可进展为多脏器功能衰竭和休克的临床综合征。
- 脓毒症是引起全世界危重患者死亡的主要原因。随着病情加重，其死亡率明显增加。
- 脓毒症可影响所有患者，但更多见于高龄老年重症患者和免疫低下人群。
- 早期识别、积极液体复苏、广谱抗生素的使用是改善临床结局的关键。
- 脓毒症很难定义。目前尚无确切的诊断金标准。其定义和分类随着疾病发展而不断变化，未来有可能会改变。

一、背景

（一）定义

- 2016 年，重症监护医学会（Society of Critical Care Medicine）发布了对脓毒症的新共识。然而，是否接受新标准及其影响尚未明确。有关脓毒症的具体定义和疾病分类的争论仍在继续。
- 脓毒症是由感染引起的一种炎症反应，可导致危及生命的器官功能障碍。
- 国际上对脓毒症的定义和主要分类不同（表 43-1）。

（二）发病率 / 流行率

- 美国每年大约有 97 万例脓毒症患者。
- 在过去 20 年，其发病率以每年近 9% 的速度增长。
- 脓毒症死亡率总体高于 50%，并随病情严重程度呈线性增加，达 10%～80%。

（三）经济影响

- 占 ICU 费用的 40%。
- 平均住院时间比大多数其他情况高 75%，随着疾病严重程度的增加而增加。
- 每次住院费用也随着疾病严重程度的增加而增多，在美国从 1.6 万美元增加到 3.8 万美元。
- 2013 年，美国脓毒症的年度成本为 240 亿美元，占医院总成本的 13%，但仅占住院人数的 3.6%。

表 43-1 脓毒症的定义

组 织	定义的关键部分
SCCM/ESICM/ACCP/ATS/SIS 2001 国际脓毒症定义会议，2001	**脓毒症：** 同时存在感染和 1 个以上全身炎症反应综合征（SIRS）诊断标准的临床综合征 • 体温＞ 38℃ 或＜ 36℃ • 心率＞ 90 次 / 分 • 呼吸频率＞ 20 次 / 分或 $PaCO_2$ ＜ 32mmHg • 白细胞＞ 12 000/dl 或＜ 4000/dl **严重脓毒症：** 脓毒症合并终末器官功能障碍（脓毒症的非特异性生理变化、血流动力学和实验室相关指标，请参见原始文章中的表 1） **感染性休克：** 急性循环衰竭状态，其特征为其他原因无法解释的持续的动脉低血压 **低血压：** 收缩压＜ 90mmHg，MAP ＜ 60mmHg，或无其他低血压原因，充分复苏后与基线相比收缩压下降＞ 40mmHg
拯救脓毒症运动 [由美国国家质量论坛（NQF）和医疗保健及医疗补助服务中心（CMS）使用]	**脓毒症：** 满足 2 个或 2 个以上 SIRS 标准时怀疑感染 • 体温＞ 38.3℃ 或＜ 36℃ • 心率＞ 90 次 / 分 • 呼吸频率＞ 20 次 / 分或 $PaCO_2$ ＜ 32mmHg • 白细胞＞ 12 000/dl 或＜ 4000/dl；未成熟白细胞＞ 10% **严重脓毒症：** 定义为具有终末器官功能障碍存在的脓毒症，或乳酸大于正常值上限（通常＞ 2mmol/L） **感染性休克：** 任何时候乳酸值＞ 4，或对液体复苏无反应的低血压
SCCM/ESICM 特别工作组，2016	2016年发表的共识尚未得到所有医学会认可，尚未纳入脓毒症治疗方案的共识定义已被删除，作为定义的一部分，SIRS 已被删除，严重脓毒症、脓毒症综合征和败血症等术语已被删除 **脓毒症：** 感染引起机体异常反应导致危及生命的多器官功能障碍 • 在 ICU 外，临床上使用快速序贯器官衰竭（qSOFA）评分（SBP ＜ 100mmHg，呼吸频率＞ 22 次 / 分，精神状态改变）识别极可能具有不良预后的疑似或假定感染的患者 • 在 ICU 内，临床上通过 SOFA 评分＞ 2 分或与基线相比 SOFA 评分≥ 2 分来识别疑似或假定极可能具有不良预后的感染患者 **脓毒症休克：** 与单纯脓毒症相比，是脓毒症的一种亚型，循环不稳定，代谢和细胞异常，与死亡风险更加密切相关。成人感染性休克患者临床诊断标准包括：需要血管活性药维持平均动脉≥ 65mmHg，充分液体复苏后乳酸≥ 2mmol/L

（四）病因学

- 任何来源和类型（真菌、细菌、病毒）的社区获得性和与医疗保健相关的感染都可能导致脓毒症。
- 肺炎是最常见的原因，约占所有病例的一半，其次是腹腔和尿路感染。
- 血培养通常仅在 1/3 的病例中呈阳性。

（五）病理 / 发病机制

- 脓毒症和感染性休克的发病机制复杂。
- 局部感染的微生物进入血液。相应机体从细胞（内皮细胞、单核巨噬细胞、中性粒细胞）和血浆蛋白（凝血、纤溶和补体系统）释放大量促炎和抗炎介质，这些介质对多个器官功能有重要的生理作用。
- 促炎和抗炎反应之间的平衡将决定器官损伤或感染扩散的程度。
- 这些反应的方向、程度和持续时间由宿主（遗传特征、年龄、并存疾病、药物）和病原体（微生物负荷和毒力）共同决定。
- 感染性休克可导致心血管、呼吸、肾脏、代谢、血液、肝脏和神经系统的失调。
- 严重脓毒症常伴随凝血功能异常，导致弥散性血管内凝血（DIC）。

（六）预测 / 危险因素

- 免疫抑制。
- 年龄＞ 65 岁。
- 糖尿病。
- 癌症。
- 既往住院史。
- 遗传因素。
- 慢性肺部疾病。

二、预防

> **要点 / 临床经验**
> - 减少不必要的侵入性操作、留置导管和设备的使用。
> - 避免长时间使用任何留置装置（如 Foley 导管，外周和中心静脉导管）。
> - 及时接种针对不同年龄的疫苗。

三、诊断

> **要点 / 临床经验**
> - 目前脓毒症诊断尚无金标准。
> - 脓毒症临床表现多样，包括不适和虚弱、局部感染症状、精神状态改变和分布性休克。
> - 与其他诊断方法一起，对任何疑似脓毒症的患者均应测定血清乳酸水平。

（一）鉴别诊断（表 43-2）

表 43-2　脓毒症的鉴别诊断

鉴别诊断	特　征
酒精戒断反应	震颤、高血压、舌肌颤动、躁动、癫痫发作、酗酒史
流行性感冒	高热、寒战、咳嗽、心动过速、毒性反应的不同表现
不明原因的胃肠炎	呕吐和腹泻、恶心、腹部不适不伴局部疼痛或压痛、无发热、低体温、其他情况良好
低血容量 / 脱水	低血压、心动过速、无发热、黏膜干燥、皮肤弹性差、毛细血管再充盈缓慢
上消化道出血	低血压、虚弱、心动过速、乳酸酸中毒、黑便、呕血
下消化道出血	便血、低血压、虚弱、心动过速、乳酸酸中毒
胰腺炎	腹痛、白细胞增多、乳酸酸中毒、低血容量、低血压

（二）典型表现

- 脓毒症因病因、严重程度、患者的并发症、病程不同，临床表现各不相同。
- 典型症状包括发热、寒战、出汗、身体不适和虚弱。
- 也可出现特定的症状（表 43-3）。
- 免疫功能低下和老年患者症状不明显或表现为非典型症状（见特殊人群部分）。

表 43-3 脓毒症的特异性症状和体征

来源 / 系统	典型症状	典型体征
中枢神经系统（脑膜炎、脑炎）	头痛、颈部疼痛、颈部僵硬、神志不清、癫痫发作	定向障碍、意识丧失、肌阵挛、颈项强直、局灶性神经功能障碍
呼吸系统（肺炎、脓胸）	呼吸急促、咳嗽、胸痛	呼吸急促、鼻翼扇动、三凹征、缺氧、局部呼吸音减低、啰音
胃肠 / 肝胆（胆囊炎、胆管炎、结肠炎、阑尾炎）	疼痛、呕吐、腹泻	局部腹部压痛、反跳痛、局部或弥漫性腹肌紧张、腹部强直
尿路	尿痛、背痛、腰痛	耻骨上压痛、肋脊角压痛
心脏（心肌炎、心内膜炎）	呼吸困难、胸痛、胸膜痛	低血压、心动过速、心律失常、四肢冰冷
皮肤 / 软组织（蜂窝织炎、脓肿、筋膜炎）	皮疹、局限性疼痛	局部皮温高、硬结、波动感、捻发感、疼痛与检查不对应

（三）临床诊断

1. 病史

- 症状的持续时间和进展。
- 旅行史。
- 确诊患者接触史。
- 近期抗生素使用史。
- 感染史。
- 近期住院或手术史。
- 尿量的变化。
- 存在免疫抑制。
- 慢性病状态。

2. 体格检查

- 评估是否符合 SIRS 的诊断标准（表 43-1）。
    - 每 8 例脓毒症中有 1 例 SIRS 诊断阴性。
- 低血压（MAP < 65）或毛细血管再充盈时间 > 2s 可能是远端器官灌注不良的标志，尽管缺乏这些发现不能排除脓毒症。
- 检查任何异物留置处皮肤（留置导管、植入的医疗装置）有无发热、硬结、压痛或脓液。
- 根据怀疑的感染来源（表 43-3）有重点的进行体格检查，如肺炎、尿路感染、蜂窝织炎、中枢神经系统或腹内感染或体内异物感染。

3. 实用的临床决策评分系统

- 2016 年 SCCM/ESICM 脓毒症定义（表 43-1），序贯器官衰竭评估（sequential organ failure assessment, SOFA）评分用于识别高死亡风险的脓毒症患者。该定义的适用性有待更多前瞻性试验验证。
- SOFA 评分是一种疾病严重程度评分，主要用于预测危重患者的死亡率。有助于评估脓毒症患者终末器官损害的严重程度，通过临床参数来预测死亡风险。
  - ICU 疑似感染患者的预后较差，可通过 SOFA 评分 ≥2 分或 SOFA 得分较基线变化 ≥2 分来确定（表 43-4）。
  - ICU 外使用 qSOFA 评分（以下 3 个要素中的任意 2 个）识别疑似感染患者：SBP < 100mmHg，RR > 22 次 /min，精神状态改变。

4. 疾病严重程度分级

- 根据 2001 年 SCCM/ESICM/ACCP/ATS/SIS 国际脓毒症会议，脓毒症是指有感染来源且同时符合 SIRS 诊断标准。
- 严重脓毒症是指感染的同时存在多器官功能障碍（有关多器官功能障碍的参数，请参阅下一节）。
- 感染性休克是指脓毒症引起的对适当的液体复苏无效的低血压。

（四）辅助诊断

1. 实验室检查

- 所有疑似脓毒症的患者应检测以下项目：CBC、基本生化检查、至少两套血培养、CXR 和血乳酸。
  - 开始使用抗生素前留取血培养，除非导致抗生素给药时间明显延迟（> 45min）。

表 43-4　SOFA 评分体系

器官系统	分数				
	0	**1**	**2**	**3**	**4**
呼吸系统：PaO_2（kPa）/ FiO_2（mmHg）	> 400	≤ 400	≤ 300	≤ 200	≤ 100
肾脏：肌酐（mg/dl）	< 1.2	1.2～1.9	2.0～3.4	3.5～4.9 尿量 < 500ml/d	> 5 尿量 < 200ml/d
肝脏：胆红素（mg/dl）	< 1.2	1.2～1.9	2.0～5.9	6.0～11.9	> 12
心血管：低血压	无低血压	MAP < 70mmHg	多巴胺 ≤ 5[a] 或多巴酚丁胺（任何剂量）	多巴胺 > 5[a] 或肾上腺素 ≤ 0.1[a] 或去甲肾上腺素 0.1[a]	多巴胺 > 5[a] 或肾上腺素 ≤ 0.1[a] 或去甲肾上腺素 0.1[a]
血液学：血小板（1×10^3）	> 150	≤ 150	≤ 100	≤ 50	≤ 20
中枢神经系统：GCS 评分	15	13～14	10～12	6～9	< 6

a. 肾上腺素使用 1h 以上 [剂量 μg/(kg·min)]

- 如果怀疑有严重脓毒症或感染性休克，需要进行凝血功能（PTT、PT/INR）和肝功能检查。
- 如果怀疑肺部是感染源则进行 CXR。

- 患者可能同时存在白细胞增多症、白细胞减少症或杆状核粒细胞增多症。这些患者也可出现多器官功能衰竭，如低氧血症，急性少尿，肌酐升高（＞2mg/dl）或胆红素（＞2mg/dl），血小板减少（血小板＜100 000/μl）或凝血功能障碍（INR ＞1.7s 或 PTT ＞60s）。
- 如果强烈怀疑尿路感染应送尿液分析和尿液培养。
- 可根据临床情况和可疑脓毒症来源进行腰椎穿刺、胸腔穿刺术和伤口培养。

2. 影像学检查

- CXR 适用于有呼吸功能障碍体征或症状的患者。
- 根据可疑脓毒症来源选择不同高级影像技术：如腹部、颅内或深层组织感染部位进行 CT 扫描；可疑脊髓硬膜外脓肿进行 MRI。
- 床旁超声以评估容量状态和液体反应性。

（五）诊断和管理流程（流程图 43-1）

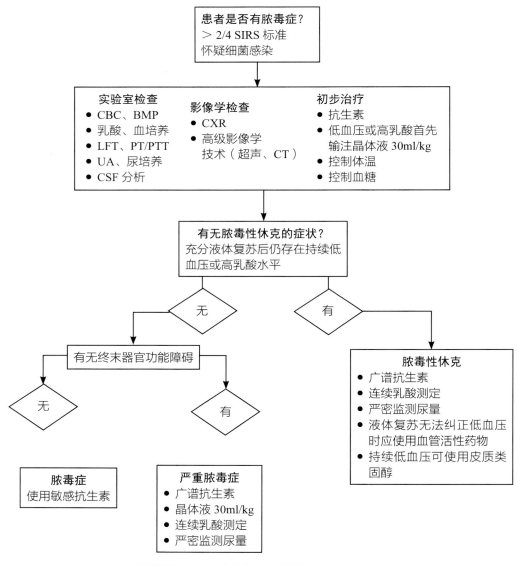

▲ 流程图 43-1　脓毒症和脓毒性休克的诊断和治疗

（六）脓毒症诊断的潜在缺陷 / 常见错误

- 未考虑脓毒症，从而延误识别和治疗。
- 未获得血乳酸以识别"隐匿性"脓毒症或对脓毒症的严重程度进行分层。
- 在开始抗生素治疗前，未能获得血液、尿液或其他潜在脓毒症来源的培养。
- 因患者的临床表现、生命体征或低血清乳酸值误导。
- 因敏感性不高的体格检查结果排除感染来源，例如肺部检查正常，腹部压痛轻微，一般状况良好的患者。

四、治疗

（一）治疗原理

1. 治疗的基础
- 包括液体复苏、控制感染源、使用抗生素、对症治疗以及重要脏器支持治疗。

2. 抗生素
- 抗菌药物的使用时间是决定严重脓毒症 / 感染性休克患者存活的关键因素。
- 如果强烈怀疑是脓毒症，应立即开始经验性广谱抗生素，无须等待影像学或验室分析确认。如果发现患者处于严重脓毒症或感染性休克，最好在 1h 内使用抗生素。
- 如果患者在基础状况良好、面色红润、血清乳酸正常、感染源已明确，则可以考虑针对性的抗菌方案。

3. 控制来源
- 请移除留置导管或医疗装置，若怀疑其为感染来源时。
- 当怀疑实质器官感染（阑尾炎、胆囊炎、子宫内膜炎、脓肿）时，急请专科会诊至关重要。

4. 液体复苏
- 液体量 30ml/kg。
- 目标是 MAP > 65mmHg。
- 在乳酸酸中毒的情况下，纠正血清乳酸直至正常范围。

（二）支持治疗（表 43-5）

表 43-5　脓毒症的支持治疗

低血压	• 如前所述的液体管理 • 若认为不适合进一步液体复苏，则开始使用血管活性药物：去甲肾上腺素 0.1～3μg/(kg·min)，滴定至目标平均动脉压 • 第二选择：加用肾上腺素，或多巴酚丁胺（在心肌收缩功能障碍的情况下）、去氧肾上腺素（在高动力型休克时），或血管加压素（0.02～0.04U/min） • 出现难纠正低血压时考虑皮质类固醇（氢化可的松 100mg 静脉注射）
心动过速	• 确定病因（发热 / 低血容量） • 通常低血容量是最初症状 • 推荐早期液体复苏
发热	解热药（对乙酰氨基酚）

（续表）

低体温	被动保暖（加热毯、体外温控装置、温盐水）
少尿 / 无尿	• 可能是低血容量和多器官功能障碍的标志 • 目标尿量＞ 0.5ml/(kg·h) • 可考虑放置尿管以严密观察尿量变化
高血糖	• 血糖＞ 200mg/dl，常规胰岛素治疗 • 目标血糖 140～180mg/dl
贫血	• 维持大多数患者血红蛋白＞ 7g/dl • 如果患者存在持续心肌缺血症状，维持血红蛋白＞ 8～9g/dl

（三）院内患者管理

- 治疗效果取决于脓毒症的严重程度、对抗生素的反应以及最初的治疗方案。需血管升压药且血流动力学不稳定的患者应进入 ICU 治疗直至血流动力学稳定为止。
- 选择最初抗生素时应考虑多重耐药致病菌的风险。危险因素包括既往 90 天的抗生素治疗，目前住院 5 天以上，社区或医院抗生素的耐药率，以及免疫抑制。
- 一旦产生培养物，应根据病原菌种类和敏感性调整抗生素。该治疗时程取决于感染部位 / 来源、病原菌种类和临床反应。

（四）并发症的预防 / 处理

- 在不需要留置尿管和中心静脉导管时应尽早拔除，防止导管相关感染。
- 尽快减少广谱抗生素的使用时间以预防抗生素耐药及继发于抗生素使用引起的艰难梭菌感染。

（五）管理 / 治疗共识

参见流程图 43-1。

（六）2018 年拯救脓毒症指南

这些尚未得到所有医学会的认可，也尚未纳入脓毒症治疗方案。

1h 集束化治疗：待脓毒症确诊 1h 内启动
- 测量乳酸水平 *
- 在使用抗生素之前进行血培养
- 快速输注 30ml/kg 晶体以纠正低血压或乳酸水平≥ 4mmol/L
- 在液体复苏期间或之后出现血压进一步下降，则应用血管活性药物以维持 MAP ≥ 65mmHg
- *. 如果初始乳酸升高＞ 2 mmol/L，则重新测量乳酸水平

6h 集束化治疗：以下应在 6h 内完成
- 如果初始乳酸升高需重新测量乳酸
- 液体复苏无效的低血压继续使用血管活性药物治疗，以维持 MAP ≥ 65mmHg
- 充分液体复苏后或初始乳酸≥ 4mmol/L 时持续低血压，考虑通过测量 CVP 和 SCvO$_2$（如拯救脓毒症运动指南所述）重新评估容量状态，或通过体格检查决定是否继续液体复苏或使用血管活性药物治疗

临床经验

- 降低死亡率的关键是早期识别和治疗。
- 最初的治疗目标包括使用广谱抗生素，通过液体复苏纠正血压，必要时提供呼吸支持，并连续测量血乳酸。
- 尽管进行充分液体复苏，但持续低血压或乳酸升高表明可能需加用血管活性药。
- 应始终解决感染源问题。

五、特殊群体

（一）孕产妇

- 脓毒症是美国孕产妇死亡的第三大原因（13%）。
- 危险因素包括：流产、堕胎、剖宫产、延长分娩或胎膜破裂、早产、妊娠组织物残留。
- 如果怀疑脓毒症，孕妇应住院治疗。
- 孕妇可能已有低血压，因为怀孕前六月时会出现全身血管阻力下降。
- 临床诊断标准包括产科脓毒症评分，该评分因怀孕期间的特殊生理变化有所修改，评分 ≥ 6 分可预测入 ICU 情况。
- 应尽可能使用对孕妇无影响的抗生素。
- 脓毒性流产可与其他病因一样作为感染源。
- 强烈建议尽早咨询产科医生。

（二）老年人

- 老年患者可能会出现更不典型或更不明显的特征，如虚弱、嗜睡或神志不清。可采取较低阈值以排除这些患者的脓毒症诊断。
- 老年脓毒症患者可能不出现发热或白细胞增多。
- 询问最近的住院情况以排查是否存在院内感染因素。

（三）其他

- 服用免疫调节剂或有免疫功能障碍相关疾病（如艾滋病 / 获得性免疫缺乏综合征、癌症、糖尿病）的患者其体征和症状更不明显（如果有的话）。这类患者的致病菌更加非典型或具有耐药性。
- 考虑到感染的严重性，服用控制心率药物（β 受体拮抗药和钙通道阻滞药）的患者可能不会达到预期的心率增加程度。对于这些患者应积极治疗，因为此类患者的心脏对脓毒症引起的低血压代偿能力有限。
- 对液体复苏和血管活性药难以纠正的感染性休克，可考虑使用皮质类固醇（氢化可的松 200mg/d）来治疗相对肾上腺功能不全。

六、预后

要点／临床经验

- 风险校正的脓毒症死亡率模型正在研究中。
- 预后取决于感染的严重程度、潜在并发症、器官功能障碍数量和病原菌毒力。
- 血清乳酸测量可作为可靠预后预测工具，应密切监测。
- 抗生素疗程以及控制感染源是严重脓毒症／脓毒性休克相关患者的死亡风险的主要决定因素。
- 医生应充分认识和理解脓毒症后综合征以便预测脓毒症对患者的长期影响，并为患者提供相应解决方案。

相关资源

1. 推荐网站

https://www.cdc.gov/reproductivehealth/maternalinfanthealth/pregnancy-mortality-surveillance-system.htm.

https://www.sepsis.org/sepsis-basics/post-sepsis-syndrome/.

2. 指南

美国指南

标　题	来　源	日期与网址
2001 SCCM/ESICM/ACCP/ATS/ SIS International Sepsis Definitions Conference	SCCM/ESICM/ACCP/ATS/SIS	2003 https://doi.org/10.1007/ s00134-003-1662-x
Institute for Healthcare Improvement: Severe Sepsis Bundles	Institute for Healthcare Improvement	http://www.ihi.org/resources/Pages/ Tools/SevereSepsisBundles.aspx
The Third International Consensus Definitions for Sepsis and Septic Shock (Sepsis-3)	The Third International Consensus Definitions for Sepsis and Septic Shock	2016 http://jama.jamanetwork.com/ article.aspx?articleid=2492881

3. 证据

证据类型	标题和评论	日期与网址
Prospective，randomized study	*Early Goal-Directed Therapy in the Treatment of Severe Sepsis.* Introduced the concept of goal-directed therapy；proved a survival benefit when patient-centered goals were met in a timely fashion.	2001 http：//www.nejm.org/doi/pdf/10.1056/ NEJMoa010307

（续表）

证据类型	标题和评论	日期与网址
RCT	*Lactate Clearance vs Central Venous Oxygen Saturation as Goals of Early Sepsis Therapy: A Randomized Clinical Trial* Demonstrated the non-inferiority of serial lactate measurements when compared to other, more invasive methods of monitoring response to resuscitation	2010 http：//jama.jamanetwork.com/article.aspx? articleid=185405&resultClick=3
RCT	*A Randomized Trial of Protocol-Based Care for Early Septic Shock Goal-Directed Resuscitation for Patients with Early Septic Shock Trial of Early, Goal-Directed Resuscitation for Septic Shock* These three trials confirmed the notion that severe sepsis can be adequately managed without the use of invasive hemodynamic monitoring or strict adherence to a management protocol. Standard therapy, however, included prompt antibiotic administration and fluid resuscitation	2014 https：//doi.org/10.1056/NEJMoa1401602 2014 https：//doi.org/10.1056/NEJMoa1404380 2015 http：//www.nejm.org/doi/pdf/10.1056/NEJMoa1500896
Retrospective study	*Systemic Inflammatory Response Syndrome Criteria in Defining Severe Sepsis* Found that patients can have sepsis even in the absence of two or more SIRS criteria	2015 http：//www.nejm.org/doi/pdf/10.1056/NEJMoa1415236
Retrospective study	*Duration of Hypotension Before Initiation of Effective Antimicrobial Therapy is the Critical Determinant of Survival in Human Septic Shock* Found a survival benefit when antimicrobial agents were administered within the first hour of documented hypotension	2006 https：//doi.org/10.1097/01.CCM.0000217961.75225.E9

第44章

ICU 获得性感染
Infections Acquired in the Intensive Care Unit

James S. Salonia　Andre Sotelo　著
闫 云 译　陈宇 校

本章概览

- ICU 获得性感染包括中心静脉导管相关血流感染（central line–associated bloodstream infection，CLABSI）、导管相关尿路感染（catheter-associated urinary tract infection，CAUTI）、呼吸机相关肺炎（ventilator-associated pneumonia，VAP）、艰难梭菌感染（Clostridium difficile Infection，CDI）和压疮感染。
- 与非重症监护相比，ICU 患者发生医院相关感染的风险更高。ICU 治疗常使用广谱抗生素，抗生素耐药病原体常见。
- 识别血管内导管置入、尿管放置和机械通气的适应证是对预防 CLABSI、CAUTI 和 VAP 至关重要。及时拔除相关装置对预防以上感染同等重要。
- 实施相关检查表以确保严格遵守循证指南，最大限度实施在导管插入期间的预防措施，完全遵守相关集束措施及保持手卫生是预防 ICU 获得性感染的关键。

一、一般治疗原则

- 当怀疑 ICU 获得性感染时，尽可能拔除所有导管。
- 抗菌药物是主要治疗方法。及时应用抗生素，延误治疗可增加死亡率。
- 特定抗生素的选取需考虑引起感染的危险因素、当地常见病原菌和医院的抗菌谱。
- 初始治疗应选择静脉注射，临床反应有效的患者应过渡到口服治疗。艰难梭菌感染应尽可能首选口服。

二、一般预防

- 手卫生（常规肥皂水或含有酒精的洗手液）和无菌技术（以帽子、口罩、无菌衣、手套和全身消毒盖布进行最大限度的无菌预防措施）。
- 实施质量改进和每日评估所有血管内装置、留置尿管和气管插管的集束措施。
- 所有疑似或实验室确诊的艰难梭菌感染患者应采取接触预防措施，使用隔离衣、手套和一次性器械

（如听诊器）。常规使用肥皂水确保手部卫生至关重要，因为通过酒精洗手液洗手无法阻断艰难梭菌孢子的传播。

- 模拟培训可成为指导医护人员正确使用无菌技术及正确放置血管内导管和气管插管的有效方式。

三、中心静脉导管相关血流感染

（一）背景

1. 定义

- CLABSI 是实验室诊断的血流感染，感染发生前中心静脉导管放置时间＞ 2 天，放置日期指定为第 1 天。若中心静脉导管放置＞ 2 天后拔除，实验室诊断血流感染的日期必须是拔除当天或次日。

2. 病因

主要致病菌如下。

- 凝固酶阴性葡萄球。
- 金黄色葡萄球菌。
- 念珠菌。
- 肠道革兰阴性杆菌。

3. 病理 / 发病机制

- 病原微生物通过置入部位的皮肤迁移到皮肤导管处，并沿导管表面随导管尖端的定植而被引入，这是短期导管留置最常见的感染途径。
- 直接污染导管或导管接头、与手或污染的液体或设备接触、另一个感染病灶引起的血行感染，输注的液体污染并不常引起定植和感染。

4. 预测 / 风险因素

- 长期留置中心静脉或动脉导管。
- 操作人员的技能。
- 插入部位危险因素。
  - 首选氯己定溶液。
  - 皮肤完整性丧失（如烧伤、银屑病）。
- 局部预防措施。
- 非通路导管大于通路导管。
- 导管类型。
  - 管腔数量。
  - 使用抗生素浸泡的导管风险较低。
  - 肺动脉导管的风险最大。
- 反复插管及使用。
- 导管部位。
  - 股骨部位感染风险最高。
  - 插入部位预先存在感染。
- 插入情况。
  - 急诊大于择期。

- 病情严重程度，慢性疾病，免疫缺陷状态：
  - 粒细胞减少症。
  - 化疗后免疫抑制。
- 全肠外营养（total parenteral nutrition，TPN）。

（二）预防

- 在插入血管内导管时，保持最大程度的无菌操作。
- 插入部位准备。
  - 首选 2% 氯己定溶液。
  - 替代品包括碘溶液。
- 首选锁骨下或颈静脉部位放置中心静脉导管。避免使用股静脉通路。
- 若使用其他策略未降低感染发生率。推荐使用防腐剂 / 抗生素浸泡的短期中心静脉导管和氯己定浸泡的海绵敷料。
- 最好使用无缝合固定装置稳定导管，以避免导管进入部位周围破裂。
- 如果导管部位出血或渗出，建议使用无菌纱布直到出血停止。
- 当不再需要时立即拔除导管。

（三）诊断

1. 典型表现
- 有中心静脉或动脉导管通路患者出现不明原因发热、白细胞增高和机体失代偿。
- 置入部位出现红肿、硬结和压痛。

2. 临床诊断
- 病史。

  长时间血管内导管置入期间出现发热、寒战等症状，应怀疑导管相关血流感染。
- 体格检查。

  每日检查所有导管置入部位有无红斑、脓性分泌物、压痛。

3. 辅助诊断
- 实验室检查。
  - 抗生素使用前，无菌方式收集成对需氧和厌氧的血培养物（至少一组来自外周静脉），皮肤准备应使用氯己定。
  - 导管尖端定量培养已用于诊断 CLABSI，菌落形成 > 15 个单位（colony forming units，CFU）为阳性。但其尖端培养阳性不足以诊断。
- 影像学检查。
  - CLABSI 患者需要超声心动图来评估是否存在感染性心内膜炎。

4. 疾病诊断方面的潜在缺陷 / 常见错误
- 未执行或坚持中心静脉导管置入检查表或完全遵守中心静脉导管置入的管理措施。
- 收集血培养物时缺乏无菌操作而导致假阳性。

（四）治疗

- 抗生素治疗的持续时间取决于病原微生物。其时间应从血培养阴性的第一天开始。
- 万古霉素被推荐用于 MRSA 的经验性治疗。
- 培养结果未明确前，推荐经验性覆盖革兰阴性菌。
- 推荐对特定患者进行多药耐药（multidrug-resistant，MDR）菌经验性覆盖。
  - 中性粒细胞减少的患者。
  - 重病患者。
  - 已知 MDR 定植。
- 对有以下危险因素的患者，推荐使用棘白菌素经验性覆盖念珠菌属。
  - 全肠外营养。
  - 持续使用广谱抗生素。
  - 血液系统恶性肿瘤。
  - 器官移植者。
  - 念珠菌属引起的定植。
- 血培养单一阳性的导管置入患者在考虑拔除导管之前，需行凝固酶阴性葡萄球菌属培养。

（五）预后

CLABSI 的死亡率为 12%～25%，并受潜在急性疾病和并发症的影响。

后续检测和监测

- CLABSI 患者需密切随访监测血培养，直至菌血症消除。
- 拔除导管且使用恰当的抗菌药物后出现菌血症和（或）症状持续 72h 后提示存在如感染性心内膜炎和（或）转移性感染并发症。

四、导管相关尿路感染

（一）背景

1. 定义

- 实验室诊断的感染，在感染之前留置尿管 > 2 天，放置时间为第 1 天，前 1 天仍存在或拔除，且患者至少有以下体征或症状之一。
  - 发热（ > 38℃ ）。
  - 尿急或尿频。
  - 排尿困难。
  - 耻骨上或肾区疼痛或压痛。
  - 意识状态改变。
- 此外，尿培养阳性，细菌不超过 2 种，且至少有 1 种 > 10 万菌落形成单位（colony-forming unit，CFU）。

2. 发病率 / 流行率

导管相关尿路感染是最常见医疗相关感染。

3. 病因

主要致病菌如下。

- 大肠杆菌。
- 肠球菌。
- 念珠菌。
- 克雷伯菌属。
- 铜绿假单胞菌属。
- 沙雷菌属。
- 柠檬酸杆菌属。
- 肠杆菌属。

尿管长期留置通常会引起多种细菌感染。

4. 病理 / 发病机制

- 导管放置时无菌操作不当导致病原微生物进入泌尿系统，导管长时间留置造成微生物在尿道、阴道或直肠及导管上形成生物膜，未能维持封闭引流系统是 CAUTI 发生的最重要机制。
- 生物膜保护病原微生物免受抗菌药物和宿主防御侵袭。
- 引流失败和尿液收集袋污染导致尿液淤积从而引起上行性感染。
- 导尿破坏宿主的防御机制，并使尿道病原体进入泌尿系统。

5. CAUTI 的预测 / 危险因素

持续导尿是 CAUTI 发生的最重要的危险因素之一。

- 无尿管放置适应证。
- 重复导尿。
- 放置尿管时的消毒不当。
- 未维持封闭的排泄系统。
- 延长导尿时间。
- 高龄。
- 女性。
- 免疫受损。
- 糖尿病。

（二）预防

- 替代体内放置尿管，如间歇导尿或使用外部导管。
- 放置尿管时注意无菌操作。
- 维持密闭排泄系统，保持尿流通畅。
- 可考虑使用消毒液浸泡的尿管。
- 当不需要时及时拔除尿管。

（三）诊断

1. 典型表现

留置尿管的患者若出现不明原因的发热、白细胞增多和心脏失代偿，特别是长时间留置尿管，应评估 CAUTI 可能。

2. 临床诊断

(1) 病史：长时间导尿患者出现发热，寒战等症状。

(2) 体格检查：尿道口可见红斑、压痛和脓性尿液，以及收集尿管中的脓性尿液，提示尿管是感染源。

3. 辅助诊断

(1) 实验室检查。

- 尿液培养仅在尿检异常且怀疑有 CAUTI 时收集。
- 留取中段尿标本后拔除尿管。
- 如果导管不能取出，应无菌收集导管口的尿液标本。
- 长期留置尿管的患者，建议在收集尿液培养标本之前放置新的留置尿管。
- 尿液培养标本不得收集尿袋中的尿液。

(2) 影像学检查：有急性肾盂肾炎临床表现的 CAUTI 患者可考虑使用超声和（或）CT 检查肾脏。

4. 在疾病诊断方面的潜在缺陷 / 常见错误

- 未能实施或坚持每日 CAUTI 的预防措施。
- 尿液标本采集缺乏无菌操作可能引起污染和假阳性培养。

（四）治疗

- 及时拔除尿管。
- 在培养结果未明确前，建议经验性覆盖革兰阴性菌。
- 抗生素治疗的持续时间取决于患者的反应。

（五）预后

CAUTI 的死亡率约为 2.3%，可能受潜在急性病和并发症的影响。

后续检测和监测

所有诊断为医院获得性感染的患者应密切监测其对临床治疗的反应。

五、呼吸机相关疾病和呼吸机相关肺炎

（一）背景

1. 定义

- VAE 定义为在稳定或减少 FiO_2 或 PEEP ≥ 2 天后氧合恶化。包括 3 个级别，如下所示。
  - 呼吸机相关疾病（ventilator-associated condition，VAC）：持续两天以上的每日 FiO_2 增长量 ≥ 20% 或者每日 PEEP 增加量 ≥ 3mmHg。
  - 感染导致相关呼吸机相关并发症（infection-related ventilator-associated complication，IVAC）：机械通气 ≥ 3 天以上，2 天内氧合急剧恶化，同时患者体温 > 38℃或 < 36℃，或 WBC ≥ 12000/dl 或 ≤ 4000/dl 且使用新的抗生素时间 > 4 天。
- 疑似呼吸机相关性肺炎（ventilator-associated pneumonia，VAP）：上述 IVAC 标准加上确切的细菌实验室或肺病理学诊断。

2. 病因

主要致病菌如下。

- 铜绿假单胞菌。
- 金黄色葡萄球菌。
- 肺炎克雷伯菌。
- 不动杆菌菌属。
- 大肠杆菌。

3. 病理 / 发病机制

- 误吸口咽分泌物和气管插管周围的细菌是侵入下呼吸道的主要途径。
- 插管过程可引入病原微生物导致感染。
- 细菌在气管导管或呼吸机回路定植形成生物膜。
- 气管导管和镇静药影响机体清除分泌物。

4. 预测 / 风险因素

- 操作者行气管插管的操作技能。
- 长时间机械通气。
- 再插管。
- 气管和胃管的位置。首选经口气管插管和经口饮食可降低 VAP 的风险。
- MDR 的危险因素如下所示。
    - 过去 90 天内接受抗生素治疗。
    - 目前住院 ≥ 2 天。
    - 社区或医院抗生素的高度耐药现象。
    - 居住在养老院。
    - 家庭输液治疗。
    - 慢性透析。
    - 家庭伤口护理。
    - 具有多重耐药菌的患者。
    - 免疫抑制疾病和（或）治疗。

（二）预防

- 特定患者选择无创通气，以避免气管插管。
- 保持 30°～45° 的半卧位防止误吸。
- 合漱氯己定，防止口咽定植。
- 持续吸声门下的分泌物可降低 VAP 风险。
- 保持气管导管套囊内压 > $20cmH_2O$ 防止套囊周围分泌物进入下呼吸道。
- 清除呼吸机回路中的污染冷凝液，防止其进入回路。
- 坚持每日呼吸机管理措施，减少机械通气的持续时间，尽早脱机。

（三）诊断

1. 鉴别诊断（表 44-1）

表 44-1　呼吸机相关疾病的鉴别诊断

鉴别诊断	特　征
肺栓塞	• 肺栓塞的危险因素 • 无脓性分泌物 • 培养阴性 • CT 血管造影或 V/Q 扫描显示肺栓塞
充血性心力衰竭	• 无脓性分泌物 • 超声心动图可见心功能降低 • 可用利尿药改善 • 对抗生素治疗无反应
肺出血	• 血性分泌物 • 对抗生素治疗无反应 • 支气管肺泡灌洗时有出血
肺不张	• 无脓性分泌物 • 对抗生素治疗无反应 • 影像上存在阴影

2. 典型表现

　　脓性分泌物增多、发热、低氧血症加重提示 VAP。

3. 临床诊断

　　体格检查如下。

- 听诊是否有湿啰音、喘鸣和（或）羊鸣音。
- 叩诊呈浊音，提示肺实变或胸腔积液。
- 每日评估插管处分泌物的性质和量。

4. 辅助诊断

(1) 实验室检查。

- 下呼吸道分泌物应送培养，可考虑使用支气管镜采集标本。
- 抗生素使用前应留取血培养。
- 如果患者有中等程度以上的胸腔积液，应进行诊断性胸腔穿刺，以排除肺不张或脓胸。

(2) 影像学检查。

- 疑似 VAP 患者应行胸部 X 线片检查。
  - 明确肺炎的严重程度。
  - 确定是否存在积液或空洞等并发症。
- 进行肺部超声检查。

5. 在疾病诊断方面的潜在缺陷 / 常见错误

- 未能维持精准的机械通气时间。
- 未落实或坚持每日呼吸机管理措施。
- 收集气管分泌物标本时技术不当导致标本污染和（或）不足。

（四）治疗

- 无明确 MDR 病原体危险因素的患者推荐抗生素治疗（表 44-2）。
- 怀疑有 MDR 病原体的患者推荐联合抗生素治疗（表 44-3）。
- 临床反应有效的患者，抗生素治疗 VAP 时间 7 天为宜。
- 铜绿假单胞菌应至少 14 天。
- 雾化抗生素是 VAP 患者的辅助治疗，静脉输注对 MDR 无效。

表 44-2　无明确 MDR 病原体危险因素的疑似 VAP 患者的初步经验性抗生素治疗

可疑病原菌	推荐使用的经验抗生素
肺炎链球菌	头孢曲松或左氧氟沙星 / 莫西沙星
流感嗜血杆菌	
耐甲氧西林金黄色葡萄球菌	
敏感肠道革兰阴性杆菌 • 大肠杆菌 • 变形杆菌 • 肺炎克雷伯菌 • 沙雷菌 • 肠杆菌属	氨苄西林 / 舒巴坦

MDR. 多药耐药；VAP. 呼吸机相关肺炎

表 44-3　对存在 MDR 病原体危险因素的疑似 VAP 患者的初步经验性抗生素治疗

可疑 MDR 病原菌	推荐联合抗生素治疗
• 铜绿假单胞菌 • 肺炎克雷伯菌 • 不动杆菌属 • 耐甲氧西林金黄色葡萄球菌（MRSA）	抗假单胞菌头孢菌素 或 抗假单胞菌碳青霉烯 或 抗假单胞菌 β- 内酰胺 /β- 内酰胺酶抑制药（哌拉西林 / 他唑巴坦） 联合 万古霉素或利奈唑胺

MDR. 多药耐药；VAP. 呼吸机相关肺炎

（五）预后

据报道，在 VAE 新定义前，其死亡率约为 13%，可能受到潜在急性病和并发症的影响。

六、艰难梭菌感染

（一）背景

1. 定义

- 艰难梭菌感染（clostridium difficile infection，CDI）是引起住院患者抗生素相关性腹泻的主要原因之一。其诊断是基于目前或近期医疗中暴露患者的临床和实验室检查。

- 腹泻是最常见的临床表现。
  - 24h 内出现 3 次以上未成形的大便。
  - Bristol 粪便分级可用于初步评估：48h 内 ≥ 3 次 5 型或以上的粪便，或之前 24h 内有 1 次 7 型（水样）粪便。
- 实验室结果表明未成形粪便标本检测艰难梭菌呈阳性，或直接结肠镜检查发现伪膜性结肠炎。

2. 病因

艰难梭菌是一种厌氧生物，与大多数抗生素相关性结肠炎有关。

3. 病理 / 发病机制

- CDI 是人对人间通过粪 – 口途径传播。其最重要机制是经被艰难梭菌孢子污染的医护人员的手。
- 抗菌治疗改变正常肠道菌群，增加艰难梭菌性结肠炎的发生。
- 艰难梭菌产生 2 种不同毒素。毒素 A 是肠毒素，毒素 B 是细胞毒素。2 种毒素都与肠黏膜细胞结合，导致黏膜炎症和伪膜性结肠炎。黏膜炎症可引起腹泻（血性或非血性），严重情况会导致肠梗阻和中毒性巨结肠。
- NAP1 是一种高毒力的艰难梭菌，常与严重和暴发性结肠炎有关。
- 无症状定植的艰难梭菌很常见，患病率为 7%～26%。

4. 预测 / 危险因素

- 抗生素使用不当。任何抗生素都可能导致 CDI。最常见抗生素包括克林霉素、氟喹诺酮类和头孢菌素。
- 住院。
- 高龄 > 70 岁。
- 严重疾病和免疫力受损。
  - 化疗。
  - 造血干细胞移植。
  - 胃肠手术。
- 使用质子泵抑制剂。
- 未采取适当的接触预防措施和使用一次性医疗器械、手卫生不当。
- 暴露后房间和设备消毒不充分。

（二）预防

1. 筛查

- 粪便培养，艰难梭菌毒素的酶免疫分析（enzyme immunoassay，EIA），PCR 检测高危和新发腹泻患者的粪便。

2. 初级预防

- 抗生素管理。优化抗生素使用和持续时间，尽量减少不必要的抗生素使用。
- 早期发现和接触隔离注意事项。
  - 建议使用单间。
  - 进入房间时戴手套和隔离衣，离开前脱下。
  - 严格遵守使用常规肥皂水和手卫生。指导探视人员手卫生。
  - 使用专用一次性医疗设备。

    – 腹泻期间应采取接触隔离预防措施。

- 建议使用氯基剂清洁环境。

3. 二级预防

(1) 抗菌药物治疗：复发时延长口服万古霉素疗程，并逐渐减量。

(2) 非达霉素可用于治疗复发性疾病。

(3) 粪便微生物治疗（fecal microbiota therapy，FMT）。

- 适应证。
  - 复发或复发感染。
    - ≥ 3 次的轻度 – 中度 CDI 和 6～8 周万古霉素的减量失败。
    - ≥ 2 次严重 CDI。
  - 持续的中度（＞ 1 周）或重度（＞ 48h）CDI 对适当的治疗没有反应。
  - 延长 CDI。
    - ≥ 3 周的持续症状接受适当的抗菌药物治疗。
- 对 FMT 的绝对禁忌证。
  - 失代偿性肝硬化。
  - 艾滋病毒 / 艾滋病。
  - 骨髓移植受者。
  - 严重免疫缺陷。
  - 过敏性食物过敏，在供者饮食中未排除。
- FMT 可以通过结肠镜或柔性乙状结肠镜进行。
- 如果对最初的 FMT 治疗反应不足，可以考虑重复 FMT。

（三）诊断

1. 鉴别诊断（表 44-4）

表 44-4　艰难梭菌感染的鉴别诊断

鉴别诊断	特 征
结石性胆囊炎	• 右上腹（RUQ）压痛 • 检验结果以胆汁淤积为主要表现的肝功能异常 • 右上腹超声或 HIDA 显示胆囊炎
感染性腹泻（非艰难梭菌引起）	• 艰难梭菌检测阴性 • 其他细菌的粪便培养阳性 • 可能有血性或非出血性腹泻 • 没有明显的抗生素暴露史或最近住院史
缺血性肠炎	• 有缺血风险的患者 • 急性起病 • 没有明显的抗生素暴露史或最近住院史 • 可能有血性或非出血性腹泻 • 乳酸升高 • 艰难梭菌检测阴性

    在 CDI 中，腹泻（黏液、血性或非血性）仍然是最常见的临床表现，特别是在使用抗生素或反复

住院的情况下。其引起的肠梗阻可能表现为腹痛和腹胀，但不伴有腹泻。

2. 临床诊断

- 病史：近期住院、有抗生素暴露史或艰难梭菌接触史的患者出现血性或非血性腹泻，应怀疑 CDI。
- 体格检查：观察血性或黏液 / 非血性腹泻。听诊肠鸣音评估有无肠梗阻。腹部检查和触诊明确有无腹胀和压痛，评估是否进展为肠梗阻和巨结肠。

3. 疾病严重程度分类

(1) 轻中度。

- 白细胞计数＜ 15 000/mm³。
- 血清肌酐＜ 1.5 倍基线。

(2) 严重。

- 白细胞计数≥ 15 000/mm³。
- 血清肌酐≥ 1.5 倍基线。

(3) 严重复杂。

- 白细胞计数≥ 15 000/mm³。
- 血清肌酐≥ 1.5 倍基线。
- 低血压或休克。
- 肠梗阻或巨结肠。

4. 辅助诊断

(1) 实验室检查。

- 艰难梭菌的检测只能在未成形的粪便上进行，除非怀疑艰难梭菌引起的肠梗阻。
- 粪便培养是检测 CDI 最敏感的试验，但耗时长。
- EIA 可快速检测艰难梭菌毒素 A 和 B，但敏感性略低于粪便培养。
- PCR 检测快速、灵敏、特异。
- 两步测试可提高诊断准确性。
- 结肠镜检查和活检以鉴别假膜性结肠炎。

(2) 影像学检查：如果怀疑 CDI 的并发症，如肠梗阻、巨结肠或穿孔，应进行腹部 X 线或 CT 扫描。

5. 在疾病诊断方面的潜在缺陷 / 常见错误

- 缺乏对 CDI 的重视。延迟检测和诊断可导致治疗严重延误和感染传播。
- CDI 是一种临床诊断，具有明确的实验室结果。不需要治疗没有明确临床症状的艰难梭菌携带者。

（四）治疗（表 44-5）

- CDI 的分为非严重、严重、暴发性或复发性。
- 严重 CDI 患者应进行外科会诊。

表 44-5　艰难梭菌感染的治疗

临床定义	临床数据	治　疗
非严重首发	白细胞＜ 15 000/mm³，血清肌酐＜ 1.5 倍基线水平	口服万古霉素 125mg，每日 4 次或口服非达霉素 200mg，每日 2 次，共 10 天

（续表）

临床定义	临床数据	治 疗
严重首发	白细胞 ≥ 15 000/mm³ 或血清肌酐 ≥ 1.5 倍基线水平	口服万古霉素 125mg，每日 4 次或口服非达霉素 200mg，每日 2 次，共 10 天
暴发性首发	低血压或休克、肠梗阻、巨结肠	• 口服万古霉素 500mg，每日 4 次，同时静脉滴注甲硝唑 500mg，每 8 小时 1 次 • 如果伴有肠梗阻，考虑经直肠给予万古霉素
首次复发		与最初的治疗相同
再次复发		万古霉素脉冲式给药或逐渐减量至停药的给药方式

（五）预后

- 医疗相关 CDI 死亡率为 6%～30%。
- 感染高毒株 NAP1/BI/027 可能导致更严重的疾病和更高的死亡率。

1. 未经治疗的疾病的自然史

- 未经治疗的 CDI 的进程取决于疾病的严重程度，艰难梭菌的菌株以及患者免疫功能。
- 未经治疗的患者可能有严重腹泻，发展为肠梗阻，并进展到毒性巨结肠，甚至穿孔，并进展到严重脓毒症状态。

2. 后续检测和监测

- 不建议在相同腹泻发作阶段进行重复检测。
- 不建议在艰难梭菌治疗后进行试验治疗。

七、压疮感染

（一）背景

1. 定义

- 实验室确诊的浅表或深部皮肤或软组织感染，至少有以下两种体征或症状及可识别的危险因素：伤口边缘红斑、水肿或压痛。
    - 此外，通过组织活检或溃疡边缘抽吸液体确定微生物。

2. 病因

　　主要致病菌如下。

- 肠杆菌属。
- 葡萄球菌。
- 粪肠球菌。

3. 病理 / 发病机制

- 压力性溃疡是由于局部皮肤和（或）软组织损伤而产生。持续的压力和（或）摩擦，损伤通常发生在骨突处。
- 压力、摩擦、剪切力和潮湿共同破坏皮肤屏障造成细菌定植，促进皮肤和软组织处感染发展。

- 当身体表面的施加的外部压力超过组织内毛细血管灌注压力时，破坏微循环，引起炎症、自由基产生和组织缺氧坏死。

4. 预测 / 风险因素

- 制动。
- 营养不良。
- 灌注减少。
  - 外周动脉疾病。
  - 充血性心力衰竭。
- 感觉丧失。
  - 脊髓损伤。
  - 神经病变。
- 潮湿。

（二）预防

1. 筛查

　　所有入住 ICU 的患者都应进行风险评估和完整的皮肤评估，并根据危险因素和患者敏感度不同重复进行评估。

2. 一级预防

- 应在高风险区域使用缓冲敷料以保护皮肤。
- 每日皮肤检查。
- 对经常卧床的患者进行翻身，保持皮肤干燥环境。

（三）诊断

1. 典型的表现

　　压疮感染通常在身体易压部位出现红斑、水肿和压痛，伴有或不伴有脓性分泌物。

2. 临床诊断

(1) 病史：长期制动同时伴有感染症状的患者应怀疑压疮感染。

(2) 体格检查：每日评估压疮深度，可见红斑，水肿，脓性分泌物，或可见骨骼。

(3) 疾病严重程度分类：压疮分期如下所示。

- 第一阶段：皮肤完整，但红斑无法消退。
- 第二阶段：真皮部分厚度减薄，创面呈红色。
- 第三阶段：全层皮肤丧失。皮下脂肪可在脂肪组织的区域可见。
- 第四阶段：全层组织丢失，肌腱，肌肉和（或）骨骼暴露。
- 不可分期：全层皮肤或组织丢失，深度未知。

3. 实验室诊断

- 培养物应通过组织活检或在溃疡边缘吸取。
- 建议对临床上高度怀疑有骨髓炎的感染性压疮患者进行 MRI、CT 扫描和（或）骨扫描。

4. 在疾病诊断方面的潜在缺陷 / 常见错误

　　未能每日对压疮高危患者或已有压疮患者进行彻底的皮肤评估。

（四）治疗

- 镇痛。
- 局部伤口护理。
- 咨询伤口护理专业人员。
- 静脉注射抗生素。
- 有压疮感染且组织坏死的患者应请外科会诊和清创。

（五）预后

1. 未治疗疾病的自然史

- 被忽视的压疮会加重病情。
- 骨骼受累可能导致骨髓炎。继发性菌血症可能造成潜在的致死性脓毒症。

2. 后续检测和监测

- 治疗压疮感染的患者应经常进行皮肤检查，以确保压疮愈合。

相关资源

1. 推荐网站

http://www.cdc.gov/drugresistance/

http://www.cdc.gov/hai/

http://www.cdc.gov/nhsn/

http://www.idsociety.org/IDSA_Practice_Guidelines/

http://www.npuap.org/

2. 指南

美国指南

标　题	来　源	日期和参考文献／网址
Guidelines for the Prevention of Intravascular Catheter-Related Infections	Centers for Disease Control and Prevention (CDC)	2011 https://www.cdc.gov/infectioncontrol/guidelines/BSI/index.html
Strategies to Prevent Catheter-Associated Urinary Tract Infections in Acute Care Hospitals: 2014 Update	IDSA	2014 Lo E, et al. Infect Control Hosp Epidemiol 2014;35(5):464-79
Guidelines for the Management of Adults with Hospital-Acquired, Ventilator-Associated, and Healthcare-Associated Pneumonia	American Thoracic Society (ATS) and IDSA	2005 ATS; IDSA. Am J Respir Crit Care Med 2005;171:388-416
Strategies to Prevent Ventilator-Associated Pneumonia in Acute Care Hospitals	Society for Healthcare Epidemiology of America (SHEA) nd IDSA	2008 Coffin SE, et al. Infect Control Hosp Epidemiol 2008;29: S31-40

（续表）

标　　题	来　　源	日期和参考文献 / 网址
Clinical Practice Guidelines for Clostridium difficile Infection in Adults and Children: 2017 Update	SHEA and IDSA	2018 McDonald LC, et al. Clin Infect Dis 2018;66(7):e1-48
Prevention and Treatment of Pressure Ulcers: Clinical Practice Guideline	National Pressure Injury Advisory Panel (NPUAP), EPUAP, and PPPIA	2014 http://www.npuap.org/

（续表）

第

45

章

抗微生物治疗

Antimicrobial Therapy

Steven B. Levy　Alejandro Díaz Chávez　Amy S. Rosenberg　著

尹　路　译　陈　宇　校

本章概览
- 重症监护室中抗感染治疗复杂且难度大，需要深入了解抗菌药物。
- 危重患者对抗菌类药物的吸收、分配、代谢和消除功能各异，需要个体化管理和监测抗生素的种类及剂量。
- 经验性抗菌治疗时，除了需考虑各医院的微生物药敏培养、抗生素的不良反应、成本及近期使用情况外，临床医生还需考虑最可能引起感染的微生物种类及部位。
- ICU 中分离出的多重耐药菌的发生率正在增加，且增加死亡率和费用。
- 通过恰当选择康生物的种类、剂量、监测、评估和降阶梯的抗菌药物管理计划（antimicrobial stewardship program，ASP）已成为优化和管理的方法。

一、背景

- ICU 内感染的发病率，死亡率和住院费用均高。
- ICU 内约有 50% 感染率，约 70% 患者接受抗生素治疗。
- 与感染相关的医疗费用可占 ICU 总支出的 40%。
- 在设计抗菌方案时，抗感染药物的使用须考虑多种因素。
  - 微生物：局部敏感性、最低抑菌浓度（minimum inhibitory concentration，MIC）、耐药机制。
  - 药物：药代动力学、药效学（pharmacodynamics，PD）、组织渗透、潜在的不良反应、相互作用、耐药性、成本。
  - 患者：感染源和部位、近期的抗菌治疗、过敏、年龄、体重、器官功能、并发症、免疫功能状态、肿瘤治疗、妊娠。
- 根据常见引发感染微生物种类，常见感染的经验性抗生素选择指南见表 45–1。

表 45-1　重症监护室经验性抗菌治疗指南

感染类型	常见病原体	经验抗生素选择	临床经验
细菌性脑膜炎			
2～50 岁	脑膜炎奈瑟球菌，肺炎链球菌	万古霉素加头孢曲松或头孢噻肟 ± 利福平（仅含类固醇）	治疗时间：肺炎链球菌为 10～14 天；李斯特菌为 ≥ 21 天
> 50 岁	肺炎链球菌，脑膜炎奈瑟球菌、单核增生李斯特菌，需氧革兰阴性杆菌	氨苄西林 + 万古霉素 + 头孢曲松或头孢噻肟 ± 利福平（仅含类固醇）	
神经外科手术后或遭遇颅脑贯穿伤	需氧革兰阴性杆菌（GNB）（包括铜绿假单胞菌）、金黄色葡萄球菌，凝固酶阴性葡萄球菌	万古霉素加头孢吡肟他啶或美罗培南	
血管内导管相关血行感染			
非中性粒细胞减少或脓毒症	凝固酶阴性葡萄球菌，金黄色葡萄球菌	万古霉素或达托霉素（当万古霉素 MIC > 2mg/L 时 MRSA 发生率高）	出现脓毒症和（或）存在相关毒性病原体，应将导管拔除
中性粒细胞减少或脓毒症	除上述微生物以外，还有革兰阴性杆菌，如铜绿假单胞菌	万古霉素加头孢吡肟或哌拉西林 - 他唑巴坦	
	考虑对以下患者进行念珠菌血症的经验性治疗：全肠外营养、长期接触抗生素、恶性血液病、器官移植、股导管插入术或念珠菌属细菌定植	棘白菌素（或基于特定患者选择氟康唑）	
艰难梭菌感染（CDI）- 初始发作			
无症状定植（艰难梭菌阳性，无腹泻、肠梗阻或结肠炎）		无须治疗	
非重度疾病（艰难梭菌阳性伴腹泻，WBC ≤ 15 000/mm³ 伴血清肌酐 < 1.5mg/dl）	艰难梭菌	万古霉素或非达霉素口服	治疗时间：10 天
重度（如 WBC > 15 000/mm³ 或血清肌酐 ≥ 1.5mg/dl）		万古霉素或非达霉素口服	早期手术咨询
暴发性（低血压或休克，肠梗阻，巨结肠）		口服万古霉素加静脉注射甲硝唑 ± 万古霉素保留灌肠 500mg/100ml 生理盐水，每 6 小时 1 次）	外科会诊

（续表）

感染类型	常见病原体	经验抗生素选择	临床经验
发热性中性粒细胞减少症			
住院患者静脉注射抗生素（高风险——预计中性粒细胞减少＞7天，患者临床表现不稳定或存在并发症）	革兰阳性球菌（GPC）（葡萄球菌、链球菌）、GNB（包括铜绿假单胞菌），厌氧菌较少	哌拉西林-他唑巴坦或亚胺培南或美罗培南或头孢吡肟或头孢他啶	
导管相关、皮肤和软组织感染、肺炎或血流动力学障碍	革兰阳性球菌、革兰阴性球菌、耐甲氧西林金黄色葡萄球菌	β-内酰胺类加万古霉素	
腹部症状	革兰阳性球菌、革兰阴性球菌、厌氧菌	β-内酰胺类配合甲硝唑以提供额外的厌氧菌覆盖	
使用广谱抗生素后4~7天发热	革兰阳性球菌、革兰阴性球菌、真菌（念珠菌属、曲霉属）	考虑经验性的抗真菌覆盖：棘白菌素或立康唑或两性霉素B制剂	
发热＞4天，血流动力学不稳定	耐药型革兰阴性球菌、革兰阳性球菌、厌氧菌、真菌	与上述相同的抗真菌及耐药菌的覆盖范围	可以使用其他覆盖革兰阴性需氧和厌氧生物的方案
自发性细菌性腹膜炎	肠杆菌科、肺炎链球菌、肠球菌	头孢噻肟或头孢曲松或哌拉西林-偶氮巴坦	
继发性腹膜炎（如肠穿孔、阑尾破裂）	肠杆菌科、拟杆菌属、肠球菌、铜绿假单胞菌	哌拉西林-他唑巴坦或头孢吡肟加甲硝唑或环丙沙星加甲硝唑	
肺炎			
入住ICU的社区获得性肺炎	肺炎链球菌、军团菌、流感嗜血杆菌、间杆菌科、金黄色葡萄球菌、非典型呼吸道病原体	β-内酰胺类（头孢噻肟、头孢曲松、氨苄西林-舒巴坦）加阿奇霉素或氟喹诺酮类	
		哌拉西林-他唑巴坦或头孢吡肟或亚胺培南或美罗培南加环丙沙星或左氧氟沙星	
		或者	
	亦需考虑铜绿假单胞菌的风险	在以上β-内酰胺类基础上联合氨基糖苷类加阿奇霉素或氟喹诺酮	
医院获得性肺炎	铜绿假单胞菌或其他革兰阴性杆菌的风险	头孢吡肟或哌拉西林-他唑巴坦或左氧氟沙星或亚胺培南或美罗培南	初始治疗应基于对当地病原体和微生物易感性的了解
	铜绿假单胞菌或其他GNB或高死亡率风险上升	针对上述假单胞菌活性的2种不同类别的抗生素。处方中可包括氨基糖苷类或氨曲南	
	MRSA及高死亡率风险	以上方案加万古霉素或利奈唑胺	治疗期为7天

（续表）

感染类型	常见病原体	经验抗生素选择		临床经验
呼吸机相关性肺炎	金黄色葡萄球菌，铜绿假单胞菌，肺炎克雷伯菌，不动杆菌属，其他革兰阴性杆菌	头孢吡肟或头孢他啶或亚胺培南或美罗培南或哌拉西林 - 他唑巴坦		
	抗生素耐药风险	考虑添加环丙沙星或左氧氟沙星等氨基糖苷类或多黏菌素或黏菌素		治疗期为 7 天
	MRSA 风险	以上方案加万古霉素或利奈唑胺		
难治性肾盂肾炎				
复杂性肾盂肾炎（如并发糖尿病，肾衰竭、尿路梗阻，留置导尿管，支架置入，肾造瘘管，尿流改道，免疫抑制或移植）	大肠杆菌，其他肠杆菌科，铜绿假单胞菌，肠球菌，金黄色葡萄球菌	轻度或中度：头孢曲松或环丙沙星或左氧氟沙星	如果既往尿培养显示耐药性，使用更广谱的药物，更合适的药物，头孢吡肟或头孢哌酮或美罗培南或亚胺培南或头孢松和头孢覆盖肠球菌
		重度：头孢吡肟或哌拉西林 - 他唑巴坦或美罗培南或亚胺培南		
皮肤及软组织感染				
坏死性筋膜炎	链球菌属（A 族、C 族、G 族组），梭菌属，多种微生物（需氧 + 厌氧），金黄色葡萄球菌，肺炎克雷伯菌	万古霉素或利奈唑胺加哌拉西林 - 他唑巴坦或碳青霉烯加克林霉素		添加克林霉素以发挥抗毒素作用

MIC. 最低抑菌浓度；MRSA. 耐甲氧西林金黄色葡萄球菌；WBC. 白细胞

二、临床药理学原理

了解抗菌药物的基本临床药理学原理将有助于指导治疗。

（一）杀菌及抑菌药物的药效动力学

1. 抗生素活性与细菌种类的关系可分为杀菌和抑菌，该分类由特定微生物培养。

2. 使用体外微生物学技术。

- 杀菌为 24h 内降低 $\geqslant 3\log_{10}CFU/ml$ 或最低杀菌浓度（MBC）/MIC $\leqslant 4$。
- 抑菌为 24h 内降低 $< 3\log_{10}CFU/ml$ 或 MBC/MIC > 4。

3. 一般而言，对于可能迅速发展且具有潜在致命性的严重感染首选杀菌活性的浓度。快速杀菌的缺点可能为释放细胞壁成分、内毒素和细胞因子。

（二）抗生素有效性的关键药效学预测因素

1. 浓度（峰值）相关性

- 无论给药间隔结束时的浓度如何，血清浓度均达到足够的峰值（如庆大霉素峰值浓度 $\geqslant 10$ 倍 MIC）。
- 目标是最大限度地提高峰值浓度，同时限制暴露时间。
- 常见的抗生素包括氨基糖苷类和多黏菌素。

2. 时间依赖的药物活性

- 在整个给药间隔期间，血清浓度充分维持在 MIC 以上。
- 目标是最大限度地延长暴露时间。
- 常见的抗生素包括青霉素类、头孢菌素类和碳青霉烯类。

3. 浓度 / 时间依赖性

- 另一衡量抗生素暴露程度为曲线下面积（area under curve，AUC）：MIC，广泛地用作预测药物有效性。
- 目标是药物暴露的最大化。
- 常见的抗生素包括氟喹诺酮类、利奈唑胺、大环内酯类、克林霉素、四环素类和万古霉素。

（三）药代动力学的给药原理

1. 首剂（loading dose，LD）旨在达到有效稳态浓度的初始血清浓度。

2. LD 通常高于维持剂量（maintenance dose，MD）。

3. MD 方案考虑患者的生理及微生物因素，其决定药物清除的速度和程度。

- 患者因素包括体重、液体、肾功能、肝功能、体外膜肺氧合（extracorpor-eal membrane oxygenation，ECMO）和脓毒症。
- 微生物因素包括对病原体和感染部位（如肺、脑、心脏、尿路）的易感性，因此不同感染部位可能需要使用不同的药物剂量并达到相应的血清浓度。
- 更高的 MD 治疗可能更适合于病态肥胖或中性粒细胞减少的患者、感染涉及药物渗透性差的部位（如脑膜、心脏）的患者，或涉及 MIC 易感性增加的生物体的感染的患者。

- 以更短的时间间隔输注时间依赖性杀菌药物（如头孢吡肟、哌拉西林 / 他唑巴坦、美罗培南）的治疗方案因可能更易达到目标浓度。

4. 浓度依赖性药物的 MD 方案不同于时间依赖性方案。

- 每种剂量的使用都是为了达到相对于 MIC 的高峰值浓度，而药物谷浓度非常低，有时无法检测到。
- 当细胞外液体增加，如水肿、脓毒性休克、术后或创伤，可能需要更高的初始剂量。
- 与传统给药相反，高浓度的延长氨基糖苷类给药间隔方案。

（四）危重症患者的病理生理和药代动力学改变

主要受影响的药代动力学参数是分布和清除。

- 血清蛋白的变化影响蛋白结合率（如头孢曲松、克林霉素、多西环素、萘夫西林、替加环素、万古霉素）。
- 亲水药物的分布容积低，主要通过肾脏清除，细胞内组织渗透力相对较低（如氨基糖苷类、β- 内酰胺类、多黏菌素、万古霉素）。
- 亲脂性药物分布容积广，主要通过肝脏清除，细胞内组织渗透性相对较高（如大环内酯类、林可胺类、四环素类、替加环素类）。

三、具体治疗方法

（一）需要 IHD、CRRT 和 PD 的急性肾衰竭

- 影响抗菌药物使用的因素包括肾脏损害的程度和速度、透析的类型和持续时间、残余肾功能、药物药理和相互作用。
- 危重症患者常用的连续性肾脏替代治疗（continuous renal replacement therapy，CRRT）方法有：连续性静脉 – 静脉血液滤过（continuous veno-venous hemofiltration，CVVH）、连续性静脉 – 静脉血液透析（continuous veno-venous hemodialysis，CVVHD）、连续性静脉 – 静脉血液透析滤过（continuous veno-venous hemodiafiltration，CVVHDF）和腹膜透析（peritoneal dialysis，PD）。
- 影响间歇性血液透析（intermittent hemodialysis，IHD）/CRRT/PD 给药的因素包括以下方面。
  - 流速：增加血液或透析液流速可增加药物清除率。
  - 膜孔径（筛分系数）：较大的孔径去除较大分子量物质。
  - 蛋白结合：血清中蛋白结合能力低的抗生素可能被去除。
  - 分布：分布容积大的药物可导致 IHD/CRRT 减少其清除。
  - 脓毒症：给药剂量受心输出量、体液转移、毛细血管通透性和终末器官功能障碍影响。
- 表 45-2 包括 IHD/CRRT/PD 的剂量参考。
  - CRRT 剂量范围，CVVHDF 每日可能需较高剂量，CVVHD 中等剂量，CVVH 更低剂量。
  - IHD 的给药方案不能与 CRRT 同时使用。
- 监测治疗药物浓度。
  - IHD：低谷最好在 IHD 之前；或在一个疗程后，氨基糖苷类药物 ≥ 2h，万古霉素 ≥ 4～6h，以允许药物重新分布。
  - CRRT：氨基糖苷类药物的峰值浓度在给药后 2h 和第 3 次给药后的稳态随机浓度。

表 45-2 重症监护中常见的抗生素治疗

青霉素（含和不含 β- 内酰胺酶抑制剂）
MOA：与青霉素结合蛋白结合，抑制表聚糖细胞壁合成导致细胞裂解。净较应——杀菌活性

通用名	一般活性谱	危重患者的常规初始剂量	给药途径	肾脏剂量调整	临床经验
氨苄西林	• 革兰阳性球菌 • 革兰阴性杆菌	• 每 4~6 小时 1~2g • IHD: 每 12~24 小时 1~2g • CRRT: 负荷剂量 2g • MD: 每 6~12 小时 1~2g	静脉给药	是	• 建议对李斯特菌脑膜炎患者增加剂量 • 有限的革兰阴性菌覆盖范围
氨苄西林/舒巴坦	• 革兰阳性球菌 • 革兰阴性杆菌（非铜绿假单胞菌） • 厌氧菌	• 每 6 小时 1.5~3g • IHD: 每 8~12 小时 1.5~3g • CRRT: 负荷剂量 3g • MD: 每 6~12 小时 1.5~3g	静脉给药	是	• 舒巴坦是一种磺胺类药物分子，可能引起与其他磺胺类药物的过敏性交叉反应 • 舒巴坦常保持对鲍曼不动杆菌的敏感性
阿莫西林/克拉维酸	• 革兰阳性球菌 • 革兰阴性杆菌（非铜绿假单胞菌） • 厌氧菌	每 12 小时 875mg/125mg	口服	是	
萘夫西林	• 革兰阳性球菌（MSSA）	• 每 4 小时 1~2g • IHD/CRRT: 相同	静脉给药	否	• 建议 12g/d 用于菌血症 • 药物外渗可导致组织坏死；可导致患者中性粒细胞减少
苯唑西林	• 革兰阳性球菌（MSSA）	• 每 4 小时 1~2g • IHD/CRRT: 相同	静脉给药	否	• 建议 12g/d 用于菌血症 • 患者转氨酶可逆性升高
哌拉西林/他唑巴坦	• 革兰阳性球菌 • 革兰阴性杆菌（铜绿假单胞菌） • 厌氧菌	• 每 6 小时 3.375~4.5g • IHD: 每 8~12 小时 2.25g • CRRT: 每 6~8 小时 2.25~3.375g	静脉给药	是	• 他唑巴坦是一种磺胺类药物，可引起与其他磺胺类药物的过敏性交叉反应 • 每 8 小时延长输注 4h 可能比每 6 小时输注 30mins 更有效 • 如果对铜绿假单胞菌的 MIC 为 32~64 mg/L，考虑改用头孢吡肟或美罗培南

头孢菌素（含和不含 β- 内酰胺酶抑制剂）
MOA：与青霉素结合蛋白结合，抑制表聚糖细胞壁合成导致细胞裂解。净效应——杀菌活性

通用名	一般活性谱	危重患者的常规初始剂量	给药途径	肾脏剂量调整	临床经验
头孢唑啉（第一代）	• 革兰阳性球菌 • 革兰阴性杆菌	• 每 8 小时 1~2g • IDH: 每 24 小时 0.5~1g • CRRT: 负荷剂量 2g • MD: 每 8 小时 1g 或每 12 小时 1~2g	静脉给药	是	有限的革兰阴性菌覆盖范围

（续表）

通用名	一般活性谱	危重患者的常规初始剂量	给药途径	肾脏剂量调整	临床经验
头孢西丁（第二代）	• 革兰阳性球菌 • 革兰阴性杆菌（非铜绿假单胞菌） • 厌氧菌	• 每6~8小时 1~2g	静脉给药	是	增加对脆弱拟杆菌的抵抗力
头孢曲松（第三代）	• 革兰阳性球菌 • 革兰阴性杆菌（非铜绿假单胞菌） • 口腔厌氧菌	• 每12~24小时 1~2g • IHD：每24小时 1~2g • CRRT：负荷剂量2g • MD 同上	静脉/肌内注射给药	否	可能导致胆汁淤积
头孢泊肟（第三代）	• 革兰阳性球菌 • 革兰阴性杆菌（非铜绿假单胞菌）	• 每12小时 200~400mg	口服	是	将头孢曲松从静脉给药转化为口服的可能药物
头孢他啶（第三代）	• 革兰阳性球菌 • 革兰阴性杆菌（铜绿假单胞菌）	• 每8~12小时 1~2g • IHD：每24小时 0.5~1g • CRRT：负荷剂量2g • MD：每8小时1g或每12小时 1~2g	静脉给药	是	
头孢吡肟（第四代）	• 革兰阳性球菌 • 革兰阴性杆菌（铜绿假单胞菌）	• 每12小时 1~2g • IHD：每24小时 0.5~1g • CRRT：负荷剂量2g • MD：每8小时1g或每12小时 1~2g	静脉给药	是	终末期肾病患者用药有癫痫发作风险。针对铜绿假单胞菌剂量为每8小时 1~2g
头孢洛林（第五代）	• 革兰阴性球菌（MRSA、耐药型肺炎链球菌）	• 每12小时 600mg • IHD：每12小时 200mg	静脉给药	是	
头孢他啶/阿维巴坦（第三代β内酰胺类）	• 革兰阳性球菌 • 革兰阴性杆菌（铜绿假单胞菌）	• 每8小时 2.5g	静脉给药	是	• 阿维巴坦是一种非β内酰胺类β内酰胺酶抑制药，可重新赋予病原菌对头孢他啶的敏感性 • 用于一些多药耐药的病原体
头孢噻嗪/他唑巴坦	• 革兰阳性球菌 • 革兰阴性杆菌	• 每8小时 1.5g • IHD：首次 750mg，后续每 8 小时 150mg	静脉给药	是	• 对耐青霉素类肠杆菌没有活性 • 对部分肠杆菌科和铜绿假单胞菌有一定效果

碳青霉烯

MOA：结合青霉素结合蛋白，抑制肽聚糖细胞壁合成，导致细胞裂解。净效应——杀菌活性

（续表）

通用名	一般活性谱	危重患者的常规初始剂量	给药途径	肾脏剂量调整	临床经验
厄他培南	• 革兰阳性球菌 • 革兰阴性杆菌（非铜绿假单胞菌） • 厌氧菌	每24小时1g	静脉给药	是	• 癫痫发作的风险 • 诱导丙戊酸代谢——避免同时使用
亚胺培南/西司他丁	• 革兰阳性球菌 • 革兰阴性杆菌（铜绿假单胞菌） • 厌氧菌	• 每6小时500mg • IHD：每12小时250~500mg • CRRT：负荷剂量1g • MD：每6~8小时500mg	静脉/肌内注射给药	是	• 癫痫发作的风险 • 诱导丙戊酸代谢——避免同时使用
美罗培南	• 革兰阳性球菌 • 革兰阴性杆菌（铜绿假单胞菌） • 厌氧菌	• 每8小时1g或每6小时500mg • IHD：每24小时500mg • CRRT：负荷剂量1g • MD：每8~12小时0.5~1g • PD：每24小时推荐剂量	静脉给药	是	• 癫痫发作的风险 • 诱导丙戊酸代谢——避免同时使用 • 延长输注1g/3小时，每8小时1次可能比500mg/30min，每6小时1次或每8小时1g/30min，每6小时1次更有效

单环菌素
MOA：与青霉素结合蛋白结合，抑制肽聚糖细胞壁合成，导致细胞裂解。净效应——杀菌活性

通用名	一般活性谱	危重患者的常规初始剂量	给药途径	肾脏剂量调整	临床经验
氨曲南	• 革兰阴性球菌（铜绿假单胞菌）	• 每8小时1~2g • IDH：每12小时500mg • CRRT：负荷剂量2g • MD：每8小时1g或每12小时1~2g	静脉给药	是	β-内酰胺药物过敏的替代品；对革兰阳性生物或厌氧菌无活性

氟喹诺酮类
MOA：抑制DNA旋转酶，因此不允许超螺旋DNA解螺旋并促进双链DNA分解。净效应——杀菌活性

通用名	一般活性谱	危重患者的常规初始剂量	给药途径	肾脏剂量调整	临床经验
环丙沙星	• MSSA • 革兰阴性球菌（铜绿假单胞菌） • 非典型肺部病原体	• 每8~12小时400mg • IDH：每24小时200~400mg • CRRT：每12~24小时200~400mg • PD：每24小时500mg	静脉给药/口服	是	• 延长QTc同期 • 出色的组织渗透性 • 通过与二价或三价阳离子，多种维生素，抗酸剂，管饲等相互作用肠内吸收
左氧氟沙星	• 革兰阳性球菌 • 革兰阴性杆菌（铜绿假单胞菌） • 非典型肺部病原体	• 每24小时750mg • IDH：每48小时250~500mg • CRRT：负荷剂量500~750mg • MD：每24小时250~50mg	静脉给药/口服	是	环丙沙星对于经验性铜绿假单胞菌覆盖单胞菌覆盖可靠性高

（续表）

通用名	一般活性谱	危重患者的常规初始剂量	给药途径	肾脏剂量调整	临床经验
莫西沙星	• 革兰阳性球菌 • 革兰阴性杆菌 • 厌氧菌 • 非典型肺部病原体	• 每 24 小时 400mg • IHD/CRRT：同上	静脉给药 / 口服	否	

林可酰胺类抗生素
MOA：与 50S 核糖体亚基可逆结合，阻止肽链形成从而抑制蛋白质合成。净效应——抑菌活性

通用名	一般活性谱	危重患者的常规初始剂量	给药途径	肾脏剂量调整	临床经验
克林霉素	• 革兰阳性球菌 • 厌氧菌	• 每 8 小时 600～900mg • IHD/CRRT：同上	静脉给药 / 口服	否	良好的组织渗透，包括骨骼，在脑脊液渗透程度最小；常用于艰难梭菌感染者

大环内酯类
MOA：在链延长阶段抑制蛋白质合成并与 50S 核糖体亚基结合。净效应——抑菌活性

通用名	一般活性谱	危重患者的常规初始剂量	给药途径	肾脏剂量调整	临床经验
阿奇霉素	• 革兰阳性球菌 • 非典型肺部病原体	• 负荷剂量：500mg • Mtce：每 24 小时 250mg • IHD/CRRT：同上	静脉给药 / 口服	否	• 可能对部分革兰阴性菌有活性，延长 QTc 间期（罕见） • 很少或不存在与 CYP450 的相互作用

磺胺类
MOA：单独阻止对许多细菌必不可少的核酸和蛋白质生物合成中的 2 个连续步骤。净效应——抑菌活性

通用名	一般活性谱	危重患者的常规初始剂量	给药途径	肾脏剂量调整	临床经验
磺胺甲噁唑 / 甲氧苄啶	• 革兰阳性球菌 • 革兰阴性杆菌	• 每日 5～20mg TMP/kg，每 6～12 小时 1 次 • IHD：每 24 小时 2.5～10mg TMP/kg • CRRT：每 12 小时 2.5～7.5mg TMP/kg	静脉给药 / 口服	是	• 对 A 型链球菌无活性 • 计算给药剂量基于甲氧苄啶成分

四环素和甘氨酰环素
MOA：与 30S 和可能的 50S 核糖体亚基结合，导致蛋白质合成受到抑制。净效应——抑菌活性

通用名	一般活性谱	危重患者的常规初始剂量	给药途径	肾脏剂量调整	临床经验
多西环素	• 革兰阳性球菌 • 革兰阴性杆菌（非铜绿假单胞菌） • 厌氧菌 • 非典型肺部病原菌	• 每 12 小时 100mg • IHD/CRRT/PD：同上	静脉给药 / 口服	否	• 组织渗透性好，脑脊液渗透性小 • 与二价或三价阳离子的吸收相互作用 • 可覆盖支原体、衣原体、立克次体；革兰阴性需氧菌耐药非常普遍

（续表）

通用名	一般活性谱	危重患者的常规初始剂量	给药途径	肾脏剂量调整	临床经验
替加环素	• 革兰阳性球菌（MRSA、VRE、DRSP） • 革兰阴性球菌（非铜绿假单胞菌） • 厌氧菌 • 非典型病原菌	• 负荷剂量：100mg • MD：每12小时50mg • IHD/CRRT/：同上	静脉给药	否	• 除摩根菌、奇异变形杆菌、普罗维登西亚菌和铜绿假单胞菌外，抗菌谱非常广泛 • 因其全身分散分布特性和低血清浓度，不推荐用于血液感染 • 不建议用于医院获得性或吸呼机相关性 PNA

多黏菌素类
MOA: 增加细菌细胞膜的通透性导致细胞死亡。净效应——杀菌活性

通用名	一般活性谱	危重患者的常规初始剂量	给药途径	肾脏剂量调整	临床经验
多黏菌素 B	• 革兰阴性杆菌（铜绿假单胞菌）	每12小时7500～12 500U/kg	静脉给药	是	• 对多耐药铜绿假单胞菌和鲍曼不动杆菌有效 • 根据最新文献，使用该药可能不需调整肾脏剂量
甲烷硫酸黏菌素（多黏菌素E）	• 革兰阴性杆菌（铜绿假单胞菌）	• 负荷剂量：270mg • MD：每12小时135mg • IHD：每24～48小时1.5mg/kg • CRRT：每48小时2.5mg/kg	静脉给药	是	• 对多重耐药铜绿假单胞菌和鲍曼不动杆菌有效 • 雾化可作为 VAP 的佐剂

氨基糖苷类
MOA: 与30S和可能的50S核糖体亚基结合，导致蛋白质合成受到抑制。净效应——杀菌活性

通用名	一般活性谱	危重患者的常规初始剂量	给药途径	肾脏剂量调整	临床经验
阿米卡星	• 革兰阴性杆菌（铜绿假单胞菌）	• 每8小时5～7.5mg/kg 或延长间隔为每24～48小时15mg/kg • IHD：每48～72小时5～7mg/kg • CRRT：负荷剂量10mg/kg • MD：每12～24小时7.5mg/kg	静脉给药	是	• 使用理想体重（IBW）给药。如果实际体重大于 IBW 的125%，则使用调整后体重（ABW）：ABW＝IBW＋0.4×（AW－IBW） • 通常情况下：目标峰浓度（第3次给药后） － 26～40mg/L：危及生命 － 21～25mg/L：严重感染 － 15～20mg/L：UTI -谷浓度（下一次给药前）＜5mg/L • IHD：当HD前浓度＜10mg/L或HD后＜6～8mg/L时重新给药 • CRRT：目标峰值浓度为15～30mg/L；当浓度＜10mg/L时重新加糖

（续表）

通用名	一般活性谱	危重患者的常规初始剂量	给药途径	肾脏剂量调整	临床经验
庆大霉素 妥布霉素	• 革兰阴性杆菌（铜绿假单胞菌）	每 8 小时 1~1.7mg/kg 或 延长间隔：每 24~48 小时 7mg/kg，然后 • IHD：负荷剂量 2~3mg/kg，然后每 48~72 小时 1~2mg/kg • CRRT：负荷剂量 2~3mg/kg，然后 – UTI：每 24~36 小时 1mg/kg – 严重：每 24~36 小时 1~1.5mg/kg – 危及生命：每 24~48 小时 1.5~2.5mg/kg	静脉给药	是	• 一般情况，目标峰值浓度（第 3 次给药后） – 8~10mg/L：危及生命 – 6~8mg/L：严重感染 – 4~6mg/L：尿路感染 – 谷浓度（下一次给药前）<1mg/L • IHD：当 HD 前浓度 <1~2mg/L 时重新给药 • CRRT：根据严重程度和随机浓度重新给药 – <1mg/L：尿路感染 – <1.5~2mg/L：严重感染 – <3~5mg/L：危及生命的感染

糖肽类
MOA：与肽聚糖前体结合，阻断糖肽聚合，从而抑制细胞壁合成。净效应——杀菌活性

通用名	一般活性谱	危重患者的常规初始剂量	给药途径	肾脏剂量调整	临床经验
特拉万星	• 革兰阳性球菌（MRSA，VRE，DRSP）	每 24 小时 10mg/kg	静脉给药	是	• 根据实际体重给药 • 靶谷浓度（第 4 次剂量前） – ≥ 10mg/L：始终是预防耐药性的最佳选择 – 12~15mg/L：并发症少（SSI，UTI） – 15~20mg/L：并发感染（IE，CNS，OM，PNA） – 基于谷值进行剂量调整 • 无致病因子的情况下引起肾毒性和耳毒性是罕见的
万古霉素	• 革兰阳性球菌（MRSA，DRSP）	负荷剂量:15~25mg/kg 或 25~30mg/kg（严重感染） • MD：每 8~12 小时 15~20mg/kg（1h 以上注入 1g 以避免"红人综合征"） • IHD：负荷剂量 15~25mg/kg，HD 后 5~10mg/kg • CRRT：负荷剂量 15~25mg/kg	静脉给药	是	
		悬浮剂 / 胶囊：每 6 小时 125~250mg	口服	否	• 可用于艰难梭菌治疗

噁唑烷酮类抗生素
MOA：与 50S 亚基的 23S 核糖体 RNA 结合，抑制翻译和蛋白质合成。净效应——抑菌活性

通用名	一般活性谱	危重患者的常规初始剂量	给药途径	肾脏剂量调整	临床经验
利奈唑胺	• 革兰阳性球菌（MRSA，VRE）	• 每 12 小时 600mg • IHD/CRRT：同上	静脉给药 / 口服	否	• MAOI，与拟交感胺相互作用；可导致乳酸酸中毒 • 可引发周围神经和视神经病变，骨髓抑制 • 不推荐用于血液感染

（续表）

通用名	一般活性谱	危重患者的常规初始剂量	给药途径	肾脏剂量调整	临床经验
替地唑胺	• 革兰阳性球菌（MRSA）	每 24 小时 200mg	静脉给药 / 口服	否	MAOI，与儿茶酚胺相互作用

硝基咪唑类
MOA：与细菌细胞膜结合引起膜电位快速去极化，从而抑制蛋白质合成。净效应——杀菌活性

通用名	一般活性谱	危重患者的常规初始剂量	给药途径	肾脏剂量调整	临床经验
达托霉素	• 革兰阳性球菌（MRSA，VRE）	• 每 24 小时 6~8mg/kg • IHD：每 48 小时 4~6mg/kg • CRRT：每 48~72 小时 4~6mg/kg • PD：剂量基于 CrCl < 30ml/min	静脉给药	是	• 被肺表面活性物质灭活，因此需每周 PNA • 监测 CPK 无效，由于肌病风险考虑停用他汀类药物；嗜酸性粒细胞性肺炎（风险常伴随大于 2~4 周的该药物治疗）

磺胺类
MOA：与自由基一起渗透细胞质，抑制 DNA 合成，与 DNA 相互作用使 DNA 降解从而抑制蛋白质合成导致死亡。净效应——杀菌活性。

通用名	一般活性谱	危重患者的常规初始剂量	给药途径	肾脏剂量调整	临床经验
甲硝唑	• 厌氧菌	• 每 6~8 小时 500mg • IHD：每 8~12 小时 500mg • CRRT：每 6~12 小时 500mg • PD：每 8~12 小时 500mg	静脉给药 / 口服	否	与乙醇可发生双硫仑样反应；可引起周围神经、自主神经和视神经病变（通常发生于使用高剂量或长期治疗）

CNS. 中枢神经系统；CrCl. Cockcroft-Gault 方程的肌酐清除率；CRRT. 连续性肾脏替代治疗；DRSP. 耐药肺炎链球菌；IE. 感染性心内膜炎；IHD. 间歇性血液透析；MAOI. 单胺氧化酶抑制药；MIC. 最低抑菌浓度；MD. 维持剂量；MOA. 作用方式；MSSA. 甲氧西林敏感的金黄色葡萄球菌；MRSA. 耐甲氧西林金黄色葡萄球菌；OM. 骨髓炎；PD. 腹膜透析；PNA. 肺炎；SSI. 皮肤和软组织感染；TMP. 甲氧苄啶；UTI. 尿路感染；VRE. 耐万古霉素肠球菌；VAP. 呼吸机相关性肺炎；咨询药剂师腹膜透析剂量

– 建立可接受的给药方案，监测 24h 随机浓度和每 3～5 天 1 次。

（二）体外膜肺氧合

- 与 ECMO 相关的药代动力学变化源于药物残留、分布增加、肾和肝血流变化及系统流量变化。
- 药代动力学效应的研究较少，大多数报道为新生儿病例。
- ECMO 可能增加万古霉素、庆大霉素和头孢西丁的分布，但其清除程度似乎没有变化。
- 制订个体化抗菌方案和监测万古霉素和氨基糖苷类药物。

（三）抗生素吸入疗法

- 目前证据表明，医院获得性肺炎（hospital-acquired pneumonia，HAP）和呼吸机相关肺炎的（ventilator-associated pneumonia，VAP）患者，吸入抗生素治疗改善疾病的潜在危害和医疗成本的增加。
- 在治疗仅对多黏菌素或氨基糖苷类药物敏感的革兰阴性杆菌引起的 VAP 患者时，可考虑吸入使用多黏菌素、妥布霉素或庆大霉素，并联合使用全身抗生素。
- 治疗 HAP 和 VAP 患者，考虑吸入多黏菌素联合全身抗生素治疗，原因如下。
  – 不动杆菌仅对溶黏菌素敏感。
  – 碳青霉烯类耐药菌仅对多黏菌素敏感。
- 无论病原菌是否具有多重耐药性，对于静脉注射抗生素无效的 VAP 患者，吸入抗生素应被视为挽救性治疗的重要措施。
- 目前的囊性纤维化指南指出，没有足够的证据支持或反对在接受相同抗生素治疗的囊性纤维化患者中继续使用与静脉注射抗生素防止肺部疾病急性加重。

四、耐药菌的治疗

- 在重症监护室中，多重耐药（multidrug resistant，MDR）革兰阳性球菌和革兰阴性杆菌引起的感染发生率不断增加。
  – 革兰阳性菌：耐甲氧西林和万古霉素的金黄色葡萄球菌、耐万古霉素的肠球菌和耐青霉素的肺炎链球菌。
  – 越来越多的革兰阴性耐药菌：产生超广谱 β– 内酰胺酶（extended-spectrum beta-lactamase，ESBL）的肠杆菌科（如克雷伯菌属、大肠埃希菌属和肠杆菌属）、碳青霉烯类耐药肠杆菌科（carbapenem-resistant Enterobacteriaceae，CRE），包括产生碳青霉烯酶的肺炎克雷伯菌，以及多耐药铜绿假单胞菌和不动杆菌属。
- 超光谱 β 内酰胺酶微生物。
  – 碳青霉烯类是治疗的首选。在这些细菌引起的菌血症患者中，亚胺培南或美罗培南可提高患者生存率。尽管在测试中其对头孢（如头孢西丁、头孢替坦）敏感，但未有充足数据确认其有效。
  – 头孢噻嗪 – 他唑巴坦和头孢他啶 – 阿维巴坦是较新的 β– 内酰胺 /β– 内酰胺酶抑制药，对大多数产 ESBL 的肠杆菌有效。当前有限的临床数据显示其作为治疗药物的可能。
- CRE 引起的严重感染，使用 2 种或 2 种以上抗生素联合治疗。通常以多黏菌素为主（如果敏感），联合其他抗生素。

- 替加环素、氨曲南或庆大霉素等氨基糖苷类药物（基于药敏试验）。
- 头孢他啶－阿维巴坦（临床实践有限，作为联合用药方案的部分替代药物）。
- 碳青霉烯类药物，如美罗培南，体外和动物实验中已证明具有协同杀菌作用。

- 对于多重耐药的鲍曼不动杆菌和铜绿假单胞菌，使用应基于多黏菌素方案和联合使用另一种抗生素。

产 β– 内酰胺酶的耐药革兰阴性菌

- β– 内酰胺酶是细菌酶，通过水解 β– 内酰胺环使 β– 内酰胺类抗生素失活。
- Ambler 分类系统根据其氨基酸序列将 β– 内酰胺酶分为四类（A～D）。

1. 超广谱 β– 内酰胺酶

- ESBL 是 A 类 β– 内酰胺酶，可水解青霉素、大多数头孢菌素和单内酰胺类（氨曲南）。其对头霉素（如头孢西丁、头孢替坦）和碳青霉烯类没有活性。
- 风险因素包括既往使用 β 内酰胺抗生素、留置设备或之前侵入性手术、长期入院和并发症。

2. 碳青霉烯酶

- 除其他 β– 内酰胺外，碳青霉烯酶还能水解碳青霉烯类。
- 含碳青霉烯酶的细菌常具有对大多数抗生素产生额外耐药性机制。最重要的包括以下几种。
  - 肺炎克雷伯菌碳青霉烯酶（*klebsiella pneumoniae carbapenemase*，KPC）A 类。
    - 全美最常见的碳青霉烯酶。
    - 存在于许多肠杆菌科和铜绿假单胞菌。
  - 新德里梅塔洛 β– 内酰胺酶（NDM–1）——B 类。
    - 发病率低，但呈上升趋势。
    - NDM–1 存在于克雷伯菌属、大肠杆菌及其他肠杆菌科和不动杆菌。
    - NDM–1 杀灭第一至第四代头孢菌素及碳青霉烯类抗生素，但无法灭活氨曲南。
  - OXA 基团——D 类。
    - 一种新兴的碳青霉烯酶。

五、抗菌管理规划

1. ICU 中 30%～60% 的抗生素是不必要、不合适的或次优选的。
2. 抗菌管理规划的目标是优化临床结局，同时最大限度地减少使用抗菌药物产生的意外后果。
3. 美国传染病协会和美国卫生保健流行病学协会定义 ASP 核心成员包括，传染病（infectious disease，ID）医生、临床药剂师、临床微生物学家、信息系统专家、感染控制专家和医院流行病学家。
4. 抗菌药物的管理很重要，原因如下。

- 改善患者病情。
- 降低微生物耐药发生率。
- 减少药物不良反应。
- 降低成本。

5.抗菌药物管理在重症监护中尤为重要，原因如下。

- 大多数患者在重症监护室接受过抗生素治疗。

- 感染复杂且治疗困难。

- 临床医生更有可能在重症患者中使用抗生素，很少停用包括广谱抗生素的抗菌药物。

- 病情危重时，使用抗生素副作用的风险更大。

6.作为重症监护抗菌药物管理工作的一部分，临床医生应该做到下面的内容。

- 尽早、快速地诊断和识别病原体。

- 依据最可能引起特定和局部感染的微生物、既往抗生素使用史、成本效益和耐药性启动经验性治疗方案。

- 确保感染部位抗生素的高浓度。

- 治疗 48～72h 后，重新评估治疗。

- 应用降阶梯治疗理念：识别和调整抗菌药物使用部位和敏感性减少其使用范围。如果重新评估感染已不存在，则应完全停止。

  - 若未发现耐甲氧西林金黄色葡萄球菌（MRSA），则停止使用万古霉素和利奈唑胺，除非患者仅对 β - 内酰胺类药物过敏或革兰阳性细菌中一种药物敏感。

  - 只有在培养结果仅对广谱抗生素如碳青霉烯类、哌拉西林 - 他唑巴坦和头孢吡肟敏感的微生物时才考虑继续使用。

- 尽快将药物从静脉注射转为口服途径。氟喹诺酮类、噁唑烷酮类（如利奈唑胺）、克林霉素、甲氧苄啶磺胺甲噁唑、甲硝唑、氟康唑和伏立康唑均具有较高的口服生物利用度。

- 对确切感染应明确治疗的时间性证据。

7.生物标志物可在决定是否停止抗生素使用时发挥作用。

- 目前的指南推荐降钙素原水平联合临床症状，决定对 HAP 和 VAP 患者是否停用抗生素，而非单纯临床症状。

- 对于无明确感染证据的脓毒症患者的经验性治疗中，降钙素原可用于确定停用抗生素的时机。

六、抗真菌和抗病毒治疗（表 45-1 至表 45-4）

（表 45-3 和表 45-4 见转页）

表 45-3 重症监护中最常用的抗真菌药物治疗

唑类

MOA: 干扰真菌细胞色素 P₄₅₀ 活性，降低麦角甾醇合成，从而抑制细胞膜合成

通用名	一般活性谱	危重患者的常规初始剂量	给药途径	肾脏剂量调整	临床经验
氟康唑	芽生菌病、念珠菌病（非克鲁西念珠菌、光滑念珠菌）、球孢子菌病、隐球菌病	• 负荷：400~800mg • MD：每 24 小时 200~400mg • IHD：每 48~72 小时 200~400mg 或每 24 小时 100~200mg • CRRT：每 24 小时 200~800mg	静脉给药 / 口服	是	• 良好的口服生物利用度 • CYP3A4 的中度抑制药，因此与底物相互作用
艾沙康唑	曲霉菌病、毛霉菌病	• 负荷：每 8 小时 200mg × 6 倍剂量 • MD：每 24 小时 200mg	静脉给药 / 口服	否	
伊曲康唑	曲霉病、芽生菌病、念珠菌病、球孢子菌病、组织胞浆菌病	• 每 24 小时 200~400mg • IHD/CRRT：每 12 小时 200mg × 4 次，然后每 24 小时 200mg	口服	是	• 胶囊和口服悬浮液由于不可预测的吸收而不能互换（考虑监测血清浓度） • 不建议在 CrCl < 50 的情况下使用，SBECD（一种有毒载体）会累积 • 强 CYP3A4 抑制药
泊沙康唑	曲霉病、芽生菌病、念珠菌病	• 负荷：每 12 小时 300mg，第 1 天 • MD：每 24 小时 300mg	静脉给药	否	
		• 胶囊：每 12 小时 300mg，第 1 天 • MD：每 24 小时 300mg	口服		
		• 悬浮剂：每 6 小时 200mg，第 1 天 • 病情稳定每 12 小时 400mg	口服		
伏立康唑	曲霉病、芽生菌病、念珠菌病、球孢子菌病、组织胞浆菌病（无毛霉菌病）	• 负荷：每 12 小时 6mg/kg，第 1 天 • MD：每 12 小时 4mg/kg	静脉给药	否	• 静脉给药不推荐在 CrCl < 50，IHD 和 CRRT 的情况下使用，因为 SBECD 会累积 • 强 CYP3A4 抑制药 • 不可用于泌尿系感染 • 短暂性视力变化、幻觉、光敏感、皮疹等
		• 体重≥40kg：每 12 小时 200mg • 重量<40kg：每 12 小时 100mg	口服		
		• IHD/CRRT：每 12 小时 400mg × 2 次，之后每 12 小时 200mg	口服		

棘白霉素类

MOA: 非竞争性 1,3-β-D-聚糖合酶的抑制药，导致 1,3-β-D-聚糖形成减少，这对真菌细胞壁的稳定性至关重要

（续表）

通用名	一般活性谱	危重患者的常规初始剂量	给药途径	肾脏剂量调整	临床经验
阿尼芬净	曲霉病、念珠菌病	• 负荷：100~200mg × 1 次 • ND：每 24 小时 50~100mg • IHD/CRRT：同上	静脉给药	否	不用于治疗尿路或中枢神经系统的真菌感染
卡泊芬净		• 负荷：70mg × 1 次 • MD：每 24 小时 50~70mg • IHD/CRRT/PD：同上	静脉给药	否	不用于治疗尿路或中枢神经系统真菌感染；建议将肝脏剂量调整为每 24 小时 35mg
米卡芬净		• 每 24 小时 50~150mg/kg • IHD/CRRT/PD：同上	静脉给药	否	
多烯类 MOA：与麦角甾醇结合，改变细胞膜通透性，导致细胞成分泄漏，导致细胞死亡					
两性霉素 B 脱氧胆酸盐	曲霉病、芽生菌病、念珠菌病、球孢子菌病、隐球菌病、组织胞浆菌病、毛霉菌病	• 每 24 小时 0.3~1mg/kg 最大：每 24 小时 1.5mg/kg • IHD/CRRT：同上	静脉注射	否	需 4~6h 输注，需防止输液相关的不良反应（恶心、呕吐、发热、僵直）；可引起肾毒性、电解质失衡
两性霉素 B 脂质体复合物		• 每 24 小时 5mg/kg • IHD/CRRT：同上	静脉注射	否	需 2h 以上输注；肾毒性风险小于两性霉素 B 脱氧胆酸盐；勿使用过滤器
脂质体两性霉素 B		• 每 24 小时 3~6mg/kg • IHD/CRRT：同上	静脉注射	否	使用 1.0μm 过滤器输注 2h 以上；肾毒性风险小于两性霉素 B 脱氧胆酸盐；输液相关的不良反应可能包括胸痛、呼吸困难、缺氧、腹痛、荨麻疹

CRRT. 连续肾脏替代治疗；IHD. 间歇性血液透析；MD. 维持剂量；MOA. 作用方式；PD. 腹膜透析；SBECD. 磺丁基醚 -β- 环糊精

表 45-4 重症监护中最常用的抗病毒药物治疗

通用名	一般活性谱	危重患者的常规初始剂量	给药途径	肾脏剂量调整	临床经验
阿昔洛韦	单纯疱疹病毒 1、2 型，水痘 - 带状疱疹病毒	• 每 8 小时 5～10mg/kg • IHD：每 24 小时 2.5～5mg/kg	静脉给药	是	静脉注射的肾毒性可以通过充分补液来预防
		• CRRT：每 12～24 小时 5～10mg/kg	静脉给药		
		• 每日 200～800mg × 5 天	口服		
更昔洛韦	巨细胞病毒	• 起始剂量：每 12 小时 5mg/kg • IHD：每 48～72 小时 1.25mg/kg，然后每 48～72 小时 0.625mg/kg • CRRT： • CVVH：每 24 小时 2.5mg/kg，然后每 24 小时 1.25mg/kg • CVVHD/CVVHDF：每 12 小时 2.5mg/kg，然后每 24 小时 2.5mg/kg	静脉给药	是	输注时间为 1h 以上，监测骨髓抑制
伐昔洛韦	单纯疱疹病毒，水痘 - 带状疱疹病毒	• 每 12～24 小时 500mg～2g（每 12 小时 2g × 1 天，用于口腔 HSV 感染）	口服	是	前药：转化为阿昔洛韦；免疫功能低下患者需接受 8g/d 以治疗 TTP/HUS 风险
伐更昔洛韦	巨细胞病毒	• 初始：每 12 小时 900mg • MD：每 24 小时 900mg	口服	是	前药：转化为更昔洛韦

CRRT. 连续性肾脏替代治疗；CVVH. 连续静脉 - 静脉血液透过；CVVHD. 连续静脉 - 静脉血液透析；CVVHDF. 连续静脉 - 静脉血液透析过滤；HSV. 单纯疱疹病毒；IHD. 间歇性血液透析；TTP/HUS. 血栓性血小板减少性紫癜 / 溶血性尿毒症综合征

相关资源

指南

美国指南

标　题	来　源	日期和参考文献
Management of Adults With Hospital-acquired and Ventilator-associated Pneumonia: 2016 Clinical Practice Guidelines	Infectious Diseases Society of America and the American Thoracic Society	2016 Clin Infect Dis 2016;63: e61-111
Implementing an Antibiotic Stewardship Program	Infectious Diseases Society of America and the Society for Healthcare Epidemiology of America	2016 Clin Infect Dis 2016;62(10): e51-77
Clinical Practice Guidelines for *Clostridium difficile* Infection in Adults and Children: 2017 Update	Infectious Diseases Society of America (IDSA) and Society for Healthcare Epidemiology of America (SHEA)	2018 Clin Infect Dis 2018;66(7): e1-48
Clinical Practice Guideline for the Use of Antimicrobial Agents in Neutropenic Patients with Cancer: 2010 Update	Infectious Diseases Society of America	2011 Clin Infect Dis 2011;52(4): e56-93
Therapeutic Monitoring of Vancomycin in Adult Patients: A Consensus Review	American Society of Health-System Pharmacists, the Infectious Diseases Society of America, and the Society of Infectious Diseases Pharmacists	2009 Am J Health-Syst Pharm 2009;66:82-98
Practice Guidelines for the Diagnosis and Management of Skin and Soft Tissue Infections: 2014 Update	Infectious Diseases Society of America	2014 Clin Infect Dis 2014;59(2): e10-52

第 46 章

肺炎
Pneumonia

David Young　　Joseph P. Mathew　著

尹　路　译　陈　宇　校

本章概览

- 肺炎是成人住院和死亡的主要感染原因，入住 ICU 患者死亡率超过 35%。
- 重症肺炎患者早期和适当的抗生素治疗可提高生存率。
- 选择抗生素时，应参考患者近期抗生素使用史、多重耐药（multidrug-resistant，MDR）的病原体风险和当地抗生素谱。
- 未充分利用重症肺炎的评分系统，其有助于评估社区获得性肺炎（community-acquired pneumonia，CAP）的严重程度。
- 重症肺炎患者延迟入住 ICU 可导致死亡率增加。

一、背景

（一）定义

- 肺炎是由细菌、病毒或少见的真菌生物引起的下呼吸道感染。
- 疾病感染情况从轻型门诊到严重呼吸衰竭和脓毒症，甚至需要入住重症监护室。

（二）疾病分类

- 社区获得性肺炎（community-acquired pneumonia，CAP）是社区获得的下呼吸道急性感染，无须住院或定期接触医疗机构。严重 CAP 为因休克、器官功能障碍或机械通气需要 ICU 管理的重症肺炎。
- 院内肺炎细分为医院获得性肺炎（hospital-acquired pneumonia，HAP）、住院 48h 后发生的肺炎和医疗相关肺炎（health care-associated pneumonia，HCAP）。常发生于接触多重耐药（multidrug-resistant，MDR）病原体的风险患者。HCAP 风险包括既往 90 天内住院＞2 天、进出医疗机构（如疗养院、血液透析中心）、近期使用抗生素、家庭伤口护理或输液治疗、免疫抑制（如使用皮质类固醇）或结构性肺病（如支气管扩张）。
- 呼吸机相关性肺炎（ventilator-associated pneumonia，VAP）是有创机械通气 48h 后发生的 HAP。2013 年，美国疾病控制和预防中心（center for Disease Contro，CDC）认为 VAP 定义既不敏感也不具体。因此引入呼吸机相关事件（VAE）新概念，这是一种分级监测新的定义方式。另见第 44 章。

- 呼吸机相关事件（ventilator-associated condition，VAC）：持续 2 天以上的氧合恶化（$FiO_2 \geq 0.2$ 或 PEEP $\geq 3cmH_2O$）。
- 感染相关呼吸机相关并发症（infection-related ventilator-associated complication，IVAC）：VAC 伴发热或体温过低和（或）白细胞增多或白细胞减少，并接受新的抗生素治疗 ≥ 4 天。
- 可能的 VAP：IVAC 有脓性呼吸道分泌物，革兰染色表明呼吸道感染或呼吸道培养物中有病原体生长。
- 可能的 VAP：革兰染色的感染证据结合来自气管内吸出物、支气管肺泡灌洗液（bronchoalveolar lavage，BAL）、保护刷标本、胸水或肺组织的病原体生长显著；或呼吸道检测出病毒或军团菌。

（三）发病率 / 患病率

- 世界卫生组织（World Health Organization，WHO）评估下呼吸道感染是世界上最常见的传染性死亡原因，每年有近 350 万人因此死亡。
- 在美国，每年需要住院治疗的 CAP 发生率为每 10 000 名成人 25 例，相较于 50 岁以下的患者，65—79 岁（高出 9 倍）和 80 岁或以上患者（高出 25 倍）的发病率最高。
- HAP 是第二常见的医院感染，发病率为每 1000 名成人患者 5～10 例。

（四）病因学

- 发病原因随季节而变化，取决于患者的不同危险因素（见本章后面的内容）和肺炎发生的背景。
- 在疾病预防控制中心的一项大型研究中，仅有 38% 患者发现 CAP 的病原体，27% 患者检测到病毒，14% 患者检测到细菌。
- 人类鼻病毒和流感病毒是最常见的病毒病原体，其次是人类变性肺病毒、呼吸道合胞病毒、副流感病毒、冠状病毒和腺病毒。
- 肺炎链球菌是 CAP 最常见的细菌病原体，其次是流感嗜血杆菌，肺炎支原体、肺炎衣原体、军团菌等非典型病原体。
- 重度 CAP 患者，肺炎链球菌最常见，但军团菌、革兰阴性杆菌、金黄色葡萄球菌和流感病毒也是重要的考虑因素。
- 医院获得性肺炎的病原体多见于细菌，包括对甲氧西林敏感的金黄色葡萄球菌（*methicillin-sensitive staphylococcus aureus*，MSSA）和耐甲氧西林的金黄色葡萄球菌（methicillin-resistant staphylococcus aureus，MRSA）、链球菌属、耐药革兰阴性菌（铜绿假单胞菌、不动杆菌、克雷伯菌、肠杆菌、窄养单胞菌和大肠杆菌）；厌氧病原体少见。
- 免疫功能低下患者，应考虑病毒和真菌病原体。伊氏肺孢子菌可导致获得性免疫缺陷综合征（acquired immune deficiency syndrome，AIDS）患者和服用慢性糖皮质激素患者罹患肺孢子菌肺炎（pneumocystis pneumonia，PCP）。

（五）病理学、发病机制

- 宿主的防御机制被传染性病原体抑制时可发生肺炎；由于免疫应答不足，常因为存在潜在并发症、免疫抑制或解剖异常（如支气管内阻塞、支气管扩张）。当宿主防御系统接触到大量或强毒性微生物（如大量吸入）时，也会引发肺炎。
- 感染的主要途径为吸入口咽病原体；48h 内住院患者就会被院内细菌感染。意识障碍（如脑卒中、痴呆、中毒）尤其危险。慢性病患者可被病原体，特别是革兰阴性菌定植，免疫反应低下时进展为肺炎。

- 其他感染途径包括吸入（病毒、军团杆菌和结核分枝杆菌）、肺外来源感染（右心内膜炎）的血行播散和直接扩散。
- 在机械通气患者中，吸入口咽和胃肠内容物可导致肺炎。此外，贮液囊和呼吸设备也可能成为肺炎的来源。

（六）CAP 的预测 / 危险因素（表 46-1）

表 46-1　社区获得性肺炎的危险因素

• 高龄 • 酗酒 • 脾脏缺如 • 脑血管疾病、脑卒中和痴呆 • 慢性心血管疾病 • 慢性肝病或肾病 • 慢性肺病（COPD、哮喘） • 吸烟 • 糖尿病	• 艾滋病病毒感染或艾滋病 • 既往肺炎 • 运动障碍 • 肺癌 • 男性 • 恶性肿瘤 • 营养不良 • 口腔卫生差 • 吞咽困难

（七）肺炎特定病原体的危险因素（表 46-2）

表 46-2　肺炎特定病原体的危险因素

病原体	危险因素
青霉素耐药和耐药肺炎链球菌	• 年龄＞ 65 岁 • 酗酒 • 免疫抑制 • 存在多种并发症 • 过去 3 个月内接受 β– 内酰胺类药物治疗 • 有日托中心接触史的儿童
肠道革兰阴性菌	• 近期抗生素治疗 • 医疗机构接触史 • 潜在心肺疾病 • 多种并发症
铜绿假单胞菌	• 营养不良 • 结构性肺病（支气管扩张） • 皮质类固醇治疗史（泼尼松＞ 10mg/d） • 既往 7 天以上的广谱抗生素治疗

二、预防

要点
- 遵照针对肺炎球菌和流感的疫苗接种指南
- 戒烟戒酒可减少肺炎及发展为重症肺炎的风险。
- 使用呼吸机捆绑带可降低 VAP 的发生率。
- 采取标准的感控措施防止交叉感染。

（一）筛查

- 针对肺炎尚无筛查工具。
- 识别有多重耐药病原体风险的患者对控制感染非常重要。

（二）一级预防

- 戒烟和戒酒可以降低患肺炎的风险
- 所有 65 岁以上个体和高危人群应每年接受肺炎球菌（PCV-13 和 PCV-23）和流感疫苗的接种。
- 所有因内科疾病住院的患者都应接种肺炎球菌和流感疫苗。
- 预防院内肺炎的策略包括尽可能使用无创正压通气（non-invasive positive pressure ventilation，NPPV）。
- VAP 的预防策略与呼吸机组成相结合：限制镇静、每日镇静中断、每日呼吸机撤机试验、早期活动、床头抬高＞ 30°，并使用氯己定进行口腔护理。
- 使用带有声门下分泌物引流口的气管插管（endotracheal tube，ETT）可能会降低 VAP，但这在实践中并未普遍应用。
- 仅在明显污染时更换呼吸管
- 选择性口腔或消化道清洁、ETT 和早期气管切开术在预防 VAP 方面仍存在争议。

（三）二级预防

- 接种疫苗和戒烟戒酒。
- 抗生素管理计划和感染控制措施，尤其是手部卫生的保持，可预防 MDR。

三、诊断

要点

- 临床诊断包括咳痰、发热、呼吸困难或胸膜炎性胸痛。
- 实验室检查结果可能包括白细胞增多或减少及低氧血症。
- 影像学特征变化在临床症状出现时可能并不明显。
- 呼吸机相关时间（ventilator-associated event，VAE）的诊断需要结合氧合（VAC）加重，体温变化、白细胞计数、脓性分泌物和感染微生物等证据。

四、鉴别诊断（表 46-3）

表 46-3　肺炎的鉴别诊断

鉴别诊断	特征
肺水肿	已知或存在既往未诊断的心脏病；患者表现为体重增加、下肢水肿和端坐呼吸。体格检查显示肺部啰音、心动过速、颈静脉扩张、水肿。胸部 X 线片显示肺区混浊影，血中脑利钠肽可升高

（续表）

鉴别诊断	特 征
吸入性肺炎	存在神经系统疾病史、镇静药使用史或呕吐史；吸入性肺炎的临床症状可在误吸后延迟2~3天发作
阻塞性肺炎	肺部恶性肿瘤、体重减轻或异物吸入史；检查可能会发现单侧喘息；胸部X线片显示肿块样实变、肺不张或肺炎病灶
肺梗死	急性表现有呼吸困难、胸膜炎和咯血；胸部X线片显示楔形混浊或肺血管的尖锐截断，CT血管造影证实肺栓塞
慢性肺病急性加重（COPD、支气管扩张、纤维化）	急性呼吸困难、喘息和（或）咳痰；影像学特征与肺炎类似
急性呼吸窘迫综合征	急性呼吸窘迫综合征继发于肺损伤或非肺损伤；常出现低氧血症和肺部湿啰音；胸部影像学示急性双侧肺泡间质水肿
非特异性肺炎	复发性肺炎伴短暂的斑片状影；应迅速行组织病理检查和糖皮质类固醇治疗
急性嗜酸性粒细胞肺炎	临床表现为典型的肺炎特征，抗生素治疗无效；胸部影像学示外周阴影，支气管肺泡灌洗细胞计数示以嗜酸性粒细胞为主；肺活检明确诊断
特发性间质性肺炎	表现为肺炎伴异常胸部影像学改变；诊断需行肺活检
结缔组织疾病相关肺疾病	自身免疫性疾病史，可有其他非肺部表现；胸部影像学示肺间质或结节性影
药物诱导的肺毒性	使用毒性药物（如甲氨蝶呤、呋喃妥因、胺碘酮）；胸部影像学示间质改变或磨玻璃样影

（一）特征性表现

- 患者表现为发热、咳嗽伴咳痰和呼吸困难。80%的肺炎患者会出现咳嗽和发热。脓性痰多见于细菌性肺炎，而水样痰常与非典型生物有关。可出现胸膜炎，其发生常表明存在严重肺部疾病或肺炎旁胸腔积液（parapneumonic effusion，PPE）。
- 老年人最初临床表现可为神志不清或全身虚弱等非呼吸系统症状。
- 军团肺炎患者可表现为意识模糊、腹泻和电解质紊乱。
- 接受机械通气超过48h的患者，应考虑VAE/VAP（见定义部分）。

（二）临床诊断

1. 病史

- 肺炎可表现为亚急性或急性，出现包括咳嗽、痰脓或带血、呼吸困难、胸膜炎、发热和寒战等症状。
- 肺外症状，如神志不清或腹泻。
- 应特别注意近期旅行史和病患接触史。确定多重耐药的风险至关重要，如酗酒、营养不良、免疫抑制、最近使用抗生素、儿童日托或保健设施接触史；以及并发症。
- 住院时间或呼吸机支持指导抗生素的选择

2. 体格检查

- 异常的生命体征改变：包括发热、体温过低、心动过速、呼吸急促和低氧血症。
- 听诊受累肺叶可闻及如支气管呼吸音、触觉震颤、胸语音和羊鸣音的肺实变表现。

- 胸腔积液患者的语颤和叩诊浊音减少。

3. 实用临床决策规则及评分

- 临床中很少使用评分系统，其旨在预测 CAP 严重程度和确定最佳的治疗点。
- 2007 年美国胸科学会（American Thoracic Society，ATS）/ 美国传染病学会（Infectious Diseases Society of America，IDSA）推荐使用 CURB-65 评分或肺炎严重程度指数（pneumonia severity index，PSI）指导成人 CAP 初始治疗部位。
  - CURB-65 为 2 分的患者应住院，$\geqslant$ 3 分评估是否需要入住 ICU。参考 http：//www.mdcalc.com/curb-65-severity-score-community-acquired-pneumonia/。
  - PSI 风险等级与死亡率直接相关。参见 http：//www.mdcalc.com/psi-port-scorepneumonia-severity-index-adult-cap/。

4. CAP 入住 ICU 的 ATS/IDSA 标准（表 46-4）

表 46-4　社区获得性肺炎入住 ICU 的 ATS/IDSA 标准

主要标准（符合 1 项以上者达到 ICU 准入标准）	次要标准（符合 3 项以上者达到 ICU 准入标准）
• 气管插管和机械通气 • 患者存在需输注血管加压素的休克	• 呼吸频率 $\geqslant$ 30 次 / 分或 PaO_2/FiO_2 $\leqslant$ 250 • 多肺叶浸润 • 意识混乱或谵妄 • 血尿素氮（BUN）$\geqslant$ 20mg/dl • 白细胞减少（白细胞计数 4000/mm^3） • 血小板减少（血小板计数 < 100 000/mm^3） • 体温过低（核心温度 < 36℃） • 低血压需行积极液体复苏

（三）辅助诊断

1. 实验室检查

- 基础实验室检测包括：全血细胞计数（complete blood count，CBC）、基础代谢（basic metabolic profile/panel，BMP）、乳酸和动脉血气（arterial blood gas，ABG）。
- 呼吸道培养物包括痰、气道分泌物和经支气管镜检查获取的样本。支气管镜检查对不能咳痰或治疗无效患者有一定的诊断价值。
- 血培养在 < 15% 的病例中呈阳性（常见肺炎链球菌），可作为脓毒症患者的诊断性检查。
- 适当的季节用鼻拭子检测病毒感染，如快速流感检测和 PCR。
- 军团菌和肺炎链球菌的尿抗原。
- 降钙素原是一种生物标志物，用于细菌性肺炎诊断和指导抗生素使用。部分指南推荐其浓度 < 0.1μg/L 时应减量或停止使用抗生素，> 0.25μg/L 时启用抗生素。但尚未被广泛接受。
- C - 反应蛋白可在细菌性肺炎中升高。

2. 影像学检查（图 46-1 和图 46-2）

- 胸部 X 线片是早期影像学诊断方法，但可能滞后于临床症状 2～3 天。
- 当胸部 X 线片不能提示明确原因或考虑其他病理改变（如肺栓塞）时，应行胸部 CT。
- 肺部超声已被用于越来越多地胸膜实质检查。

（四）疾病诊断的潜在陷阱 / 常见错误

- 延迟诊断和乱用抗生素导可导致临床结果的恶化。
- 延迟入住 ICU 可导致死亡率增加。
- 老年患者可能不会出现肺炎的典型症状和体征。
- 呼吸道分泌物的培养诊断率低（＜40%）。
- 多达 25% 患者出现胸腔积液，条件允许时应予以穿刺引流。
- 对于难治性肺炎，进一步的影像学检查，如胸部 CT 和肺部超声可评估并发症和替代诊断。
- 肺实变影可能需 4～6 周消散；存在持续症状和患有肺癌高风险的患者需通过影像学检查进行随访。

五、治疗

（一）治疗原理

- 抗生素的使用是治疗的主要手段。
- 注意区分 CAP 和 HAP/HCAP，其病原菌和治疗方法不同。
- 高危患者入住 ICU 可降低死亡率。
- ICU 内特定的肺炎患者，可行 NPPV 试验；分泌物多和认知障碍是禁忌证。
- 有创机械通气仍然是重症肺炎和急性呼吸衰竭患者的标准通气支持手段。

（二）入院标准

- 根据生命体征、体格检查和实验室数据进行临床评估。
- 虽然通常不使用，但评分系统可用于 CAP 的分类决策。
  - CURB-65：2 分——住院；4～5 分——入住 ICU。
  - ATS/IDSA：1 个主要标准或 3 个次要标准 – 入住 ICU。

（三）入院患者管理

- 评估症状、发热曲线、WBC 计数、氧饱和度和乳酸水平来确定临床是否改善。
- 如果使用恰当的抗生素 48h 后症状仍未改善，应考虑胸腔积液、其他源性感染的病因和使用广谱抗生素。

（四）抗菌治疗原则

- 早期和适当使用抗生素至关重要。
- 需密切关注患者的临床状态和对通气支持的需求。
- 抗生素的选择应基于肺炎的类型、治疗地点（重症监护室与非重症监护室）、多重耐药的风险和当地抗菌谱。
- 住院患者需接受经验性肠外抗生素治疗。
- 可根据临床改善情况考虑从静脉抗生素方案转为口服抗生素方案。
- 当病原体通过可靠的微生物学试验鉴定后，治疗方案可简化。
- 抗生素治疗的持续时间取决于肺炎的类型和患者对药物的临床反应。
- CAP：无并发症使用 5～7 天，重症患者可能需更长的疗程。停用抗生素前需评估 48～72h 患者的临床稳定性。

- HAP/HCAP：7～8 天的经验性治疗或病原菌培养结果指导使用抗生素（见第 44 章）。
- VAP：广谱抗生素使用 72h 后，根据培养结果和临床症状进行降阶梯治疗。
- 已证明减少抗生素用量和缩短疗程可改善疗效。
- 对于临床反应不敏感或铜绿假单胞菌、不动杆菌、金黄色葡萄球菌或肺炎军团菌感染的患者，延长抗生素使用疗程。
- 军团肺炎需要 10～14 天疗程，甚至在免疫抑制患者中长达 21 天。虽然大环内酯类和喹诺酮类药物对此均有效，但应用氟喹诺酮类药物退热更快，并发症更少，住院时间更短。
- 降钙素原检测指导的抗生素使用方式可减少 CAP 患者使用抗生素的时间。但并非所有医疗机构都可以进行该指标的检测。
- 与静脉滴注相比，雾化吸入抗生素在肺中达到浓度更高。对于静脉输注抗生素不敏感或多重耐药菌感染的 VAP 患者，吸入如妥布霉素、阿米卡星和多黏菌素已用于治疗。
- 对初始抗生素治疗反应不佳应立即考虑使用广谱抗生素、抗真菌治疗或行影像学检查。

（五）治疗表（表 46-5）

表 46-5　肺炎的治疗

治疗方法	注　释
药物 **CAP- 住院患者，非 ICU** 氟喹诺酮类 　– 氟喹诺酮 400mg/d，左氧氟沙星 750mg/d 或 - 抗肺炎球菌 β- 内酰胺类 + 大环内酯类或四环素 　– 头孢曲松钠 1～2g/d，头孢噻肟 1～2g/d，或氨苄西林 – 舒巴坦钠 1.5～3g/6h 　　+ 　– 阿奇霉素 500mg/d，克拉霉素 500mg/12h 或多西环素 100mg/12h **严重 CAP-ICU 患者** - 第三代头孢菌素加大环内酯类（首选）或四环素（可选） 　– 头孢曲松 2g/d 加阿奇霉素 500mg/d（首选）或多西环素 100mg/12h 或 - 第三代头孢菌素 + 呼吸性氟喹诺酮：头孢曲松 2g/d + 左氧氟沙星 750mg/d 或莫西沙星 400mg/d - 流感 　– 奥司他韦 75mg，每日 2 次 ×5 天 - 军团杆菌 　– 左氧氟沙星 750mg/d 或莫西沙星 400mg/d 　– 阿奇霉素 500mg/d - 糖皮质激素（有争议） 　– 甲泼尼龙每 12 小时 0.5mg/kg×5 天或泼尼松每日 50mg×7 天 **HCAP/VAP** - 抗耐甲氧西林金黄色葡萄球菌 　– 万古霉素每 12 小时静脉注射，剂量为 15mg/kg 　– 利奈唑胺每 12 小时静脉注射，剂量为 600mg	- 抗生素的选择应个体化，并基于当地的抗生素谱 - 基于培养和药敏数据尽量使用窄谱抗生素 - 呼吸性氟喹诺酮单药足够治疗非重度 CAP - 用氟喹诺酮、大环内酯或四环素覆盖非典型病原体 - 大环内酯类联合治疗可降低 CAP 的死亡率 - 如果 QTc 间期延长，多西环素可以替代大环内酯 - 重度 CAP 和休克危重患者联合使用抗生素治疗优于单药治疗 - MRSA 肺炎应被视为流感病例 - 利奈唑胺对耐甲氧西林金黄色葡萄球菌肺炎的治疗失败率较低 - 氨基糖苷类对肺和胸膜的渗透不理想；密切监测给药水平至关重要 - 对于耐药菌，可以考虑使用雾化抗生素

（续表）

治疗手段	注　释
• 抗假单胞菌、革兰阴性病原体 　– β- 内酰胺类：哌拉西林 – 他唑巴坦 4.5g/6h 　– 头孢菌素类：头孢吡肟静脉注射 1～2g/8～12h 或头孢他啶静脉注射 2g/8h 　– 碳青霉烯类：亚胺培南静脉注射 500mg/6h 或 1g/8h，或美罗培南静脉注射 1g/h 　– 氨基糖苷类：庆大霉素或妥布霉素静脉注射 7mg/(kg·d)，阿米卡星 20mg/(kg·d) • 氟喹诺酮：环丙沙星 400mg/8h 或左氧氟沙星 750mg/d	
手术 • 胸管引流 • 胸腔镜 / 开胸术 • 支气管镜检查 • 气道支架	• 对于耐药菌，可以考虑使用雾化抗生素 • 多学科会诊确定胸腔引流管、复杂肺炎旁胸腔积液和脓胸的手术治疗 • 支气管镜检查对异物引起的支气管内梗阻具有诊断和治疗价值 • 主支气管支架置入对恶性肿瘤及梗阻后肺炎的治疗有一定的效果
放射学方法 • 介入放射学 • 放射肿瘤学	• 在部分病例中采用透视、超声或 CT 引导引流 • 恶性肿瘤相关的支气管阻塞可考虑采取放射治疗

（六）辅助治疗

- 目前对于 CAP 患者使用皮质类固醇治疗存在争议。几项研究表明使用后临床转归有所改善：如减少病情达到的稳定时间、缩短感染持续时间、降低治疗失败率、缩短进展为 ARDS 及行机械通气时间。但指南在强烈推荐前需要进一步的研究证明。

- 需进一步的影像学手段评估肺炎并发症，如肺坏死、脓肿形成、复杂性胸腔积液或脓胸。
  - 肺炎相关性胸腔积液应留取培养并引流。
  - 对于复杂的 PPE 和脓胸，可使用胸膜内组织型纤溶酶原激活药（tissue plasminogen activator，tPA）和脱氧核糖核酸酶溶解后引流，或通过视频辅助胸腔镜手术（video-assisted thoracoscopy surgery，VATS）或行开胸术。

（七）并发症的预防和管理

- 可出现肺炎的并发症，如复杂 PPE、脓胸、肺坏死或脓肿形成。
- 复杂胸膜感染可能需要胸导管引流或胸外科干预。
- 约 50%CAP 患者可出现严重脓毒症；5% 可出现感染性休克。
- CAP 是 ARDS 最常见的病因。保护性肺通气可预防 ARDS 发生。
- 呼吸机密闭已证明可降低 VAP 的发生。

临床要点

- 早期、适当和经验性抗生素治疗极其重要。
- 需要入住 ICU 进行支持性治疗和监测。
- 超声是诊断肺炎和监测并发症的一种有力工具。
- 抗生素管理对于防治多重耐药菌非常重要。

六、特殊人群

（一）孕妇

- 应避免使用多西环素和皮质类固醇类药物。

（二）儿童

- 对于重症患者，呼吸道合胞病毒或副流感病毒考虑使用利巴韦林，腺病毒使用西多福韦。

（三）老年人

- 老年肺炎患者的风险较高，病程更重。

（四）其他

- 对于 HIV 阳性和免疫抑制患者，除细菌和病毒外，还应考虑诸如卡氏肺孢子菌、结核和非结核性分枝杆菌、真菌、诺卡菌和放线菌等微生物的治疗。

（五）特定人群 / 病症之间的临床关联（表 46-6）

表 46-6　特定人群与病原体间的临床关联

特定情况	常见病原体
酒精中毒	肺炎链球菌（包括耐青霉素菌）、厌氧菌、革兰阴性杆菌（肺炎克雷伯菌）、结核分枝杆菌
蝙蝠接触史	荚膜组织胞浆菌
鸟类接触史	鹦鹉热衣原体、新型隐球菌、荚膜假丝酵母菌
COPD/ 当前吸烟或有吸烟史患者	肺炎链球菌、流感嗜血杆菌、卡他莫拉菌
日托机构儿童接触史	耐药肺炎链球菌
接触农场动物或孕猫	贝纳柯克斯体（Q 热）
口腔卫生差	厌氧菌
流感后肺炎	肺炎链球菌、金黄色葡萄球菌（包括社区获得性 MRSA）、流感嗜血杆菌
兔类接触史	土拉热弗朗西丝菌
养老院居住史	肺炎链球菌、革兰阴性杆菌、流感嗜血杆菌、金黄色葡萄球菌、肺炎衣原体、厌氧菌；亦考虑结核分枝杆菌
镰状细胞病，无脾	肺炎链球菌、流感嗜血杆菌
肺结构性疾病（如支气管扩张、囊性纤维化）	铜绿假单胞菌（黏液）、洋葱假单胞菌或金黄色葡萄球菌和 MRSA、洋葱伯克霍尔德菌、嗜麦芽窄食单胞菌、流感嗜血杆菌、非结核分枝杆菌属、曲霉菌属
疑似恐怖主义生物袭击	炭疽热、兔热病、鼠疫
亚洲旅游史	严重急性呼吸系统综合征（SARS）冠状病毒、结核分枝杆菌、类鼻疽伯克尔德菌
阿拉伯半岛旅游史	中东呼吸综合征冠状病毒（MERS-CoV）
前往密西西比河和俄亥俄河谷附近的居住地区	皮炎芽生菌
美国西南部旅游史	球虫病；部分地区出现汉坦病毒

七、预后

要点 / 临床经验
- CAP 死亡率仍然很高，但可随着治疗而改善。
- HCAP 的死亡率更高。

（一）经治疗患者的预后

- CAP 治疗的死亡率为 10%，HCAP 死亡率为 20%。

（二）后续检查和监测

- 应在肺炎发作后 4~6 周进行后续影像学检查以评估炎症消退情况。

相关图像

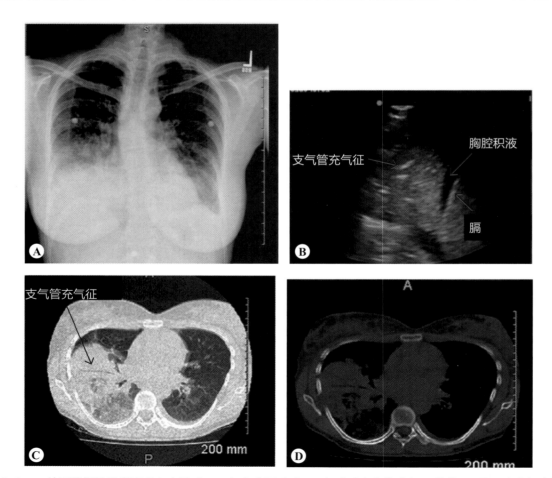

▲ 图 46-1　A. 社区获得性肺炎患者右中叶（RML）和右下叶（RLL）肺叶实变的胸部 X 线片；B. 同一患者超声检查中，肺部如同实体器官一般没有空气；C 和 D. 同一患者胸部 CT 表现为广泛的 RML 和 RLL 实变，并伴有支气管充气征

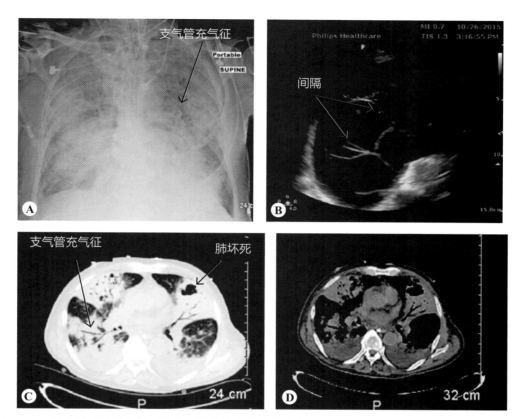

▲ 图 46-2　**A.** 重症流感肺炎合并耐甲氧西林全黄色葡萄球菌肺炎的 **ICU** 患者的胸部 **X** 线片，多叶混浊伴支气管充气征提示实变；**B.** 同一患者的超声检查，发现少量胸腔积液发展成较多的、成房的、有间隔的肺旁积液；**C.** 同一患者的胸部 **CT** 显示多叶实变、坏死性肺炎和少量胸腔积液

相关资源

1. 推荐网站

www.cdc.gov/pneumococcal/clinicians/diagnosis-medical-mgmt.html

2. 指南

美国指南

标　题	来　源	日期和参考文献
Guidelines on the Management of Community-acquired Pneumonia in Adults	American Thoracic Society (ATS)/ Infectious Diseases Society of America (IDSA)	2007 Mandell LA, et al. Clin Infect Dis 2007;44(Suppl 2):S27-72
Diagnosis and Treatment of Adults with Community-acquired Pneumonia	ATS/IDSA	2019 Metlay JP, et al. Am J Respir Crit Care Med 2019;200:809-21
Guidelines for the Management of Adults with HAP, HCAP and VAP	ATS/IDSA	2005 Niederman MS, et al. Am J Respir Crit Care Med 2005;171:388-416

（续表）

标　题	来　源	日期和参考文献
Strategies to Prevent VAP in Acute Care Hospitals: 2014 Update	Society for Healthcare Epidemiology of America/IDSA	2014 Klompas M, et al. Infect Control Hosp Epidemiol 2014;35(8):915-36

国际指南

标　题	来　源	日期和参考文献
BTS Guidelines for the Management of CAP in Adults (2009) Summary of Recommendations	British Thoracic Society	2015 https://www.brit-thoracic.org.uk/guidelinesand-quality-standards/community-acquiredpneumonia-in-adults-guideline/Thorax 2009; 64(Suppl III):iii1-55
Pneumonia in Adults: Diagnosis and Management	National Institute for Health and Care Excellence (NICE Guideline)	2014 www.nice.org.uk/guidance/cg191
Guidelines for the Management of Adult Lower Respiratory Tract Infections	European Respiratory Society (ERS) and European Society for Clinical Microbiology and Infectious Diseases (ESCMID)	2011 Woodhead M, et al. Clin Microbiol Infect 2011;17(Suppl 6):E1-59
Defining, Treating and Preventing HAP	European Society of Intensive Care Medicine (ESICM), ERS, and ESCMID	2009 Torres A, et al. Intensive Care Med 2009;35:9-29

3. 证据

证据类型	标题和评论	日期和参考文献
Epidemiological study	*Community-Acquired Pneumonia Requiring Hospitalization Among US Adults* Epidemiology of CAP and diagnostic yield of current pathogen detection	2015 Jain S, et al. N Engl J Med 2015;373:415-27
RCT	*Antibiotic Treatment Strategies for Community-acquired Pneumonia in Adults* In non-ICU patients with CAP, beta-lactam monotherapy may be noninferior to beta-lactam plus macrolide combination or fluoroquinolone monotherapy with regard to 90 day mortality	2015 Potsma DF, et al. New Engl J Med 2015;372:1312-23
RCT	*Adjunct Prednisone Therapy for Patients with Community-Acquired Pneumonia: a Multicenter, Double-Blind Randomized, Placebo-Controlled Trial* Prednisone in CAP may shorten time to clinical improvement without significant complications	2015 Blum CA, et al. Lancet 2015; 385:1511-18

（续表）

（续表）

证据类型	标题和评论	日期和参考文献
RCT	*Effect of Corticosteroids on Treatment Failure Among Hospitalized Patients With Severe Community-Acquired Pneumonia and High Inflammatory Response: A Randomized Clinical Trial* Patients with severe CAP and elevated CRP had less treatment failure in methylprednisolone group	2015 Torres A, et al. JAMA 2015; 313:677-86
RCT	*Intrapleural Use of Tissue Plasminogen Activator and DNase in Pleural Infection (MIST II)* Combination of tPA and DNase improved pleural fluid drainage and reduced need for surgical intervention	2011 Rahman N, et al. New Engl J Med 2011;365:518-26
RCT	*Procalcitonin Guidance of Antibiotic Therapy in Community Acquired Pneumonia: A Randomized Controlled Trial* Procalcitonin-guided antibiotic use decreased antibiotic exposure and duration without any adverse outcome	2006 Christ Cain M, et al. Am J Respir Crit Care Med 2006; 174:84-93
RCT	*Comparison of 8 vs. 15 Days of Antibiotic Therapy for Ventilator-Associated Pneumonia in Adults* Shows clinical effectiveness of 8 days of antibiotics as compared to 15 days, with the possible exception of non-fermenting gram-negative bacillus such as *Pseudomonas species*	2003 Chastre J, et al. JAMA 2003; 290:2588-98

第47章 中枢神经系统感染

Central Nervous System Infections

Susannah L. Kurtz　Swathi Sangli　Rupendra Swarup　著

尹　路　译　陈　宇　校

本章概览

- 中枢神经系统感染危急，须尽快诊断和治疗。
- 中枢神经系统感染最常见是脑膜炎，脑炎，脑和脊髓脓肿。
- 即使经过适当的治疗，患者仍具有较高发病率及死亡率。
- 脑膜炎治疗时，阿昔洛韦可用于单纯疱疹病毒性（herpes simplex virus，HSV）脑炎，直至其 PCR 检查结果呈阴性。
- 中枢神经系统脓肿需进行手术评估。

一、背景

（一）定义

- 脑膜炎是软脑膜的一种炎症，通常由大脑和脊柱间脑脊液感染引起。是否存在意识改变和（或）认知功能障碍可区分脑膜炎和脑炎。
- 脑或脊髓脓肿是中枢神经系统实质内的感染灶聚集。

（二）疾病分类

- 脑膜炎和脑炎按症状持续时间分为急性、亚急性（数周）或慢性（持续至少 1 个月）。

（三）发病率 / 流行率

- 脑膜炎是全球十大传染性死亡因素之一。
- 2003—2007 年，美国共有 4100 例细菌性脑膜炎病例，其中 500 例死亡。
- 全球数据显示，成人急性脑炎的年发病率为（3.5～7.4）/10 万。
- 发达国家的脑脓肿发病率低至 1%～2%，而发展中国家则高达 8%。

（四）病因学

1. 脑膜炎

脑膜炎可分为社区获得性脑膜炎和医院相关脑膜炎（包括穿透性创伤）。病原体因年龄而异。医院

438

相关脑膜炎见于术后患者，病原体包括金黄色葡萄球菌、凝固酶阴性葡萄球菌和需氧革兰阴性杆菌（包括铜绿假单胞菌）。

(1) 社区获得性细菌性脑膜炎的常见病因（表 47–1）。

表 47–1　社区获得性细菌性脑膜炎的常见病因

按年龄组划分	<1 月龄	无乳链球菌、大肠杆菌、单核细胞增生李斯特菌、克雷伯菌属
	1—23 月龄	肺炎链球菌、脑膜炎奈瑟球菌、b 型流感嗜血杆菌、无乳链球菌、大肠杆菌
	2—50 岁	脑膜炎奈瑟球菌、肺炎链球菌
	>50 岁	肺炎链球菌、脑膜炎奈瑟球菌、单核细胞增生李斯特菌

(2) 脑膜炎的其他病因（47–2）。

表 47–2　脑膜炎的其他病因

细菌	螺旋体	梅毒螺旋体、伯氏疏螺旋体、
	蜱传	立克次体、犬艾利希体、结核分枝杆菌
病毒	非节肢动物传播病毒	小核糖核酸病毒（RNA），肠道病毒（埃可病毒、柯萨奇 A、柯萨奇 B、肠道病毒、脊髓灰质炎病毒）、单纯疱疹病毒 2 型（HSV-2）、腮腺炎病毒、艾滋病病毒
	节肢动物传播病毒	披膜病毒（甲病毒属，RNA）、东部马脑炎病毒（EEE）、西部马脑炎病毒（WEE）、委内瑞拉马脑炎病毒（VEE）、黄病毒（RNA）、圣路易斯脑炎病毒（SLE）、西尼罗河病毒（WNV）、加州脑炎病毒
真菌性脑膜脑炎		皮炎芽胞杆菌、拟球孢杆菌、新型隐球菌、枝孢杆菌、荚膜组织胞浆菌、巴西副球孢杆菌

2. 脑炎

- 脑炎通常由病毒引起，也可由非典型细菌、真菌和寄生虫引起（表 47–3）。
- 病毒性脑炎的最常见病原体是单纯疱疹：HSV-1 最常见于成人，HSV-2 最常见于婴儿（图 47–1）。

表 47–3　脑炎的病因

病毒	单纯疱疹病毒、水痘 – 带状疱疹病毒、爱泼斯坦 – 巴尔病毒、巨细胞病毒、肠道病毒、麻疹病毒、腮腺炎病毒 风疹传播媒介：西尼罗河病毒、圣路易斯脑炎病毒、东部马脑炎病毒、西部马脑炎病毒、日本脑炎病毒、狂犬病病毒
细菌	支原体、分枝杆菌、梅毒螺旋体（梅毒） 传播媒介：巴尔通体、立克次体（落基山斑点热）、埃立克体、螺旋体、柯克斯体（Q 热）
真菌	球虫病、隐球菌、组织胞浆菌
寄生虫	弓形虫、恶性疟原虫、棘阿米巴、绦虫

3. 脑脓肿

脑脓肿的常见原因（表现为环状增强病变）。

- 金黄色葡萄球菌。

- 链球菌。

- 厌氧菌。

- 弓形虫病——艾滋病中最常见的中枢神经系统占位病变。

- 猪带绦虫——引起囊尾蚴病的幼虫囊肿。

- 毛霉菌病导致鼻 - 眶 - 脑感染。

4. 硬膜外脓肿

- 硬膜外脓肿的常见原因。

 – 金黄色葡萄球菌、链球菌、革兰阴性杆菌。

（五）病理学 / 发病机制

1. 脑膜炎

- 病原体通过血液进入，穿过血脑屏障（blood–brain barrier，BBB），在脑脊液中复制。

- 许多脑膜细菌的细胞壁产物（如脂多糖和肽聚糖）可诱导宿主炎症反应。

- 一些中枢神经系统特异性细胞，如脑血管内皮细胞、星形胶质细胞和小胶质细胞均可产生 TNF-α、IL-1β 和 IL-6 的早期促炎细胞因子，刺激通路下游产生其他细胞因子、花生四烯酸代谢物、趋化因子以及活性氮和氧中间体等。

- 作为应答，白细胞迁移到蛛网膜下腔，一旦激活就会释放细胞毒性物质，造成直接的细胞损伤。

- 自溶过程中释放的细菌 DNA 可具有额外的炎症介导作用。其刺激巨噬细胞和促炎症介质，如 TNF-1α。

- 炎症反应可导致水肿、脑灌注不足及颅内压升高，形成神经元持续性损伤的恶性循环。

2. 脑炎

- 有些病毒通过受感染动物的咬伤或接触它们的分泌物传染给人类。部分病毒可能通过血脑屏障进入脑脊液中，另一些沿着神经元途径入侵。

- 病毒进入神经细胞，导致细胞功能障碍、血管周围充血、出血、组织坏死，并引发炎症反应，严重影响灰质。

- 当出现脑膜刺激征及脑脊液多种细胞增多时，则称为脑膜脑炎。

- 肠道病毒是引起病毒性脑膜脑炎（viral meningoencephalitis，VME）的最常见原因。在夏季，虫媒病毒通常会引起 VME。几种疱疹病毒也可引起 VME。

3. 脑脓肿

- 通常继发于脑炎，未被脑实质包裹的感染区域，发展为脓液。脓肿通常见于创伤、手术、全身感染期间的血行播散或直接扩散。炎症刺激中性粒细胞，导致血管源性水肿。2 周后，囊液形成，病灶被隔离（图 47-2）。

- 脓肿可能由附近结构（如牙齿、骨骼、鼻旁窦黏膜、内耳道或耳蜗结构）的直接延伸引起。耳源性感染是最常见病因。

- 肺部、心内膜、骨盆、腹部或皮肤和软组织感染的血行播散引起的脓肿较少见。

4. 脊髓硬膜外脓肿

- 脊髓硬脑膜和椎体之间潜在空间的感染，由血行扩散、相邻结构的直接延伸或脊髓的手术、外伤或其他操作引起。发生率较低，机制未知。

- 脊髓脓肿（图 47-3）可能由于直接压迫脊髓或形成微血栓阻塞血管而导致神经功能缺损。

5. 中枢神经系统感染的预测 / 危险因素（表 47–4）

表 47–4　中枢神经系统感染的危险因素

危险因素	病原体
未进行儿童或成人疫苗的接种	带状疱疹病毒、麻疹病毒、腮腺炎病毒、风疹病毒
年龄	肺炎链球菌、单核细胞增生李斯特菌、结核分枝杆菌、革兰阴性菌
大学宿舍、军事基地、寄宿学校、儿童保育设施等公共场所	脑膜炎奈瑟球菌
妊娠	单核细胞增生李斯特菌
免疫缺陷状态——艾滋病、酗酒、糖尿病、无脾、使用免疫抑制药或化疗药物	肺炎链球菌、单核增生乳杆菌、脑膜炎奈瑟球菌、巨细胞病毒、真菌
蚊虫接触	西尼罗河病毒、登革病毒、日本脑炎病毒、东部马脑炎病毒、西部马脑炎病毒、圣路易斯脑炎病毒、黄热病毒
蜱虫暴露	立克次体、螺旋体、埃立克体
动物接触	淋巴细胞性脉络膜脑膜炎病毒（啮齿动物）、汉赛巴通体（猫）、布鲁菌或贝纳柯克斯体（牛）、钩端螺旋体病（受感染的动物尿液）
颅脑或脊柱外科手术	葡萄球菌、革兰阴性菌

二、预防

（一）筛查

- 当前没有推荐的脑膜炎或脑炎筛查试验。若有两次或多次脑膜炎球菌或肺炎球菌脑膜炎的个人或家族病史患者应进行免疫学检测。
- 所有脑膜炎患者都应进行 HIV 筛查。
- 近期有神经外科病史、外伤史和鼻漏或耳漏证据的患者应检查脑脊液漏。使用高分辨率 CT 检查评估颅骨缺损。诊断脑脊液漏可能需要进行脑池造影。
- 出现反复发作的脑脓肿患者需要进行血管畸形评估。

（二）一级预防

- 目前有 3 种细菌性脑膜炎疫苗，即脑膜炎奈瑟球菌、肺炎链球菌和乙型流感嗜血杆菌（Hib），以及脊髓灰质炎、麻疹、腮腺炎和风疹病毒疫苗。
- 与脑膜炎球菌性脑膜炎患者有密切接触史的人员应给予抗生素预防。
- 对于严重 Hib 感染患者的家属，也可推荐使用抗生素。
- 某些中枢神经系统感染需要严格隔离。
  - 接触预防措施：MRSA 感染和传播 HSV。
  - 飞沫预防措施：脑膜炎奈瑟球菌、Hib、风疹和腮腺炎。
  - 空气传播预防措施：结核病、水痘和麻疹。

（三）二级预防

- 留置设备，如心室引流管或分流管，Ommaya 装置，或耳蜗植入物应在使用后尽快移除。
- 引起复发性感染的骨缺损或脑脊液漏最终可能需要手术修复。

三、诊断

> **要点 / 临床经验**
> - 脑膜炎患者通常表现为发热、颈项强直和精神状态改变，三种临床表现不会每次都全部出现。
> - 仔细和彻底的神经系统检查，密切注意局部神经功能缺损和颈项强直。
> - 在脑膜炎中局灶性神经症状不典型，若出现应考虑脑炎或脑脓肿。
> - 虽然疑似脑脓肿需行脑部影像学检查，但脑不必要的影像学检查可能会延迟腰椎穿刺和抗生素的使用。
> - 所有疑似脑膜炎或脑炎的患者都需行腰椎穿刺（lumbar puncture，LP）进行脑脊液分析。但是，如果必须推迟 LP，应在穿刺前给予抗菌治疗。
> - 临床医生面对夏季无菌性脑膜炎和脑炎患者的鉴别诊断病例可考虑虫媒性病毒感染。

（一）鉴别诊断（表 47-5）

脑膜炎、脑炎和脑脓肿的临床表现相似。因此对出现了相关症状的患者应均作考量。

表 47-5　中枢神经系统感染的鉴别诊断

鉴别诊断	特　征
副肿瘤性脑炎	患者可能表现为与癌症相关的典型综合征，无论是否有癌症诊断：边缘脑炎、亚急性小脑变性、亚急性感觉神经病变、眼阵挛性肌阵挛性共济失调、皮肌炎、Eaton-Lambert 综合征
自身免疫性脑炎	可能出现前驱病毒样疾病。神经学检查结果与致病抗体有关。应怀疑有相关的非特异性脑脊液表现。抗 NMDA 受体脑炎可表现为精神症状、记忆障碍、癫痫发作和伴有紧张性特征的昏迷
代谢性脑病	全身性疾病背景下的全脑功能障碍。常见于危重患者
中枢神经系统原发性血管炎	当年轻人出现复发性 TIA 或脑卒中时可考虑；诊断需进行神经影像学和血管造影术
药物性脑膜炎	用药史：非甾体抗炎药、磺胺类抗生素、静脉注射免疫球蛋白、抗癫痫药、OKT3 抗体
软脑膜癌	通常具有多灶性
蛛网膜下腔出血	经典的表现是突然剧烈的头痛，患者可描述为"我一生中最严重的头痛"
硬膜下血肿	亚急性或慢性血肿通常有远期的跌倒或外伤史，可急性加重
神经鞘瘤	患者通常有肺部受累，但并非绝对
有毒物质	急性药物摄入 / 滥用史

（续表）

鉴别诊断	特 征
感染后急性播散性脑炎和脑脊髓炎	在症状出现前数天至数月内有疾病史或接种疫苗史。运动障碍占主导，感觉障碍也可能存在
脊柱炎、脊椎关节炎、椎间盘炎	颈部或背部疼痛可能持续加重数周至数月，通常为活动时加重，休息后缓解

（二）特征性表现

- 中枢神经系统感染的表现与潜在病因而异。脑膜炎和脑炎的共同特征是发热和精神状态改变。脑和脊髓硬膜外脓肿往往不发热。
- 脑膜刺激征，如颈项强直和畏光，可将脑膜炎与其他中枢神经系统感染区分开来。
- 发现局灶性病变怀疑为脑炎或脓肿。
- 点压痛是脊髓硬膜外脓肿的一个重要特征。

（三）临床诊断

1. 病史

- 从症状开始的时间范围可以区分病因：急性发作＜ 48h 通常是细菌引起。亚急性起病多为典型病毒性疾病，而慢性或隐匿性症状多为真菌、寄生虫或非感染性疾病。
- 细菌性和病毒性脑膜炎的典型特征包括发热、头痛、颈项强直和精神状态改变。其他症状包括畏光、恶心、呕吐、食欲不振和嗜睡。
- 脑脓肿常伴有头痛，但缺乏发热和精神状态改变等其他症状。临床医生应该询问过去几天或几周内的神经症状。
- 硬膜外脓肿的特征包括背部疼痛，点压痛，可能出现的局灶性神经功能缺损。
- HIV 感染史、其他免疫缺陷状态、结核病史或接触史、接种疫苗情况、旅行史、娱乐活动、动物或昆虫接触史和职业接触史至关重要。医疗和手术史应包括既往脑膜炎、脑或脊柱手术、脊柱注射和外伤史。

2. 体格检查

- 体温和血流动力学平稳等生命体征评估。
- 应进行完整的神经检查：如精神状态、脑神经、运动和感觉检查，以及反射和协调能力。病灶性神经功能缺损提示为脑炎或硬膜外或实质脓肿。
- 精神状态的改变通常表明双侧大脑半球或脑干功能障碍，并严重限制神经系统评估确定患者是否为非局灶性病变的功效。
- 颈项强直、活动范围缩小的假性脑膜炎、Brudzinski 征（颈部屈曲引起臀部或膝盖屈曲）和 Kernig 征（臀部和膝盖屈曲抵膝盖腹部伸展应引起阻力）的敏感性较差，不能排除中枢神经系统感染。
- 口腔、上腭和鼻旁窦的检查。
- 对皮肤进行全面检查，看是否有皮疹、紫癜、移行性红斑或水疱。
- 硬膜外脓肿时脊椎点压痛检查。

3. 疾病严重程度分类

- 细菌性脑膜炎具有很高的发病率和死亡率。此 3 类临床危险因素与患者的不良结局相关：精神状态改变、低血压和癫痫发作。

- 无临床危险因素的患者具有较低的发病率和死亡风险。有 1 种危险因素的患者为中等风险。有 2 种或 2 种以上危险因素的患者具有高风险。
- 延迟使用对症抗生素可增加不良结果的风险。
- 延迟硬膜外脓肿的引流会增加神经系统不良预后风险。

（四）实验室诊断

1. 实验室检查列表

- 初始血液检查：全血细胞计数、化学成分、凝血功能。
- 两组血培养：肺炎链球菌和脑膜炎奈瑟球菌可能呈阳性。
- 腰椎穿刺。
  - 腰穿后脑疝的发生率较低。有局灶性发现或免疫功能低下状态（包括 HIV 感染）的患者应首先在腰穿前进行非对比头部 CT 检查以排除占位性病变。
  - 监测穿刺后颅内压。
- 脑脊液检查：一般项目包括通过分化程度进行细胞计数，葡萄糖、蛋白质、革兰染色和细菌培养等（表 47-6）。
  - 脑脊液 HSV 的 PCR 检查。
  - 在蚊虫季节（病例高峰出现在夏季），对发热、精神状态改变和急性弛缓性麻痹的患者应怀疑和检测西尼罗病毒性脑炎。
  - 根据疾病预防控制中心的建议，对疑似虫媒病毒脑炎的病例，应采集血清和脑脊液样本进行血清学检测，并及时向国家卫生部门报告。
  - 隐球菌抗原。
- HIV 检查。
- 脑电图：用于经过适当治疗但意识水平持续低迷的患者。

2. 影像学检查

- CT 检查排除占位性病变或伴有肿块效应的脑水肿：对于任何有免疫抑制状态（如 HIV 感染、免疫抑制治疗）、有中枢神经系统疾病史、新发癫痫、乳头水肿、意识异常或局灶性神经功能缺损的患者，在腰椎穿刺前应进行非对比检查。
- 增强 CT：一种快速确定脑脓肿大小和位置的方法。脊柱 CT 可显示椎间盘间隙狭窄或骨侵蚀，提示椎间盘炎或骨髓炎。
- 静脉注射钆 MRI：脑和脊髓硬膜外脓肿的首选诊断测试。

表 47-6　各种形式的中枢神经系统感染的脑脊液检查结果

	正 常	细菌感染	病毒感染	真菌感染	结 核
颅内压（cmH₂O）	5～20	↑↑↑	↑	↑↑	↑↑
脑脊液性状	清亮	浑浊	清亮	清亮	存在纤维蛋白絮状物
蛋白定量（mg/dl）	12～60	↑↑↑	正常至稍高	↑↑	↑↑
葡萄糖（mg/dl）	40～70	↓↓↓	正常	↓	↓
细胞计数（/μl）	0～5	＞1000	100～1000	100～500	10～1000

（续表）

	正　常	细菌感染	病毒感染	真菌感染	结　核
细胞分化		多形核中性粒细胞	淋巴细胞	混合型或淋巴细胞型	混合型、淋巴细胞型或单核型

（五）诊断流程（流程图 47-1）

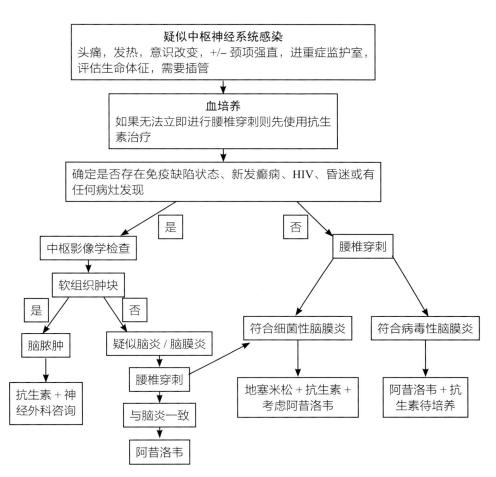

▲ 流程图 47-1　疑似中枢神经系统感染的评估与处理

（六）关于疾病诊断的潜在陷阱 / 常见错误

- 因缺乏病史而延误诊断。
- 想当然假设毒品或酒精是导致意识改变的原因。

四、治疗

（一）治疗原理

- 细菌性脑膜炎是一种急性疾病。即便脑脊液革兰染色和培养结果未知，到达医院 60min 内应迅速启动抗生素治疗（流程图 47-1）；疑似细菌性脑膜炎，推荐使用抗生素前或抗生素使用中联合使用皮质类固醇（地塞米松 0.15mg/kg，每 6 小时 1 次，持续 4 天）。根据年龄和免疫状态，经验性抗生素须覆盖所有潜在病原体。

- 病毒性脑膜炎需要支持性治疗和阿昔洛韦针对可能的单纯疱疹病毒感染。
- 病毒性脑炎通常需要住院进行支持性治疗。对于单纯疱疹病毒感染，在出现疑似脑炎时立即给予阿昔洛韦。任何延迟使用的情况都会使预后恶化。癫痫常见，且是增加发病率和死亡率的独立因素。治疗手段包括监测颅内高压，维持正常体温，避免低钠血症。若患者住院一周后未发现其他病因，应考虑类似的感染性脑炎。
- 脑和脊髓硬膜外脓肿需要抗生素治疗，可能需要引流。
- 中枢神经系统的医源性感染常是神经外科手术、腰椎穿刺和脊柱内注射的并发症。颅内分流感染需要完整的抗生素疗程并移除感染的分流。

（二）住院患者管理

1. 脑膜炎

- 所有细菌性脑膜炎患者都应在 60min 内经验性使用抗生素（表 47-7）。依据革兰染色和培养进行选择；48～72h 后，大多数脑脊液常规培养将显示检查结果。
- 抗生素使用时间：尽管指南推荐以下治疗时间，但治疗必须根据临床反应进行个体化选择。
  - 脑膜炎奈瑟球菌、流感嗜血杆菌：7 天。
  - 无乳链球菌、肺炎链球菌：10～14 天。
  - 需氧革兰阴性杆菌、单核细胞增生李斯特菌：21 天。

表 47-7　脑膜炎抗生素治疗方案

易感因素	可能病原体	首选抗生素
＜ 1 月龄	B 组链球菌、大肠杆菌、单核细胞增生李斯特菌	氨苄西林加头孢噻肟或氨苄西林加氨基糖苷类
1—23 月龄	肺炎链球菌、脑膜炎奈瑟球菌、B 组链球菌、流感嗜血杆菌、大肠杆菌	万古霉素加第三代头孢菌素 [a, b]
2—50 岁	脑膜炎奈瑟球菌、肺炎链球菌	万古霉素加第三代头孢菌素 [a, b]
＞ 50 岁	肺炎链球菌、脑膜炎奈瑟球菌、单核细胞增生李斯特菌	万古霉素加第三代头孢菌素 [a, b] 加氨苄西林
免疫系统损伤	单核细胞增生李斯特菌、革兰阴性杆菌、肺炎链球菌	氨苄西林加头孢他啶或美罗培南加万古霉素
脑脊液漏或颅底骨折	肺炎链球菌、各种链球菌、流感嗜血杆菌	万古霉素加第三代头孢菌素 [a]
神经外科手术或穿透性创伤后	金黄色葡萄球菌、凝固酶阴性葡萄球菌、革兰阴性杆菌（包括铜绿假单胞菌）	万古霉素加头孢吡肟或万古霉素加头孢他啶或万古霉素加美罗培南
脑脊液分流（外部或内部）	凝固酶阴性葡萄球菌、金黄色葡萄球菌、需氧革兰阴性杆菌（包括铜绿假单胞菌）、痤疮丙酸杆菌	万古霉素加头孢吡肟
蜱虫季	疏螺旋体、立克次体、埃立克体	添加多西环素

a. 头孢曲松或头孢噻肟

b. 如果使用地塞米松，考虑加用利福平

- 反复腰椎穿刺：用于病因不明且临床症状改善不明显的患者。
- 地塞米松辅助治疗：指南建议在抗生素使用前或使用中使用地塞米松，以减少神经系统的不良预后及死亡。
  - 肺炎球菌脑膜炎患者的亚组中发现激素治疗的效果，但在其他病原体引起脑膜炎中的治疗效果不明确。
  - 在给药前 20 分钟或联合地塞米松 0.15mg/kg，若诊断为肺炎链球菌，每 6 小时一次，持续 4 天。如果培养未显示肺炎链球菌，则停止使用地塞米松。
  - 如果已使用抗生素，不推荐使用地塞米松。
  - 如果已使用万古霉素治疗头孢菌素高耐药型肺炎链球菌引起脑膜炎，可加用利福平，原因为地塞米松可能会降低万古霉素在脑脊液的药物浓度。

2. 脑炎

- 阿昔洛韦须肠胃外给药（每 8 小时 10mg/kg 静脉注射，肾损伤患者应调整剂量）以达到对脑实质的治疗水平。
- 应立即展开经验性抗病毒治疗，直到确定 HSV-1 被排除，这需要进行一系列的脑脊液样本检测。
  - 初始 HSV-PCR 检查结果可呈阴性，若怀疑存在病毒感染，应重复检测。
  - 静脉注射阿昔洛韦持续 14～21 天。
  - 更昔洛韦和膦甲酸用于治疗 CMV 感染的脑炎。

3. 脑脓肿

- 应在行手术引流前开始经验性抗生素治疗（表 47-8）。初始腰椎穿刺检查结果可呈阴性，若怀疑存在病毒感染，应重复检测。
- 如果脓肿引流，治疗时间通常为 4～6 周，若不引流脓肿，则为 6～8 周。管理应依据每周影像学检查，时长 3 个月，直至康复。
- 2.5cm 直径的脓肿应手术切除或行引流。
- 对于＜ 1.5cm、手术并发症风险高和无神经功能缺损的脓肿，单纯的药物治疗通常可以康复。

表 47-8　用于治疗脑脓肿的药物

易感因素	抗生素治疗
牙科脓肿	青霉素 + 甲硝唑
慢性耳炎	头孢曲松 + 甲硝唑
鼻窦炎	头孢曲松 + 甲硝唑
穿透性损伤	万古霉素 + 第三代头孢菌素 [a] + 甲硝唑
细菌性心内膜炎	万古霉素 + 头孢曲松 + 甲硝唑
肺部感染	青霉素 + 甲硝唑 + 复方新诺明
艾滋病病毒感染（弓形体病）	乙胺嘧啶 + 磺胺嘧啶 + 叶酸
神经外科术后	万古霉素 + 头孢他啶或头孢吡肟或美罗培南
糖尿病（毛霉菌）	两性霉素 B

a. 头孢曲松或头孢噻肟

- HIV 感染患者：乙胺嘧啶 + 磺胺嘧啶 + 亚叶酸用于弓形虫病的经验性治疗。
- 静脉注射地塞米松可用于血管源性水肿。
- 未引流的脓肿应在几天内进行影像学检查。
- 毛霉病等免疫抑制疾病及糖尿病患者需要积极的外科清创和早期抗真菌治疗。

4. 脊髓硬膜外脓肿

- 出现脊柱疼痛但无功能障碍和风险因素（如高龄、糖尿病、MRSA 感染、菌血症）的患者可行抗生素治疗，但需密切随访以防止神经功能恶化的延迟出现。
- 如果血培养阴性，则应 CT 引导下抽吸脓液。
- 有神经功能缺损的患者需手术引流。
- 经验性抗生素应包括万古霉素和头孢噻肟或头孢曲松。如果存在假单胞菌感染，则应万古霉素联合头孢吡肟或头孢他啶。

（三）并发症的预防 / 管理

1. 非神经系统并发症

- 必须治疗低血压和休克以维持脑灌注压。
- 低钠血症可导致脑肿胀。
- 凝血功能障碍常伴随菌血症发生。脑膜炎球菌血症患者可暴发性发生弥散性血管内凝血。
- 脓毒症并发症包括心内膜炎、化脓性关节炎和长期发热。

2. 颅内压升高

- 治疗目标是尽早打破颅内压（intracranial pressure，ICP）升高与脑缺血的循环，维持足够的脑灌注压，预防脑疝。
- 疑似颅内高压患者应放置 ICP 监测器。
- 治疗策略包括床头抬高、甘露醇或高渗盐水降低渗透压、气管插管和机械通气的镇静和镇痛、神经肌肉阻滞或脑脊液分流。
- 无论是否怀疑微生物感染，地塞米松可用于血管源性水肿的患者。
- 无病灶表现，但存在持续性或迟发性昏迷或迟钝的患者，病因可能为脑肿胀、硬膜下积液、脑积水、脑室炎、皮质血栓性静脉炎或静脉窦血栓形成。
- 最好在重症监护室中严密监测脑炎和脑水肿患者。
- 所有意识障碍的患者都需要脑电图来诊断或处理非惊厥性癫痫持续状态。

（四）临床经验

1. 脓毒性颅内血栓性静脉炎

- 脓毒性海绵窦血栓形成是脓毒性血栓最常见的部位。最常见葡萄球菌感染。症状包括发热、眶周疼痛和肿胀。
- 感染通过静脉扩散到海绵窦，需早期影像学诊断和特定抗生素治疗。如果需要，可行手术治疗病灶。抗凝药物的作用尚不明确。

2. 细菌感染（表 47-9）

表 47-9 细菌感染的临床要点

细 菌	临床要点
肺炎链球菌	18 岁以上患者脑膜炎的最常见原因
脑膜炎奈瑟球菌	社区环境年轻人面临风险，密切接触者需进行预防：环丙沙星、利福平或头孢曲松
单核细胞增生李斯特菌	新生儿、老年人、孕妇和免疫抑制患者的风险增加
结核分枝杆菌	原发性肺结核的并发症包括脑底血管炎和瘢痕形成
梅毒螺旋体	• 脑膜血管梅毒：引起缺血性脑卒中的传染性小血管内膜炎。大脑中动脉是最常见的基底节梗死 • 累及背侧：累及后根神经节和后柱；导致共济失调，缺乏深部肌腱反射，阿盖尔罗伯逊瞳孔
钩端螺旋体（钩端螺旋体病）	表现为 2 种不同的临床综合征 • 无黄疸型钩端螺旋体病有 2 个明确定义的阶段：以结膜充血为最典型表现的败血症阶段（潜伏期 7～12 天后），以及以无菌性脑膜炎为特征的免疫阶段 • 黄疸型钩端螺旋体病：伴有黄疸、肾衰竭、低血压和出血的潜在致命的综合征
炭疽（脑膜炎）	• 脑膜相关危及生命的疾病 • 症状开始时表现为非特异性流感样症状，随后进入血流动力学衰竭和多器官功能衰竭的第二阶段 • 加用青霉素或氯霉素

3. 病毒感染（表 47-10）

表 47-10 病毒感染的临床要点

病 毒	临床要点
肠病毒（脑膜炎和脑炎）	最常见的病毒性脑膜炎病因。柯萨奇病毒和埃可病毒构成了大多数病例
虫媒病毒（脑炎）	脑炎可能是致命的。它们具有地理分布和季节性分布。通常的媒介是蚊子和蜱虫
巨细胞病毒（脑炎）	艾滋病中最常见的病毒性中枢神经系统感染
单纯疱疹病毒 1 型（脑膜炎和脑炎）	可导致颞叶出血性坏死
人类狂犬病（脑炎）	美国疾病控制与预防中心（CDC）建议，在对表现为不明原因的快速进行性脑炎的患者进行鉴别诊断时，应考虑狂犬病。典型表现为脑炎伴高渗和流涎
艾滋病病毒（脑炎）	症状可被误认为 JC 病毒引起的进行性多灶性白质脑病

4. 真菌感染（表 47-11）

表 47-11 真菌感染的临床要点

真菌 / 寄生虫	临床要点
新型隐球菌（脑膜炎和脑炎）	发生在免疫功能低下的患者；艾滋病中最常见的中枢神经系统真菌感染；用印度墨水染色可看到发芽酵母

（续表）

真菌 / 寄生虫	临床要点
毛霉菌（额叶脓肿）	发生于糖尿病酮症酸中毒；从额窦扩散
福氏耐格里阿米巴原虫（脑膜脑炎）	原生动物（变形虫）累及额叶；淡水湖内感染
冈比亚锥虫	原生动物（血鞭毛虫）；由受感染的采采蝇传播
布氏锥虫（脑炎）	• 弥漫性脑炎表现：嗜睡 • 治疗：早期为喷他脒；脑炎期为美拉胂醇
猪带绦虫（囊虫病）	• 蠕虫（绦虫）； • 由猪传播，钙化囊肿可引起癫痫和脑积水 • 治疗：阿苯达唑 + 地塞米松
弓形虫（脑炎）	• 原生动物（孢子虫）；艾滋病最常见的中枢神经系统占位性病变 • CT 检查呈环形强化影 • 治疗：乙胺嘧啶 + 磺胺嘧啶 + 叶酸

五、特殊人群

（一）孕妇

- 孕妇患李斯特菌病的风险增加。感染可导致流产、死产、早产和新生儿脑膜炎。
- 孕妇应在妊娠 35～37 周时筛查 B 组链球菌。培养阳性应在分娩时使用青霉素 G（或对青霉素过敏的克林霉素），以避免传染给新生儿。

（二）儿童

- ＜ 1 月龄：无乳杆菌、大肠杆菌、单核增生乳杆菌、克雷伯菌。
  - 治疗包括氨苄西林加头孢噻肟或氨苄西林加氨基糖苷。
- 1—23 月龄：肺炎链球菌，脑膜炎奈瑟球菌，无乳链球菌，流感嗜血杆菌，大肠杆菌。
  - 感染是儿童神经功能障碍的一个重要的可预防原因。预防的关键策略在于疫苗的接种。

（三）老年人

- 老年人常见流感嗜血杆菌（＞ 50 岁）和单核细胞增生乳杆菌（＞ 60 岁）感染。经验性抗菌方案包括氨苄西林。
- 急性细菌性脑膜炎和急性病毒性脑膜炎的老年人预后较差。
- 老年人颈椎病患病率高，可导致颈项强直测试的假阳性。

（四）其他

- HIV 感染者：隐球菌性脑膜炎、弓形虫性脑脓肿、脑炎等必须考虑。

六、预后

> **要旨**
>
> - 中枢神经系统感染患者的死亡风险取决于年龄（＞50岁）、意识水平（GCS评分＜6）、入院24小时内癫痫发作、颅内压升高的体征、是否并发休克和严重神经功能损害以及是否需要机械通气等情况。
> - 延迟治疗导致预后恶化。
> - 细菌性脑膜炎的死亡率取决于感染病原体。肺炎球菌脑膜炎死亡率最高（高达20%），其次是 L. 脑膜炎（15%），最低为流感嗜血杆菌、脑膜炎奈瑟球菌或 B 组链球菌（3%～7%）。
> - 25% 的幸存者出现细菌性脑膜炎后遗症。
> - 成人急性病毒性脑膜炎预后良好，大多数患者完全康复。
> - 脑炎的预后取决于病因，在所有节肢动物传播的东方马脑炎中，死亡率和神经系统后遗症最高。
> - 随着颅内成像增强技术和神经外科手术的出现，脑脓肿的死亡率已大大降低；其死亡率＜15%；其中20%的幸存者可出现严重后遗症。硬膜外脓肿的死亡率＜5%，幸存者神经功能预后良好。

（一）未治疗疾病的自然史

- 未经治疗的细菌性脑膜炎常致命。
- 病毒性脑膜随着炎症逐渐消退，很少致命。
- 未经治疗，疱疹脑炎的致死率可接近70%。大多数幸存者都会有严重的神经缺陷。

（二）治疗患者预后

- 结果因病原体而异。患者一般情况可以用来估计个体对不良结果的风险。
- 尽管有抗生素治疗，细菌性脑膜炎的死亡率仍然很高。最近一项2003年至2007年间基于人群的研究显示，接受治疗的脑膜炎患者死亡率为16%。
- 脑炎：即使早期进行了正确诊断和合理治疗，仍有近2/3的幸存者存在明显的神经功能缺陷。即，死亡率仍高达20%～30%。

（三）后续测试和监控

- 脑膜炎：如果缺乏特异性临床症状或诊断不明确，应在48小时内重复腰椎穿刺。
- 脑脓肿：任何临床状况的恶化都需要进行紧急中枢神经系统影像学检查。抗生素的持续时间取决于患者临床表现和影像学检查结果。
- 脊髓硬膜外脓肿：治疗后4～6周对脊柱进行一系列临床评估和 MRI 随访。

相关图像

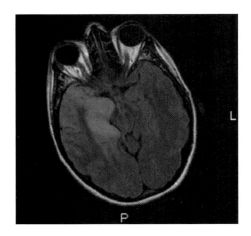

◀ 图 47-1　HSV-1 脑炎的 MRI

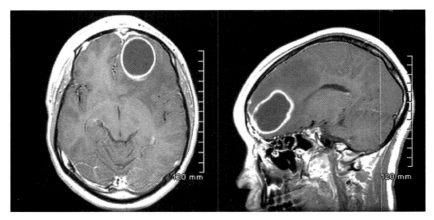

▲ 图 47-2　磁共振造影显示脑脓肿环形强化影

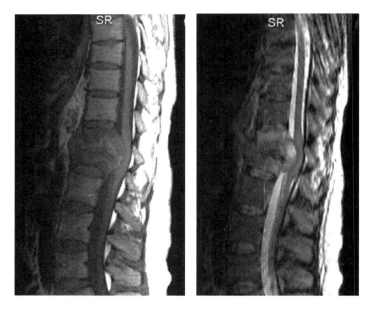

▲ 图 47-3　脊髓硬膜外脓肿伴椎体骨髓炎

相关资源

1. 推荐网站

http://www.cdc.gov/vaccines/schedules/

https://www.eaneurology.org/EAN-Guideline-Papers.1351.0.html

http://www.hopkinsmedicine.org/

http://www.idsociety.org/IDSA_Practice_Guidelines/

2. 指南

美国指南

标　题	来　源	日期和参考文献
Practice Guidelines for the Management of Bacterial Meningitis	Infectious Diseases Society of America (update in progress)	2004 Clin Infect Dis 2004;39(9):1267-84
The Management of Encephalitis: Clinical Practice Guidelines by the Infectious Diseases Society of America	Infectious Diseases Society of America	2008 Clin Infect Dis 2008;47:303-27

国际指南

标　题	来　源	日期和参考文献
EFNS Guideline on the Management of Community-Acquired Bacterial Meningitis: Report of an EFNS Task Force on Acute Bacterial Meningitis in Older Children and Adults	European Federation of Neurological Societies	2008 Eur J Neurol 2008;15:649
Viral Meningoencephalitis: A Review of Diagnostic Methods and Guidelines for Management	European Federation of Neurological Societies	2010 Eur J Neurol 2010;17:999-e57
Consensus Document on Controversial Issues for the Treatment of Infections of the Central Nervous System: Bacterial Brain Abscesses	International Society for Infectious Diseases	2010 Int J Infect Dis 2010;14(Suppl 4):S79

3. 证据

证据类型	标题及意见	日期和参考文献
RCT	*Dexamethasone in Adults with Bacterial Meningitis* Adjunctive therapy of steroids has been shown to reduce morbidity and mortality among patients with acute bacterial meningitis, particularly Streptococcus pneumoniae meningitis	2002 N Engl J Med 2002;347(20):1549-56
Systematic review	*The Clinical Approach to Encephalitis*	2016 Curr Neurol Neurosci Rep 2016;16(5):45
Systematic review	*Brain Abscess* Outcome for patients with brain abscess has decreased a great deal with no neurologic sequelae over the past five decades	2014 N Engl J Med 2014;371:447-56

第48章

获得性免疫缺陷综合征
Acquired Immune Deficiency Syndrome

Sudhir Dudekonda　Gopal Narayanswami　著

吴　优　译　陈　宇　校

本章概览

- 在使用抗逆转录病毒疗法（antiretroviral therapy，ART）治疗 HIV 感染者的时代，脓毒症和非 HIV 相关疾病在 ICU 住院患者中占大多数。
- 重要的是意识到不规范的抗逆转录病毒疗法和新增诊断的 HIV 感染都引起 HIV 相关的危重疾病。
- 对细菌感染和肺孢子菌肺炎（pneumocystis pneumonia，PCP）的早诊断和早治疗可提高患者的生存率。
- 急性呼吸衰竭是 HIV 感染者和入住 ICU 最常见的原因，常与非机会性或机会性感染相关。
- 根据具体情况考虑在重症 HIV 感染患者中开始或继续使用抗逆转录病毒疗法，因部分药物与 ICU 常用药物存在严重的相互作用。

一、背景

（一）疾病定义

　　获得性免疫缺陷综合征（acquired immune deficiency syndrome，AIDS）是由人类免疫缺陷病毒（human immunodeficiency virus，HIV）感染引起的一种潜在威胁人类生命的疾病，其中 CD4 辅助性 T 细胞缺失（≤正常值的 20%）使患者对威胁生命的疾病更易感。

（二）疾病分类

- HIV 感染分为 HIV-1 和 HIV-2 两种类型。
- HIV-1 感染在全球范围内普遍存在，而 HIV-2 感染在西非更为常见。
- 第三代和第四代 HIV 抗体可同时检测 HIV-1 感染和 HIV-2 感染。
- 美国疾病控制与预防中心临床分类将 HIV 感染分为 A、B 和 C 三种类型（表 48-1）。

（三）发生率 / 患病率

- 免疫抑制综合征最早于 1981 年在美国出现，当时有报道称同性恋男性发生不寻常的感染，例如肺孢子菌肺炎（pneumocystis jiroveci pneumonia，PCP）和罕见恶性卡波西肉瘤。1986 年，被正式命名为 HIV。

- 全球有 3700 万 HIV 携带者，其中大部分在撒哈拉以南的非洲地区。
- CDC 估计，到 2012 年底，美国有 120 万人感染 HIV。
- 每年约有 5 万人新发感染 HIV。
- ICU 患者中新增 HIV 感染的诊断并不罕见。
- ICU 中 HIV 患者常合并丙型肝炎感染（高达 35%～60%），与较高的短期和长期死亡率相关。

表 48-1　CD4 细胞计数分类

	临床分类		
	A **无症状、急性 HIV 感染或 PGL**	**B** **有症状，排除 A 或 C**	**C** **AIDS 指标条件**
≥ 500/μl	A_1	B_1	C_1
200～499/μl	A_2	B_2	C_2
< 200/μl	A_3	B_3	C_3

PGL. 持续全身淋巴结肿大

（四）病因

- HIV 患者因各种原因收治于 ICU（表 48-2），主要取决于器官功能受累的程度。
- 在新增诊断 HIV 感染的患者中，50%～60% 收治于 ICU 的患者是由 PCP 引起。
- 随着抗逆转录病毒疗法的实施，ICU 收治的病谱发生变化。近期多项观察性研究表明，呼吸衰竭是 ICU 最常见的诊断。
- 40%～60% 的患者需要机械通气。

表 48-2　HIV 阳性患者收治于 ICU 的原因

呼吸衰竭	40%
肺孢子菌肺炎	10%～20%
脓毒症（包括肺炎）	10%～20%
神经疾病	14%
心脏疾病	10%
胃肠道出血	7%
血液疾病	6%
代谢疾病	2%

（五）病理学 / 发病机制

- HIV 感染淋巴细胞并在胞内复制，导致 CD4 细胞破坏和逐渐减少，使患者易受机会性感染。
- CD4 计数 < 200/μl：PCP。

- CD4 计数＜ 100/μl：弓形虫、曲霉菌和巨细胞病毒。
- CD4 计数＜ 50/μl：鸟分枝杆菌。
- 在任何 CD4 细胞计数，任何阶段均可发生恶性肿瘤和结核分枝杆菌感染。

（六）预测 / 危险因素

与 CD4 细胞计数相比，收治于 ICU 时疾病严重程度是更可靠的死亡率预测指标（表 48–3 ）。

表 48–3　获得性免疫缺陷综合征的危险因素

危险因素	住院死亡率的比值比
急性肾衰竭	4.2
肝硬化	3.8
重度脓毒症	3.7
机械通气	3.5
昏迷收治于 ICU	2.7
肺孢子菌肺炎	2.5

二、预防

- 抗逆转录病毒疗法是由 2 种或 2 种以上抗逆转录病毒药物的组合，限制病毒的复制和向 AIDS 发展。
- 由于抗逆转录病毒疗法在减少疾病进展方面取得的成果，使得因 AIDS 相关机会性感染而收治于 ICU 的人数减少。

（一）筛查

- CDC 建议在所有医疗机构对所有患者进行 HIV 感染筛查。
- HIV 检测需征得同意。对于无法签署同意书的患者，大多数州允许征得合法授权知情人的同意。对于无法签署同意书的患者可参考由 CDC 网站公布 HIV 检测的各州法律。

（二）二级预防

- 根据指南对机会性感染采取适当的预防措施。

三、诊断

（一）鉴别诊断

初期症状的鉴别诊断较为广泛，主要基于受累的器官。潜在原因包括急性呼吸衰竭、精神状态改变、脓毒症、癫痫发作、胃肠道出血、多器官功能衰竭、血液病和电解质 / 代谢紊乱。

（二）典型症状

- 患者通常表现为急性呼吸衰竭；呼吸道症状一般为急性，例如细菌性肺炎为诱因的几天内进展呼吸困难，或 PCP 为诱因的几周内缓慢进展呼吸困难。

- 呼吸道症状：咳嗽、发热、咳痰、呼吸急促、乏力、上呼吸道感染（upper respiratory infection，URI）前期症状。
- 脑膜炎和脑膜脑炎：精神状态改变、头痛、意识迷糊、嗜睡、性格改变和癫痫发作。发热、颈项强直和畏光较少见。
- 慢性肝病：脑病、睡眠 – 觉醒周期改变、黑便和咖啡样呕吐物。
- 血液学 / 肿瘤学：易瘀伤、鼻出血、皮疹、出血症状、体重减轻、盗汗和夜间发热。

（三）临床诊断

1. 个人史

病史应包括：反复感染、不明原因的体重减轻、发热、盗汗、多种成分的麻醉药品的滥用或静脉药物滥用、无保护的性行为、同性恋性行为、既往机会性感染、病毒载量、CD4 计数、抗逆转录病毒疗法的依从性和既往收治于 ICU 的原因。

2. 体格检查

- 除了每个收治于 ICU 的患者必须进行的全面体格检查外，还应关注器官特异性检查结果。
- 呼吸系统：咳嗽伴或不伴脓痰、呼吸急促、干啰音、湿啰音、支气管呼吸音、少见的咯血。
- 神经系统：局灶性神经功能缺损、癫痫发作、颈项强直、Kernig 和 Brudzinski 征、嗜睡、昏迷。
- 肝脏疾病：巩膜黄疸、黑便、呕血、便血、腹水、肝掌、蜘蛛痣、脐周静脉曲张、男性乳房发育症、睾丸萎缩、脾大。
- 血液学 / 肿瘤学。
  - 血小板减少患者：瘀点，紫癜，黄疸，瘀斑，脾大。
  - 卡波西肉瘤：面部、鼻子、腿部、牙龈和颊黏膜的蓝紫色病变。
  - 非霍奇金淋巴瘤：颈部、锁骨上、腋窝和腹股沟淋巴结肿大、脾大。
- 代谢：脂肪营养不良，中央性肥胖。

（四）辅助诊断

1. 实验室检查

- 全血细胞计数。
  - 细菌感染引起的白细胞增多，例如肺炎或尿路感染。在晚期或新增诊断的低 CD4 计数的 HIV 感染患者中，急性感染时白细胞减少的情况并不罕见。
  - 由 HIV 感染或自身免疫性血小板减症引起的血小板减少。
  - 消化道出血引起的贫血。
- 代谢组学：脓毒症肾损伤或 HIV 相关肾病可引起肌酐升高。疑似肾上腺功能不全患者易出现高钾血症和低钠血症。
- AST、ALT 和胆红素：其升高可能由病毒性肝炎、ART 或慢性肝病引起。
- 乳酸：严重脓毒症或脓毒性休克、心源性休克、肝衰竭和抗逆转录病毒药物引起的灌流不足时升高。
- LDH：发生溶血性贫血、恶性肿瘤（例如霍奇金淋巴瘤或非霍奇金淋巴瘤）和 PCP 时升高。
- 动脉血气分析：低 $PaO_2/FiO_2 < 300$ 的低氧血症与急性呼吸窘迫综合征（ARDS）、代谢性酸中毒和

高碳酸血症（如 COPD）的表现相一致。

- 血液和尿液培养：用于感染性评估。
- 痰培养：细菌和抗酸杆菌培养；流感、副流感、冠状病毒、鼻病毒和腺病毒的 PCR 检测有助于确定呼吸道感染的病因。
- 支气管镜联合支气管肺泡灌洗（BAL）对 PCP 的敏感性高达 97%（图 48-1）。当痰样本量不足时，BAL 还可以诊断细菌性肺炎或肺结核（抗酸杆菌）。支气管镜活检可确诊 CMV 肺炎，也可提高真菌或分枝杆菌的诊断率。
- 与痰培养相比，尿军团菌和肺炎球菌抗原检测具有较高的敏感性和特异性，且在抗生素启动后仍呈阳性。
- 腰椎穿刺脑脊液(cerebrospinal fluid, CSF)分析：细菌性脑膜炎的细胞计数与鉴别、革兰染色和培养、隐球菌墨汁染色和抗原检测、梅毒快速血浆反应素试验、脑膜脑炎单纯疱疹病毒聚合酶链反应（HSV PCR）和巨细胞病毒聚合酶链反应（CMV PCR）。隐球菌性脑膜炎脑脊液压力升高提示颅内压增高。
- 血液学 / 肿瘤学检查：外周血涂片确认血小板减少，并在 DIC 和血栓性血小板减少性紫癜中的裂红细胞；严重脓毒症 / 脓毒性休克可疑 DIC 患者进行 D- 二聚体、纤维蛋白裂解产物、纤维蛋白原、PT、PTT 和 INR 检测。溶血性贫血的库姆斯试验和结合珠蛋白检测。外周血流式细胞术和骨髓活检确诊白血病和淋巴瘤。
- 肝炎病毒血清学：甲型，乙型或丙型肝炎病毒感染。
- 毒理学筛选：基于临床表现。

2. 影像学检查

- 胸部 X 线正位和侧位检查：在多达 20%～25% 的 PCP 患者中表现正常。细菌性肺炎中表现为致密影或局灶性斑片影，PCP 中表现为弥漫性双侧间质或肺泡斑片影（图 48-2），以及评估肺孢子菌或机械通气引起的气胸。
- 胸部 CT 扫描：评估可疑肺癌的肺炎，气胸，或肺部肿块。PCP 可导致特征性的"磨玻璃"网状结节浸润（图 48-3）。CT 还可对疑似恶性肿瘤转移、真菌和分枝杆菌感染的纵隔和肺门淋巴结进行了评估。
- 头颅 CT 扫描 /MRI：评估脑膜炎 / 脑炎、颅内出血或脑卒中时的脑水肿、脑膜强化。MRI 能更好地显示伴有周围水肿和弓形虫病变的原发性中枢神经系统淋巴瘤。
- 脑电图：评估精神状态改变或昏迷的非惊厥性癫痫持续状态。
- 肝脏超声：可诊断肝硬化及门脉高压。
- CT 扫描和全身 PET 扫描：癌症的诊断和分期。

（五）关于疾病诊断的潜在陷阱 / 常见错误

- 合并感染在免疫功能低下的危重患者中很常见，当患者对初始治疗没有反应时，应怀疑合并感染(如细菌和肺孢子菌肺炎感染)。
- 两个或多个疾病可同时发生，临床诊断时需高度怀疑（如栓塞性感染性心内膜的昏迷患者所致肝性脑病和缺血性脑梗死 ）。
- HIV 感染患者快速的动脉粥样硬化、控制不良的糖尿病、高脂血症、急性肾损伤、肾衰竭以及合并乙型肝炎和丙型肝炎的风险增加。因此，在没有感染的情况下，患者可能会因心肌梗死、心力衰竭、糖尿病酮症酸中毒（diabetic ketoacidosis，DKA ）、肾衰竭和肝性脑病而收治于 ICU。

四、治疗

（一）治疗原理

- 急性呼吸衰竭是 ICU 最常见的初步诊断，高达 50% 的患者接受有创机械通气；其中 70%～80% 患者有 ARDS。
- ARDSNet 试验显示，低潮气量的肺保护通气可降低死亡率，应在所有需要机械通气的患者中尽早开始。
- 使用有效抗生素治疗特定感染是治疗的主要手段。

（二）ICU 中接受抗逆转录病毒疗法

- 目前没有关于在 ICU 接受 ART 时机的前瞻性研究。目前治疗以专家意见为指导。
- 建议咨询 HIV 的专家和临床药剂师，以决定在 ICU 启动、继续和暂停抗逆转录病毒疗法。

1. 继续接受抗逆转录病毒疗法

- 对于已经接受 ART 的患者，我们通常继续治疗，除非药物的毒性是导致收治于 ICU 的原因或促进因素。
- 对在 ICU 中继续接受 ART 的担忧，主要由脾脏血流分布的改变、使用 H_2 受体拮抗药或质子泵抑制剂、鼻胃喂养、胃肠减压引起的不可预测的药物在胃肠道吸收的情况，最终导致亚治疗水平。
- 有显著的潜在不良药物相互作用。
- 危重病患者功能储备不足增加了对药物和免疫重建炎症综合征（IRIS）不良反应的易感性。

2. 药物相互作用

- 抗逆转录病毒药物主要通过细胞色素 P_{450} 和 UGT1A1 酶代谢，这些酶负责多种药物相互作用。
- 当 ART 与表 48-4 所列药物一起使用时，必须密切监测不良反应。
- 蛋白酶抑制药与多种药物具有相互作用，在开始任何新的药物之前应检查药物相互作用。

表 48-4　与抗逆转录病毒药物有显著相互作用的药物

药物分类	药物与抗逆转录病毒疗法相互作用
心脏病药物	决奈达隆、胺碘酮、雷诺嗪
降血脂药物	洛伐他汀、辛伐他汀
抗结核分枝杆菌药物	利福平、利福喷汀
抗癫痫药物	卡马西平、苯巴比妥、苯妥英
抗丙型肝炎抗逆转录病毒药物	波普瑞韦、达沙布韦、奥比他韦、帕利瑞韦、司美匹韦
其他药物	西地那非、沙美特罗、麦角衍生物、西沙必利、阿夫唑嗪

3. 启动 ART

- ART 可通过改善免疫功能而超过风险，从而降低机会性感染和 HIV 相关恶性肿瘤的风险。
- 某些 HIV 相关疾病，如进行性多灶性白质脑病和 HIV 相关血栓性血小板减少性紫癜缺乏疾病特异性治疗，ART 治疗与改善预后有关。

4. 停止 ART

- 当停止治疗时，必须考虑病毒耐药性的发展和对未来抗逆转录病毒疗法的影响。
- 在重新启动 ART 之前，应进行 HIV 耐药基因分型。
- 在非重症监护情况下中断 ART 的长期影响与 HIV 和非 HIV 特异性疾病的进展和死亡率有关。
- 总体而言，开始、继续或停止 ART 的决定是复杂的，涉及多种因素的考虑。建议咨询 HIV/AIDS 专家。

（三）重症 HIV 感染患者乳酸酸中毒

- HIV 感染患者乳酸酸中毒通常是由脓毒症和循环休克等危重疾病引起低灌注所致。
- 抗逆转录病毒药物如去羟肌苷和司坦夫定引起的乳酸酸中毒在过去较为常见。随着较新的核苷 / 核苷酸逆转录酶抑制药的使用，发病率有所下降。
- ART 引起的乳酸酸中毒是由于线粒体损伤所致。肌酐清除率低于 70ml/min 和低 CD4 计数是危险因素。
- 当乳酸＞ 5mmol/L 时，应停止 ART。初始乳酸水平＞ 9mmol/L 与死亡率增加有关。
- 支持性治疗包括输注碳酸氢盐、肾脏替代疗法、机械通气。病例报告和系列病例报道使用核黄素、硫胺素和 L– 肉碱的潜在益处。

（四）HIV 相关性急性肾损伤

- 急性肾损伤（acute kidney injury，AKI）是指血清肌酐较基线肌酐水平增加 50% 或 0.3mg/dl。
- AKI 影响 2/3 的 ICU 患者，其中 32% 可能需要肾脏替代疗法。
- AKI 与 ICU 住院时间延长和死亡率增加有关。
- AKI 的危险因素包括慢性肾脏疾病、丙型肝炎感染、高血压和入院时病情较重。
- HIV 感染引起的肾病的特征是明显的蛋白尿；需要肾活检来诊断。ART 可防止进展为终末期肾病（end-stage renal disease，ESRD）。
- 当肌酐清除率＜ 50mL/min 时，核苷类逆转录酶抑制药（nucleoside reverse transcriptase inhibitor，NRTI）和非 NRTI 需要调整剂量。蛋白酶抑制药不需要调整剂量。
- 应在适当的时候开始肾脏替代疗法。

（五）HIV 相关性胰腺炎

- 与普通人群相比，HIV 阳性患者的急性胰腺炎发病率增加；发病率：每年每 1000 人中有 6.1～140 不等患者发生急性胰腺炎。
- 较低 CD4 细胞计数和较高病毒载量与胰腺炎的风险增加有关。
- 药物源性胰腺炎仍然是 HIV 感染患者发生胰腺炎最常见的原因。
- 在美国，与胰腺炎相关的 NRTI，如地达诺辛和司坦夫定很少用于 ART，但在资源有限的情况下，它们的使用仍然很普遍。
- 蛋白酶抑制药引起的高甘油三酯血症可导致胰腺炎。
- 用于治疗和预防 HIV 机会性感染的喷他脒，皮质类固醇，酮康唑，磺胺类药物，甲硝唑和异烟肼与胰腺炎有关。

（六）治疗表（表 48-5）

表 48-5 获得性免疫缺陷综合征合并感染的治疗

诊 断	一线治疗		替代治疗
肺孢子菌肺炎（PCP）	甲氧苄啶 - 磺胺甲噁唑 21 天 泼尼松治疗中度至重度 PCP 第 1～5 天 ｜ 40mg PO，每天 2 次 第 5～10 天 ｜ 40mg PO，每天 1 次 第 11～21 天 ｜ 20mg PO，每天 1 次		喷他脒 或者 伯胺喹 + 克林霉素
细菌性肺炎	抗假单胞菌青霉素头孢菌素（头孢吡肟、头孢他啶） 或者 抗假单胞菌碳青霉烯类（亚胺培南或美罗培南） 或者 内酰胺 / 内酰胺酶抑制药（哌拉西林 - 他唑巴坦） + MRSA：利奈唑胺或万古霉素 疑似军团菌肺炎：大环内酯类或氟喹诺酮类		
细菌性脑膜炎	万古霉素 + 第三代头孢菌素 + 如果怀疑李斯特菌感染，可用氨苄西林或青霉素 G		甲氧苄啶 - 磺胺甲噁唑、氯霉素、美罗培南
隐球菌性脑膜炎	诱导巩固：两性霉素 B+ 氟胞嘧啶，静脉注射 2 周 随后，氟康唑，至少 8 周 维持：氟康唑或伊曲康唑，直到 CD4 > 100，病毒载量 3 个月无法检测		两性霉素 B 脂质体 两性霉素 B+ 氟康唑 氟康唑 + 氟胞嘧啶

（七）PCP 治疗

- 中度至重度 PCP 的定义。
  - 静息呼吸室内空气 PaO_2 < 70mmHg。
  - 静息呼吸室内空气肺泡 - 动脉压差 ≥ 35mmHg。
- 当临床怀疑 PCP 时，在支气管镜确诊之前，应开始经验性治疗。
- 皮质类固醇治疗中度至重度 PCP。
- 机械通气患者可用静脉注射甲泼尼龙替代泼尼松。

（八）隐球菌性脑膜炎的治疗

- 脑脊液压力升高很常见，因此需行腰椎穿刺检测脑脊液压力。
- 如果脑脊液压力 ≥ 25cmH₂O，应行腰椎穿刺使压力降低 50% 或使脑脊液压力 < 20cmH₂O。
- 如果脑脊液压力持续升高 ≥ 25cmH₂O，应每日行腰椎穿刺，直至压力稳定超过 2 天。
- 伴有昏迷的重症患者，可能需要放置脑室外引流管以控制颅内压。

临床要点

- 多微生物感染和耐药菌感染在 HIV 感染患者中很常见。应根据临床表现使用广谱经验性抗生素治疗。
- 相对性肾上腺功能不全在 HIV 感染的危重患者中很常见。对于 HIV 感染合并脓毒症和顽固性低血压的患者应考虑经验性皮质类固醇治疗。
- 发展为 ARDS 的 HIV 感染患者应采取肺保护策略。

五、HIV 免疫重建炎症综合征

- IRIS 的特征是先前诊断的机会性感染（opportunistic infection，OI）出现矛盾恶化，或在 ART 开始后出现未被识别的 OI。
- IRIS 的机制尚不确定。
- 据估计，开始接受 ART 的患者中有 13%～16% 的患者会发生这种情况，而且病情的严重程度差异很大，从轻度到危及生命的疾病。
- IRIS 的危险因素：在开始治疗 OI 后不久开始接受 ART、CD4 细胞计数较低（＜ 100/μl）、开始接受 ART 后 HIV RNA 病毒载量迅速下降、使用利托那韦增强蛋白酶抑制药或整合酶抑制药。
- 需要收治于 ICU 的严重 IRIS 患者会出现呼吸衰竭、视网膜炎引起的视力障碍、脑膜炎或休克。呼吸衰竭最常与 PCP 和 TB 有关。
- IRIS 是一种排除诊断。与 PCP 相关的 IRIS 可以类似 ARDS，伴有发热、低氧血症和 CXR 上斑片影。结核球或隐球菌性脑膜炎引起的颅内压升高与死亡率增加有关。
- 目前没有前瞻性或随机的临床试验来指导危重患者 IRIS 的治疗决策。非甾体抗炎药物和皮质类固醇可用于减轻炎症。
- 在严重危及生命的 IRIS 病例中，ART 可能会停止。继续或停止治疗的决定需要个体化，建议咨询 HIV/AIDS 专家。
- 对于发生有机会性感染的 HIV 感染患者，必须考虑接受 ART 的潜在好处和风险，以避免出现 IRIS 的风险。

六、ICU 中 HIV 的预后

- HIV 感染患者在 ICU 总死亡率为 15%～30%；住院死亡率为 30%～60%。
- 死亡率增加的独立预测因素是基于 APACHEII 和 SOFA 评分的病情严重程度以及对机械通气和血管加压素的需求。
- PCP 肺炎、PCP 相关性气胸、急性肾衰竭、肝硬化和入院时昏迷与死亡率增加有关。
- 低 CD4 细胞计数与死亡率增加无关。
- 接受高活性 ART（HAART）的患者呈现出提高生存率的趋势。

相关图像

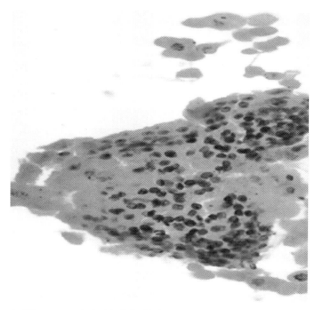

▲ 图 48-1　支气管肺泡灌洗标本的 GMS 染色显示肺孢子菌（此图彩色版本见书末）

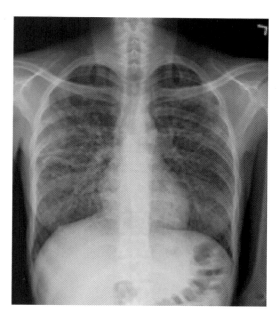

▲ 图 48-2　1 例肺孢子菌肺炎患者胸部 X 线片显示双肺网状结节状斑片影

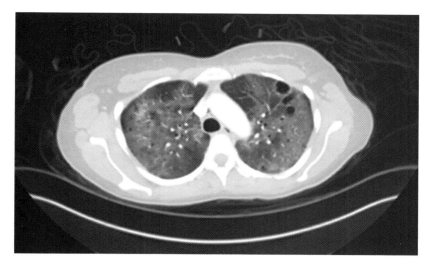

▲ 图 48-3　胸部 CT 显示双肺磨玻璃影，这是肺孢子菌肺炎的特征

相关资源

1. 推荐网站

www.cdc.gov/hiv/policies

2. 指南

美国指南

标　题	来　源	日期与网址
Guidelines for the Use of Antiretroviral Agents in Adults and Adolescents with HIV	Office of AIDS Research Advisory Council (OARAC)	2016 http://www.aidsinfo.nih.gov/ContentFiles/ AdultandAdolescentGL.pdf
IDSA Practice Guidelines for the Management of Bacterial Meningitis	Infectious Diseases Society of America (IDSA)	2004 http://www.idsociety.org/uploadedFiles/ IDSA/Guidelines-Patient_Care/PDF_ Library/Bacterial%20 Meningitis(1).pdf
IDSA Clinical Practice Guidelines for the Management of Cryptococcal Disease	IDSA	2010 update http://www.idsociety.org/uploadedFiles/ IDSA/Guidelines-Patient_Care/PDF_ Library/Cryptococcal. pdf

3. 证据

证据类型	标题和评论	日期和参考文献
Retrospective cohort study	*Outcomes for Critically Ill Patients with HIV and Severe Sepsis in the Era of Highly Active Antiretroviral Therapy* This study looked at etiology of acute infections in critically ill patients with HIV and factors that affected mortality in the United States in an academic hospital	2012 Greenberg J, et al. J Crit Care 2012;27:51-7
Retrospective study	*Intensive Care of Human Immunodeficiency Virus-infected Patients during the Era of Highly Active Antiretroviral Therapy* Study examining outcomes and use of HAART in critically ill HIV infected patients	2002 Morris A, et al. Am J Respir Crit Care Med 2002;166:262-7

第七篇 肾脏疾病

Renal Disorders

第49章 液体复苏
Fluid Resuscitation

Navitha Ramesh　Alexandra Adams　**著**

满明昊　**译**　陈　宇　**校**

本章概览

- 液体复苏的适应证包括低血容量或高代谢状态。
- 影响液体平衡的主要因素包括肾素 – 血管紧张素、醛固酮、抗利尿激素和利钠肽。
- 在 ICU 中，没有单一标准的方法来测量患者的容量状态。
- 全身水的成分包括细胞外液（extracellular fluid，ECF）和细胞内液（intracellular fluid，ICF）。细胞外液由血浆和组织液组成。
- 晶体和胶体都可用于液体复苏。
- 越来越多文献表明，补液可能具有器官保护特性，而不仅仅是容量扩张。
- 液体复苏的并发症包括容量过负荷和电解质紊乱。

一、背景

- 液体复苏是纠正因出汗、出血、液体移位或其他病理过程造成的体液丢失。
- 当容量减少时，机体通过触发神经体液调节维持重要器官（尤其是心脏、大脑和肾脏）血管床的灌注。
- 液体复苏是管理危重患者的重要组成部分。

（一）液体复苏的适应证

- 出血。
- 脱水。
- 发热。
- 开放伤。
- 吸入未湿化的气体。
- 不显性脱水。
- 脓毒症和休克。

（二）液体复苏的禁忌证

- 没有明确绝对禁忌证，但应避免液体过负荷，防止肺水肿和肺损伤的加重。
- 控制出血前，液体复苏至正常血压可能会破坏血管损伤区域的局部凝血从而加剧出血。
- 此外，部分临床医生担心液体复苏可能降低循环血液的携氧能力。

二、影响液体平衡的因素

3 种激素控制液体平衡。

- 肾素 – 血管紧张素 – 醛固酮。
- 抗利尿激素（antidiuretic hormone，ADH）。
- 利钠肽。

（一）肾素 – 血管紧张素 – 醛固酮系统

- 低血容量状态时，肾小球滤过率（glomerular filtration rate，GFR）和输送到远端小管的钠速率相对较低，引起肾素释放。
- 肾素通过血管紧张素原激活血管紧张素 I，进而转化为血管紧张素 II。血管紧张素 II 释放肾上腺皮质、醛固酮及 ADH，后者反作用于肾脏，引起钠水潴留。
- 肾素是一种蛋白质水解酶，主要由肾脏释放到循环中。刺激因素如下。
  - 交感神经激活，通过 β_1 肾上腺素能受体起作用。
  - 肾动脉低灌注压，由全身低血压或肾动脉狭窄引起，减少肾脏远端小管的钠输送。
- 肾素分解血管紧张素原，形成十肽血管紧张素 I。
- 肺血管内皮含有血管紧张素转换酶(angiotensin-converting enzyme，ACE)，分解 2 个氨基酸形成八肽，即血管紧张素 II。
- 血管紧张素 II 的重要功能。
  - 通过血管紧张素 II（AT1）受体收缩阻力血管，增加全身血管阻力和动脉压。
  - 刺激肾小管对钠的重吸收，引起体内钠水潴留。
  - 作用于肾上腺皮质释放醛固酮，增加钠和液体潴留。
  - 刺激垂体后叶素（ADH）释放，增加肾脏的液体潴留。
  - 刺激大脑口渴中枢。
  - 促进交感神经释放去甲肾上腺素，抑制其再吸收，增强交感肾上腺素功能。
  - 刺激心肌肥厚和血管增厚。

（二）抗利尿激素

- 大多数危重患者的抗利尿激素增加，尤其是外科手术或创伤性应激患者。常称为精氨酸加压素，由下丘脑视上核产生的 9 个氨基酸组成肽链。
- 其释放受血浆渗透压调节。脱水或渗透压升高后释放 ADH 和 V_2 受体，从而影响水通道蛋白 2 通路。

（三）利钠肽

- 包括心房利钠肽（ANP）、脑利钠肽和C型利钠肽。
- 心房组织释放心房利钠肽以应对心房高压（细胞外液液体过负荷、心力衰竭、肾病、腹水）或原发性醛固酮增多症。
- 即使全身低血压，高水平的ANP也会增加钠排泄和肾小球滤过率。

三、体液分布

- 平均成年男性体重的60%由水组成（图49-1）。
- 其余由7%的矿物质、18%的蛋白质和15%的脂肪组成。
- 平均成年女性体重的50%由水组成，脂肪含量略有增加。
- 不同组织间隙的含水量完全取决于该间隙中溶质的量。
- 向任何组织间隙中加入溶质都会增加该间隙的体积，因为水会从较低溶质浓度的间隙（即较高浓度的水）重新分配到加入溶质的间隙中。

（一）钠的作用

- 水平衡和钠平衡相互依存。
- 细胞外容量主要由体内钠含量决定。
- 平均血清钠浓度为140mEq/L；细胞内为12mEq/L。
- 液体过负荷和水肿的特点是钠水含量过多，而低血容量是钠含量不足（图49-2）。
- 生理效应上与有效循环血浆体积的减少相比，ECF体积减小不同。
- 有效循环血浆容量降低可能与ECF降低（即低血容量）或ECF升高但血管内胶体压降低有关，如心衰、低白蛋白血症和炎症性毛细血管渗漏综合征。
- 溶质在水中浓度决定液体的渗透压，压力梯度差驱动液体移动。

$$血浆渗透压（mOsm/kg）=2 [Na] + [葡萄糖]/18+[BUN]/2.8$$
$$血清渗透压（mOsm/kg）= 总溶质（mOsm）/ 总体水（kg）$$

- 不同的液体组成对血浆和ECF体积有不同的影响。

（二）1L液体静注对体液的影响（表49-1）

表49-1　1L液体静脉输注对体液的影响

液　体	细胞内液	细胞外液	间　质	血管内
5%葡萄糖	660ml	340ml	226ml	114ml
0.95%NaCl	0ml	1000ml	660ml	330ml

（三）第三间隙的概念

- 血浆体积代表"第一"ECF空间；组织液是"第二"ECF空间。
- 病理扩张的间质液体空间是"第三"ECF空间，其扩张以牺牲血浆体积为代价。

- 第三间隙水肿液，不能通过利尿、透析或液体限制来调节。
- 炎症消退时，这种液体会自发地转移。

（四）水平衡的作用

- 水摄入由渴觉中枢调节，下丘脑前外侧受体触发。
- 重症患者无法表达口渴，且在下丘脑损害时，渴觉中枢功能可能失调。

四、液体状态的评估

（一）查体

低血容量体征

- 皮肤：皮肤冰凉，但脓毒性休克或"暖休克"患者除外，其皮肤可能温热。部分出现隆起（失去皮肤饱满度）和黏膜干燥。
- 心脏：液体丢失增多，加剧心动过速。中心静脉压可较低（＜ 5mmHg）。颈静脉不可见。
- 肾：急性肾衰竭，尿量减少。
- 四肢：脉搏弱，毛细血管充盈延迟，肌肉无力。
- 神经系统：早期发现表现为躁动、激动或全身中枢神经系统受抑制的精神状态改变。之后发展为更严重神经系统抑制、癫痫或昏迷。
- 超声：床旁测量下腔静脉（inferior vena cava, IVC）和右心室直径作为低血容量状态的两种替代指标。休克患者吸气时下腔静脉完全塌陷通常提示血容量不足，且具有良好的液体反应性。

（二）液体平衡的测量

- 没有完全准确的方法来测量每天的液体平衡的情况。
- 护士每日统计出入量有助于判断液体平衡，但并不准确。
- 体重的变化只反映全身水分含量而不是血管内体液量的变化。

五、管理（表 49-2）

表 49-2 输注液体的原理

- 补充循环缺失的细胞外液
- 维持心输出量和器官灌注
- 纠正细胞内水分缺失
- 纠正电解质紊乱
- 营养支持

- 由于低血容量是血管内液体的丢失，液体应主要补充和保留在血管内。
- 在 ECF 严重缺失的患者中，细胞外液总容量的恢复必不可少，血管内容量随着细胞外液体积的增加而增加。
- 静脉输液种类的选择应根据患者的个体化需要。

- 在临床实践中，液体的选择很大程度上取决于临床医生的偏好，具有明显的区域差异。不存在理想的复苏液体。

胶体与晶体

1. 胶体

- 胶体由水、电解质和高分子量蛋白质或聚合物组成。
- 包括白蛋白和羟乙基淀粉。
- 新鲜冷冻血浆是一种昂贵而低效的扩容液体，用于补充凝血因子缺乏。
- 在血流动力学效应方面，胶体与晶体无差异。
- 白蛋白因其高昂成本而使用受限制。虽然试验证明白蛋白在大多数危重患者复苏中安全性良好，且可在早期脓毒症中起作用，但可增加创伤性脑损伤患者死亡率。
- 输注白蛋白并不能维持胶体渗透压的升高，因为其被迅速代谢。肺毛细血管通透性与急性肺损伤或急性呼吸窘迫综合征的严重程度有关。
- 白蛋白是一种高张扩容液，短暂用于增强利尿药（如呋塞米）作用，以增加液体流动的方法称为白蛋白 – 呋塞米追逐。但其效用未经证实且具有潜在危险。
- 使用羟乙基淀粉溶液会增加 ICU 患者肾脏替代治疗和不良事件的发生率。无证据推荐使用其他半合成胶体溶液。
- 抗生素联合静脉输注第 1 天 1.5g/kg、第 3 天 1g/kg 的白蛋白方式，显著降低肝硬化和自发性细菌性腹膜炎患者的死亡率和肾衰竭的可能性。
- 白蛋白也有助于纠正引流大量间隙液体和透析引起的低血压。

2. 晶体液

- 晶体液由水和小分子溶质组成。
- 包括生理盐水、乳酸林格液和含葡萄糖的液体（表 49–3）。
- 生理盐水被称为"生理"，因为其等渗且渗透压仅在 308mOsm/L 时略高于人 ECF 渗透压。pH 偏酸性和无缓冲溶质。
- 乳酸林格溶液或哈特曼溶液，是一种缓冲或平衡盐溶液，其组成更近似于人类 ECF。在正常情况下，输注的乳酸盐主要在肝脏转化为碳酸氢盐和水。
- 在大多数临床情况下，乳酸林格溶液并不比生理盐水更有效。

表 49–3　晶体液的成分

	钠$^+$（mEq/L）	氯$^-$（mEq/L）	渗透压（mOsm/L）	其　他
0.9%NaCl	154	154	308	
5% 葡萄糖	154	154	560	葡萄糖 50g/L
乳酸林格液	130	109	273	k$^+$、Ca^{2+}、乳酸
5% 葡萄糖水溶液	0	0	252	葡萄糖 50g/L
0.45% 生理盐水	77	77	154	
0.45%NaCl 盐水合 5% 葡萄糖	77	77	406	葡萄糖 50g/L

- 大量含氯化钠的液体可能会引起轻度高氯酸中毒。因此，部分医生主张乳酸林格溶液代替晶体液，尤其是失血性休克输血前的液体复苏。
- 仅含葡萄糖和水的溶液（如 .5% 葡萄糖水）是较差的复苏溶液，因为细胞迅速吸收葡萄糖，随后水自由分布到细胞内和细胞外空间。

六、液体治疗的并发症

（一）体积过负荷

- 体重增加和虚弱是 ECF 液体过负荷的表现，常发生在水肿形成之前。
- 容量过负荷导致肺水肿，损害氧弥散。
- 容量过负荷也伴随利尿药滥用，电解质紊乱，连续肾脏替代治疗，延长机械通气时间，延长住院时间。

（二）生理盐水引起的高氯代谢性酸中毒

- 在三级 ICU 管理中，实施限制性氯化物策略可显著降低急性肾损伤发生率和肾脏替代治疗的使用。

（三）肾衰竭

- 与乳酸林格盐复苏的严重脓毒症患者相比，使用羟乙基淀粉液体复苏后，90 天死亡风险增加且更需要肾脏替代治疗。

相关图像

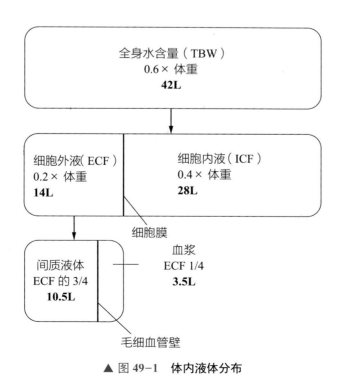

▲ 图 49-1　体内液体分布

```
┌─────────────────────┐  ┌──────────────────────────────────────────────┐
│                     │  │ • 钠摄入量增加，在没有钠排泄增加的情况下        │
│   体内钠含量增加      │  │ • 肾脏的钠排泄减少                              │
│  （细胞外液体积增加） │  │   - 肾小球滤过率降低                            │
│                     │  │   - 肾小管钠重吸收增加                          │
│                     │  │   - 肾素、血管紧张素、醛固酮分泌增加            │
│                     │  │   - 皮质激素活性过高                            │
└─────────────────────┘  └──────────────────────────────────────────────┘

┌─────────────────────┐  ┌──────────────────────────────────────────────┐
│                     │  │ • 钠摄入量减少，钠排泄正常                      │
│                     │  │ • 钠排泄增加                                    │
│                     │  │ • 肾脏                                          │
│                     │  │   - 肾衰竭                                      │
│                     │  │   - 盐流失肾病                                  │
│   体内钠含量减少      │  │   - 渗透利尿                                    │
│  （细胞外液体积减少） │  │   - 利尿药                                      │
│                     │  │   - 心房利钠肽                                  │
│                     │  │   - 肾素、血管紧张素、醛固酮、皮质醇减少        │
│                     │  │ • 肾外                                          │
│                     │  │   - 腹泻                                        │
│                     │  │   - 呕吐                                        │
│                     │  │   - 出汗                                        │
│                     │  │   - 手术引流                                    │
└─────────────────────┘  └──────────────────────────────────────────────┘
```

▲ 图 49-2　钠含量增加或减少的原因

急性肾损伤
Acute Kidney Injury

Angela M. Love　Adam Rothman　Alfredo Astua　著

满明昊　译　陈　宇　校

第 50 章

本章概览

- 急性肾损伤（acute kidney injury，AKI）在危重患者中很常见，常是潜在疾病的并发症。
- 早期识别高风险的 AKI 患者对于后期损害的控制至关重要。
- 诊断涉及详尽的病史和体格检查，包括床旁超声和药物史。
- 在 ICU 中，大多数 AKI 病例是多因素共同作用，与医源性损伤关系密切。

一、背景

（一）疾病的定义

- AKI 定义为肾功能的突然下降，无论可逆或不可逆，都与代谢废物的蓄积有关。
- AKI 的定义（占下列其中一项即可定义）。
    - 血清肌酐 48h 内较基线升高超过 ≥ 0.3mg/dl。
    - 血清肌酐较基线升高 50%。
    - 尿量 < 0.5ml/(kg·h)，超过 6h。
- 根据《肾脏疾病预后改善临床实践指南》AKI 可以更详细的诊断分级即 RIFLE 和 AKIN 标准。

（二）疾病分级

- RIFLE 标准包括 3 个分级级别，定义为风险、损伤或衰竭，及肾功能丧失和终末期肾病两个临床结果。
- AKIN 标准是对 RIFLE 标准的修改，包括一个分期系统（表 50-1）。

（三）发病率 / 流行学

- ICU 中 AKI 的确切患病率因不同诊断标准和基于这一限制的漏报漏诊。研究报告总发病率为 20%～50%。
- 脓毒症患者 AKI 发生率更高。

表 50-1　急性肾损伤的 AKIN 和 RIFLE 标准

AKIN		RIFLE		共同点
分　级	血清肌酐或 GFR	分　级	血清肌酐或 GFR	尿　量
1	增加 ≥ 0.3mg/dl 或（1.5～2）× 基线	高风险	肌酐＞ 1.5 × 基线或 GFR 下降＞ 25%	＜ 0.5ml/(kg·h) 至少 6h
2	增加（2～3）× 基线	损伤	肌酐＞ 2 × 基线或 GFR 下降＞ 50%	＜ 0.5ml/(kg·h) 至少 12h
3	增加＞ 3 × 基线或 ≥ 4mg/dl，急性增加至少 0.5mg/dl 或需肾脏替代治疗	衰竭	肌酐＞ 3 × 基线或＞ 4mg/dl，急性增加至少 0.5mg/dl 或 GFR 下降＞ 75%	＜ 0.3ml/(kg·h) 至少 24h 或无尿至少 12h
		缺失	持续肾功能丧失＞ 4 周	
		终末期肾病（ESRD）	ESRD ＞ 3 个月	

GFR. 肾小球滤过率

（四）病因

- AKI 有多种病因，根据损伤部位分为肾前性、肾性或肾后性。

肾前性：短暂的肾灌注不足
- 低血压
- 低血容量
- 充血性心力衰竭伴射血分数降低
- 肝硬化
- 腹部间隔室综合征
- 非甾体抗炎药的使用

肾性
- 肾小管：缺血性急性肾小管坏死（ATN）、毒性 ATN（药物、造影剂）
- 血管 / 肾小球：血栓性微血管病变（溶血性尿毒症、血栓性血小板减少性紫癜）、肾小球肾炎、动脉粥样硬化、恶性高血压
- 间质：急性间质性肾炎、肾盂肾炎

肾后性：泌尿系统的阻塞
- 尿路梗阻：尿道（如良性前列腺增生）、输尿管

（五）病理 / 发病机制

- 肾前性损伤是继发于正常肾脏灌注不足。
- 内源性肾损伤由肾实质疾病引起。
    - 急性肾小管坏死（acute tubular necrosis，ATN）是最常见的内在原因，多由内源性或外源性物质引起的肾缺血或损伤发展而来。
    - 急性间质性肾炎（acute interstitial nephritis, AIN）常继发于以下 5 种病因之一，即药物过敏反应（最常见）、感染、免疫介导、肾小球疾病或特发性间质病。
- 肾后性损伤多因尿路梗阻。梗阻的原因可能在泌尿道内部（血栓、结石）或外部（前列腺增大、肿瘤、周围压力增加）。尿路压力的增加改变肾小球毛细血管的压力梯度，导致肾小球滤过率（glomerular filtration rate，GFR）下降，出现 AKI 的体征和症状。

二、预防

识别高危患者是预防 AKI 的关键。住院患者尤其在任何外科手术、需行造影检查或使用任何肾毒性药物前对肾功能进行评估。还应监测此类患者的基线尿量及随后的尿量变化。

（一）急性肾损伤危险因素

- 慢性肾脏病（chronic kidney disease，CKD）急性加重。
- 心力衰竭。
- 肝病。
- 糖尿病。
- 既往 AKI 病史。
- 少尿 [< 0.5ml/(kg·h)]。
- 神经损伤。
- 低血容量。
- 肾毒性药物暴露。
- 碘造影剂的使用。
- 尿道阻塞症状或病史。
- 年龄超过 65 岁。
- 近期化疗。

（二）初级预防

- 一级预防的重点是了解和应对相关的风险因素。
- 救治核心如下。
  - 通过纠正低血容量、降低心输出量及脓毒症相关血管扩张维持肾灌注。
  - 避免使用肾毒性药物。
  - 限制造影剂（特别是糖尿病和 CKD 患者）。
  - 确保横纹肌溶解时有足够的尿量 [> 0.5ml/(kg·h)]。
  - 高尿酸血症时碱化尿液。

（三）肾性肾病的常见原因（表 50-2）

表 50-2　肾性肾病的常见原因

常见的肾小管病变原因	常见的肾间质病变原因
缺血（休克状态）	β- 内酰胺类抗生素
横纹肌溶解	利福平
管型肾病（骨髓瘤轻链）	磺胺类药物
氨基糖苷类	氟喹诺酮类
两性霉素 B	非甾体抗炎药

（续表）

常见的肾小管病变原因	常见的肾间质病变原因
静脉注射阿昔洛韦	别嘌呤醇
顺铂	质子泵抑制剂
乙二醇	结节病
甲醇	利尿药
肿瘤溶解综合征	阿司匹林
静脉注射碘造影剂	细菌性肾盂肾炎
	病毒（CMV、EBV、HIV、麻疹病毒）

三、诊断

（一）典型表现

AKI 通常表现为血清肌酐升高。可能与尿量减少有关。然而，很多时候患者无症状，可在偶然血液检查时发现。

（二）临床诊断

1. 病史
- 关键问题包括相关的既往病史和目前疾病的细节。
- 重要的既往史包括肾功能不全（急性或慢性）、糖尿病和充血性心力衰竭。
- 重要既往信息包括使用 NSAID 药物，经口摄入减少或尿量减少，排尿困难，近期造影检查，以及严重的体液损失。

2. 查体
医生应针对 AKI 的可能原因和可引起体征进行体格检查。
- AKI 患者应注意的查体包括心动过速、皮肤干瘪或黏膜干燥。也可通过检查耻骨上压痛评估膀胱充盈。肾区压痛可能提示肾盂肾炎。
- AKI 可引起的体征包括液体过负荷，表现为外周水肿、肺啰音和颈静脉扩张。尿毒症期表现为精神状态改变，心包炎时伴心包摩擦音，或积液时心音遥远。
- 更多侵入性检查技术包括通过留置尿管测量膀胱压力，评估腹腔间隔室综合征。超声用于评估膀胱充盈度。

（三）辅助诊断

1. 实验室检查
- 初始化验包括血尿素氮（blood urea nitrogen，BUN）和肌酐。
- 尿液渗透压、尿钠、尿肌酐和尿液尿素计算 FeNa（钠排泄分数）和 FeUrea（肌酐清除率），以帮助区分损伤的位置（肾前性、肾性即 ATN）（见算法 50-1）。
  - 肾前性损伤 FeNa < 1%，反映肾小管钠再摄取增加。CKD 患者、早期肾性损伤和老年人，FeNa

的效用有限。

- 监测 FeUrea 提高服用襻利尿药患者的敏感性和特异性。＜35% 表明肾灌注不足导致肾前性损伤。
- 尿液分析有助于区分肾性和肾前性 AKI。
  - 肾前性和肾后性 AKI：尿镜检通常清亮。
  - 肾小球损伤：红细胞铸型，畸形红细胞。
  - 血管损伤：红细胞铸型。
  - 肾小管损伤：泥质棕色颗粒状铸型，管状上皮细胞。
  - 间质损伤：白细胞铸型（AIN，肾盂肾炎），嗜酸性粒细胞（AIN）。
  - 尿路感染：细菌，白细胞升高。

2. 影像学检查

- 床旁肾和膀胱超声为检查尿路梗阻提供一种安全、简便的方法。
- 进阶检查在筛查 AKI 中很少使用，若诊断不明可进一步检查。
- CT 扫描有助于诊断肾结石、肾占位或脓肿。

（四）诊断流程（流程图 50-1）

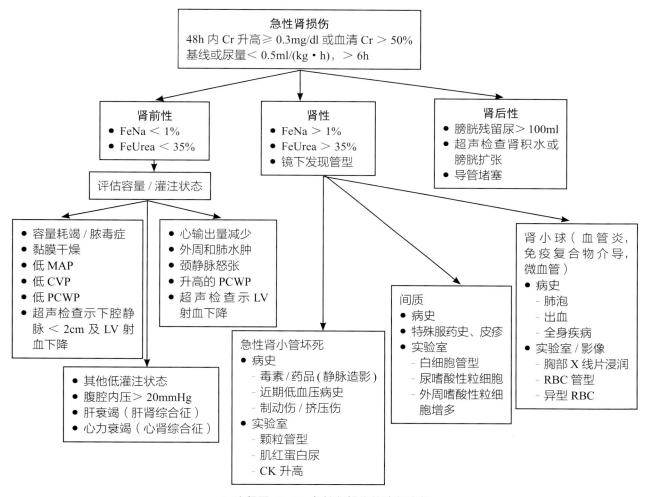

▲ 流程图 50-1　急性肾损伤的诊断流程

Cr. 肌酐；FeNa. 钠排泄分数；FeUrea. 尿素排泄分数；MAP. 平均动脉压；CVP. 中心静脉压；PCWP. 肺毛细血管楔压；LV. 左心室；CK. 肌酸激酶；RBC. 红细胞

四、治疗

（一）治疗原则

1. 一线（初期）治疗是支持治疗

- 调整或停用肾毒性药物。
- 优化肾损伤风险患者的灌注。
    - 未失血性休克的情况下使用晶体液进行液体复苏。
    - 血管活性药物联合液体复苏维持肾灌注压（MAP > 65mmHg）。
- 纠正代谢紊乱。
- 如果逐渐进展到 3 期，管理升级（流程图 50-2）。

2. 透析仅适用条件

- 液体过负荷且对利尿药无效。
- 难以纠正的高钾血症。
- 尿毒症症状（心包炎，尿毒症脑病）。
- 治疗无效的严重代谢性酸中毒（pH < 7.1）。

（二）治疗（表 50-3）

表 50-3　急性肾损伤的治疗

治 疗	注 释
保守	避免肾毒性药物，优化容量状态，纠正代谢紊乱
药物	利尿药物（即袢利尿药）用于非少尿型液体超负荷患者
手术	肾后性急性肾损伤，需要导尿管、输尿管支架或肾造瘘

（三）管理 / 治疗流程

（流程图 50-2 见转页）

临床经验

- 初始管理包括纠容量不足和保持足够的肾灌注压力。
- 评估梗阻（膀胱和肾脏超声）和减压（例如导尿，经皮肾造瘘）快速逆转梗阻性 AKI。
- 计算所有潜在肾毒性药物的剂量。

五、特殊人群

（一）孕妇

- 怀孕期间，GFR 增加约 50%，导致血清肌酐降低。因此，实际上肌酐的正常水平可较基线水平升高。

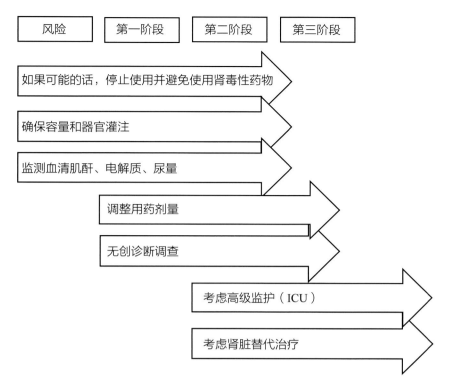

▲ 流程图 50-2　急性肾损伤的管理 / 治疗流程

（二）老年人

- 老年人易患 AKI 的病因与一般人群相同。需优先考虑多重因素共同作用和医源性损伤。

（三）其他

- 艾滋病毒患者患 AKI 的风险增加。除通常的肾毒性损伤，蛋白酶抑制药也增加 AKI 风险。

六、预后

- 严重 AKI 的死亡率高达 50%，大多数死亡通常由潜在的疾病过程导致。
- 一半 ATN 患者可完全康复，40% 不完全康复。5%～10% 需血液透析维持。

未治疗疾病的自然史

- 肾损伤程度越重，尿量越少，预后越差。
- 接受肾脏替代治疗的患者预后较差。

相关资源

1. 推荐网站

www. ADQI. net

www.akinet.org

www.kdigo.org

2. 指南

国际指南

标　题	来　源	日期和参考文献
KDIGO 2017 Clinical Practice Guideline Update for the Diagnosis, Evaluation, Prevention, and Treatment of Chronic Kidney Disease–Mineral and Bone Disorder (CKD-MBD)	Kidney Disease Improving Global Outcomes (KDIGO) CKD-MBD Update Work Group Published by the International Society of Nephrology as clinical practice guidelines for acute kidney injury	2017 Kidney International 2017;7:1-59

透析
Dialysis

Lina Miyakawa　Michael Bergman　Vikram Dhawan　著

满明昊 译 陈 宇 校

第51章

本章概览
- 肾脏替代治疗（renal replacement therapy，RRT）取代衰竭肾脏功能，带来多种生理益处。
  - 去除多余液体。
  - 纠正代谢紊乱。
  - 清除可导致脑病、凝血障碍，或心包炎等并发症的尿毒症毒素。
  - 纠正酸碱及电解质紊乱（如高钾血症）。
  - 可用于治疗某些药物中毒。

一、背景

- ICU 中需行 RRT 的急性肾衰竭的患病率为 5%。
- ICU 中人工肾脏支持主要有 3 种方式，即间歇性血液透析（intermittent hemodialysis，IHD）、持续肾脏替代治疗（continuous renal replacement therapy，CRRT）和腹膜透析。

（一）RRT 的适应证（表 51-1）

表 51-1　肾脏替代治疗的适应证

绝对适应证	相对适应证
保守治疗不能控制的代谢异常 • 代谢性酸中毒（pH < 7.1） • 高钾血症（K^+ > 6.5mmol/l 或 K^+ 迅速上升）	肾储备不足，难以恢复的急性肾损伤（慢性肾脏病急性加重）
尿毒症并发症（如心包炎、脑病、凝血障碍）	预期肾脏滤过负担（如肿瘤溶解综合征、横纹肌溶解综合征）
药物治疗无效的容量过负荷	基础疾病的严重程度，影响肾功能恢复的可能性
可透析清除的药物 / 毒素中毒	

（二）RRT 启动的时机

危重患者启动 RRT 的最佳时间仍不确定。

不同指南给出了在 ICU 开始 RRT 的时间建议（表 51-2）。透析早期进行既有优点也有缺点（表 51-2）。

表 51-2　美国和英国关于何时在 ICU 启动 RRT 的指南

肾脏疾病改善联盟（KDIGO），美国	国家卫生和保健研究所，英国
当出现危及生命的液体、电解质和酸碱平衡紊乱时，需紧急启动肾脏替代治疗（RRT）	当存在任何潜在 RRT 的适应证时，立即与肾内科医生、儿科肾内科医生和（或）重症专家讨论，以确保在需要时尽快开始治疗
在决定启动 RRT 时，需考虑更全面的临床状况、动态监测实验结果，适时地调整 RRT 启动条件，而不是单纯依据尿素氮和肌酐阈值	如果下列任何一项治疗反应不佳，立即启动成人、儿童和年轻人的 RRT • 高钾血症 • 代谢性酸中毒 • 尿毒症的并发症（如心包炎或脑病） • 液体过负荷 • 肺水肿
	根据成人、儿童或年轻人的整体状况，而不是孤立的尿素、肌酐或钾的数值决定启动 RRT 时机

表 51-3　早期透析的优缺点

优　点	缺　点
早期控制代谢紊乱	医源性血流动力学不稳，影响肾脏恢复
早期控制酸碱失衡	导管相关并发症（出血、血栓形成、感染、气胸）
早期控制尿毒症	营养物质、微量元素或重要药物（抗生素、抗惊厥药）清除量不明
早期管理液体平衡 / 过负荷	无须透析可自发恢复肾功能的患者的透析暴露
潜在的有益免疫调节	增加治疗费用

二、步骤

（一）溶质转移的机制

1. 弥散：血液透析

• 小分子量溶质穿过半透膜。

• 对尿素氮、钾、钙和碳酸氢盐特别有效。

• 随着分子量的增大，清除率迅速减小。

• 不清除蛋白质结合物。

2. 对流：血液滤过

• 由于静水压力梯度（跨膜压），血浆中水分通过半透膜滤过。

- 去除的溶质量取决于相对于膜孔径的跨膜血浆中水和溶质大小。
- 有效去除小溶质和大溶质。
- 不清除蛋白质结合物。
- 对流和弥散可同时发生，其定义人为划分。

3. 渗透

- 主要用于腹膜透析。
- 葡萄糖溶液作为渗透剂（低腹膜吸收）。

4. 吸附：血液灌流

- 溶质与血液透析或血液滤过膜结合。
- 炭吸附清除蛋白质结合物。
- 主要用于清除急性药物中毒。

（二）RRT 的模式

1. 间歇性血液透析

- 间歇性血液透析（intermittent hemodialysis，IHD）是基于弥散的模式。与 CRRT 相比，血流以更高流速通过滤器，透析液以更高的流速逆流泵出，以促进溶质交换。
- 在 IHD 中，溶质清除主要通过弥散进行，而液体负荷则通过超滤去除。
- 传统上，重症医生用 IHD 经验性管理 AKI 患者，3～4 次 / 周，持续 34 小时 / 次。IHD 的主要缺点是电解质和液体清除过快易引起低血压。
- 每日缓慢低效率透析是 IHD 的另一种方式，可减少重症患者低血压的发生；与 IHD 相比，血流速和透析率明显降低（100～200ml/min）。

2. 连续静脉 - 静脉血液透析

- 连续静脉 - 静脉血液透析（continuous veno-venous hemodialysis，CVVHD）是基于弥散的模式。血流泵入过滤器，透析液逆向流动（图 51-1）。逆流优化弥散梯度，从而达到透析效果。
- 使用 CVVHD，透析液流速小于血流速，透析效果与透析液流速密切相关。

3. 连续静脉 - 静脉血液滤过

- 连续静脉 - 静脉血液滤过（continuous veno-venous hemofiltration，CVVH）是基于对流的模式。血流泵入过滤器，透析液泵产生明显的透析流速。
- 滤液需向滤器前或后的血流加入置换液。产生高滤液流动，提高溶质清除率。

4. 连续静脉 - 静脉血液透析滤过

- 连续静脉 - 静脉血液透析滤过（continuous veno-venous hemodiafiltration，CVVHDF）结合弥散和对流 2 种模式。血液泵入过滤器，透析液逆向流动。
- 逆流优化弥散梯度。
- 此外滤器前或后的血液中加入置换液。通过膜过滤等离子体水的同时对流清除溶质。

（三）间歇性与连续 RRT 的利弊

- 尽管 Meta 分析趋向于支持连续治疗提高生存率和肾功能恢复，但目前尚无明确数据支持哪种模式更优。
- RRT 的最佳模式取决于治疗目的。

- 持续治疗可能降低失衡综合征和低血压（表 51-4）。
- 间歇透析主要依靠弥散，需透析液高流速维持高浓度梯度。
- 连续透析主要依靠对流，滤过效率较低。

表 51-4　间歇和连续肾脏替代治疗的差异

间　歇	连　续
透析监测器（需要无菌置换液）	更简单的硬件
持续时间较短或不需要抗凝	抗凝时间较长
与弥散有关	与对流有关
清除 K^+ 更快、更有效	效率不高
发生低血压和失衡综合征多	发生低血压和失衡失调综合征少

- 对于病情稳定的患者，可通过间歇透析清除液体和溶质。
- 对于病情不稳定的患者，可使用连续透析。
- 对于生命体征不稳定的患者，可通过连续且缓慢超滤模式脱水。

（四）CRRT 期间的抗凝治疗

- 对于大多数患者，CRRT 无须抗凝。
- 为防止管路凝血 CRRT 可能需要抗凝。因为凝血易导致 CRRT 中断，降低疗效。
- 普通肝素或低分子肝素可用于防止体外回路中的凝血。
- 为降低出血风险，可使用枸橼酸盐局部抗凝。但不用于肝衰竭或乳酸酸中毒患者，须注意监测枸橼酸盐蓄积情况。

三、RRT 的并发症

- 最常见并发症为低血压和心律失常。
- 与持续 CRRT 相比，IHD 更易出现低血压。当患者血流动力学不稳定时，首选 CRRT。
- 在 BEST Kidney 研究中，行 CRRT 治疗患者中 18% 出现新发低血压或持续低血压，4% 发生心律失常。
- CRRT 期间使用血管升压药合并高乳酸增加心律失常发生的风险。

并发症的处理（表 51-5）

- 为预防心律失常，可使用碳酸氢盐透析液纠正酸中毒。
- 维持钾和钙在适当的水平。
- 避免使用钾＜ 2mmol/L 的透析液。

表 51-5　肾脏替代治疗的并发症的原因及处理

复　杂	病　因	管　理
低血压	• 血管内容量不足 • 透析前抗高血压 / 使用硝酸盐治疗 • 对透析器产生过敏反应 • 左心室功能障碍 • 自主神经功能障碍 • 其他：心肌梗死、脓毒症，心脏压塞，出血	• 输注生理盐水 • 降低超滤率
活动性出血 / 凝血病	• 尿毒症引起的血小板抗凝功能障碍 • 抗凝加重出血	• 尽量减少或暂停肝素用量 • 静脉注射去氨加压素（在 50ml 生理盐水中配 0.3µg/kg，每 4～8 小时 1 次），静脉结合雌激素 [0.6mg（kg·d）持续 5 天]，或鼻内给药
透析过程中 体外循环 凝血	• 管路存在空气或肝素管路堵塞 • 针或导管定位引起的血流量不足 • 凝血 • 频繁的血流中断	• 肝素剂量调整 ± 透析管路翻修
透析相关盗 血综合征	动静脉瘘导致手掌血流减少	• 严重症状：手术或介入治疗重建血供 • 轻度症状：可随时间改善
透析相关心 包炎	透析相关（不同于尿毒症心包炎）	• 加强透析至 6～7 次 / 周 • 尽量减少或停止抗凝 • 治疗失败或存在心脏压塞的证据：心包切除术
透析失平衡 综合征	• 常见于严重的尿毒症患者 • 发生于最初的几次治疗中 • 由于快速渗透压改变导致脑水肿，症状为恶心、呕吐、头痛、癫痫	治疗初期减少血流速，缩短治疗时间
过敏性和类 过敏性反应	• 过敏反应：IgE 介导 • 类过敏性：肥大细胞释放介质 • 通常在血液透析后 5～20min 发生 • 药物诱导（如右旋糖酐铁） • 缓激肽介导的反应	• 停止血液透析、不回输体外血液 • 肾上腺素、抗组胺药、皮质类固醇、呼吸支持 • 使用伽马射线或蒸滤器有可能预防低血压（首次使用） • 轻度症状（如胸痛 / 背痛）（血液透析后 20～40min）可能会随着时间的推移而改善，血液透析不需要停止
发热和发热 反应	• 水或碳酸氢盐透析液 • 消毒不当的透析器 • 中心静脉透析导管的使用 • 动静脉狭窄的移植物或瘘管感染	• 如果血流动力学不稳定，保持透析和启动支持性治疗（血管加压素、液体复苏） • 启动抗感染治疗（如更换导管位置或动静脉移植物） • 及时使用抗生素

四、预后

（一）接受治疗患者的预后

• ICU 内需行透析的 AKI 患者总死亡率为 40%～60%。

• 存活患者中，出院后需继续行透析约 14%。

• 长期预后方面，缺乏数据表明间歇性和连续透析间的优劣：

　– 两者死亡率相似。

– 关于残余肾功能的恢复情况，目前暂无循证指南推荐选择 CRRT 还是 IHD。

（二）后续检查和监测

- 药物清除率随 RRT 的滤过率增加而增加。需监测药物水平（如抗生素，抗惊厥药），以确保达到足够的治疗量。
- 行 CRRT 治疗需患者卧床，应警惕压疮。

（三）在 ICU 停止 RRT 的原因

最佳终止时间的数据很少，但以下是 ICU 中常见停止原因。

- 尿量增加是决定肾功能恢复和撤机的最常见因素。
- 降低 BUN 和肌酐。
- 改善代谢状态。
- 纠正液体过负荷。
- 终止治疗。

相关图像

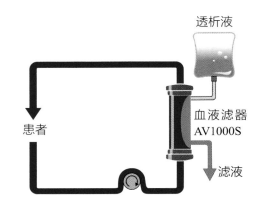

透析液

患者

血液滤器
AV1000S

滤液

▲ 图 51-1 连续静脉 - 静脉血液透析（CVVHD）回路
透析液在回路中逆向流动，在血液滤器内与血流进行溶质交换

相关资源

推荐网站

www.adqi.net

www.akinet.org

http://www.cdc.gov/dialysis/patient/

www.crrtonline.com

www.ispd.org/lang-en/treatmentguidelines/guidelines

www.ncepod.org.uk

电解质紊乱
Electrolyte Disorders

Eric E. Bondarsky Aloke Chakravarti Paru S. Patrawalla 著

满明昊 译 陈 宇 校

第 **52** 章

本章概览
- 电解质紊乱在 ICU 中很常见。
- 严重高钾血症是一种危及生命的疾病，需要立即治疗。
- 钠紊乱反映水过多或丢失。

一、高钾血症

要点
- 高钾血症通常是细胞内钾释放增加或尿钾清除受损引起。
- 心电图改变或血钾非常高或迅速升高的患者应开始降钾治疗。
- 治疗应转钾和排钾，以清除体内高钾。

（一）背景

1. 疾病的定义
- 高钾血症定义为高于血清钾正常上限（通常为 5.0～5.2mmol/L）。

2. 发病率 / 流行率
- 据报道住院患者高钾血症的患病率在 1%～10%。

3. 病因
- 高钾血症的病因分为钾释放增多和排泄减少。
- 钾释放过多可能是由于溶血、高渗、酸中毒、直接组织损伤或药物引起。
- 肾源性高钾血症包括肾功能不全，醛固酮分泌或反应减少，有效动脉血容量减少。

4. 预测 / 危险因素（表 52-1）

表 52-1　高钾血症的危险因素

危险因素	OR
使用 ACEI 或 ARB 药物	2.2
使用甲氧苄啶 / 磺胺甲噁唑（TMP-SMX）药物	5.1

（二）预防

> **要点**
> - 低钾饮食。
> - 避免在没有注射胰岛素的情况下禁食。
> - 避免使用已知会引起高钾血症的药物。

（三）诊断

- 获得完整的用药史。
- 评估肌无力，尤其是下肢。
- 听诊心律失常。
- 监测血清钾镁浓度以及肾功能。
- 监测 12 导联心电图。

1. 鉴别诊断（表 52-2）

表 52-2　高钾血症的鉴别诊断

鉴别诊断	特　征
吉兰 - 巴雷综合征	高钾血症很少出现呼吸和脑神经受累
脊髓压迫	脊髓受压伴有异常的感觉检查和肠道 / 膀胱功能障碍

2. 临床诊断

(1) 既往史。

- 临床医生应询问高钾血症的典型表现，如肌肉无力和心悸，询问可导致肾功能不全或高钾血症的药物使用情况。

(2) 体格检查。

- 高钾血症患者的体格检查通常无明显异常，但在严重情况下可出现肌无力或心律不齐。
- 可出现深腱反射减弱或缺失。
- 可出现精神状态改变、尿素霜、水肿的肾衰竭临床表现，如果发现创伤或长期不活动的病史，则横纹肌溶解是高钾血症的常见原因。

(3) 疾病严重程度分类。

- 轻度高钾血症：血清钾 5.5～6mmol/L。

- 中度高钾血症：血清钾 ≥ 6mmol/L。
- 重度高钾血症：血清钾 ≥ 6.5mmol/L。

3. 实验室诊断

- 血钾、BUN 和肌酐水平可评估高钾血症和肾衰竭程度。
- 尿常规可鉴别肾功能不全原因。
- 葡萄糖评估是否合并糖尿病。
- 血气评估是否存在酸中毒和程度。
- 血钙评估低钙血症和是否导致心律失常。
- 地高辛水平评估是否存在洋地黄中毒导致电解质紊乱。
- 血清皮质醇和醛固酮水平，以评估肾上腺皮质激素分泌不足导致高钾血症。
- 心电图可以监测潜在危及生命的心律失常和高钾血症的早期变化，如 T 波高尖、短 QT 间期和 ST 段压低。

4. 在诊断疾病方面的潜在缺陷 / 常见错误

- 溶血样品可使钾含量升高。
- 反复握拳会提高血钾含量。
- 血清样本储存时间过长可导致假性高钾血症。
- 极高的白细胞或血小板计数可导致假性高钾血症。

（四）治疗

治疗原理

- 对于轻度高钾血症（5.5～6mmol/L），用钾交换树脂（环硅酸锆钠 10g 口服）、利尿药（呋塞米 1mg/kg 静脉注射）或透析去除钾。
- 对于中度高钾血症（≥ 6mmol/L），上述治疗的同时，用胰岛素（10U 静脉注射）和葡萄糖（50g 静脉注射）将钾转移到细胞中。
- 对于无心电图改变的严重高钾血症（≥ 6.5mmol/L），上述治疗的同时，加用沙丁胺醇（5mg 吸入，可重复）和碳酸氢钠（50mmol 静脉注射）。
- 对于心电图改变的严重高钾血症（≥ 6.5mmol/L），上述治疗的同时，首先用氯化钙（10% 溶液 10ml 静脉注射）稳定心肌细胞膜。

临床经验

- 中度或重度高钾血症，使用转钾治疗。
- 心电图改变，稳定心膜。
- 只有交换树脂，利尿，或透析才是最终的治疗方法。

（五）特殊人群

据报道有肠梗阻风险的术后患者，聚苯乙烯硫酸钠可引起肠坏死，应该避免此类患者口服交换树脂降钾。适用于阻塞性肠病患者。

（六）预后

1. 未治疗疾病的自然病程

- 未经治疗，心电图将随着高钾血症的恶化而发展：
  - 早期变化包括 T 波高尖、短 QT 间期和 ST 段压低。
  - 进而演变为束支传导阻滞，PR 间期延长和最终消失的小 P 波。
  - 宽 QRS 波。
  - 最终导致心室颤动或停搏。

2. 治疗患者的预后

- 所有变化都会随着高钾血症的治疗而逆转。

二、低钾血症

> **要点**
>
> - 低钾血症通常由钾向细胞内转移、低镁血症或胃肠道、泌尿系统的丢失引起。
> - 对于心律失常的高风险患者，或出现低钾血症症状或体征的患者，应开始治疗。
> - 治疗的重点是确定低钾血症的原因和补充钾。

（一）背景

1. 低钾血症的定义

- 低钾血症为血清钾水平低于正常下限（通常为 3.5～3.6mmol/L）。

2. 发病率 / 流行率

- 21% 的住院患者发生过低钾血症。
- 2%～3% 的门诊患者存在低钾血症。

3. 病因

- 低钾血症原因分为钾丢失、跨细胞转移和摄入不足。
- 由于药物、胃肠道、尿排出、低镁血症和血液透析的异常丢失引起。
- 跨细胞转移可能是由于药物、再喂养综合征、肾上腺素能刺激、碱中毒，或甲亢。

4. 预测 / 危险因素（表 52-3）

表 52-3　低钾血症的危险因素

危险因素	OR	
年龄	每 10 年 1.3	
肠外襻利尿药	2.3	

（二）诊断

要点

- 使用利尿药或腹泻史应怀疑低钾血症。
- 症状包括全身无力、麻痹或心悸。
- 应进行心电图检查评估与低钾血症相关变化。
- 应检查代谢谱，包括葡萄糖和镁水平，以确认诊断。
- 尿肌酐和电解质在一些情况下会有所帮助。

1. 临床诊断

(1) 病史。

- 临床医生应询问低钾血症的典型表现，如肌肉无力和心悸，并寻找已知引起低钾血症的药物。
- 询问胃肠道症状，如呕吐或腹泻。

(2) 体格检查。

- 在低钾血症患者中，体格检查通常不明显，严重情况下，可出现肌肉无力或心律失常。
- 检查血压，因为高血压可能是醛固酮增多症或库欣综合征的线索。
- 评估呼吸，因为酸中毒呼吸可能提示糖尿病酮症酸中毒。

(3) 疾病严重程度分类。

- 轻度低钾血症：血清钾 3～3.5mmol/L。
- 中度低钾血症：血清钾 2.5～3mmol/L。
- 重度低钾血症：血清钾＜ 2.5mmol/L。

2. 实验室诊断

- 对于有明显原因的轻度低钾血症，无须进一步检查。
- 对于不明原因或严重的低钾血症，应监测包括镁水平的完整生化检查。考虑查动脉血气。
- 如果病因不明确，可监测尿钾。诊断中加入尿钾、渗透压、肌酐水平以及血浆渗透压水平。
- 如果原因仍不清楚，检测血浆醛固酮 / 肾素比值，以排除原发性醛固酮增多症，特别是合并高血压。考虑行地塞米松抑制试验排除库欣综合征，尤其是合并类固醇过量临床症状典型的患者。检测血清 TSH 和甲状腺素，以排除甲状腺毒性周期性麻痹。
- 在专家指导下，肾上腺成像以评估先天性肾上腺增生。
- 在专家指导下，多普勒超声或肾动脉造影以评估肾动脉狭窄。

（三）治疗

1. 治疗原则

- 出现低镁血症时，首先应补充镁。
- 一旦发现低钾血症，应寻找病因。同时补充钾。
- 低磷血症时，如糖尿病酮症酸中毒或 Fanconi 综合征，磷酸钾可有效补钾。
- 代谢性酸中毒时，碳酸氢钾或其前体（醋酸盐或柠檬酸盐）用于平衡 pH。
- 几乎所有其他情况时，应该使用氯化钾，因为代谢性碱中毒引起低钾血症。

2. 治疗（表 52-4）

表 52-4　低钾血症的治疗

治　疗	评　论	
保守治疗	• 适用于无临床表现和轻度低钾血症的患者	
药物治疗	• 氯化钾 40mEq 静脉注射 / 口服 • 磷酸钾 1mmol/kg 静脉注射 • 枸橼酸钾 10mEq 口服，每日 3 次 • 醋酸钾 40mEq 静脉注射	

3. 并发症的预防 / 管理
- 预防高危低钾血症患者（例如服用慢性利尿药的患者）包括定期以氯化钾的形式补充钾，或通过补充一系列高钾食物饮食来补钾。

要点
- 对于服用慢性利尿药、Gitelman 综合征或 Bartter 综合征的患者，应考虑保钾利尿药，以便更有效地预防低钾血症。
- 保钾利尿药应作为原发性醛固酮增多症的一线治疗药物。
- 如果因外周静脉输注钾引起疼痛或静脉炎，应降低浓度或输注速度。

（四）预后

- 在高血压患者中，校正变量后，血钾水平 < 3.5mmol/L，90 天死亡率的危险比为 2.8。

三、高磷血症

要点
- 高磷血症是由于内源性或外源性磷酸盐过负荷或肾功能受损引起。
- 伴低钙血症时，高磷血症可危及生命，通过生理盐水输注或血液透析治疗。

（一）背景

1. 发病率 / 流行率
- 无肾脏疾病的患者中，高磷血症发生率低。
- 据报道，近 70% 的慢性血液透析患者会出现高磷血症。

2. 病因
- 磷酸盐摄入增多。
- 肾功能不全。
- 磷酸盐转移到细胞外液。

- 肿瘤溶解综合征。

3. 病理 / 发病机制

- 高磷血症由于血液中形成磷酸钙晶体导致低钙血症的症状。

（二）预防

> **要点**
>
> - 限制磷酸盐饮食预防高磷血症。
> - 使用磷酸盐结合剂预防高磷血症。
> - 补充维生素 D 改善甲状旁腺激素（PTH）水平。

初级预防

- 即使在早期慢性肾脏疾病中，限制磷酸盐饮食也有帮助。
- 肾小管磷酸盐清除率（TRP）有助于决定何时开始降磷治疗（见下文）。
- 磷酸盐结合剂可用于预防高磷血症。

（三）诊断

> **要点**
>
> - 几乎所有的高磷血症患者都会有慢性肾病。
> - 查体可显示低钙血症的症状，如手足抽搐和心律失常。
> - 通过测定血清磷酸盐水平确诊高磷血症。

1. 典型的病例

- 高磷血症典型表现是患有急性或慢性肾功能不全患者，血生化中磷酸盐升高。

2. 临床诊断

(1) 病史。

- 问诊时，医生应询问常见的含有磷酸盐药物（如磷酸盐灌肠剂和苯妥英）。
- 如果患者不能活动或挤压伤，应注意横纹肌溶解是磷酸盐紊乱的潜在原因。
- 近期化疗史的患者，应鉴别肿瘤溶解综合征。
- 详细寻找肾衰竭的其他原因，这是高磷血症最常见的诱因。

(2) 体格检查。

- 体格检查应侧重于低钙血症的临床表现，因为高磷血症常伴低钙。应评估肌肉抽搐，痉挛，以及锥体外系体征和帕金森病体征。

(3) 有用的临床决策规则和计算公式。

- TRP 磷酸盐清除率可通过计算磷酸盐清除率与肌酐清除率的比值确定，公式如下。

  %TRP=1−[（U_p/P_p）×（PCr/UCr）×100，Up 和 Ucr 为尿磷酸盐和肌酐，Pp 和 Pcr 为血清结果。

- 当 TRP 低于正常水平（即＜80）时，开始限制磷酸盐的潴留并避免随后血清磷升高可能对患者预后有益。

3. 实验室诊断

- 血清磷酸盐、尿素氮、肌酐、钙和其余电解质。
- 尿磷酸盐、肌酐和剩余的尿电解质有助于 TRP 的计算。

4. 在诊断疾病方面的潜在缺陷 / 常见错误

- 在高球蛋白血症、高脂血症、溶血和高胆红素血症的情况下，可能会出现磷酸盐水平假性升高。
- 应用两性霉素 B 脂质体也可导致假性高磷血症。

（四）治疗

1. 治疗原理

- 急性高磷血症的治疗核心在低钙血症。
- 慢性高磷血症最常发生在肾功能障碍患者，限制磷酸盐摄入（＜ 900mg/d）和磷酸盐结合剂的治疗，减少肠道吸收。
- 磷酸盐结合剂的选择主要根据患者血钙情况。高血钙患者应服用不含钙的结合剂，如西维拉姆或镧，而低血钙或正常血钙患者应服用含钙黏合剂，如醋酸钙或碳酸钙。
- 长时程或频繁的透析可用于透析依赖型难治性高磷血症患者。

2. 治疗（表 52-5）

表 52-5　高磷血症的治疗

治　疗	评　论	
保守治疗	• 慢性肾脏疾病患者低磷饮食	
药物治疗	• 磷酸盐结合剂：醋酸钙每餐 1334mg • 西维拉姆每餐 800～1600mg • 镧每餐 500mg	
其他	延长血液透析时间或更频繁的血液透析	

临床经验

- 决定高磷血症的治疗前，一定要评估血钙水平。

四、低磷血症

要点

- 低磷血症发生是由于磷酸盐吸收减少，尿或透析排出磷酸盐增加，或磷酸盐重新分配到细胞内液。
- 磷酸盐耗竭可导致低水平 ATP，导致心肌收缩力、膈肌强度和精神状态下降。早期口服或静脉注射磷酸盐溶液至关重要。

（一）背景

1. 发病率 / 流行率

- 低磷血症的发病率取决于血磷正常低值范围和所研究的人群。
- 据报道，3% 住院患者和高达 80% 脓毒症患者发生低磷血症。

2. 病因

- 磷酸盐吸收减少。
- 磷酸盐的排泄增加。
- 磷酸盐向细胞内转移。

3. 病理 / 发病机制

- 低磷血症状主要是细胞内 ATP 和 2,3 二磷甘油酯（2,3-DPG）的耗竭而引起的临床表现。症状通常不会出现，除非血磷水平低于 1mg/dl。低于此水平的耗竭将影响肌肉骨骼、心血管、肺、神经和血液系统。

4. 预测 / 危险因素（表 52-6）

表 52-6　低磷血症的危险因素

危险因素	OR
急性呼吸道疾病	3.2
使用多巴胺	8.7
营养不良	4.0

（二）预防

- 营养不良患者开始进食前，治疗电解质紊乱可能会减少再喂养综合征的相关并发症。

（三）诊断

要点 / 临床经验

- 记录病史时，筛选已知引起低磷血症的患者，如糖尿病酮症酸中毒、酒精中毒、神经性厌食症、呕吐或腹泻。
- 查体可显示虚弱无力，心律失常，呼吸衰竭和脑病。
- 测定血清磷酸盐水平确诊低磷血症。

1. 典型表现

- 低磷血症的典型表现为接受葡萄糖 + 胰岛素治疗的患者，检测血电解质发现磷酸盐水平降低。

2. 临床诊断

(1) 病史。

- 问诊时，关注可能导致磷酸盐进入细胞内液的药物，如 β 受体激动药、肾上腺素、多巴胺、胰岛素、胰高血糖素、类固醇和黄嘌呤衍生物。

- 注意可能减少肠道吸收的病史，如呕吐、腹泻和服用磷酸盐结合剂及尿磷酸盐排泄增加的过程，如利尿药、甲状旁腺功能亢进症、维生素 D 缺乏和肾移植。

(2) 体格检查。

- 体格检查应侧重于低磷血症的临床表现，如虚弱（包括膈肌无力）、充血性心力衰竭、心律失常、脑病和癫痫发作。

(3) 有用的临床决策规则和计算公式。

$$磷酸盐的排泄率：FePO_4=[U_{PO4} \times P_{Cr} \times 100]/[P_{PO4} \times sU_{Cr}]$$

(4) 疾病严重程度分类。

- 中度低磷血症：$1.0 \sim 2.5mg/dl$。
- 严重低磷血症：$< 1.0mg/dl$。

3. 实验室检查

- 血清磷酸盐、尿素氮、肌酐、钙和其余电解质都有帮助。
- 尿磷酸盐、肌酐和剩余的尿电解质有助于 $FePO_4$ 计算。
- $FePO_4 < 5\%$ 表明肾脏适当排出少量磷酸盐，与细胞内液转移或肠道吸收减少有关。
- $FePO_4 > 5\%$ 表明肾磷酸盐排除过多。

（四）治疗

1. 治疗原则

- 治疗低磷血症的选择应根据磷酸盐水平和患者是否有症状。
- 对于中度低磷血症，开始口服补充（1000mg/d）。
- 如果患者使用呼吸机或重度低磷血症，应立即开始静脉补充治疗（$0.08 \sim 0.16mmol/kg$）。

2. 治疗（表 52-7）

表 52-7　低磷血症的治疗

治　疗	评　论	
保守治疗	停止降磷药物	
药物治疗	磷酸盐替代治疗 • 磷酸钠 $2.5 \sim 5.0mg/kg$，每日 2 次或 3 次 • 磷酸钾 $0.15 \sim 0.3mmol/kg$ 静脉注射，持续超过 12h；复测血磷必要时重复给药	

3. 并发症的预防 / 管理

- 补充磷酸盐同时监测磷酸盐水平，因为逆转潜在原因时补充过度。

> 临床经验
> - 决定治疗前，一定要评估症状，因为其可能不显著且非特异。

（五）特殊人群

补充磷酸盐时，肾小球滤过率降低的患者应接受建议初始剂量的一半。

五、低钠血症

> 要点
> - 低钠血症是血清中水钠含量过多的问题，通常是由抗利尿激素（antidiuretic hormone，ADH）分泌过多引起，可能是生理性的或病理性。
> - 低钠血症可能是由肾功能受损或达到正常肾功能生理极限所致。
> - 纠正 ADH 分泌增加的生理原因及补充钠盐是治疗的主要手段。
> - 抗 ADH 异常分泌综合征（syndrome of inappropriate secretion of antidiuretic hormone，SIADH）是一组具有可识别潜在原因的散在疾病，需要特殊治疗。

（一）背景

1. 疾病的定义

- 低钠血症指血清钠＜ 135mEq/L。
- 血清钠＜ 125mEq/L 一般定义为严重低钠血症。
- 神经后遗症经常发生在血清钠＜ 115mEq/L 时。

2. 发病率 / 流行率

- 1%～4% 住院患者发生过血清钠＜ 130mEq/L。
- 部分患者因 SIADH 发生低钠。

3. 病因

- 使用利尿药或抗利尿激素未受抑制引起低血容量。
- 有效灌注降低（充血性心衰 / 肝硬化）导致 ADH 分泌不受抑制引起高血容量。
- 水分摄入超过肾浓缩能力（精神性多饮症）。
- 原发性 ADH 分泌失调（SIADH）。
- 低钠血症也可发生在其他疾病状态，如脑耗盐综合征。

4. 病理生理学

- ADH 促进游离水潴留，通常随着血清渗透压的下降而下降，从而促进水排泄以维持血清钠浓度。
- 实际、有效或"预期"血管内容积减少时，ADH 和渗透压的关系可能在某些疾病状态或生理应激源的状态下受损。在此种情况下，尽管血清渗透压降低，但 ADH 水平仍然很高，并且由于水潴留而引起低钠血症。
- 多饮症患者，水摄入超过肾脏浓缩能力，一定数量的溶质摄入排出游离水。
- SIADH，尽管血容量正常，但 ADH 分泌不受控制，导致游离水潴留和低钠血症。

5. 预测 / 风险因素

- 由于恶心、呕吐、腹泻、烧伤、创伤、疼痛或利尿引起血容量不足。
- 高容量血症伴有效循环血容量减少，如肝硬化和充血性心力衰竭。
- SIADH 可见于肺恶性肿瘤和感染、肾上腺功能不全、脑膜炎，以及使用选择性 5- 羟色胺再摄取抑制药（selective serotonin reuptake inhibitors，SSRI）。

（二）预防

> **要点 / 临床经验**
> - 监测高危患者的容量状态（出入量、每日体重）。
> - 避免低渗液体（如 5% 葡萄糖或 0.45% 生理盐水）。
> - 治疗刺激不当刺激 ADH 分泌，如疼痛、恶心、低血容量。
> - 处理潜在的疾病状态，如恶性肿瘤、感染、肾上腺功能不全。

（三）诊断

> **要点 / 临床经验**
> - 初始实验室化验包括血清钠和血清渗透压，尿钠和尿渗透压。
> - 其他包括尿比重、尿钾水平和尿素水平。
> - 首先评估容量状态，其次评估钠重吸收。
> - 依据 Adrogue-Madias 公式有助于管理低钠血症。其表明从基线校正到所需的目标钠水平所需特定晶体液和定期内的输注速率。
> - SIADH 应在适当的临床情况下诊断。血容量正常患者中，尿渗透压高于血渗透压，原因为溶质清除不当引起尿液浓缩。SIADH 通常与另一种原因的低钠血症同时出现。

1. 典型表现

- 患者常因其他主诉就诊，并在初步检查中发现。当起始治疗疗效不佳时病因变得复杂，或出现神经体征和症状时，需密切关注。

2. 临床诊断

(1) 病史。

- 应首先排除实验室检测错误或假性低钠血症。
- 注意并发症，如 CHF、肝硬化、癌症或感染。
- 如果病情允许尽可量暂停，噻嗪类利尿药、选择性血清素再吸收抑制药、甘露醇和静脉注射用免疫球蛋白。
- 应详细询问溶质和水摄入量及慢性症状和之前血钠水平病史。
- 重症医生接诊患者时，须考虑既往容量复苏情况。
- 应注意细微的或明显的神经体征以及泌尿系统的主诉和既往操作（例如经尿道前列腺电切术）。

(2) 体格检查。

- 应评估神经体征和症状。癫痫发作是一种罕见的并发症，与低钠有关。
- 甲状腺功能减退和肾上腺功能不全（体重变化、色素沉着）的表现少见，应仔细寻找。
- 皮肤肿胀、黏膜和水肿有助于病因分类。
- 重点检查充血性心衰或肝硬化严重程度，为管理和评估预后提供信息。

3. 实验室诊断

- 准确检测血清钠应先纠正高血糖、蛋白质或脂质。

- 尿钠＜ 20mEq/L 提示肾浓缩机制正常。
- 当药物或静脉输液混淆尿钠值时，尿液尿素水平有助于判断。
- 尿液渗透压＜ 100mOsm/L（特别是低尿钠）提示肾浓缩机制正常，保守治疗可纠正低钠。
- 尿液渗透压＞ 300mOsm/L，或＞测血渗透压，提示 SIADH 占主要或次要因素。

（四）治疗

1. 治疗原则

- 初步治疗取决于医师低钠血症的可疑病因。开始治疗前行初步实验室和尿检。
- 所有情况下，疼痛和恶心等刺激 ADH 分泌增加的因素必须纠正。
- 高容量患者可能需要直接处理潜在病因，以减少有效的血管内容量。
- 低血容量的患者须静脉输液恢复其容量状态。在容量稳定后，重新评估血钠，24h 内其增加不超过 0.5mEq/（L·h）或 12mEq。
- 最初的液体复苏同时减轻多种刺激 ADH 分泌的因素，使血钠迅速增加。
- 如果血钠上升过快，应保持等渗液输注，使用游离水和去压加压素快速降低。
- Adrogue-Madias 方程用于计算静脉注射液剂量，以可接受的速率改善血钠。如果病史、尿液检查和血钠的趋势表明存在 SIADH，应停止输注等渗液，如果限制水摄入不能改善血钠，应考虑输注高渗盐。

$$血清 Na^+ 变化 = \frac{输注 Na^+ - 血清 Na}{全身水含量 +1}$$

2. 何时转入 ICU

- 大多数低钠血症患者可在普通病房治疗，需常规监测电解质。
- 对于需要高渗盐水，或出现神经体征的患者，应在 ICU 进行监测。
- 如果患者出现癫痫发作或脑水肿及血清钠＜ 115mEq/L，需紧急使用高渗盐水。
- 通过计算游离水清除率可判断限液游离水和等渗盐水不足以纠正低钠血症。

3. 治疗表（表 52-8）

表 52-8　低钠血症的治疗

治　疗	评　论
疼痛和恶心给予保守治疗（尽量口服）	用于轻度至中度低钠血症患者，这类患者有可纠正或暂时的病因
限制水摄入	高血容量患者，精神性多饮
食盐片	血容量正常的低钠血症患者，平时溶质摄入过低，即"茶和吐司饮食"
等渗生理盐水	适用于大多数患者，剂量由 Adrogue-Madias 方程计算
2% 或 3% 高渗盐水	对于癫痫患者，或经证实的抗利尿激素分泌不当综合征患者，等渗盐水会降低血清钠。输注速度为 0.25～1.0ml/(kg·h)
去氨加压素 0.3μg/kg	与游离水一起用于逆转血清钠过快升高。补充了因前期治疗而下降的抗利尿激素

4. 并发症的预防 / 管理

- 纠正血钠速度过快可导致脑桥中央髓鞘溶解综合征。应避免血钠上升＞ 0.5mEq/h。

- 如果发生明显的过度纠正，血钠须迅速降至适当水平，可输注 5% 葡萄糖。鉴于其为去除其刺激后 ADH 分泌受抑制引起，可能需要外源性补充去氨加压压素维持血钠至既往水平。
- 一旦血钠至既往水平，保守治疗常足以增加血清钠至适当水平。

5.潜在的陷阱 / 常见的错误

- 低钠血症的病因常是多因素，SIADH 是其中主要或次要的组成部分。需治疗抗利尿激素分泌的可逆生理原因。
- 容量复苏可纠正增加 ADH 分泌的生理刺激。因为 ADH 分泌下降，在此期间或之后补充钠可能导致血钠升高过快。

（五）预后

- 低钠血症是导致 ADH 分泌增加或水排出受抑制的临床表现。
- 当出现充血性心力衰竭和肝硬化等，预后更差。
- 伴有癫痫发作的低钠血症可危及生命。
- 纠正低钠血症的并发症（如脑桥中央髓鞘溶解）可能很严重。

> **临床经验**
> - 所有形式的低钠血症都是由于 ADH 分泌增加引起，部分由于 SIADH。注意两者治疗的区别和及时预测可能出现的并发症。
> - 初始液体复苏后再综合评估血钠。注意 ADH 分泌的生理机制变化。
> - 低钠血症时，低尿渗透压和低钠是机体自身的代偿反应，可适当地保守治疗。
> - 高尿渗透压提示 SIADH 存在，确诊后应严格限制水摄入。

六、高钠血症

> **要点**
> - 高钠血症可能是由于电解质和游离水的丢失或钠摄入过多。
> - 细胞外液或血钠取决于全身钠和钾浓度，与全身水含量有关。
> - 治疗包括估算游离水缺失量，以 0.5mEq/h 的速度降低血钠。

（一）背景

1.定义

- 48h 内发生急性高钠血症。
- 持续 > 48h 的慢性高钠血症。

2.发病率 / 流行率

- 60 岁以上的患者常发生高钠血症。

3.病因

- 口渴机制受损或依赖其他途径，摄入不足以补充丢失的电解质和游离水。

- 摄入过量的钠。
- 尿崩症。

4. 病理生理学

- 水自由通过各间隙，电解质按浓度差方式被动转运。导致细胞外高钠，细胞内高钾。
- 血钠取决于细胞外液中钠和钾总量。胃肠道、泌尿、不感蒸发或口腔中消耗全身水分，可导致短暂的高钠血症。

5. 预测 / 风险因素

- 依赖其他途径进食水（婴儿，特别是卧床患者）。
- 分泌性腹泻相关的低血容量。
- 含高钠的药物。
- 引起肾源性尿崩症的药物（例如锂）。
- 神经外科手术相关（中枢性尿崩症）。

（二）诊断

要点 / 临床经验
- 初步实验室应包括血钠和尿渗透压。
- 详细询问高钠血症的病史和病因。

1. 典型表现

- 高钠血症患者通常来自长期住院无自主进水能力，依赖医源性补充。住院期间其易发生高钠血症，原因可能为输注引起高钠药物（例如高渗盐水或哌拉西林 / 他唑巴坦）。
- 肾源性或中枢性尿崩症患者通常表现为尿量多，通常每天大于 3L。肾源性可能与药物有关，如锂。中枢性尿崩症可能与下丘脑或垂体后叶异常有关。

2. 临床诊断

(1) 病史。

- 病史和体格检查通常会发现病因。需明确是否为慢性高钠血症。

(2) 体格检查。

- 应评估神经体征和症状。
- 应确定皮肤、黏膜和容量总体情况。

3. 实验室检查

- 首先确定血钠和尿渗透压。
- 连续监测血钠评估治疗。
- 尿液渗透压＞ 600 与肾外失水有关。尿液渗透压＜ 300mOsm/L 与尿崩症有关。

（三）治疗

1. 治疗原则

- 48h 内的发生急性高钠血症，24h 内将钠纠正到 140mEq/L。渗透压的变化不影响大脑张力和发生脑水肿。可通过游离水分缺失的计算方法，24h 内补足全部的水分丢失量。

- 应更仔细缓慢纠正慢性高钠血症，目标为 0.5mEq/（Lh）。常有两种补液方式，一种为初始 24h 内补充 30ml/kg 的游离水。另一种为补充 24h 内计算出丢失水量的一半。

$$水分丢失 = \% \text{ 含水量} \times 体重 \times \left(\frac{实际血钠 - 理想血钠}{理想血钠} \right)$$

- 水钠代谢易变时，应间隔几小时监测血钠变化，根据需要调整输注速率。定期重新计算游离水的缺失量。

2. 什么时候转入 ICU

- 大多数高钠血症患者可在普通病房管理，前提是可动态监测血钠水平。

3. 治疗表（表 52-9）

表 52-9　高钠血症的治疗

治 疗	评 论
生理盐水	恢复等容性低钠。恢复容量后需重新评估机体游离水量
5% 葡萄糖水溶液	静脉输注，提供游离水
5% 葡萄糖 +0.45% 氯化钠	提供容量和游离水
经口进水	纠正血钠速度较慢
钾	补充持续丢失量；注意静脉输注会降低溶液中游离水的百分比

4. 并发症的预防 / 管理

- 过快纠正血钠可导致脑水肿。纠正期间应动态监测，适当改变输注速率可防止并发症发生。

5. 潜在的陷阱 / 常见的错误

- 可能需要或已使用等渗溶液进行初始液体复苏，应尽快复测血钠水平。
- 治疗时钠和水丢失量很难预测，且其过程改变血钠的纠正速率。因此需要经常监测血钠，适当调整输注游离水量。

（四）预后

- 高钠血症通常很容易纠正，但需密切监测。
- 严重高钠血症与神经损伤有关。
- 过快纠正慢性高钠血症可导致脑水肿。

临床经验

- 高钠血症病因的病史采集至关重要。
- 初始复苏后计算游离水丢失量。
- 急性高钠血症时，应在 24h 内静脉注射 5% 葡萄糖或口服补足丢失的游离水量。
- 慢性高钠血症时，血钠降低为 0.5mEq/(L·h)，第 1 天不超过 8～10mEq。

七、高钙血症

> **要点**
> - 高钙血症最常见的原因是恶性肿瘤或甲状旁腺功能亢进。
> - 离子化钙是钙的生理活性形式。
> - 治疗取决于纠正血清钙、临床症状和潜在的病因。

（一）背景

1. 定义

- 高钙血症是指具有生理活性的钙离子浓度升高。

2. 发病率 / 流行率

- 高钙血症通常偶然发现，常无症状，确切流行病学未知。

3. 病因

- 高钙血症由甲状旁腺素 PTH 引起，或完全由特定因素所致。
- PTH 引起的高钙血症多为原发性或家族性高钙血症。
- 特发原因包括恶性肿瘤、结节病和维生素 D 过量。

4. 病理生理学

- 钙代谢通常由 PTH 调节。因此血钙增加可能是由于 PTH 的增加引起。
- 原发性和家族性甲状旁腺功能亢进症时 PTH 增加，与低磷酸盐有关。另外可能与 PTH 分泌无关，不受其调节。
- 一些癌症（特别是鳞状细胞癌）分泌 PTH 过多相关蛋白，其为正常蛋白质，肿瘤状态下分泌过量，可刺激 PTH 受体。溶骨性转移瘤也释放钙进入血清。
- 一些恶性肿瘤和结节病与钙三醇增加有关，导致肠道对钙的吸收增加。

5. 预测 / 风险因素

- 家族性或原发性甲状旁腺功能亢进。
- 癌症，特别是鳞状细胞癌和淋巴瘤。
- 肉芽肿性疾病，包括结节病。

（二）诊断

> **要点 / 临床经验**
> - 应反复检测离子钙水平确定钙升高。
> - 应详细了解相关疾病、症状和慢性病史。
> - 应测定血清白蛋白，因为非活性钙与白蛋白结合。
> - 必须确定血清 PTH 水平，因为需区分是否因 PTH 介导的原因。
> - 应获得钙化醇和钙三醇水平评估病因，如维生素 D 摄入过多，淋巴瘤，或结节病。
> - 恶性肿瘤和低 PTH 时应测量 PTH 相关肽（PTHrP）以及某些恶性肿瘤分泌 PTH 的类似物。尿钙水平可能有帮助。

1. 典型表现

- 许多患者无症状，偶然发现高钙血症。
- 钙轻度升高的患者可能有非特异性的疲劳或腹部不适症状。
- 更严重的钙升高与脱水、恶心、肌肉无力、肾结石、肾小管酸中毒、心律失常、骨痛和神经功能紊乱有关。

2. 临床诊断

(1) 病史。

- 应确定离子钙水平及其他实验室检查，询问并发症和慢性病史。

(2) 体格检查。

- 高钙血症时可见到神经异常、肌肉无力、恶性肿瘤的体征和低血容量表现。

3. 实验室诊断

- 应先获得血清钙和白蛋白，确定纠正后的钙水平。
- 可监测离子钙水平。
- 维生素 D、PTH 和 PTHrP 水平可能有指导价值。

（三）治疗

1. 治疗原则

- 治疗取决于钙水平。< 12mg/dl 的患者需避免使用引起高钙血症药物和足够的水合。
- 12～14mg/dl，需要扩容并使用双膦酸盐。
- 严重的高钙血症> 14mg/dl，需要积极输注氯化钠扩容，使尿量> 150ml/h。可以输注降钙素和唑仑膦酸。
- 应纠正患者的血清白蛋白。

$$纠正钙 =[0.8 \times （4- 患者白蛋白（g/dl）]+ 血清钙（mg/dl）$$

2. 什么时候转入 ICU

- 结节病或其他已知原因，轻度高钙血症的患者可以门诊随访。
- 严重高钙血症需住院评估和治疗。导致病情危重时，需入住 ICU 治疗。

3. 治疗表（表 52-10）

表 52-10　高钙血症的治疗

治　疗	评　论	
保守：口服水化，避免与高钙血症相关的药物	可用于纠正后钙水平< 12mg/dl 的患者	
生理盐水	可用于纠正后钙水平> 12mg/dl 的患者	
帕米膦酸二钠	• 可用于纠正钙水平> 12mg/dl 的患者。起效 2～4 天 • 剂量：每天 30mg，4h 输注，总剂量为 90mg	
降钙素	• 可用于钙水平纠正的患者> 14mg/dl。起效 12～24h • 剂量：以每 12 小时 4U/kg 起始；后续可每 6 小时增加到 8U/kg	
唑仑膦酸	• 可用于纠正钙水平> 14mg/dl 的患者，在恶性肿瘤的情况下 • 剂量：每 3～4 周输注 4mg，每次不少于 15min	
血液透析	可用于肾衰竭患者，或当血清钙水平> 18mg/dl	

4. 并发症的预防 / 管理
- 充足的水化和尿量对于预防肾结石至关重要。

5. 潜在的陷阱 / 常见的错误
- 应重复检测确认高钙血症。
- 应纠正患者的血清白蛋白，如下所示。

$$校正钙 =[0.8 \times（4- 患者白蛋白（g/dl）]+ 血清钙（mg/dl）$$

（四）预后

- 严重的高钙血症与昏迷状态、心律失常和肾衰竭有关，通常见于明显潜在并发症情况。

临床经验
- 高钙血症可能由原发性 / 家族性甲状旁腺功能亢进介导，也可能独立于 PTH。
- PTH 非依赖性高钙血症的原因往往与显著的并发症和较高的血清钙浓度有关。
- 治疗包括容量补充，可能需要药物制剂。

八、低钙血症

要点
- 低钙血症通常是另一种潜在疾病的表现。
- 低钙血症导致神经肌肉激惹和手足抽搐，疲劳，感觉异常和癫痫发作。

（一）背景

1. 定义
- 低钙血症通常认为是离子化钙＜ 1.0mmol/L 或纠正白蛋白后血清钙水平＜ 8.5mg/dl。

2. 病因
- 甲状旁腺功能减退症，部分或全部手术切除甲状旁腺。
- 维生素 D 缺乏。
- 慢性肾脏疾病和高磷血症。
- 皂化，可见于重症胰腺炎。
- 与枸橼酸盐螯合，用于输注浓缩红细胞。

3. 病理生理学
- PTH 的分泌是对低钙的反应。PTH 通过从肾小管、骨骼中吸收钙，并通过增加骨化三醇的产生来增加血清钙，骨化三醇又从肠道中重新吸收钙。
- PTH 活性降低导致低钙血症和高磷血症。
- 自身免疫性甲状旁腺功能减退或切除甲状旁腺后活性降低。另外，低血钙可能与生理上升高的甲状旁腺激素水平有关，如维生素 D 缺乏或肾病。

- 肾脏疾病时，由于排泄受损，血清磷酸盐升高。高磷血症刺激 PTH 的释放，随后导致低钙血症。
- 急性胰腺炎可导致腹腔皂化，降低血钙。

4. 预测 / 风险因素

- 慢性肾脏疾病。
- 维生素 D 缺乏。

（二）预防

- 常规检测高危患者。
- 大量输注红细胞患者可能需要补充钙。
- 急性胰腺炎和钙水平下降的患者可能需要更密切的监测。

（三）诊断

> **临床经验**
> - 初始实验室检查应包括血清钙和白蛋白，并应确定校正的钙浓度。
> - 应获得详细病史，包括甲状腺手术史和肾脏疾病史。
> - PTH 水平将对低钙血症的病因进行分类。

1. 典型表现

- 患者经常表现为非特异性症状。
- 严重的低钙血症可表现为手足抽搐、癫痫发作和精神改变。
- 心律失常也可能发生。

2. 临床诊断

- 病史：严重低钙血症通常与重要诱发因素有关，如甲状腺手术或胰腺炎。

3. 体格检查

- 手足抽搐、手足痉挛、Chvostek 征（敲击手指时面神经过度收缩）和 Trousseau 征（3min 血压袖带充气时手腕和手部收缩）等体征。

4. 实验室诊断

- 应获得离钙子水平，或纠正白蛋白后的血钙水平。
- 测量其他电解质，因为低镁血症会改变钙代谢。
- PTH 介导的低钙血症时，PTH 水平正常的或偏低。
- 慢性肾脏疾病和维生素 D 缺乏导致低钙血症时，PTH 水平升高。

（四）治疗

1. 治疗原则

- 与其他电解质紊乱相同，纠正钙前，应先纠正低镁血症。
- 静脉补钙适用于伴有神经肌肉激惹、癫痫和心律失常的低钙血症患者。
- 氯化钙（500～1000mg 静脉注射超过 5～10min；必要时重复）含有钙是相同体积葡萄糖酸钙 [0.5～2.0mg/(kg·h) 静脉注射；4h 内不得超过 4g] 的 3 倍。

- 部分严重低钙血症和明显的神经症状的患者需反复输注和连续监测钙浓度，每天口服补充。

2. 什么时候转 ICU

- 有症状或中度至重度低钙血症将需要入院和监测。
- 抽搐时需要入住 ICU 和检测。

3. 治疗表（表 52-11）

表 52-11　低钙血症的治疗

治　疗	评　论
葡萄糖酸钙	用于静脉补钙
氯化钙	静脉提供更高量的钙
枸橼酸钙	长期用于高危患者
维生素 D	与口服补充同时使用

4. 并发症的预防 / 管理

- 需要密切监测钙水平并注意相关因素，包括维生素 D 和镁，因为钙代谢复杂且取决于几个因素。

5. 潜在的陷阱 / 常见的错误

- 与其他电解质紊乱相同，纠正钙前，必须先纠正低镁血症。

（五）预后

- 根据病因，低钙血症可迅速纠正或长期管理，或是严重、危及生命的器官功能障碍的表现。

临床经验
- 严重低钙血症表现为神经肌肉过敏和心律失常，可能需要静脉注射几剂钙。
- 氯化钙提供的元素钙含量明显高于葡萄糖酸钙。
- 持续性低钙血症应引起对钙沉积或皂化的关注。

相关资源

1. 指南

美国指南

标　题	来　源	日期和参考文献
Hypokalemia		
New Guidelines for Potassium Replacement in Clinical Practice：A Contemporary Review by the National Council on Potassium in Clinical Practice	National Council on Potassium in Clinical Practice	2000 Arch Intern Med 2000;160（16）:2429-36

（续表）

标　题	来　源	日期和参考文献
Hyperphosphatemia		
KDIGO Clinical Practice Guideline for the Diagnosis, Evaluation, Prevention, and Treatment of Chronic Kidney Disease-Mineral and Bone Disorder（CKD-MBD）	Kidney Disease:Improving Global Outcomes（KDIGO）CKD-MBD Work Group	2009 Kidney Int 2009;Suppl 113：S1-130
Hyponatremia		
Clinical Practice Guideline on Diagnosis and Treatment of Hyponatraemia	Hyponatraemia Guideline Development Group	2014 Nephrol Dial Transplant 2014;29（Suppl 2）：i1-39
Hyponatremia Treatment Guidelines 2007：Expert Panel Recommendations	Expert Panel findings	2007 Am J Med 2007;120：S1

国际指南

标　题	来源和评论	日期和参考文献
Hyperkalemia European Resuscitation Council Guidelines for Resuscitation 2005 Section 7. Cardiac Arrest in Special Circumstances	European Resuscitaion Council Synopsis of management of life threatening electrolyte disorders	2005 Resuscitation 2005;67（Suppl 1）：S135-70

2. 证据

证据类型	标题和评论	日期和参考文献
Hyperkalemia		
Prospective cohort study	*Renin-angiotensin system blockade and the risk of hyperkalemia in chronic hemodialysis patients* Described odds ratio for development of hyperkalemia in patients on chronic hemodialysis who take ACEI or ARB	2002 Am J Med 2002;112（2）：110-14
Case–control study	*Beta-blockers, trimethoprim-sulfamethoxazole, and the risk of hyperkalemia requiring hospitalization in the elderly: a nested case-control study* Showed the association between using TMP - SMX and development of hyperkalemia in the elderly.	2010 Clin J Am Soc Nephro 2010;5（9）：1544-51
Hypokalemia		
Multicenter survey	*OOlder age and in-hospital development of hypokalemia from loop diuretics: results from a multicenter survey. GIFA Investigators. Multicenter Italian Pharmacoepidemiologic Study Group* Proved a relationship between older age and development of in - hospital hypokalemia. Also showed a similar but independent relationship with those taking loop diuretics	2000 J Gerontol A Biol Sci Med Sci 2000;55（4）：M232-8
Hypophosphatemia		
Prospective cohort	*Hypophosphatemia in critically ill children: prevalence and associated risk factors* Identified association between dopamine, malnutrition, respiratory disease, and the development of hypophosphatemia	2009 Pediatr Crit Care Med 2009; 10（2）：234-8
Retrospective case-control	*Predictors of hypophosphatemia during refeeding of patients with severe anorexia nervosa* Identified risk factors for refeeding among patients with anorexia nervosa	2015 Int J Eat Disord 2015;48（7）：898-904
Retrospective, observational study	*A new graduated dosing regimen for phosphorus replacement in patients receiving nutrition support* Proposed an algorithm for phosphorus replacement in critically ill trauma patients	2006 J Parenter Enteral Nutr 2006; 30（3）：209-14

第53章

酸碱失衡
Acid-Base Disorders

Michael Bergman   Lina Miyakawa   Young Im Lee   **著**

满明昊 **译** 陈 宇 **校**

本章概览
- 体内酸碱平衡受 CO_2 和 H^+ 的相互作用而紧密调节。调节的关键是肺和肾脏的缓冲系统和生理变化。
- 分析和建立后续临床决策前，必须确认血气结果的有效性。
- 需要建立流程来识别单纯型或混合型酸碱失衡。
- 需评估酸碱失衡能否代偿，如果不能，考虑混合型失衡。
- 及时识别酸碱失衡类型可能会改变临床治疗。

一、背景

- 血浆 pH 严格控制在 7.40。CO_2 和 HCO_3^- 变化对 pH 的相互作用和影响由 Henderson-Hasselbalch 方程计算。

$$pH=6.1+\log[(HCO_3^-)/(PCO_2 \times 0.3)]$$

- 正常 pH 由 3 种机制维持。
  - PCO_2 调节：正常 PCO_2 为 40mmHg，受肺泡通气变化调节。
    - $PCO_2=VCO_2$（CO_2 产生量）$\times 0.863/$ 肺泡通气量
  - H^+ 离子调节：肾脏排泄 H^+ 及重吸收 HCO_3^- 维持正常 HCO_3^- 浓度（24mEq/L）。
  - 缓冲液：由血清磷酸盐和阴离子蛋白组成。

病因（表 53-1）

表 53-1 酸碱失衡的病因

酸碱失衡	病 因
呼吸性酸中毒	每分通气量下降 • 气道阻力升高（哮喘、COPD、上气道阻塞） • 中枢性呼吸驱动下降（CNS 损伤、镇静药物） • 无效腔增加和 V/Q 比例失调（严重肺栓塞、实质疾病） • 神经肌肉无力（神经肌肉疾病，因长时间呼吸做功增加引起肌肉疲劳） CO_2 产生增加（发热、寒战、高碳水化合物饮食、甲亢）

（续表）

酸碱失衡		病　因
呼吸性碱中毒	急性	• 疼痛、焦虑 • 低氧 • 中枢神经系统兴奋 • 发热和脓毒症 • 插管后过度通气增加
	慢性	• 妊娠 • 肝病
代谢性酸中毒	AG 升高型	• MUDPILES（见下文）
	正常的阴离子间隙	• 胃肠 HCO_3^- 损失：腹泻 • 肾性 HCO_3^- 损失：1～4 型肾小管酸中毒
代谢碱中毒	• HCO_3^- 增加（乳碱综合征，摄入富含 HCO_3^- 液体） • H^+ 因胃肠道（呕吐）或脱水而丢失→浓缩性碱中毒 • 肾脏过度丢失 Cl^-（利尿药） • 高碳酸血症纠正后	

二、诊断

（一）五步法

系统准确地识别一个或多个酸碱失衡对于启动或改变治疗至关重要。一旦确定原发和继发紊乱，就开启进一步的检测和治疗。

1. 第一步：评估有效性

- 血气结果只有在真实有效的情况下做准确解读才能正确识别酸碱失衡。通过以下两种方法评估动脉血气和血化学。
  - 测定 pH。
  - 计算预期 H^+ 浓度。
- pH 在 7.25～7.50 范围内，预期 H^+ 浓度和 pH 存在线性关系。同一方向 H^+ 数值每次变化，pH 都会在相反的方向产生 0.01 的预期变化。
- pH < 7.25，pH 下降时 H^+ 的变化略大；相反，pH > 7.5，给定 pH 变化，H^+ 的变化略小（表 53-2）。

表 53-2　pH 与 H^+ 浓度的关系

pH	H^+（mmol/L）	pH	H^+（mmol/L）
7.00	100	7.35	45
7.05	89	7.40	40
7.10	79	7.45	35
7.15	71	7.50	32
7.20	63	7.55	28
7.25	56	7.60	25
7.30	50	7.65	22

- 使用修改后的 Henderson–Hasselbalch 方程计算血气中测得的 H⁺ 浓度，如下所示。

$$[H^+]=24 \times (PaCO_2/[HCO_3^-])$$

- 预期和计算的 H⁺ 浓度应相近。如果不一致，血气结果不可信。无效的原因可能与样本收集有关（静脉 / 动脉样本，冰冻，样本含空气或极端温度）。
- 另一种评估有效性的方法是比较血清 HCO_3^-（直接测量）和血气 HCO_3^-（使用 Henderson Hasselbalch 方程自动计算）。如果结果可信，测量和计算 $[HCO_3^-]$ 应相似。

2. 第二步：评估原发性酸碱失衡

- 酸血症是指血清 pH < 7.40。碱血症是指血清 pH > 7.40。进一步按原因分类如下。
  - 呼吸性酸中毒：↓ pH，↑ PCO_2。
  - 呼吸性碱中毒：↑ pH，↓ PCO_2。
  - 代谢性酸中毒：↓ pH，↓ PCO_2。
  - 代谢性碱中毒：↑ pH，↑ PCO_2。
- 注意，即使 pH 处于或接近正常（7.35～7.45），也可能存在一个或多个酸碱异常。这是由于 $PaCO_2$ 和 HCO_3^- 紧密的相互作用和代偿所致。因此，除 pH 外，还应评估 $PaCO_2$ 和 HCO_3^- 异常情况。

3. 第三步：评估是否代偿

- pH 正常化，$PaCO_2$ 的变化被 HCO_3^- 的变化抵消（反之亦然）；然而，大多数代偿并不完全，也不能将 pH 校正至正常范围。
- 在评估代偿时，如果超出计算范围，必然合并额外的酸碱失衡。表 53-3 详细说明给定主要紊乱的预期代偿。

表 53–3　酸碱失衡的预期代偿

原发失衡	HCO_3^- 和 PCO_2	预期代偿范围	
代谢性酸中毒	↓ pH ↓ PCO_2	Winter 公式：$PaCO_2 = (1.5 \times HCO_3^-) + 8 \pm 2$	
代谢性碱中毒	↑ pH ↑ PCO_2	$\Delta pCO_2 = 0.6 \times HCO_3^- \pm 2$	
呼吸性酸中毒	↓ pH ↑ PCO_2	急性	PCO_2 升高 10，HCO_3^- 升高 1，pH 下降 0.008
		慢性	PCO_2 升高 10，HCO_3^- 升高 4～5，pH 下降 0.003
呼吸性碱中毒	↑ pH ↓ PCO_2	急性	PCO_2 下降 10，HCO_3^- 下降 2，pH 升高 0.008
		慢性	PCO_2 下降 10，HCO_3^- 下降 3.5～4，pH 升高 0.003

4. 第四步：计算阴离子和渗透压间隙

- 阴离子间隙（AG）计算如下所示。

$$AG=Na^+ - (Cl^- + HCO_3^-)$$

- AG 正常值为 12mEq/L。
- 由于白蛋白是主要的未测定阴离子，对于低白蛋白血症患者应校正阴离子间隙。白蛋白每下降 1g（低于 4g/dl），AG 就减少 2.5mEq/L。例如，白蛋白为 2g/dl 的患者预期 AG 为 7mEq/L。

- 用助记符 MUDPILES 来帮助记忆 AG 升高的鉴别诊断。
  - M：甲醇，二甲双胍。
  - U：尿毒症。
  - D：糖尿病 / 饥饿 / 酒精酮症酸中毒。
  - P：副醛。
  - I：异烟肼。
  - L：乳酸酸中毒（休克、二甲双胍、高铁血红蛋白血症、CO、氰化物、B 型乳酸）。
  - E：乙二醇。
  - S：水杨酸盐。
- 当存在 AG 时，应计算渗透压间隙，因为许多产生 AG 的阴离子也会产生渗透压间隙。可通过比较预期和测量的血浆渗透压之间的差异完成。
  - 渗透压间隙 = 测量的渗透压 –（$2Na^+$ + BUN/2.8 + 葡萄糖 /18 + 乙醇 /4.6）。
  - 正常渗透压间隙 < 10。
  - 存在乙醇、乙二醇、甲醇、丙酮、异丙醇和丙二醇，渗透间隙增大。

5. 第五步：评估增量比或增量差

- 正常情况下，全身阳离子和阴离子匹配以保持电中性。任何未测阴离子的增加都会增加 AG。将 [HCO_3^-] 的变化与未测量的阴离子对 AG 有改变）的变化相比较，可有助于判断酸碱失衡。
- 增量比（Δ/Δ）计算如下。
  - 增量比 = $\Delta AG/\Delta HCO_3^-$ =（计算 AG– 正常 AG）/（正常 HCO_3^-– 测量 HCO_3^-）。
  - 增量比 =（AG-12）/（24-HCO_3^-）。
- 如果 Δ/Δ 比为 1 : 2，则存在纯 AG 升高代谢性酸中毒。
- 如果 Δ/Δ < 1，则 HCO_3^- 的下降幅度大于预期，存在非 AG 升高代谢性酸中毒。
- 如果 Δ/Δ 比 > 2，则 HCO_3^- 下降较小，伴随代谢性碱中毒。
- 或者，可以计算增量差 Δ–Δ。

$$\Delta - \Delta = \Delta AG - \Delta HCO_3^-$$
$$= （计算 AG– 正常 AG）–（正常 HCO_3^-– 测量 HCO_3^-）$$
$$= [Na–（Cl– + HCO_3^-）–12]–（24–HCO_3^-）= Na–Cl–36$$

- 如果 Δ–Δ 差距在 –6 和 6 之间，则存在纯 AG 代谢酸中毒。
- 如果 Δ–Δ 差距 < –6，则 HCO_3^- 的下降幅度大于预期，伴随非 AG 代谢性酸中毒。
- 如果 Δ–Δ 差距 > 为 6，则 HCO_3^- 下降较小，伴代谢性碱中毒。

（二）酸碱失衡的临床表现和进一步的诊断步骤（表 53-3）

表 53–3　酸碱失衡的临床表现和进一步的诊断步骤

酸碱失衡	临床表现	进一步的诊断步骤
呼吸性酸中毒	• 急性：神志不清，皮肤潮红，肌阵挛和（或）震颤 • 慢性：症状减弱或无症状	无
呼吸性碱中毒	脑脊液 pH 升高和脑血管收缩导致头晕和晕厥。可有癫痫发作、心律失常和低钙血症状	无

（续表）

酸碱失衡	临床表现	进一步的诊断步骤
代谢性酸中毒	Kussmaul 呼吸补偿（潮气量增加相对高于呼吸频率增加）。严重时出现昏迷、低血压、心动过缓和心脏停搏	如果 AG 正常，则计算尿液 AG：尿（Na^+ + K^+）$-Cl^-$；如果尿 AG 阴性（正常），提示来源胃肠；如果尿 AG 呈阳性表明肾小管酸中毒
代谢性碱中毒	非特异性：虚弱、肌痛、多尿、心律失常和低通气	如果尿 Cl^- < 20，可能是低氯代谢性碱中毒

三、治疗

（一）治疗原则

- 治疗应积极处理原发病。表 53-4 列出具体的治疗方式，治疗方式取决于患者个体化的表现。

表 53-4 酸碱失衡的治疗

酸碱失衡	治 疗
呼吸性酸中毒	• 纠正潜在疾病，如下所示 　- 镇静拮抗药 　- 治疗气道阻塞的支气管扩张药和（或）类固醇 　- 根据患者的临床情况选择无创正压通气或机械通气 • 避免使用 $NaHCO_3$，防止与体内 H^+ 结合产生水和二氧化碳
呼吸性碱中毒	• 纠正潜在疾病，如下所示 　- 使用阿片类药物和苯二氮䓬类药物治疗疼痛和焦虑 　- 治疗低氧或脓毒症
代谢性酸中毒	• 纠正潜在疾病，如下所示 　- AG 升高型 　　➢ 糖尿病酮症酸中毒——给予胰岛素和静脉液体复苏 　　➢ 乳酸酸中毒——治疗脓毒症、容量复苏等 　　➢ 酒精中毒——血液透析、甲吡唑 　　➢ 移除产酸药物（如含聚乙二醇的劳拉西泮、异烟肼） 　- 非 AG 升高型 　　➢ 纠正腹泻或肾损伤 　　➢ 以碳酸氢钠的形式补充 HCO_3^-；根据紧急程度和患者的容量状态，可口服或静脉途径给药
代谢性碱中毒	• 纠正潜在疾病，如下所示 　- 控制呕吐，限制利尿药的使用，消除外源性 HCO_3^- 　- 低 Cl^- 代谢性碱中毒（低容量）补充生理盐水到等容量 　- 补充氯化物（KCl 首选） 　- 已使用生理盐水和 KCl 仍存在碱中毒，可补充乙酰唑胺

（二）什么时候需要转诊 ICU

- 危及生命的酸碱异常，如严重的酸血症或碱血症。
- 失代偿的急性呼吸性酸中毒。
- 乳酸或酒精中毒引起的酸中毒。

临床经验

- pH 在 7.40 左右并不能排除酸碱异常；仍需密切和系统的评估阴离子间隙、CO_2 还有 HCO_3^-
- 在无意或有意摄入有毒物质的情况下，应计算渗透压间隙。酒精中毒早期可能只产生渗透压间隙，随后酒精被代谢产生乳酸，早期明确紊乱有助于预防严重酸中毒。
- 在代谢性碱中毒的情况下，重要的是确定患者是否通过自身 CL^- 代偿且确保补充足够 K^+。

四、预后

后续检查和监测

- 一旦发现一种或多种酸碱异常，必须密切监测，且注意纠正异常的治疗。反复复查血气和血清生化，特别是治疗的早期阶段。
- 例如：反复生化检查，以确保阴离子间隙正常；重复动脉血气，确保无创通气解决急性呼吸性酸中毒；当使用利尿药时应连续检测血气和生化评估浓缩性碱中毒。

第八篇　血液和肿瘤
Hematology and Oncology

血液制品和输血

Blood Products and Transfusions

Matthew Durst　Hooman Poor　著

闫　云　译　陈　宇　校

本章概览

- 重症患者常需要输血。
- 浓缩红细胞（packed red blood cell，PRBC）是最常输注的血液制品，在美国每年输注约 1700 万红细胞。
- 其他血液制品，包括血浆、凝血酶原复合物、血小板和冷沉淀常被使用。

一、血液制品

（一）红细胞制剂

- 大多红细胞制剂来自含有抗凝液的献血者全血中的红细胞；11% 是通过单采收集。
- 一个单位通常含有 130～240ml 红细胞，含有 50～80g 血红蛋白（hemoglobin，Hb）和 55%～80% 的红细胞压积（hema-tocrit，Hct），具体取决于使用的抗凝液。
- 使用抗凝的血制品具有较高容积和较低红细胞压积。
- 未经处理的红细胞制剂含有少量血浆、血小板和白细胞。
- 非出血患者，每单位红细胞使 Hb 增加 1g/dl，Hct 增加 3%。
- 特殊准备。
  - 去白细胞的红细胞（在美国，最终成分中白细胞 $< 5 \times 10^6$）：用于反复发热的非溶血性输血反应，防止对 HLA 过敏的器官移植患者，巨细胞病毒（cytomegalovirus，CMV）和 Epstein–Barr 病毒（epstein–Barr virus，EBV）的传播，以及与输血相关免疫反应。
  - 洗涤 PRBC：去除血浆蛋白、部分白细胞和剩余的血小板。用于抗组胺药无法预防的反复发作的严重过敏性输血反应和抗 IgA 抗体阳性的 IgA 缺陷患者。
  - 辐照 PRBC：灭火免疫活性淋巴细胞用于预防免疫受损患者的输血相关移植物抗宿主病（graft-versus-host disease，GVHD）。
  - 冷冻红细胞：长期保存罕见的红细胞表型，供相关患者使用。
  - 容积减少的红细胞：为对容积敏感、对添加剂溶液敏感和（或）钾离子增加的患者去除血浆和上清液。

PRBC 输血的适应证

- 失血性休克。
- 急性出血和血流动力学不稳定或氧供不足。
- 症状性贫血。
- 血浆置换期间更换红细胞。
- 危重患者的稳定性贫血：建议采取限制性策略；即大多数患者 Hb < 7g/dl，急性冠脉综合征患者≤ 为 8g/dl 时再进行输注。

（二）血浆制品

- 新鲜冰冻血浆（fresh frozen plasma，FFP）：血液中无细胞的液体部分，可人工从全血中提取或通过单采直接收集。
  - 每种凝血因子含有 0.7～1U/ml，纤维蛋白原 1～2mg/ml。
- 冰冻血浆（FP24）：采血后收集 24h 内在 –18°C 或更低温度的血浆。
  - 在临床上被认为等同于 FFP。
- 解冻的血浆。
  - 解冻后并储存超过 24h 的 FFP 或 FP24。
  - 大多数凝血因子可储存 5 天。因子 V 、Ⅶ和Ⅷ的活性显著下降；其下降不具有临床意义。
- 去除冷沉淀的血浆：从 FFP 制造物冷沉淀过程中产生的上清液。
  - 缺乏因子Ⅷ、ⅩⅢ、vWF、纤维蛋白原、冷球蛋白和纤连蛋白。
  - 仅用于血栓性血小板减少性紫癜患者的输血或血浆置换。
- 大多数血浆制品每单位约 250ml。
- 在没有快速持续消耗的情况下，按估计量 10～15ml/kg 输注，可使凝血因子活性至少增加 30%。
- 尽可能接近手术或操作所需时间以最大限度地发挥止血效果。

用于 FFP 输血的适应证

- 多种获得性凝血因子缺乏症。
- 替代治疗无浓缩因子时的单一血浆因子缺乏症。
- 肝衰竭。
- 弥漫性血管内凝血（disseminated intravascular coagulation，DIC）。
- 快速逆转华法林。
- 血浆输注或置换血栓性血小板减少性紫癜、血栓性微血管病变、弥漫性肺泡出血和严重抗磷脂综合征。

（三）冷沉淀

- 冷沉淀物由人类血浆制成，通过从解冻的 FFP 中去除上清液后重新冷冻获得的残留物。
- 主要成分为纤维蛋白原、纤维连接蛋白、Ⅷ因子、血管性血友病因子和ⅩⅢ因子。
- 每 10kg 体重，1 单位的纤维蛋白原浓度增加量约 50mg/dl。典型剂量为 10 单位。

冷沉淀输血适应证

- 获得性 / 先天性低纤维蛋白原血症。
  - 手术前纤维蛋白原＜ 100mg/dl 或同时存在活动性出血患者建议输注。

- 逆转出现出血的溶栓治疗。
- 没有凝血因子浓缩物可用的凝血因子缺乏症。

（四）血小板产品

- 通常需要从多个单位（4~6单位）的全血中生产，也可从一次采集可提供多次剂量的分离中产生。成人的典型剂量为 $3 \times 10^{11} \sim 4 \times 10^{11}$ 个血小板。
- 特殊准备。
  - 降低白细胞：减少输血反应引起的发热、巨细胞病毒传播风险、HLA同种异体免疫以及由此导致的血小板输注无效。
  - 辐照：防止与输血相关的移植物抗宿主病。
  - 清洗或减容积：去除血浆中含有的抗体。会导致可用血小板数量减少5%~30%，并降低血小板功能。

血小板输注的适应证

- 治疗性输血。
  - 血小板计数＜50 000/μl 或血小板功能异常的活动性出血患者。
- 预防性输血触发因素。
  - 无活动性出血患者＜10 000/μl 时考虑输注血小板。
  - 对于出血、发热或脓毒症患者，＜20 000/μl 时考虑输注血小板。
  - 对于需要腰椎穿刺、留置导管或大多数侵入性的操作，＜50 000/μl 时考虑输注血小板。
  - 对于涉及眼睛或大脑的大手术或操作，＜100 000/μl 时考虑输注血小板。
- 血小板功能障碍。
  - 无法纠正血小板功能障碍的根本原因；红细胞输注到 Hct＞30% 后无继续改善；无法使用去氨加压素或使用无效。

二、治疗方案

（一）血液制品输注

- 在非紧急情况下需获得知情同意。
- 订购合适的血液产品。
- 通知护理人员。
- 获得血管通道。
- 确认患者身份并接受正确的血液产品。
- 监测患者输血过程中和输血后的并发症。
- 查看后续实验室检查。

（二）大量输血方案

- 大量输血方案（MTP）通常定义为24h内输注≥10单位的红细胞制剂，也定义为3h内置换患者总血容量的50%，或失血量超过150ml/min。
- 随着 PRBC 和晶体液的输注，血小板和凝血因子浓度下降。

- 1 次血置换后大约消耗 35% 的凝血因子。
- 2 次血置换后，血小板浓度降至约 50 000/μl，纤维蛋白原降至约 100g/dl。
- 血液制品输注的最佳比例尚不清楚，但重要的是提供血浆、血小板及红细胞。
  - 研究表明 PRBC∶血浆∶血小板 1∶1∶1 输注效果较好。
- 大量输血时可根据输注成分进行管理，同时满足输血条件如 Hb < 8g/dl，PT 高于 1.5 倍正常值，血小板 < 50 000/μl，纤维蛋白原 < 100g/dl。
- 应常监测血小板、PT、PTT 和纤维蛋白原。
- 大量输血的潜在并发症。
  - 凝血病。
  - 低体温。
  - 高钾血症。
  - 低钙血症。
  - 酸碱失衡。
  - 急性呼吸窘迫综合征。

三、输血不良反应

（一）严重的急性反应

1. 过敏、荨麻疹或过敏反应
- 起效时间：0～4h；过敏反应多发生于输血后数秒至 45min。
- 表现：根据严重程度，可表现为荨麻疹、全身瘙痒、红斑、血管性水肿、声音嘶哑、喘鸣、低血压、心动过速，甚至心脏停搏。
- 发生率。
  - 血小板：0.3%～6%。
  - 红细胞：0.03%～0.61%。
  - 血浆：1%～3%。
  - 大多数临床症状轻微；过敏反应发生在 1∶20 000 的输血成分中。
- 预防。
  - 降低白细胞可能无益。
  - 预先用药可能无益，但可能减轻高危患者的症状（既往反应史）。
  - 降低血小板血浆浓度可能是有益的。
  - 减少输血率可能有帮助。
  - IgA 缺乏制品用于 IgA 缺陷和抗 IgA 抗体的患者。
- 严重反应的处理。
  - 停止输血。
  - 肾上腺素 0.01mg/kg，最多每 5 分钟 0.5mg 大腿肌内注射。
  - 根据需要增加血管升压药。
  - 必要时进行气管插管和机械通气。
  - 抗组胺药物。

- 糖皮质激素。
- H₂ 受体拮抗药。
- 轻度反应的处理。
- 暂时停止输血。
- 苯海拉明或其他抗组胺药。
- 如果症状很快缓解可重新输血，否则停止输血。

2. 急性溶血反应

- 发病：输血后 0～24h。
- 表现：体征和症状包括发热、寒战、背部和腰部疼痛、低血压、鼻出血、血红蛋白尿、少尿或无尿、肾衰竭、弥散性血管内凝血。
- 发生率。
- 真实发生率未知。
- 2008 年发生率估计为 1 : 100 000～1 : 38 000。
- 死亡风险为 1 : 150 万。
- 预防。
- 严格遵守输血前患者身份识别。
- ABO 相容血液制品的管理。
- 治疗。
- 停止输血。
- 液体支持，含有 10～20ml/kg 的等渗液。
- 利尿，使尿量维持在 30～100ml/h 或以上。
- 视需要使用血管活性药。
- 根据出血和 DIC 情况，输注血浆、血小板和（或）冷沉淀。
- 立即通知输血部门。
  - ➢ 对患者和血液制品进行文书检查。
  - ➢ 对返回血液制品进行检测。

3. 脓毒症

- 发病时间：输血后 0～6h。
- 表现：发热、寒战、低血压、心动过速、呼吸困难等症状。
- 发生率。
- 红细胞：大约 1 : 30 000 单位被微生物污染，在大约 1 : 250 000 单位输血过程中发生脓毒症。感染源通常是革兰阴性杆菌，小肠结肠炎耶尔森菌感染最常见。
- 血小板：全血来源大约 1 : 1000 单位和单采来源 1 : 5000 单位受到微生物的污染，全血来源脓毒症发生率大约 1 : 250 000 和单采来源大约 1 : 108 000 单位受到微生物的污染。感染源通常是革兰阳性杆菌，如葡萄球菌、链球菌和革兰阳性杆菌。
- 血浆和冷沉淀：心内膜炎和纵隔伤口感染罕见。感染源通常是伯克霍尔德菌和铜绿假单胞菌。
- 治疗。
- 广谱抗生素覆盖可疑微生物，根据敏感程度缩小抗生素覆盖范围。
- 支持治疗，必要时使用血管活性药。

4. 输血相关急性肺损伤（TRALI）

- 发病时间：输血后 0～6h。
- 表现：突发呼吸窘迫，伴有低氧、呼吸困难、呼吸急促和双侧肺浸润，通常伴有发热、心动过速或低血压。
- 发生率。
  - 具体发生率尚不清楚。
  - 所有血液制品均可引起 TRALI，但含血浆的血液制品（血浆和血小板）风险更大。
  - 死亡率为 15%～20%。
- 预防：取决于血液制品的制备。
- 治疗。
  - 立即停止输血。
  - 上报输血部门。
  - 支持治疗必要时使用气管插管、机械通气、液体治疗和血管活性药。
  - 临床症状的改善通常发生在 48～96h 后。

5. 输血相关循环超负荷（TACO）

- 起始时间：输血后 0～6h。
- 表现：呼吸困难、端坐呼吸、咳嗽、胸闷、发绀、高血压、充血性心力衰竭、头痛。
- 发生率。
  - 估计高达 1%，但可能低估。
- 预防。
  - 浓缩的血液制品。
  - 缓慢输注血液制品。
- 治疗。
  - 停止输血。
  - 利尿。
  - 罕见病例采取静脉切开。

（二）中度急性反应

1. 低血压

- 发病时间：输血开始后 0～15min。
- 表现：收缩压（SBP）突然下降 ≥ 30mmHg，SBP ≤ 80mmHg。
- 治疗。
  - 停止输血。
  - 必要时给予静脉输液支持。
  - 避免使用床旁白细胞单采过滤器。

2. 代谢紊乱

- 起病：通常发生在大量血液制品输注后。
- 高钾血症：使用葡萄糖，胰岛素，钙，聚苯乙烯钠治疗。
- 低钙血症：补钙治疗。

- 低体温：输血前使用血液加热仪预防；可使用加热毯治疗。

（三）轻度急性反应

1. 发热

- 发病时间：通常在输血后 0～4h。
- 表现：发热和（或）寒战，无溶血；严重反应包括体温升高＞2℃，头痛，恶心，呕吐。
- 诊断：排除其他发热原因所致。
- 发生率。
  - 血小板：非降白细胞制品中为 0.4%～2.2%，降白细胞的血小板制品中为 0.1%～1.5%。
  - 红细胞：非降白细胞制品高达 6.8%，降白细胞的红细胞制品中发生率有所下降。
  - 血浆：约 0.02%。
- 预防。
  - 使用去白细胞血液制品。
  - 血小板制品中去除血浆。
  - 对乙酰氨基酚和苯海拉明是否有益尚不清楚。
- 治疗。
  - 停止输血。
  - 解热药（首选药物对乙酰氨基酚 325～650mg）。
  - 哌替啶 25～50mg 静脉输注用于寒战治疗（避免肾衰竭和单胺氧化酶抑制药治疗）。

2. 输血相关呼吸困难（TAD）

- 发病时间：输血后 0～24h。
- 表现：呼吸窘迫，不符合 TRALI，TACO 或过敏反应的诊断标准，无其他原因可解释的呼吸困难。
- 治疗：停止输血。

（四）延迟输血后并发症

- 几天内发生。
  - 迟发性溶血反应。
  - 同种异体免疫。
  - 输血传播疾病。
- 几周内发生。
  - 输血相关移植物抗宿主病。
  - 中至重度输血后紫癜。
  - 输血相关免疫调节。
- 几年以内发生。
  - 铁超载。

抗凝相关出血
Anticoagulation-Related Bleeding

Vaishnavi Kundel　Lisa Richman　著

满明昊　译　陈　宇　校

第 55 章

本章概览

- 抗凝药已广泛用于预防和治疗心血管、脑血管和血栓栓塞性疾病。
- 抗凝治疗最重要并发症是可危及生命，导致长期残疾的出血。
- 如果患者发生严重出血或急需行侵入性操作，如急诊手术，应紧急逆转抗凝。
- 逆转抗凝需仔细和均衡地评估益处和风险。
- 某些情况下，尽可能缩短逆转周期。

一、背景

（一）疾病的定义

- 大出血是指导致死亡、威胁生命、造成慢性后遗症或消耗大量卫生资源的出血。
- 非手术患者大出血的标准。
    - 致命出血。
    - 关键部位或器官出现症状性出血。
    - 出血导致血红蛋白下降 2.0g/dl 或更多，或需输注 2 个或 2 个以上单位的全血或红细胞。

（二）发病率 / 流行病学

- 抗凝治疗发生出血风险主要取决于以下几个因素，包括使用的药物、抗凝适应证、抗凝药强度、年龄、潜在并发症、伴随药物和治疗持续时间（表 55–1）。
- 髋关节手术、急性冠脉综合征或血栓预防等直接口服抗凝血药（direct oral anticoagulant，DOAC）出血风险更高；相反，急性静脉血栓栓塞（venous thromboembolism，VTE）或肺栓塞（pulmonary embolism，PE）患者出血较少。
- 与维生素 K 拮抗药相比，DOAC 联合和单独用药可引起相同甚至更少的出血风险。

表 55-1　维生素 K 拮抗药或肝素出血发生率（每年）

抗凝治疗的适应证	出血率
人工心脏瓣膜	1%～19.2%
心房颤动	0%～7.0%
急性缺血性冠脉综合征	0%～6.8%
缺血性心脏病（长期治疗）	0.6%～14.5%
静脉血栓栓塞（初始治疗）	0%～7.0%
静脉血栓栓塞（长期治疗）	0%～16.7%

（三）病因学

- 抗凝血药，如华法林、肝素、直接凝血酶抑制药、Xa 因子抑制剂和抗血小板制剂应用于多种疾病。包括治疗和预防 VTE、预防房颤相关脑卒中、缺血性脑血管病和心血管疾病。
- 出血常见于药物监测不良、高龄、多发基础疾病、药物相互作用及创伤。
- 常见的出血部位为颅内出血、胃肠道出血和创伤相关出血。

（四）病理／发病机制

- 香豆素／维生素 K 拮抗药（vitamin K antagonist，VKA）。
  - 维生素 K 是依赖维生素 K 的凝血因子（因子 Ⅱ、Ⅶ、Ⅸ 和 Ⅹ）中谷氨酸残基羧化辅助因子，其需要羧化才能发挥生物活性。
  - 香豆素通过抑制维生素 K 导致肝脏产生部分羧化和脱羧凝血因子，降低促凝活性。
- 肝素。
  - 普通肝素（unfractionated heparin，UFH）与抗凝血酶Ⅲ结合，不可逆的中和凝血酶和 Xa 因子。
  - 低分子肝素（low molecular weight heparin，LMWH）由 UFH 通过化学或酶解聚合产生。可使 Xa 因子失活，并较小程度的灭活凝血酶。
- Xa 因子抑制药。
  - 口服 Xa 因子抑制药通过阻止 Xa 因子依赖的凝血酶原转化为凝血酶发挥其抗凝作用。
  - 目前临床可选用三种口服 Xa 因子抑制药：利伐沙班、阿哌沙班和依多沙班。
  - 口服 Xa 因子抑制药直接与 Xa 因子的活性部位结合，从而抑制游离因子和 Xa 因子结合。
  - 间接 Xa 因子抑制药，如磺达肝素，与抗凝血酶Ⅲ结合，抑制 Xa 因子，而不对Ⅱa 因子产生任何影响。
- 直接凝血酶抑制药（direct thrombin inhibitor，DTI）：
  - DTI 竞争并可逆地结合游离凝血酶的活性部位，从而阻断其促凝活性。
  - DTI 包括达比加群（口服）、比伐鲁定（静脉注射）、西西乌定（皮下注射）、阿加曲班（静脉注射）和来匹鲁定（静脉注射）。
- 抗血小板药物。
  - FDA 批准的抗血小板药物包括阿司匹林、COX 抑制药、腺苷二磷酸受体抑制药、糖蛋白 ⅡB/Ⅲ A 拮抗药和蛋白酶激活受体 1（protease-activated receptor-1，PAR-1）拮抗药。
  - 血小板的平均寿命为 8～10 天。不可逆的血小板抑制药作用持久。

（五）预测 / 风险因素

- 抗凝强度
- 高龄
- 并发症（肝 / 肾功能不全）
- 遗传的多态性 (使用 VKA 中)
- 同时使用干扰止血的药物
- 抗凝时间的长短
- 存在恶性肿瘤

二、预防

要点 / 临床经验

- 对于抗凝治疗患者，治疗性药物（VKA/ 肝素）的监测、患者教育及常规监测慢性肝肾功能不全患者的肾、肝功能是预防药物出血性并发症关键。

（一）药物监测

- VKA/ 肝素。
  - 使用 VKA 和肝素情况下，治疗强度与出血风险密切相关。因此，反复床旁监测和 INR/PTT 最小化波动改善抗凝，提高药物安全性和有效性。
- DOAC（抗凝血药）。
  - DTI（直接凝血酶抑制药）：凝血酶时间可用于确定直接凝血酶抑制药的抗凝水平。
  - Xa 因子抑制药。
    - ➢ 没有特定的实验室参数监测 Xa 因子抑制药的抗凝程度。
    - ➢ 抗 Xa 因子检测最初用于校准低分子肝素；也可以用于监测或证实 Xa 因子抑制药过量。该测试专门校准 Xa 因子抑制药，因为其结果的特异性。

（二）初级预防

- 饮食限制和常见 OTC 药物间相互作用的教育很重要。
- 使用抗凝血药会增加创伤相关性出血风险。从事易发生钝性损伤工作患者应注意出血的风险。

三、诊断

要点 / 临床经验

- 抗凝常见的出血并发症包括自发性颅内出血、上消化道出血、憩室出血、腹膜后出血和创伤相关出血。
- 通过细致的临床病史、体格检查和详细的药物使用史诊断抗凝中的大出血。

- 出血患者可表现为生命体征不稳定、颅内出血、体内或体表血肿、呕血、黑便等胃肠道出血情况下的意识状态改变。
- 生命体征稳定后，诊断性检查包括常规实验室与凝血系列，超声创伤 (FAST) 流程评估，以及 CT 扫描或内镜寻找出血的来源。

（一）鉴别诊断（表 55-2）

表 55-2　抗凝相关出血的鉴别诊断

鉴别诊断	特　征	
DIC：与潜在的情况有关 • 脓毒症 • 恶性肿瘤 • 创伤 • 产科紧急情况 • 输血反应	• 外周血涂片的（裂细胞）微血管病变 • 血小板减少、PT/aPTT 延长、纤维蛋白原低、D- 二聚体水平升高 • 凝血因子Ⅷ水平降低 • 血栓栓塞的表现	
严重肝脏疾病 • 急性肝炎 • 肝硬化	• 肝功能异常检查 • PT/aPTT/INR 延长或升高，血小板减少 • 凝血因子Ⅷ水平正常或升高	

（二）典型的表现

- 在治疗水平的抗凝中，患者通常表现为出血和异常的实验室检查结果，包括红细胞比容降低和凝血功能异常。除出血外，还可出现意识变化、直立性低血压或失血性休克。

（三）临床诊断

1. 病史
- 近期外伤史、上消化道或下消化道出血、晕厥、头痛、呕吐、意识水平下降、癫痫发作。
- 既往病史，存在需要抗凝的基础疾病（既往脑卒中、房颤、心梗、血栓形成）。
- 评估药物相互作用，可能抑制抗凝血药的代谢异常。

2. 体格检查
- 心动过速、低血压或体位性低血压等低灌注表现。
- 全面的神经系统查体。
- 详细查体，评估血肿或创伤。
- 直肠指检评估消化道出血。

（四）实验室诊断

- 所有患者都应该完善常规实验室检查，包括但不只是红细胞计数、INR/PT/PTT、出血时间以及血型和抗筛。
- 如果神经系统检查异常，近期创伤跌倒史，或突然出现感觉异常，需要完善头部 CT 检查。

- 如果有近期跌倒 / 创伤或怀疑内出血的病史完善胸部 / 腹部 / 四肢 CT 检查。
- 如果有消化道出血证据，完善胃镜或肠镜检查。

（五）诊断流程（流程图 55-1）

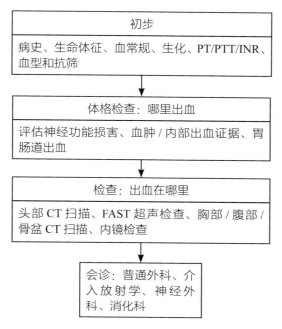

▲ 流程图 55-1　抗凝相关出血的诊断流程

（六）在诊断疾病方面的潜在风险 / 常见错误

- 不完整的病史和用药史可能导致出血患者治疗的错误，例如本可以使用逆转剂却因信息不足失去治疗机会；这可能导致正在接受手术的患者出血增加。

四、治疗

抗凝相关性出血是紧急医疗干预和治疗，所有都应同时进行。

（一）治疗原则

1. 治疗 VKA 逆转的方案
- 维生素 K：通过提供必要的底物合成依赖维生素 K 的凝血因子，使 INR 正常化。静脉给药是快速逆转 INR 最有效的方法（表 55-3）。
- 新鲜冷冻血浆（fresh frozen plasma，FFP）：含有全血中所有凝血因子和蛋白，通过补充凝血因子逆转抗凝作用。
- 凝血酶原复合物（prothrombin complex concentrate，PCC）：含有不同数量的 Ⅱ、Ⅶ、Ⅸ 和 Ⅹ 因子；蛋白 C 和 S；肝素。与 FFP 相比，PCC 优点包括其制备和逆转时间快、快速逆转 INR、体积小和感染风险低。

表 55-3　对接受维生素 K 拮抗药治疗的患者 INR 升高或出血的建议

条　件	干　预
INR ＜ 5；无出血	降低或减少给药频次，当 INR 在治疗范围内时恢复用药
INR ＞ 5 或 ＜ 9；无出血	暂停 1～2 剂抗凝血药物，当 INR 在治疗范围内时恢复用药，或口服 1～2.5mg 维生素 K*。如果 INR 持续高，可给予维生素 K
INR ＞ 9；无出血	暂停华法林，口服 2.5～5mg 维生素 K（预计 INR 将在 24～48h 内快速降低），并在必要时使用维生素 K
任何程度 INR 升高，严重出血	暂停华法林，静脉注射 10mg 维生素 K；根据情况，补充新鲜血浆、凝血酶复合物或重组因子Ⅶa。维生素 K 可每 12 小时重复一次
危及生命的出血	暂停华法林，补充新鲜血浆、凝血酶复合物或重组因子Ⅶa、补充维生素 K（缓慢静脉滴注 10mg）。如有必要，根据 INR 重复给药

*. 在轻度至中度 INR 升高而无大出血的患者，口服维生素 K 而不是皮下注射

- 三因子 PCC：主要由Ⅱ、Ⅸ和Ⅹ因子组成。
- Ⅳ因子 PCC：更有效，因为激活因子Ⅶ。
- 重组因子Ⅶa（超说明书使用）：快速逆转 INR。然而与其他逆转药物相比，价格昂贵，且形成静脉和动脉血栓风险高。

2. 普通肝素

- 硫酸鱼精蛋白与肝素结合形成稳定的盐。
- 鱼精蛋白的半衰期约为 7min，而 UFH 为 60～90min。因此，鱼精蛋白的剂量应计算 2～3 小时内输注的 UFH 量。

3. 低分子肝素

- 目前，没有 LWMH 的逆转剂。
- 鱼精蛋白应用广泛，但其逆转 LMWH 的能力差异大。

4. 直接凝血酶抑制药

- 口服活性炭可在摄入后 2h 内用于从胃肠道中去除未吸收的达比加群。
- 艾达赛珠单抗。
  - 是一种特异性、中和性的单克隆抗体片段，附着在达比加群的凝血酶结合位点上。
  - 是达比加群高选择、最快的逆转剂。
- 如果艾达赛珠单抗不可用，或者出血与达比加群之外的 DTI 相关，则可给予 PCC 或激活的 PCC。
- 由于达比加群低蛋白结合率（35%）和较高的肾脏排泄率，如果无艾达赛珠单抗，肾功能不全患者可通过血液透析清除。

5. Xa 因子抑制药

- 活性炭可在 2h 内给摄入口服直接因子 Xa 抑制药的患者服用。
- 安迪珍奈 α。
  - 一种无活性重组激活 Xa 因子类似物，可竞争并稀释 Xa 因子活性，将凝血酶原转化为凝血酶。

6. 抗血小板药物

- 血小板输注。

- 去氨加压素。

（二）何时入住 ICU

- 活动性出血。
- 血流动力学不稳定。
- 脑部病变或精神状态改变。

（三）住院患者管理

使用 HASHTI 助记符。

- hold：暂停用药。
- consider：考虑对抗剂。
- supportive：支持治疗，容量复苏，强心。
- hemostatic：止血，局部加压或手术。
- transfusion：输血，血液制品。
- investigate：寻找出血源。

（四）治疗表（表 55-4）

表 55-4　抗凝相关出血的治疗

治　疗	注　释
保守治疗 • 推迟服用抗凝药物 • 监测 CBC • 输血 • 支持治疗	用于非危及生命的出血
药物 • VKA 拮抗药 　－ 维生素 K 10mg 静注 　－ FFP 4～6U 　－ PCC 25～50U/kg，根据 INR 调整 • 肝素和低分子肝素：每 100 单位 UFH 静脉注射鱼精蛋白 1mg（至少 2～3h） • 因子 Xa 拮抗药：安迪珍奈 α • 达比加群：艾达赛珠单抗 5g 静脉注射，血液透析 • 抗血小板药物：血小板，去氨加压素 0.3μg/kg 静脉注射	• FFP 和 PCC 的剂量取决于患者的 INR 和出血的严重程度 • 安迪珍奈 α（低剂量） 　－ 初始单次静脉注射：400mg 静脉注射；目标输注速率 30mg/min 　－ 维持剂量：4mg/min 静脉滴注，持续 120min • 安迪珍奈 α（高剂量） 　－ 初始单次静脉注射：800mg 静脉注射；目标输注速率 30mg/min 　－ 维持剂量：8mg/min 静脉滴注，持续 120min

（五）并发症的预防 / 管理

- 对伴有危及生命的缺血、血栓形成或严重 DIC 患者使用拮抗药前，应谨慎，因为可能会引起血栓形成和缺血。
- 输注 FFP 有如肺水肿和容量过负荷等并发症，以及如输血相关急性肺损伤（transfusion-related acute lung injury，TRALI）和输血相关循环超负荷（transfusion-associated circulatory overload，TACO）输血相关反应。

- 对于急性动脉血栓形成、DIC 或其他凝血异常的患者，应谨慎使用 PCC。由于 PCC 的快速逆转作用，给药 15～60min 复查 INR。
- 重组因子Ⅶa 与相对较高的血栓形成率相关（12.8%～24%），可能是高剂量应用时形成促凝状态和凝血酶大量激活所致。伴有高凝状态或血管损伤的患者发生血栓并发症的风险更高，特别是动脉血栓形成。用于抗凝血相关的出血是超剂量应用。
- 过量的鱼精蛋白给药可能会加剧出血，因为鱼精蛋白本身是一种弱抗凝血剂。不良反应（过敏反应、低血压、心动过缓、支气管收缩）是剂量依赖性，但可以通过减慢输液速度减轻不良反应。

要点 / 临床经验

- 下列逆转剂可用于抗凝血药的快速逆转。
  - 维生素 K 拮抗药：维生素 K、FFP 和 / 或 PCC。
  - 肝素：鱼精蛋白。
  - 达比加群（直接凝血酶抑制药）：艾达赛珠单抗或血液透析。
  - 抗血小板药物：血小板输注和（或）去氨加压素。
  - 因子 Xa 抑制药：安迪珍奈 α。

五、预后

要点 / 临床经验

- 抗凝相关出血患者的总体预后取决于下面几个因素。
  - 大出血或小出血。
  - 血流动力学稳定性。
  - 年龄。
  - 潜在的基础病。
  - 出血源和出血源的控制。
- 一般来说，在发生大出血时，如果实现止血，抗凝逆转和源头控制可能会改善整体预后。

（一）未治疗疾病的自然史

停止抗凝后恢复止血的时间（时间取决于肝 / 肾功能）：

- VKA：60～80h。
- 肝素：3～4h。
- LMWH：12～24h。
- 间接因子 Xa 抑制药：24～30h。
- 因子 Xa 抑制药：12h。
- DTI：12h。
- 阿司匹林：5～10 天。

- 氯吡格雷：1～2 天。

（二）后续测试和监测

- 抗凝治疗逆转后，可间断测定凝血功能，如 PT、PTT、INR 和出血时间直到止血。

相关资源

指南

美国指南

标　题	来　源	日期和参考文献
Guideline for Reversal of Antithrombotics in Intracranial Hemorrhage	Neurocritical Care Society and Society of Critical Care Medicine	2016 Neurocrit Care 2016;24(1):6-46
Pharmacology and Management of the Vitamin K Antagonists	American College of Chest Physicians	2008 Chest 2008;133(Suppl 6):S160-98

第56章

凝血病和血小板减少症
Coagulopathy and Thrombocytopenia

Robert J. T. Hiensch　Alison Lee　**著**
吴　优 **译** 陈　宇 **校**

本章概览

- 凝血病，无论是凝血功能异常、纤溶亢进、还是血小板功能障碍或血小板数量减少，在危重患者中都很常见，并与不良预后相关。
- 结合临床病史、体格检查和异常实验室检查结果，迅速而准确地寻找原发病因，对于有效管理凝血病患者至关重要，因为不同病因需要不同治疗策略。
- 一般应避免使用血制品纠正无症状患者的常规实验室异常，除非患者有很高的出血风险。

一、背景

（一）疾病定义

- 凝血病是一种凝血功能异常的状态，在这种状态下，机体形成的血凝块减少出血的能力受损，从而增加出血风险；然而，凝血病也可描述为血栓前状态。
- 凝血病的特征是凝血试验异常：最常见的指标是反映组织因子途径的凝血酶原时间（prothrombin time，PT），反映接触性激活和共同途径活化的部分凝血活酶时间（activated partial throm-boplastin time，aPTT）和血小板计数。凝血病通常是指 PT 和 aPTT 异常，而低血小板计数是单独用于鉴别血小板减少症。然而，PT、aPTT 和血小板计数并不能反映 ICU 患者整体凝血状态，因为其常发生其他凝血试验异常和血小板功能紊乱。

（二）发生率/患病率

- 危重患者常发生凝血病，发生率和患病率差异大，主要取决于研究患者群体和用于定义凝血病的临界值。
- 国际标准化比率（INR）＞ 1.5 发生在近 60% 的危重患者中。
- 血小板计数＜ 150×10^9/L 定义为血小板减少症，可在高达 60% 的患者中发生，尽管严重血小板减少（＜ 50×10^9/L）使得出血风险呈指数级增加，但临床很罕见。

（三）病因

　　在大多数危重患者中，凝血因子的缺乏和血小板减少是后天造成的。

1. 凝血病

- 弥散性血管内凝血（disseminated intravascular coagulation，DIC）是一种以凝血因子消耗为标志的全身血管内凝血激活状态，在 ICU 患者中最为常见，其可继发于脓毒症、恶性肿瘤和创伤等多种情况（表 56-1）。

- 由于肝脏产生除 Ⅷ 凝血因子外的所有凝血蛋白，因此肝脏疾病是引起内外凝血途径异常的常见原因。

- 凝血因子 Ⅱ、Ⅶ、Ⅸ 和 Ⅹ 的合成依赖维生素 K，在 ICU 患者中，由于摄入不足和使用抗生素导致维生素 K 缺乏，进而引起内外凝血途径的异常，由于凝血因子 Ⅴ 合成不依赖维生素 K，可通过检测其与肝脏疾病鉴别。

- 出血时丢失的凝血因子没有得到补充（如输注大量晶体 / 胶体溶液复苏）导致稀释性凝血病。

- 抗凝药的使用在 ICU 中很常见，根据所使用的抗凝血药的不同，会对凝血试验产生不同程度的影响。

- 遗传性凝血因子缺乏或凝血因子抑制性抗体的存在在 ICU 患者中较少见。

表 56-1　弥散性血管内凝血（DIC）评分系统

实验室检测		积　分
血小板计数（×10⁹/L）	> 100	0
	< 100	1
	< 50	2
凝血酶原时间	< 3s	0
	> 3s～< 6s	1
	> 6s	2
纤维蛋白原	> 1g/L	0
	< 1g/L	1
纤维蛋白降解产物	↔	0
	↑	2
	↑↑	3
总分		≥ 5 分与 DIC 兼容

2. 血小板减少症

- 在危重患者发生血小板减少症中，75% 的患者是由脓毒症和 DIC 引起的，10% 的患者是大量失血引起，10% 的患者是药物引起的血小板减少症 [包括肝素诱导性血小板减少症（heparin-induced thrombocytopenia，HIT）]。

- 药物引起的血小板减少症可能是由于激活免疫调节机制或直接抑制骨髓引起。许多药物已被证实，药物名单可在网站上查阅（http：//www.ouhsc.edu/platelets/ditp.html ）。

- HIT 是一种危及生命的疾病，其特征是血小板激活特异性抗体与肝素 – 血小板因子 4 复合物结合。通常，肝素治疗 5～10 天后，血小板数量下降超过基数值的 50%，但不低于 20×10^9/L。肝素 – 血小板因子 4 抗体是筛查诊断 HIT 高度敏感的分子，但仍需要确认。
- 血小板减少症患者中，血栓性微血管病变例如血栓性血小板减少性紫癜（ thrombotic thrombocytopenic purpura，TTP ）、溶血性尿毒症综合征（ hemolytic-uremic syndrome，HUS ）、恶性高血压管病变和产科患者 HELLP（ 溶血、肝酶升高和血小板减少 ）综合征，约占 1%。这些疾病都具有类似的致病因素，包括内皮损伤、血小板黏附和凝血酶生成，以及随后红细胞机械性破碎，其治疗策略有很大的不同。

（四）病理学 / 发病机制

1. 凝血病

- 在 ICU 中，凝血功能障碍的发病机制是多式多样，一般分为 3 类，即合成受损、消耗和丢失 / 稀释（表 56–2 ）。

表 56–2　危重患者获得性凝血病常见的发病机制

机　制	综合征
合成受损	肝功能不全
	维生素 K 缺乏
凝血因子的消耗	弥散性血管内凝血、脓毒症、创伤
凝血因子的丢失	大量出血

- 抗凝血药不同程度的改变凝血途径。
- 合成受损。
  - 由于大多数凝血因子是在肝脏中产生，肝脏疾病导致许多凝血因子的产生不足。
  - 维生素 K 缺乏导致维生素 K 依赖性凝血因子的产生不足。
- 消耗。
  - 凝血因子的消耗导致其逐渐耗竭，是 DIC、脓毒症和创伤中凝血病的主要机制。
- 稀释。
  - 稀释通常发生在大量出血的患者，在没有补充凝血因子的情况下复苏。

2. 血小板减少症

- 在 ICU 中，血小板减少症是多因素造成的，但通常是以下四种机制中的一种为主导因素：消耗增加、产生不足、稀释和阻滞（表 56–3 ）。
- 消耗 / 破坏：这是 ICU 中发生血小板减少症最常见的原因。它通过两种机制发生：免疫介导的或非免疫介导的。
  - 免疫介导的血小板减少症的机制是通过产生血小板抗体进而破坏血小板。在 ICU 中，通常继发于药物，尤其是肝素，但也可能是由于病毒感染引起。
  - 非免疫介导的血小板减少症发生在 DIC 患者、体外循环患者和微血管病性溶血性贫血（ microangiopathic hemolytic anemia，MAHA ）患者。在 ICU 中，TTP-HUS 是罕见的，但重要的是要认识到，如果

表 56-3　危重患者血小板减少症常见的发病机制

机　制		综合征
消耗 / 破坏增加	免疫介导	药物（肝素、糖蛋白Ⅱb/ Ⅲa抑制药、万古霉素）、病毒感染（水痘 - 带状疱疹病毒、巨细胞病毒、EB病毒、丙型肝炎病毒）、免疫性血小板减少性紫癜
	非免疫介导	DIC、HELLP、TTP、HUS、机械性（主动脉球囊泵、机械瓣膜）
产生不足		药物（抗生素、化疗），毒素（酒精），营养缺乏（维生素 B_{12}、叶酸），病毒感染（HIV、细小病毒），骨髓功能衰竭（骨髓增生异常综合征、再生障碍性贫血、阵发性夜间血红蛋白尿）
稀释		出血、输注晶体溶液
阻滞		脾功能亢进、门静脉高压（肝硬化）

DIC. 弥散性血管内凝血；HELLP. 溶血、肝酶升高和血小板降低；TTP. 血栓血小板减少性紫癜；HUS. 溶血性尿毒症综合征

没有及时治疗，90% 以上的患者可能致命。TTP 由于获得性或遗传性血管性血友病因子裂解蛋白酶（ADAMTS-13）不足，导致大量血管性血友病因子多聚体和血小板聚集。HUS 是一种特定血清型大肠杆菌释放的细胞毒素引起。

- 产生不足：通常是由于骨髓抑制。药物是最常见原因，应加以审查。毒素、病毒感染和营养不足也是常见的原因。
- 稀释：发生在没有充足补充血小板的出血患者中。
- 阻滞：发生在脾功能亢进的情况下。常见于肝硬化。

二、预防

> 要点 / 临床经验
> - 不建议预防性输注新鲜冷冻血浆（fresh frozen plasma，FFP）或血小板，预防凝血病和血小板减少症。
> - ICU 相关的凝血病和血小板减少症通常无法具体预防，但可避免易感因素（可改变的），如避免 HIT 患者使用肝素，是常规治疗的一部分。

（一）筛查

- 血小板计数、PT 和 aPTT 是检测多种凝血病的筛查项目，是危重患者常规检查的一部分。基于异常实验室结果和临床表现则需进行进一步的诊断性检查。
- 接受抗凝治疗的患者应按照特定的药物方案监测凝血功能，避免治疗不足和治疗过度。
- 接受肝素治疗的患者，如果临床医生认为 HIT 的风险 > 1%，使用肝素后 4~14 天，应每 2~3 天进行血小板计数。

（二）一级预防

- 不推荐使用 FFP 和血小板来预防凝血病和血小板减少症的发生。

- 不推荐常规输注 FFP 以防止获得性凝血病患者出血。
- 创伤患者应尽早使用血液制品定期补充凝血因子（PRBC：血小板：FFP 的比例为 1：1：1），以防止稀释性凝血病的发生。尽管缺乏证据，但该治疗手段已应用于外科手术后出血、胃肠道出血和产科出血的抢救工作中。北美实用、随机关于最佳血小板和血浆比例的研究正对其进行评估。
- 在重症监护环境下，维生素 K 的膳食摄入量可能不足，但没有高质量的证据表明，对有维生素 K 缺乏风险的重症监护患者进行常规补充。
- 避免使用通常会引起血小板减少的药物可降低血小板减少症发生的风险，尽管这种做法必须与避免潜在必要治疗的风险性相权衡。使用低分子肝素（low molecular weight heparin，LMWH）代替普通肝素常规预防静脉血栓栓塞症，可降低血小板减少症发生，且具有很好的成本效益。

三、诊断

> 要点／临床经验
> - 病史侧重于指向既往存在凝血病的线索，无论是遗传性的还是后天性的，如肝硬化或抗凝血药的使用，以及潜在的病因，如创伤或感染源。
> - 体格检查扩大了搜索范围，以检测潜在的凝血疾病及寻找活动性或近期出血的证据。
> - 血小板计数、PT 和 aPTT 是识别凝血病和血小板减少症的最重要检测。进一步的检测旨在确定潜在的病因。

（一）典型症状

- 大多数危重患者都会有轻微的凝血病，但没有症状，只有在常规的血液检查中被注意到。表现出症状的患者通常是被发现出血，常在穿刺部位有瘀斑或直接出血。
- 某些情况下，如抗磷脂综合征和 HIT，表现为凝血时间延长，但实际上容易导致血栓形成，可能需要抗凝，这就突出阐明潜在病因的重要性。

（二）临床诊断

1. 病史
- 对患有凝血病的危重患者，重要的是首先评估患者是否一直在接受抗凝治疗。
- 既往史或家族史可以阐明异常出血的遗传性和获得性原因，如血管性血友病（von willebrand disease，VWD）、血友病、肝硬化和维生素 K 缺乏症。
- 可能是危重病本身或其治疗导致凝血病。例如脓毒症、DIC、创伤都会导致 ICU 患者发生凝血病和血小板减少症，抗生素和肝素的使用以及出血也是如此。

2. 体格检查
- 体格检查时应评估患者是否有出血迹象。凝血因子缺乏会导致关节和软组织出血，而血小板减少通常会导致皮肤黏膜出血。
- 消化道出血可通过直肠检查或鼻胃管灌洗来确诊。大腿或腹部出血后果严重，但临床表现隐匿。
- 临床医生还应该寻找可能导致凝血病的潜在疾病，例如伴随有肝硬化、脓毒症和创伤等体格检查结果。肝素治疗后发生皮肤坏死和血小板减少，应怀疑 HIT。

3. 推荐的临床决策规则和评分（表 56-4）

表 56-4　HIT 的 4T 评分系统

'T'	积　分		
	2	**1**	**0**
血小板减少症（急性）	血小板减少 > 50% 且最低值 > 20 × 10⁹/L	血小板减少 30%～50% 或最低值为（10～20）× 10⁹/L	血小板减少 < 30% 或最低值 < 10 × 10⁹/L
计时（从第 1 次使用肝素开始）	5～10 天	未知是否使用，> 10 天，或 < 1 天（在 30～100 天之前使用过肝素）	< 4 天（最近没有使用过肝素）
血栓形成	血栓形成、皮肤坏死、过敏性反应	进行性 / 复发性血栓形成、红斑性皮损	无
其他	无	可能	确定
总分*	≥ 6：高分值	4～5 分：中等分值	≤ 3：低分值

*. 低分值具有很高的阴性预测值（97%～99%），可排除肝素诱导性血小板减少症。中等分值的阳性预测值为 10%～20%，高分值的阳性预测值为 40%～80%，主要取决于临床表现

4. 疾病严重程度分级

- 由于异常的凝血因子途径的实验室检查与出血风险相关性很差，因此没有基于 PT 和 aPTT 水平的正式严重程度分级。
- 血小板减少症进一步细分为轻度（< 150 × 10⁹/L）、中度（< 100 × 10⁹/L）和重度（< 50 × 10⁹/L）。这不是 ICU 人群所特有的，血小板计数与出血风险之间的相关性也因潜在病因而异。

（三）辅助诊断

1. 实验室凝血功能异常的鉴别诊断（表 56-5）

表 56-5　凝血功能异常的鉴别诊断

	INR/PT	aPTT	纤维蛋白原	FDP	TT	血小板计数	评　论
综合征							
DIC	↑	↑	↓ / ↔	↑	↑	↓	MAHA、脓毒症、恶性肿瘤、↑ LDH
TTP-HUS	↔	↔	↔	↔	↔	↓	MAHA、↑ LDH、腹泻、AMS、AKI
HELLP	↔	↔	↔	↔ / ↑	↔	↓	MAHA、↑ LDH、↑ LFT、妊娠、高血压、蛋白尿
肝脏疾病早期	↑	↔	↔	↔	↔	因子 Ⅷ 水平正常、肝硬化
肝脏疾病晚期	↑	↑	↓	↑	↑	↓	
稀释性	↑	↑	↔ / ↓	↔	↔ / ↑	↓	

（续表）

	INR/PT	aPTT	纤维蛋白原	FDP	TT	血小板计数	评　论
狼疮	↔/↑	↑	↔	↔	↔	↔	血栓形成
维生素 K 缺乏	↑	↑	↔	↔	↔	↔	如果为轻度，↔ aPTT；因子 V 水平正常
纤溶亢进	↑	↑	↓	↑	↑	↔	
血小板功能障碍							
血管性血友病（VWD）	↔	↑	↔	↔	↔	↔	↑ BT
尿毒症	↔	↔	↔	↔	↔	↔	血小板功能障碍、↑ BT
药物							
ASA/噻吩吡啶类	↔	↔	↔	↔	↔	↔	血小板抑制药、↑ BT
香豆素类	↑	↔/↑	↔	↔	↔	↔	早期↔ aPTT
UFH	↔	↑	↔	↔	↑	↔	超过有效治疗范围时↑ PT
LMWH	↔	↔	↔	↔	↔	↔	超过有效治疗范围时 ↑ PT，监测抗 X a 因子活性
直接凝血酶抑制药	↑	↑	↔	↔	↑	↔	监测 aPTT
X a 因子抑制药	↔	↔	↔	↔	↔	↔	超过有效治疗范围时 ↑ PT

AKI. 急性肾损伤；AMS. 精神状态改变；aPTT. 活化部分凝血活酶时间；ASA. 阿司匹林；BT. 出血时间；DIC. 弥散性血管内凝血；FDP. 纤维蛋白降解产物；HELLP. 溶血、肝酶升高和血小板减少；INR. 国际标准化比率；LDH. 乳酸脱氢酶；LFT. 肝功能试验；LMWH. 低分子肝素；MAHA. 微血管溶血性贫血；PT. 凝血酶原时间；TT. 凝血酶时间；TTP-HUS. 血小板减少性溶血性尿毒症综合征；UFH. 普通肝素

2. 异常 PT/aPTT（流程图 56-1）

- 通常取样的错误会导致显示凝血功能异常。这可能是由于管内枸橼酸钠不足或使用错误试管类型。应按照正确的采集技术随机重复检查一次，可以避免进一步昂贵和潜在的侵入性检查。

- 排除接触抗凝血药。

- 如果 aPTT 升高，PT 正常，则应进行 aPTT 的纠正实验，以确定是否存在接触激活途径的抑制剂。在存在抑制剂的情况下，纠正实验无法纠正 aPPT；而如果是单纯的因子缺乏，aPTT 能恢复正常。根据上述结果，可以考虑进一步检测特定因子水平（Ⅷ、Ⅸ、Ⅺ）、检测抗磷脂抗体、检测纤维蛋白原是否存在异常、检测 vWD。

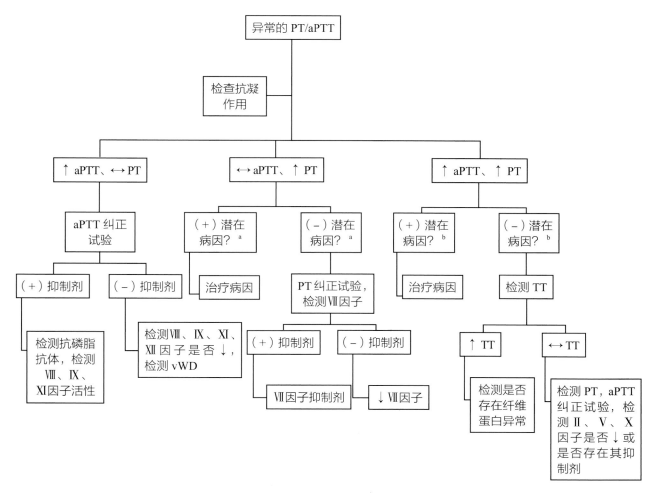

▲ 流程图 56-1　异常 PT/aPTT 的评估

a. 维生素 K 缺乏症、肝脏疾病；b. 肝脏疾病、弥散性血管内凝血、维生素 K 缺乏症、创伤、稀释

aPPT. 活化部分凝血活酶时间；PT. 凝血酶原时间；TT. 凝血酶时间；vWD. 血管性血友病

- 仅有 PT 延长应考虑全身性疾病，如脓毒症、DIC、早期肝衰竭或轻度维生素 K 缺乏。如果没有潜在病因，基于 PT 纠正实验和凝血因子Ⅶ活性检测判断是否存在抑制剂或凝血因子缺乏，但这种情况很少见。

- 同样，PT 和 aPTT 延长也需要考虑系统性疾病，这是最常见原因。如果没有潜在病因，凝血酶时间延长将提示纤维蛋白原功能异常，而正常凝血酶时间提示存在凝血因子抑制剂或凝血因子缺乏。

3. 血小板减少症（流程图 56-2）

- 血小板聚集引起的假性血小板减少症很常见；需用含肝素或枸橼酸盐的收集管重新抽血检测。

- 血小板计数的动态变化对于 HIT 诊断尤其重要，通常在使用肝素后 5～10 天内达到最低点。

- 还需结合其他凝血功能的检测结果确诊血小板减少症，如 PT、aPTT、纤维蛋白原和纤维蛋白降解产物，以及全血计数。

- 外周血涂片检查是评估血小板减少症的初步检查，注意 3 种细胞系的所有变化。

  - 白细胞。

    ➤ 白血病细胞的存在可诊断为血液系统恶性肿瘤。

    ➤ 中性粒细胞增多、淋巴细胞增多和中毒性肉芽肿提示感染。

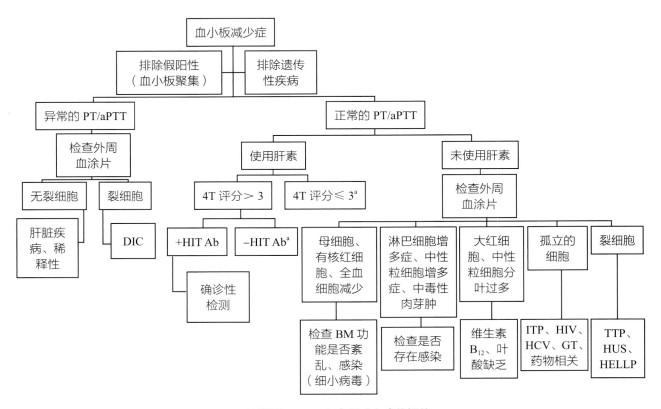

▲ 流程图 56-2　血小板减少症的评估

a. 不太可能是肝素诱导性血小板减少症（HIT）。注：同时存在多种疾病时可以改变流程图，例如，肝硬化患者发展为 HIT（改编自 Stasi2012 年）

Ab. 抗体；aPTT. 活化部分凝血活酶时间；BM. 骨髓；DIC. 弥散性血管内凝血病；GT. 妊娠血小板减少症；HCV. 丙型肝炎病毒；HELLP. 溶血、肝酶升高和血小板减少；HIV. 人类免疫缺陷综合征；HUS. 溶血性尿毒症综合征；ITP. 免疫性血小板减少性紫癜；PT. 凝血酶原时间；TTP. 血栓性血小板减少性紫癜

- 红细胞。
    - 裂片细胞提示存在 MAHA。如果存在其他凝血功能障碍，应考虑 DIC；另外，应排除 TTP/HUS。
    - 大红细胞提示维生素 B_{12} 或叶酸缺乏。
    - 泪滴样红细胞（泪滴状细胞）提示骨髓纤维化。
    - 有核红细胞提示溶血性贫血、骨髓纤维化和浸润过程。
- 血小板。
    - 大血小板提示更换率增加或遗传性疾病。
    - 小型血小板通常见于产生障碍。
- 孤立性血小板减少症。
    - 药物引起的血小板减少症。
    - 病毒相关血小板减少：细小病毒、丙型肝炎、人类免疫缺陷病毒。
    - 结缔组织疾病。

4. 一般情况

- 血生化。
    - 血肌酐升高和尿毒症可视为肾衰竭，肾衰是出血的危险因素，并且提示 HUS 等疾病。

- 肝功能检查。
  - 异常可能支持肝硬化和 HELLP 综合征的诊断。
- 绝经前妇女应进行妊娠检测。
- 如果怀疑脓毒症和 DIC，则进行血液培养。
- 应进行血型鉴定和抗体筛选，以防患者需要使用血液制品。

5. 影像学检查

- 腹部超声评估脾大和肝硬化。

（四）在诊断疾病方面的潜在问题 / 常见错误

- PT 和 aPTT 相对不敏感；两者都保持正常，直至凝血因子显著耗尽（＜ 50%）。
- PT 和 aPTT 异常的程度与出血的风险不一定相关，实际上提示血栓前状态。
- 阳性 HIT 抗体应仅在具有相关临床表现下考虑 HIT，可通过 5- 羟色胺释放试验或肝素诱导的血小板聚集试验证实。
- 血小板功能紊乱是很常见的，但不能在血小板计数中反映。这可能是由于药物（阿司匹林，糖蛋白 Ⅱ b/ Ⅲ a 抑制药），肾脏疾病和基因突变（vWD）引起的。

四、治疗

（一）治疗原则

- ICU 中的许多情况与凝血病和血小板减少症有关。在阐明主要病因的过程中，临床医生不应过度治疗（即，不必要的输血）。最常见的病因（如 DIC、脓毒症、创伤）没有特定的治疗方法，在针对潜在病因的支持性治疗下患者会有所改善。
- 血小板计数维持在最低阈值 10×10^9 以上已被广泛应用于预防自发性出血，但缺乏高质量的证据表明患者可因此受益。在自体干细胞移植患者中，任何水平的血小板计数均避免预防性血小板输注被认为是合理的。

1. 出血

- 如前所述，创伤患者在接受血液制品治疗同时，应尽早定期补充凝血因子和血小板，以避免稀释性凝血病和血小板减少症。该治疗手段在其他出血患者中也有未经证实的益处，大多数医生坚持这样处理。
- 在非大出血患者中，只要 INR 或 aPTT ＞正常上限的 1.5 倍，就应输注 FFP。对于大出血患者和正接受维生素 K 拮抗药治疗的颅内出血患者，应输注 PCC。
- 输注血小板应至少＞ 50×10^9/L；对于出血高风险的患者（如颅内出血）可能需要更高的数值。

2. 抗凝治疗

- 管理过度引起凝血功能异常（如服用华法林的患者 INR ＞ 3～3.5）但没有活动性出血是比较困难的。通过抗凝治疗缓解病情时，出血的风险必须与血栓形成的风险相权衡。其风险随凝血病的严重程度、并发症和治疗的变化而变化。
- 如果出血风险较低，通常可观察到与过度抗凝相关的凝血病。

3. 操作

- 在危重患者中，常需行操作，但凝血病被认为是大多数操作的相对禁忌证。然而，大多数简单的操作（如中心静脉导管置入术）在 PT 和 aPTT 轻度改变的情况下似乎是安全的。外科手术和高风险的操作需要操作者更多的投入，但临床医生对可接受的实验室异常方面有很大的分歧。

- 可进行 ICU 常见干预措施的最低血小板计数见表 56-6。

表 56-6　ICU 常见干预措施的最低血小板计数

血小板计数（×10^9/L）	操　作
10	经颈静脉肝穿刺、中心静脉导管置入术
> 20	骨髓活检、胃肠镜活检、腰椎穿刺（急诊），支气管镜检查
> 50	支气管镜检查与活检、腰椎穿刺（择期）、脊椎麻醉
> 80	硬膜外麻醉

（二）针对病因的治疗（表 56-7）

表 56-7　凝血病和血小板减少症的病因治疗

弥散性血管内凝血	• 凝血病和血小板减少症随着疾病的变化而变化，以及随着基础疾病的改善而缓解 • 目前没有特效的治疗方法。静脉肝素治疗具有争议，目前尚无临床证据支持
脓毒症	• 没有特效的治疗方法。治疗的目的是支持性治疗 • 拯救脓毒症运动建议，当血小板计数 < 10 × 10^9/L（无出血）和血小板计数 < 20 × 10^9/L（出血高风险）时，应预防性给予血小板
维生素 K 缺乏	• 一般情况下，口服或静脉注射维生素 K 会迅速改善凝血病
凝血因子缺乏 / 抑制	• 对患有遗传性凝血因子缺乏或凝血因子受抑制的危重患者的管理是复杂的，可能需要血液科会诊
肝脏疾病	• 支持性治疗 • 在暴发性肝衰竭的情况下，除非有活动性出血或需要侵入性手术，否则不给予新鲜冰冻血浆
血栓性血小板减少性紫癜	• 早期血浆置换治疗可改善预后；免疫抑制药（糖皮质激素、利妥昔单抗）是辅助治疗 • 只有在出血时才需输注血小板
溶血性尿毒症综合征（HUS）	• 血浆置换是否带来益处尚不清楚 • 依库珠单抗可治疗补体介导的 HUS
溶血、肝酶升高和血小板降低	• 分娩后 72h 内病情会缓解 • 如果血小板计数 < 20 × 10^9/L，则考虑分娩时输注血小板
肝素诱导性血小板减少症（HIT）	• 一旦怀疑 HIT，停用所有肝素（包括低分子肝素和肝素冲管） • 根据患者现有的并发症，开始使用磺达肝癸钠、阿加曲班、来匹芦定或达那肝素钠进行治疗 • 一旦血小板计数 > 150 × 10^9/L，可更换为维生素 K 拮抗药，但需与上述药物重叠使用至少 5 天 • 抗凝治疗的持续时间尚不清楚；大多数专家建议在没有血栓形成的情况下使用 2～3 个月
药物引起的血小板减少症	• 通过记录过敏情况来避免今后的用药 • 如果有活动性出血，可以考虑静脉注射免疫球蛋白（除输注血小板外）
骨髓抑制 / 衰竭	• 通过支持性疗法进行治疗，有针对性地治疗潜在疾病
免疫性血小板减少性紫癜	• 当血小板计数 < 30 × 10^9/L 和出血时，可静脉注射免疫球蛋白和糖皮质激素 • 对于无出血的患者，首选糖皮质激素，优于静脉注射免疫球蛋白

五、特殊人群

> 临床经验
> - 凝血病和血小板减少症虽然很常见，但都应寻求其诱发的原因，因为在某些情况下延迟适当的治疗可能会导致不良的后果。
> - 对于出血的患者，应及时使用血液制品迅速缓解患者病情。
> - 对于病因缺乏特异性治疗的情况下，可以采取支持性治疗和等待凝血病和血小板减少症随着临床疾病的变化而改善。

（一）孕妇

- 妊娠性血小板减少症在妊娠过程中相对常见，属于排除性诊断。通常是轻微的改变不需要治疗。
- HELLP 综合征的特征是溶血、肝功能异常和低血小板计数，发生在妊娠末三个月。这是一种产科急症，通常在分娩后 72h 内缓解。如果超过这个时间病情仍持续恶化，则应考虑其他诊断，如 TTP。
- 羊水栓塞是一种非常严重的并发症，常在怀孕期间或分娩不久后发生。它被认为是由于羊水进入母体循环内，引起大量炎症反应和过敏性反应，导致心源性休克和呼吸衰竭。在羊水栓塞的患者中，DIC 是一个突出的表现。一般采取支持性治疗，但患者预后很差。

（二）老年人

- 老年人凝血病和血小板减少症的处理方式和其他成年患者相同。

六、预后

> 要点 / 临床经验
> - 有凝血病和（或）血小板减少症实验室证据的危重患者预后更差。
> - 血小板减少症是脓毒症的一个特别重要的预后指标，尤其是当血小板减少症持续超过 ICU 入院 4～7 天时。
> - 目前尚不清楚凝血病是否直接导致这些更糟糕的结果，或者它是否仅是疾病严重程度的标志。血小板减少和凝血病 ICU 患者的死亡率增加通常不是由于出血事件增加或无法止血。

未治疗疾病的病史

- 危重患者获得性凝血病和血小板减少症通常在危重疾病变化过程中得到改善，因为其最常见的病因与危重疾病直接相关。
- 那些有既往病史或特定病因的患者会持续发生凝血病，除非病因得到治疗。

相关资源

指南

美国指南

标　题	来　源	日期和参考文献
Guidelines on the Diagnosis and Management of Thrombocytopenic Purpura and Other Thrombotic Microangiopathies	British Committee for Standards in Haemotology	2012 Scully M, et al. Br J Haematol 2012;158:323-35
Platelet Transfusion: A Clinical Practice Guideline From the AABB	American Association of Blood Banks	2015 Kaufman R, et al. Ann Intern Med 2015;162:205-13
Treatment and Prevention of Heparin-Induced Thrombocytopenia	Antithrombotic Therapy and Prevention of Thrombosis, 9th edition: American College of Chest Physicians Evidence-Based Clinical Practice Guidelines	2012 Linkins LA, et al. Chest 2012;141 (Suppl 2):e495S-530S
Guidelines for the Diagnosis and Management of Disseminated Intravascular Coagulation	British Committee for Standards in Haematology	2009 Levi M, Toh CH, Thachil J, Watson HG. Br J Haematol 2009;145(1): 24-33

国际指南

标　题	来　源	日期和参考文献
Surviving Sepsis Campaign: International Guidelines for Management of Severe Sepsis	Surviving Sepsis Campaign Guidelines Committee	2012 Dellinger RP, et al. Crit Care Med 2013;41(2):580-637

静脉血栓栓塞症和肺栓塞
Venous Thromboembolism and Pulmonary Embolism

Nan Li　Hooman Poor　著

吴 优 译 陈 宇 校

> 本章概览
>
> - 危重疾病会增加静脉血栓栓塞症（venous thromboembolism，VTE）的风险，使得 ICU 患者中常见急性 VTE。
> - VTE 危险因素包括静脉血流淤滞、高凝状态和内皮损伤。
> - 保持高度的临床警惕是及时诊断和治疗的关键。
> - 根据血流动力学表现而不是影像学充盈缺损的程度将肺栓塞分为非大面积（低危）、次大面积和大面积。
> - 急性肺栓塞的治疗是基于患者个体的风险分层。

一、背景

（一）疾病定义

- VTE 为静脉中形成的血凝块或血栓，其可能会或可能不会破裂成栓子。在危重患者中，最主要的表现是深静脉血栓形成（deep vein thrombosis，DVT）和急性肺栓塞（pulmonary embolism，PE）。

（二）疾病分类

- DVT 可发生在任何肢端，发生在下肢时，如果累及小腿静脉，则被归类为远端静脉；如果累及腘、股或髂静脉，则被归类为近端静脉。
- 急性 PE 随着肺血管内栓子大小和位置的不同而不同，可按血流动力学的表现分类。
- 大面积 PE 为血流动力学不稳定的急性 PE（即低血压、休克、心脏停搏）、次大面积 PE 为无低血压但右心室功能障碍的急性 PE，低危 PE 为不属于大面积 PE 和次大面积 PE 的急性 PE。

（三）发生率 / 患病率

- 由于 DVT 和 PE 代表同一种疾病的不同阶段，因此 ICU 患者中 DVT 和 PE 的发生率存在密切关系。
- 在没有机械预防和药物预防的情况下，ICU 中 DVT 的发生率在内外科病房为 10%～30%，而在创伤患者中高达 60%。
- 常规使用机械预防和抗凝血药预防的情况下，出现症状性 DVT 的风险低至 1%～12%。
- 高达 50% 的近端 DVT 患者发生 PE。此外，约 80% 出现急性 PE 的患者有下肢 DVT 的证据。

（四）病因

- 血栓的形成常常发生在静脉瓣膜内或其他静脉淤滞部位。具体病因根据潜在疾病状态不同而不同，其共同的因素为静脉血流瘀滞，内皮损伤和（或）高凝状态导致血栓形成。

（五）病理学 / 发病机制

- 下肢深静脉血栓可在近端扩散。近端血栓，特别是腘窝以上的血栓，发生栓塞风险更高。
- 血栓栓子通过下腔静脉流向心脏，通过右心房进入到肺动脉。
- 根据血栓大小、解剖位置、疾病的严重程度和心肺储备功能的差异，肺栓塞产生的临床症状也多种多样，从无症状到呼吸困难、低氧血症、胸痛、血流动力学障碍，甚至猝死。

（六）预测 / 危险因素

- 血栓形成的 3 大危险因素即静脉血流瘀滞、内在高凝状态和血管壁直接损伤或创伤。
- 许多获得性和遗传性因素促进高凝状态，从而增加 VTE 风险。住院患者的额外因素进一步加剧 VTE 的风险，如制动、急性疾病和外科手术。
- 这里列出危重患者中需要考虑 VTE 的重要危险因素（表 57-1）。

表 57-1　静脉血栓栓塞症的危险因素

患者人群	危险因素	
住院患者	• 年龄＞ 75 岁 • 癌症 • 既往有静脉血栓栓塞症病史 • 急性传染病 • 颅脑外科手术 • ICU 患者 • 急性呼吸衰竭 • 手术 • 留置中心静脉导管 • 卧床 • 慢性病护理设备	
社区患者	• 创伤 • 未进行化疗的恶性肿瘤 • 化疗后的恶性肿瘤 • 曾有中心静脉导管置入或经静脉起搏的经历 • 神经系统疾病伴肢体瘫痪	

（七）危险分级

ICU-VTE 评分将危重患者分为低危、中危或高危的 DVT 患者、PE 患者或兼有两者的患者（表 57-2）。

表 57-2 ICU-VTE 的 DVT 和（或）PE 发生风险的评分系统

ICU-VTE 评分	积 分
基本预测因素	
既往有 VTE 病史	4
入院时血小板计数＞ 250 000/µl	1
院内预测因素	
中心静脉置管术	5
卧床≥ 4 天	4
有创机械通气	2
入院时最低血红蛋白水平≥ 9g/dl	2
最高总分	18

VTE 危险等级	总得分	出现有症状的 VTE 的风险
低危	0～8 分	0.3%
中危	9～14 分	3.6%
高危	15～18 分	17.7%

VTE. 静脉血栓栓塞症；DVT. 深静脉血栓形成；PE. 急性肺栓塞

二、预防

对于所有住院的危重患者，预防静脉血栓栓塞症是必要的。预防方法包括机械性（间歇性加压装置或压缩袜），或药物性（普通肝素或低分子肝素），或两者的结合。选择何种预防措施取决于每个患者的 VTE 风险。

（一）筛查

目前的指南建议不需要对危重患者进行 DVT 的常规筛查。相反，已经开发的几种风险评估系统，根据危险因素将患者分为低危、中危或高危人群，用于协助决定何种预防措施是最合适的。达成共识的国家建议所有医院制订自己的手册，对每个住院患者进行风险评估。

（二）一级预防

- 美国胸科医师学会抗血栓治疗和预防血栓形成的临床实践指南概述了在不同医疗环境下血栓预防的循证实践建议。

- 一般情况下，在内科患者中，使用低剂量普通肝素（low dose unfractionated heparin，LDUH）和低分子肝素（low molecular weight heparin，LMWH）进行药物预防已被证明是有效的和安全的。LDUH（5000USC，每天 2 次或 3 次）和 LMWH（依诺肝素 40mgSC，每天 1 次）均可将 DVT 和 PE 的风险降低 50% 以上。

- 出血风险（如择期的外科手术或获得性凝血障碍）是重要的考虑因素，可能是抗凝血药预防的相对禁忌证。其他常见的禁忌证包括对肝素过敏、肝素诱导的血小板减少症（heparin-induced thrombocytopenia，HIT）、硬膜外麻醉、出血性脑卒中和肾功能不全。

- 虽然效果较差，但建议在药物预防的基础上使用机械预防，如间歇性加压装置或分级压缩袜，如果有抗凝血药预防的禁忌证，则可单独使用。
- 下腔静脉（inferior vena cava，IVC）过滤器不适用于一级预防。

（三）二级预防

- DVT 或 PE 复发是由于停止抗凝治疗或治疗失败所致。
- 抗凝治疗的持续时间因 VTE 发病机制的不同而不同。有诱发因素的 VTE 需在有限的时间内治疗，而无诱发因素的 VTE 可能需要终身抗凝。
- 既往 VTE 病史是 VTE 新发的独立危险因素，无论 VTE 有无诱发因素，复发的风险都很高，因此对高风险患者的复发必须保持高度临床警惕性。

三、诊断

- 危重疾病本身就可导致高凝状态，加上患者特有的危险因素，因此对于急性危重症住院患者，须保持高度的临床警惕性。
- DVT 的典型临床表现包括不对称的肢体肿胀、皮温增高或压痛。PE 通常表现为急性发作的胸痛、呼吸困难、心动过速或低氧血症。值得注意的是，在危重患者中，DVT 可以保持无症状，PE 可以从轻微的症状迅速发展到血流动力学障碍。
- CT 血管造影（CT angiography，CTA）是诊断 PE 的金标准，但其受到患者病情稳定性或肾功能的限制。如果因肾功能不允许行 CTA 检查，通气 – 灌注（V/Q）扫描是一种替代性检查方法。静脉超声是诊断 DVT 的金标准，风险极小。

（一）鉴别诊断（表 57-3）

表 57-3　静脉血栓栓塞症和肺栓塞的鉴别诊断

鉴别诊断	特　征	
深静脉血栓形成		
传染性蜂窝织炎	温暖、柔软、有红斑的患肢；与发热和白细胞增多有关	
浅表性血栓性静脉炎	浅表静脉沿途出现疼痛、硬结、红斑	
淋巴水肿	真皮增厚的非凹陷性水肿；评估是否有恶性肿瘤史或淋巴结清扫史	
肺栓塞		
急性冠脉综合征	压榨性胸痛、心脏酶升高、心电图 ST 异常	
气胸	胸部 X 线片是诊断的金标准；床旁肺超声显示肺滑动消失	
肺炎或胸部肿块	胸部 X 线片显示局灶性实变或肿块伴梗阻；可出现感染性症状	
充血性心力衰竭	胸部 X 线片显示血管充血、B 型利钠肽（BNP）升高	
慢性阻塞性肺疾病或哮喘恶化	检查时出现喘息，使用支气管扩张药或类固醇治疗后改善	

（二）典型症状

- 下肢 DVT 可能表现为不对称的腿部疼痛、皮温增高或肿胀；然而，大多数 DVT 无症状。
- 急性 PE 常表现为急性发作的呼吸困难或胸痛。也可发生胸膜炎和咯血，通常与肺梗死有关。
- 大面积的 PE 表现为血流动力学不稳定，可导致死亡。
- DVT 和 PE 的体征和症状有提示性，但无敏感性或特异性。因此，如果高度怀疑，则需要进一步的诊断性检查。

（三）临床诊断

1. 病史

- 重要的是要确定任何可增加 VTE 风险的患者特有的并发症，如恶性肿瘤史、长期制动或最近的创伤。
- 既往 DVT 或 PE 的个人病史最重要，它是新发 VTE 最高的独立危险因素。

2. 体格检查

- DVT 和 PE 的体格检查特征是非特异性和非诊断性的，因此对可疑患者需行进一步的诊断性检查。
- 对于急性 DVT 的诊断，检查可能显示肢体肿胀和压痛，但往往没有明显体格检查结果。
- 心脏检查对于急性 PE 的初步评估很重要，因为急性肺动脉高压引起的右心室（right ventricular，RV）衰竭是一种严重的并发症。体格检查结果包括颈静脉扩张，P_2 亢进，RV 隆起或右侧听诊奔马律。心电图异常包括窦性心动过速、S1Q3T3 型、右束支传导阻滞或心电轴右偏。
- RV 衰竭也可通过床旁超声心动图进行评估，以定性地评估 RV 的大小和功能。
- 急性 PE 还可引起急性梗阻性休克，表现为低血压，四肢发凉，脉压减小。

3. 疾病严重程度分级

- 一旦诊断为急性 PE，重要的是将患者分为低、中、高三个危险等级，以指导制订相应的医疗策略。
- 肺栓塞严重程度指数（PESI）是一个有效的预后评分系统（表 57-4），可预测 30 天的死亡率，对指导急性 PE 的初步管理很有帮助，特别是对极低风险患者的管理。该临床预测系统使用与死亡率的独立危险因素相关的 11 个患者特征，将患者分为死亡率逐渐递增的 5 个严重程度等级。

表 57-4　PESI 项目

- 年龄
- 性别
- 恶性肿瘤史
- 心力衰竭史
- 慢性肺部疾病史
- 心率 ≥ 110 次 / 分
- 收缩压 ≤ 100mmHg
- 呼吸频率 ≥ 30 次 / 分
- 体温 ≤ 36℃（96.8 ℉）
- 精神症状有改变
- 氧饱和度 < 90%

（四）辅助诊断

1. 实验室检查

- 对于住院或 ICU 患者，D- 二聚体对诊断 DVT 或 PE 几乎没有作用，因为其在感染、癌症、创伤或其他炎症状态的患者中通常呈阳性。

- 重要的实验室检查包括 B 型利钠肽（B-type natriuretic peptide，BNP）水平和肌钙蛋白水平，因为它们分别是衡量 RV 衰竭和心肌缺血的良好指标。RV 衰竭或心肌缺血会增加急性失代偿的风险，因此两者的结果可影响治疗策略。
- 还应测定凝血功能，其结果可作为启动抗凝治疗的参考指标。

2. 影像学检查

- 影像学检查对 VTE 的诊断至关重要。成像方式和时机的选择取决于患者的病情稳定性。
- 一般来说，静脉超声是诊断 DVT 的金标准，CTA 是诊断 PE 的金标准。
- 对血流动力学稳定的高危 PE 患者，进行 CTA 足以诊断，因为它具有很高的阴性预测率（95%）。
  - 如果由于静脉造影剂的禁忌证（即过敏反应或肾功能不全）而无法进行 CTA，则选择 V/Q 扫描。其阴性预测率达 97%，但只对 30%～50% 疑似 PE 患者具有诊断价值。
  - 如果在静脉超声上发现已知的 DVT，且高度怀疑 PE，则可以不进行 CTA 直接开始治疗。
- 对血流动力学不稳定的怀疑 PE 患者，CTA 是首选的影像学检查。
  - 患者病情的稳定性差可能会限制进行 CTA 的时机或能力；因此，经胸超声心动图（TTE）是一项重要的辅助影像学技术。
  - 在急性 PE 引起患者血流动力学不稳定或休克的情况下，TTE 可评估 RV 衰竭。
  - 经食管超声心动图（TEE）也可以用来观察肺动脉内的栓子。

3. 诊断性流程图（流程图 57-1）

（五）在诊断疾病方面的潜在问题 / 常见错误

- 对危重患者来说，准确和及时的诊断是至关重要。鉴于 CT 现在已经广泛应用，临床医生更多的是依赖 CTA 进行诊断，但 CTA 存在许多缺点。
  - 成像时间是一个需要关注的问题，因为需要将患者运送到 CT 室。通常，在 ICU 环境下，患者病情的稳定性差可能会无法安全转运。
  - ICU 患者常出现肾功能不全，也无法进行 CT 成像。
- 床旁超声检查（如床旁超声心动图和下肢静脉超声组合）是极佳的辅助检查，但往往没有得到充分的利用。
  - 床旁超声操作简单，风险很小，并实时提供数据，可迅速为治疗策略提供依据。

四、治疗

（一）治疗原则

- VTE 的主要治疗方法是全身抗凝治疗。
- 对于住院患者，LMWH 或普通肝素（unfractionated heparin，UFH）最常被用作一线治疗，因为它的半衰期相对较短，可以在几小时内达到治疗水平。
- 对于临床上高度怀疑 VTE 的患者，应在等待诊断性检查结果的同时，开始经验性抗凝（通常使用 UFH）。
- 对于出现血流动力学不稳定或休克的患者，应开始使用血管加压药和正性肌力药。
  - 首选的血管加压药是去甲肾上腺素，首选的正性肌力药是多巴酚丁胺。

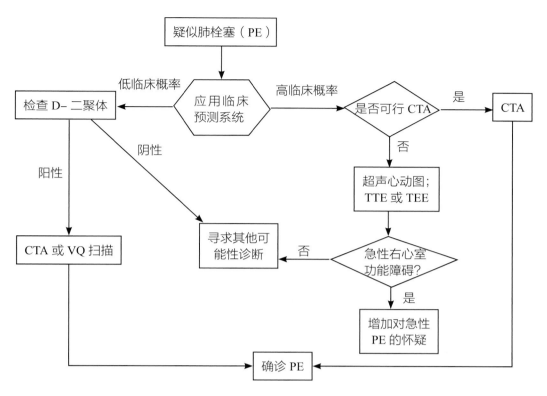

▲ 流程图 57-1　疑似肺栓塞的诊断流程

CTA. CT 血管造影；TEE. 经食管超声心动图；TTE. 经胸超声心动图

- 　必须谨慎的是避免过度的静脉输液，因为它可能会加剧 RV 功能，导致进一步的低血压和病情恶化。
- 对于急性 PE 和血流动力学不稳定的患者，需进行全身溶栓治疗。
  - 对于血流动力学不稳定或心脏停搏的患者，应选择全身溶栓。
  - 对于血流动力学稳定，但有明显 RV 功能障碍的患者，应组成多学科团队根据患者的具体情况决定是否进行溶栓治疗。低剂量的导管定向溶栓治疗已被证明对这类患者有效，但证据是有限的。
- 对于出现休克或心脏停搏的患者中，如果有溶栓禁忌证或溶栓失败，则可采用外科肺动脉栓塞取栓术（图 57–1 和图 57–2）。
- 当有抗凝的绝对禁忌证或治疗失败时，可采用 IVC 过滤器。IVC 过滤器不应作为常规的一线治疗。

（二）PE 的治疗表（表 57-5）

表 57-5　肺栓塞的治疗

治疗方法	评　论
内科	
口服抗凝血药 • 利伐沙班 15mg，每天 2 次 ×21 天；随后 20mg，每天 1 次 • 华法林，个体化给药，目标 INR：2～3 • 阿哌沙班 10mg，每天 2 次 ×7 天；随后 5mg，每天 2 次	

（续表）

治疗方法	评论
普通肝素 • 5000U 静脉推注，随后 18U/(kg·h) 静脉滴注 • 根据需求达到目标的 aPTT	
低分子肝素（LMWH） • 1mg/kg SC，每天 2 次	LMWH 和磺达肝癸钠的剂量受到肾功能的限制
磺达肝癸钠 • ＜ 50kg：5mg SC，每天 1 次 • 50～100kg：7.5mg SC，每天 1 次 • ＞ 100kg：10mg SC，每天 1 次	
溶栓药 • tPA 100mg 静脉注射，持续 2h	给予溶栓治疗时，必须评估出血风险
低剂量导管定向溶栓治疗 • 经股静脉将导管置入左、右肺动脉 • 经肺动脉导管缓慢输注低剂量的溶栓药，持续 15h	低剂量导管定向溶栓治疗适合于血流动力学稳定但有明显右心室功能障碍的肺栓塞患者，但由于缺乏强有力的证据，应由多学科团队做出决定
外科	
肺动脉栓塞取栓术 • 患者需要进行紧急体外循环 • 开胸手术和微创手术，进入肺主动脉并取血栓	适用于心脏停搏、溶栓后顽固性休克或有溶栓禁忌证的患者
下腔静脉（IVC）过滤器 • 肾下 IVC 置管	

（三）并发症的预防 / 处理

- 出血是治疗 VTE 最主要的并发症。因此，全身抗凝治疗时需监测凝血功能，特别是在 ICU 的患者，因为危重疾病也可促进凝血病的发生。此外，应尽可能地使用 UFH，因为它的半衰期较短，在必要时可以逆转其作用。
- HIT 是肝素治疗的严重并发症，具有较高的发病率和死亡率。建议密切监测血小板计数和凝血因子。

（四）管理 / 治疗流程图（流程图 57-2）

临床经验
- 全身抗凝是主要的治疗手段。
- 临床上高度怀疑急性 VTE 的患者，在等待诊断性检查结果的同时需进行经验性治疗。
- 对休克的患者应尽早使用血管加压药和正性肌力药。
- 溶栓治疗适用于大面积的 PE。

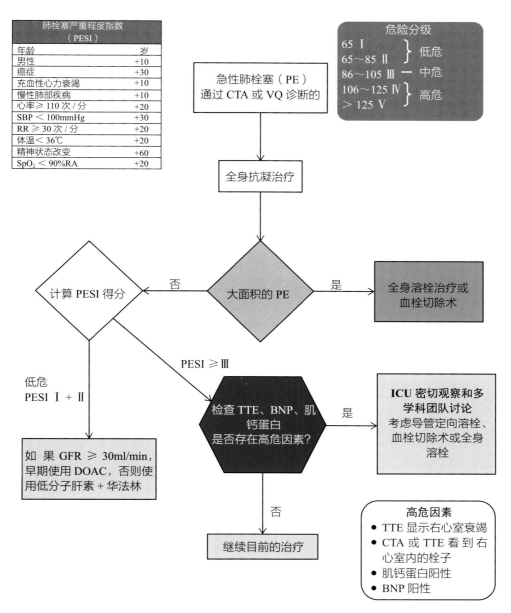

▲ 流程图 57-2 急性肺栓塞的管理

BNP. B 型利钠肽；CTA. CT 血管成像；DOAC. 直接口服抗凝血药；GFR. 肾小球滤过率；RR. 呼吸频率；SBP. 收缩压；TTE. 经胸超声心动图

五、特殊人群

（一）孕妇

- 孕妇或产后妇女患 VTE 的相对风险增加 4 倍。
- 产后首次发生 VTE 的风险是妊娠期的 5 倍。
- 如果怀疑急性 PE，静脉超声检查应先于其他影像学检查。
- 当怀疑有病情不稳定性的急性 PE 时，不应考虑辐射暴露而阻止临床医生使用 CTA 或 V/Q 扫描。
  - CT 对孕妇产生的辐射剂量较高，但对胎儿产生的辐射剂量低于 V/Q 扫描。
  - 磁共振血管造影已被证明在诊断几乎没有用处。

- 如果发生危及生命的 PE 时，不应仅仅因为怀孕而被拒绝溶栓治疗。
- 华法林具有致畸左右，妊娠期间禁用。

（二）老年人

- 75 岁以上的患者溶栓治疗的出血风险显著增加，尤其是颅内出血。

六、预后

> **要点 / 临床经验**
> - 血栓后综合征和慢性血栓栓塞性肺动脉高压分别是 DVT 和 PE 的长期后遗症。
> - 无论何种病因引起初次 VTE，其复发率都很高，二级预防可以显著降低疾病的复发。
> - 复发过程通常重复初次 VTE 的过程。例如，在既往有 PE 病史的患者中，更容易再次发生 PE。

（一）接受治疗的患者的预后

- 据报道，接受充分抗凝治疗的急性 PE 患者的 3 个月总死亡率为 15%～18%。
- 首次 PE 后出血休克会使死亡率增加 3～7 倍。
- 只有不到 5% 的患者在首次 PE 后会发展为慢性血栓栓塞性肺动脉高压。
- 血栓后综合征是 DVT 后最常见的并发症。那些在抗凝治疗后出现 D- 二聚体升高的患者是发生血栓后综合征的高危人群。

（二）后续检查和监测

- 不需要重复静脉造影或 CTA 来确认血栓是否消除。
- 在发生次大面积或大面积 PE 后，可以用 TTE 来监测 RV 功能障碍是否缓解。
- 如果怀疑发展为慢性血栓栓塞性肺动脉高压，那么 V/Q 扫描是诊断该疾病的最佳影像学手段。

相关图像

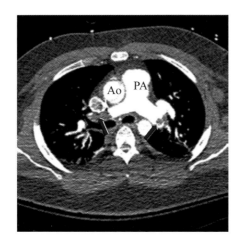

◀ 图 57-1　CTA 图像显示，1 例双侧大面积肺栓塞患者接受了全身溶栓治疗和急诊肺动脉栓塞取栓术。箭示肺部栓子

Ao. 主动脉；PA. 肺动脉（引自个人收藏，在得到患者许可的情况下进行复制）

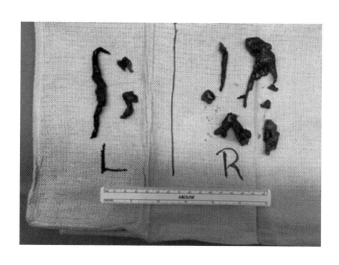

◀ 图 57-2　通过肺动脉栓塞取栓术取出的中央肺动脉栓子的碎块，与图 57-1 是同一患者（此图彩色版本见书末）引自个人收藏，在得到患者许可的情况下进行复制

相关资源

指南

美国指南

标　题	来　源	日期和参考文献
ACCP Anticoagulation Guideline	American College of Chest Physicians	2016 Kearon C, et al. Chest 2016;149:315-52
AHA Statement: Management of Massive and Submassive Pulmonary Embolism, Iliofemoral Deep Vein Thrombosis, and Chronic Thromboembolic Pulmonary Hypertension	American Heart Association	2011 Jaff MR, et al. Circulation 2011;123(16): 1788-830

<table>
<tr><td>第
58
章</td><td>肿瘤急危重症
Oncologic Emergencies

Catherinwe L. Oberg　　Glen B. Chun　著
吴　优　译　陈　宇　校</td></tr>
</table>

本章概览
- 肿瘤急危重症包括各种临床情况，例如肿瘤溶解综合征、上腔静脉综合征、中性粒细胞减少性发热和有症状的白细胞淤滞症。

一、背景

（一）疾病定义

- 肿瘤溶解综合征（tumor lysis syndrome，TLS）是指大量肿瘤细胞溶解后，释放细胞内产物进入循环系统中，引起电解质紊乱，包括高钾血症、高磷血症、继发性低钙血症和高尿酸血症，进而导致急性肾损伤。

- 上腔静脉综合征（superior vena cava syndrome，SVCS）是由于肿瘤直接侵犯或外在压迫引起 SVC 的血流受阻，从而导致水肿和逆流。

- 中性粒细胞减少性发热是指因化疗或癌症直接引起骨髓增生所致中性粒细胞减少症 [中性粒细胞绝对值（absolute neutrophil count，ANC）< 500/μl 个细胞的患者，出现单次口温 > 38.3℃（101 ℉）或体温 > 38℃（100.4 ℉），且持续时间 > 1h。这可能是免疫抑制患者发生感染的唯一迹象，及时识别和治疗至关重要，以避免恶化发生脓毒症和引起死亡。

- 症状性白细胞淤滞症（symptomatic leukostasis，SL）在白细胞增多的情况下发生，常见于急性髓系白血病（acute myeloid leukemia，AML）或慢性髓系白血病（chronic myeloid leukemia，CML）急性期，由于白细胞堵塞微血管引起组织灌注减少。

（二）发生率 / 患病率

- TLS 常与血液性恶性肿瘤有关。据报道，非霍奇金淋巴瘤、AML 和急性淋巴细胞白血病（acute lymphoblastic leukemia，ALL）患者的该病发生率分别为 28%、27% 和 19%。

- 在美国，每年约有 15000 人发生 SVCS。5%～10% 的右侧胸腔内恶性肿瘤的患者会发生 SVCS。

- 中性粒细胞减少性发热最常发生于接受化疗的患者中；10%～50% 的实体肿瘤患者和大于 80% 的血液系统恶性肿瘤患者会在一个或多个化疗周期中出现与中性粒细胞减少相关的发热。感染性病因仅在 20%～30% 中性粒细胞减少性发热的患者中被确认。

- 白细胞淤滞的发生率因白血病的类型而异；高达 10%～20% 的新发 AML 患者和 10%～30% 的新发 ALL 患者会受到影响。

（三）病因

- TLS 最常见的诱因是化疗和放疗。也可自发发生，通常发生在肿瘤细胞增殖率高和（或）肿瘤负荷量大（体积大或白细胞计数高）的血液系统恶性肿瘤中。
- SVCS 患者中，胸腔内恶性肿瘤占 60%～85%，还包括其他良性病因，如血栓形成。非小细胞肺癌（non-small cell lung cancer，NSCLC）是最常见引起 SVCS 的恶性肿瘤，占病例总数的 50%，其次是小细胞肺癌（small cell lung cancer，SCLC）（25%）和非霍奇金淋巴瘤（10%）。
- 中性粒细胞减少性发热是由化疗导致的免疫抑制引起的和潜在的恶性肿瘤直接引起，其导致对各种感染的更高易感性。
- SL 发生最常见的原因是 AML 或 CML 伴有原始细胞危象患者。

（四）病理学 / 发病机制

- TLS 发生在肿瘤负荷量大、细胞增殖率高或对治疗高度敏感的恶性肿瘤（最常见的是血液病）。
  - 治疗 [化疗、放疗和（或）皮质类固醇] 的启动可以诱导肿瘤细胞迅速溶解，从而导致细胞内成分大量释放，如钾、磷酸盐和核酸（可代谢为尿酸）。最终会导致高钾血症、高磷血症、高尿酸血症、继发性低钙血症和急性肾损伤。
- SVCS 的发生是肿瘤直接侵袭，外部肿块压迫右肺尖、淋巴结或纵隔内其他结构，或血栓形成引起。
  - 当血流受阻时，侧支静脉循环形成；经过数周发展，侧支循环无法完全引流静脉，从而导致上半身静脉压显著下降。
  - SVCS 可引起头颈部水肿，导致呼吸功能受损（呼吸困难、咳嗽、喘鸣）和吞咽困难。危及生命的并发症包括脑水肿，但很少引起血流动力学障碍。
- 中性粒细胞减少性发热是由化疗直接影响免疫系统和黏膜屏障及由恶性肿瘤导致宿主免疫系统异常引起。特定类型的感染风险取决于特定类型的免疫缺陷（体液免疫缺陷与细胞免疫缺陷）。
- SL 的发生是由大量白血病原始细胞导致血液黏度增加引起，并因细胞因子释放和内皮损伤使其恶化。

二、预防

（一）筛查

- 对 TLS 的高危患者，有多种形式的预防措施。具有 TLS 高风险的恶性肿瘤包括 Burkitt 白血病、白细胞计数＞ 100 000/μl 的 ALL 和 AML，Ⅲ期或Ⅳ期淋巴母细胞性淋巴瘤，或血清乳酸脱氢酶（lactate dehydrogenase，LDH）水平超过正常上限两倍的任何疾病。
- 中性粒细胞减少性发热的高危患者是指那些重度的中性粒细胞减少（ANC ＜ 100/μl）超过 7 天的患者。那些伴有持续存在并发症，包括重度的肾或肝功能障碍的患者，也被认为是高危。
- 目前还没有关于 SVCS 或 SL 的筛查。

（二）一级预防

- 对于 TLS 高危患者，预防的主要方法是在开始治疗前积极静脉水化 [$2\sim3ml/(m^2 \cdot d)$ 的静脉输液] 及预防性拉布立酶。
  - 对于中危患者，尿酸水平未重度升高（ < 8mg/dl ），预防性给予别嘌呤醇。
- 美国传染病学会指南建议，对于重度长期中性粒细胞减少症（ 预计 ANC $\leq$ 100/μl，持续时间 > 7 天 ）的高危患者，应考虑预防性给予氟喹诺酮类药物。
  - 对接受异体造血干细胞移植或白血病强化化疗的患者推荐预防念珠菌。低危患者不建议预防性使用抗生素。
- 无任何干预措施被证明可防止 SVCS 或 SL 发展。

（三）二级预防

- 既往有侵袭性真菌感染病史的患者（尤其是曲霉菌），进一步化疗后复发的风险很高。
- 既往有侵袭性曲霉菌病病史且接受可引起骨髓抑制的化疗的患者，推荐伏立康唑用于疾病复发的二级预防。
- 既往有念珠菌感染史的患者，应根据先前的敏感度选择二次预防。HSV 阳性的患者应预防性使用阿昔洛韦抗病毒治疗。

三、诊断

（一）临床诊断

1. 病史

- 对于 TLS，任何既往有肿瘤负荷量大的血液系统恶性肿瘤 [肿块直径 > 10cm 或 WBC 计数 > 100 000/μl] 病史的患者都具有相关性。应寻找与代谢异常相关的症状，如恶心、呕吐、腹泻、疲劳、心悸、肌肉痉挛和晕厥。
- 对于 SVCS，任何既往有肺癌或淋巴瘤的病史的患者以及任何既往使用过涉及 SVC 的相关检查的患者都应重点关注。呼吸困难、咳嗽、胸痛、吞咽困难和（或）面部肿胀和脑水肿是常见的主诉。
- 当患者出现重度的中性粒细胞减少（ < 100/μl）且持续时间延长（ > 7 天），则具有中性粒细胞性发热的风险。有明显并发症的患者，如低血压、肺炎、腹痛或神经系统改变，应开始经验性抗菌治疗。
- 对于 SL，视觉改变、头痛、头晕、耳鸣和意识障碍等神经系统症状很常见。还应检查呼吸困难等肺部症状

2. 体格检查

- 应对 TLS 患者进行心律失常和手足抽搐的评估。
- 中性粒细胞减少性发热的患者，彻底评估潜在感染部位，包括鼻旁窦、口咽 / 牙齿、肺部检查（胸腔积液、实变）、皮肤检查（脓肿、关节间隙感染）和腹部检查（任何象限、耻骨上的压痛）。须避免行直肠检查。
- SVCS 患者应评估面部水肿和红斑，以及颈部和胸壁的静脉曲张。也可见手臂水肿、面部充血、发绀。
- SL 患者可能有异常的神经系统体征和低氧血症。

3. 推荐的临床决策规则和评分

- 临床 TLS 定义为实验室诊断的 TLS 加以下一项或多项非治疗所致的症状：血清肌酐升高（＞正常上限的 1.5 倍）、心律失常 / 猝死或癫痫发作。

- 实验室诊断的 TLS 被定义为在进行化疗前 3 天或化疗后 7 天内，在充分补液和使用降低尿酸药物的情况下，出现任何两个或两个以上的血清值异常（尿酸＞ 476mmol/L 或 8mg/dl、钾＞ 6.0mmol/L 或 6mEq/L、磷＞ 1.45mmol/L 或 4.5mg/dl、钙＜ 1.75mmol/L 或 7mg/dl）。

- 癌症支持疗法多国协会（Multinational Association for Supportive Care in Cancer，MASCC）评分可用于识别发生严重的并发症和不良预后风险降低的患者（表 58–1）。评分＜ 21 分者为高危患者，应住院或收治于 ICU 进行经验性抗生素治疗。

表 58–1　MASCC 危险指数评分

特　征	分　值
中性粒细胞减少性发热，无症状或症状较轻	5
无低血压（收缩压＞ 90mmHg）	5
无慢性阻塞性肺疾病	4
实体肿瘤或血液系统恶性肿瘤，既往无真菌感染病史	4
不需要肠外补液的脱水症状	3
中性粒细胞减少性发热，症状明显	3
无须入院治疗	3
年龄＜ 60 岁	2

- TLS 的严重程度可以用 Cairo-Bishop 临床 TLS 分级量表进行分级（表 58–2）。
- SL 的严重程度可根据肺、神经系统或其他器官系统受累程度进行分级（表 58–3）。
- SVCS 的严重程度可以根据水肿的范围和严重程度进行分级（表 58–4）。
- SVCS 或 SL 目前没有风险评分。
  中性粒细胞减少性发热。

- 高危患者是在发热和中性粒细胞减少期间出现严重并发症的患者。定义为 MASCC 评分＜ 21 分或有以下任何标准的患者。
  - 重度的中性粒细胞减少（ANC ＜ 100/mm²），持续时间＞ 7 天。
  - 血流动力学不稳定。
  - 影响吞咽功能或引起重度腹泻的口腔或胃肠道黏膜炎。
  - 胃肠道症状，包括腹痛、恶心呕吐或腹泻。
  - 新发的神经系统或精神状态的改变。
  - 血管内导管感染，尤其是导管隧道感染。
  - 新发的肺部渗出，低氧血症或潜在的慢性肺部疾病。
  - 出现肝功能不全（定义为转氨酶水平＞ 5 倍正常值）或肾功能不全（定义为肌酐清除率＜ 30ml/min）。

表 58-2　**Cairo-Bishop 临床 TLS 定义和分级**

并发症	等　级					
	0	**1**	**2**	**3**	**4**	**5**
肌酐	≤ 1.5 倍 ULN	1.5 倍 ULN	> 1.5~3.0 倍 ULN	> 3.0~6.0 倍 ULN	> 6.0 倍 ULN	死亡
心律失常	无	不需要干预	非紧急的药物干预	有症状，可用药物和仪器不完全控制	危及生命	死亡
癫痫发作	无	—	一种短暂的全面性发作；抗惊厥药物控制良好和（或）不影响扰日常生活和活动	意识改变的癫痫发作；控制不佳的癫痫发作；尽管进行了药物干预，但还会有全面性癫痫发作	任何一种持续、重复或难以控制的癫痫发作（如癫痫持续状态）	死亡

ULN. 日常生活正常活动的上限；TLS. 肿瘤溶解综合征

表 58-3　**根据症状严重程度推断 SL 的概率**

分　组	症状性白细胞淤滞症（SL）的概率	症状的严重程度	肺部症状	神经系统症状	其他器官系统
0	没可能	没有限制	无症状，普通活动不受限制	无神经系统症状	无症状
1	有可能	略有限制	症状较轻，普通活动时略有限制	轻度耳鸣、头痛、头晕	中度疲劳
2	很可能	明显的限制	活动明显受限，即使在低强度活动的情况下也是如此	轻度的视力障碍*、重度的耳鸣、头痛或头晕	重度疲劳
3	极有可能	严重的限制	休息时呼吸困难；需要氧气或呼吸机	重度的视力障碍*（急性阅读障碍）、意识障碍、谵妄、昏睡、颅内出血	心肌梗死、期前收缩、缺血性坏死

*. 视物模糊、复视、偏盲

表 58-4　**上腔静脉综合征的分级系统***

等　级	类　别	预计发生率（%）	定　义
0	无症状	10	无症状的上腔静脉造影梗阻
1	轻度	25	头颈部水肿、发绀、红细胞增多症
2	中度		头颈部水肿伴有功能障碍（咳嗽、轻度吞咽困难、视觉障碍）
3	重度	10	轻度或中度脑水肿或喉头水肿，心脏储备功能降低
4	危及生命	5	重度的脑水肿或喉头水肿；重度血流动力学障碍
5	致命	< 1	死亡

*. 每一种体征或症状都必须被认为是由上腔静脉阻塞所致

（二）辅助诊断

1. 实验室检查

- 对于 TLS，需要进行 LDH、BMP（肌酐、钾、钙）和磷的血清学检测。
- 对于中性粒细胞减少性发热，必须检测全血细胞计数及差值、BMP、肝酶、至少两组的血培养（如果有中心静脉导管，则从中心静脉导管的每个管腔和外周静脉同时收集一组血培养），以及根据临床表现对其他部位进行培养。
- 在 SL 中，PaO_2 可能是假性偏低（由于恶性细胞的代谢活动增强）。其他重要的实验室检查包括全血细胞计数及差值，BMP 和评估弥散性血管内凝血的实验室检查。病理学活检可显示受累组织微血管中出现白细胞堵塞（很少获得）。
- 目前尚无 SVCS 的诊断测试。

2. 影像学检查

- 当怀疑 SVCS 时，应进行 CXR 和颈部及胸部的 CT 扫描，评估是否有阻塞性肿块。
- 对于中性粒细胞减少性发热，应进行 CXR 检查以评估是否存在肺部感染。根据临床情况，进一步行影像学检查。
- 目前尚无 TLS 或 SL 的影像学技术。

四、治疗

（一）治疗原则

- TLS 的最佳治疗方法是预防，采用连续心电监测，以及每 4～6 小时进行 1 次实验室评估（电解质、肾功能、尿酸），并根据高危患者的需要重复给予拉布立酶 0.2mg/kg。
  - 对于发展成 TLS 的患者，主要采取支持性治疗，包括纠正电解质异常、积极的水化和肾脏替代治疗。
- 根据临床情况（肿瘤类型、症状的严重程度、患者并发症 / 可能发生的并发症），有多种治疗 SVCS 的方法（流程图 58-1）。
- 对于中性粒细胞减少性发热，应尽快给予广谱抗生素治疗，最关键的是在发病后 1 小时内。最早抗生素一般选择抗假单胞菌 β- 内酰胺类药物（应根据临床情况而定）。应彻底排查的感染源（流程图 58-2）。
- 对于 SL，最重要的治疗是减少细胞数量。应立即给予诱导化疗。对于无症状且无法接受化疗的患者，可给予羟基脲 [50～100mg/(kg·d)，口服]。对于有症状但无法接受化疗的患者，应采用白细胞去除疗法。

（二）何时收治于 ICU

- TLS 和 SL 是急症，通常需要紧急住院治疗。
- 当出现脓毒症症状时，中性粒细胞减少性发热的患者需要收治于 ICU。

（三）治疗表（表 58-5）

表 58-5 肿瘤急危重症的治疗

疾　病	治　疗
肿瘤溶解综合征（TLS）	保守治疗：最好的治疗方法是预防，包括连续心电监测，每 4～6 小时进行 1 次实验室评估（电解质、肾功能、尿酸），以及高危患者需要重复给予拉布立酶 0.2mg/kg
	内科治疗：TLS 的管理主要采取支持性治疗，包括纠正电解质异常、积极的水化和肾脏替代治疗
上腔静脉综合征	保守、内科、外科、放射学治疗方法的结合
中性粒细胞减少性发热	内科治疗：尽快给予广谱抗生素治疗，最关键的是在发病后 1h 内。最早抗生素一般选择抗假单胞菌 β- 内酰胺类药物（应根据临床情况而定）。应彻底排查的感染源
	外科治疗：如果发现任何脓肿，应将其引流。任何被认为是感染源的留置导管或植入物应立即移除
症状性白细胞淤滞症	内科治疗：最重要的治疗是减少细胞数量。理想情况下，应立即给予诱导化疗。对于无症状且无法接受化疗的患者，可给予羟基脲 [50～100mg/(kg·d)，口服]。对于有症状但无法接受化疗的患者，应采用白细胞去除疗法

（四）管理 / 治疗流程图（流程图 58-1 和流程图 58-2 ）

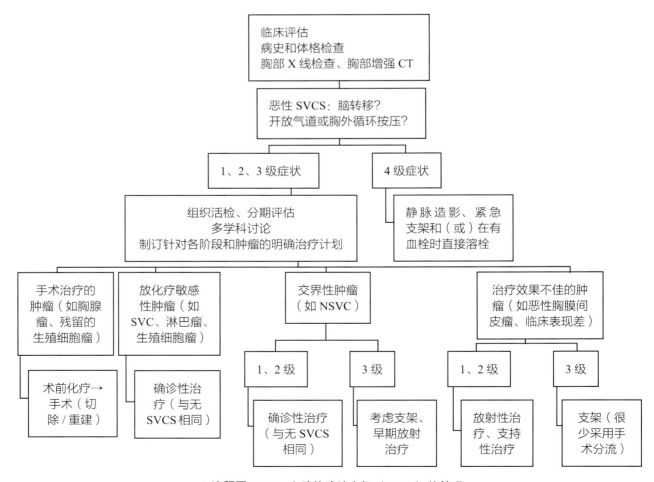

▲ 流程图 58-1　上腔静脉综合征（SVCS）的管理

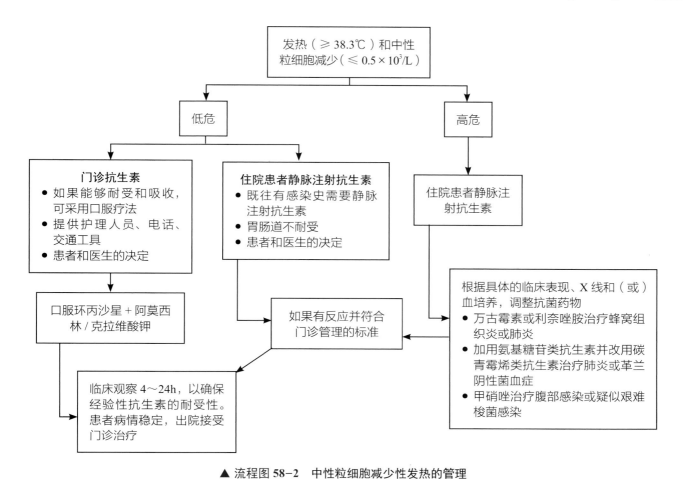

▲ 流程图 58-2 中性粒细胞减少性发热的管理

五、预后

接受治疗的患者的预后

- 中性粒细胞减少性发热的住院死亡率约为 10%。如果病情危重，死亡率将高达 50%。

- 急性髓系白血病和白细胞淤滞症的初始死亡率为 20%～40%。如果患者存在下来，他们通常有较低的缓解率。

相关资源

指南

美国指南

标 题	来 源	日期和参考文献
Clinical Practice Guideline for the Use of Antimicrobial Agents in Neutropenic Patients With Cancer: 2010 Update by the Infectious Diseases Society of America	Infectious Diseases Society of America	2011 Clin Infect Dis 2011;52(4):e56
Recommendations for the Evaluation of Risk and Prophylaxis of Tumour Lysis Syndrome (TLS) in Adults and Children With Malignant Diseases: An Expert TLS Panel Consensus	TLS Expert Panel	2010 Br J Haematol 2010;149(4):57

相关缩略语
Abbreviation

2D	two-dimensional	二维
3D	three-dimensional	三维
AAA	abdominal aortic aneurysm	腹主动脉瘤
AABB	American Association of Blood Banks	美国血库协会
ABG	arterial blood gas	动脉血气
AC	anticoagulation	抗凝
ACC	American College of Cardiology	美国心脏病学会
ACE	angiotensin-converting enzyme	血管紧张素转化酶
ACEI	angiotensin-converting enzyme inhibitor	血管紧张素转化酶抑制药
ACLS	advanced cardiac life support	高级生命支持
ACS	abdominal compartment syndrome; acute coronary syndrome/s; American College of Surgeons	腹腔室隔综合征；急性冠脉综合征；美国外科医师学会
ADC	apparent diffusion coefficient	表观扩散系数
ADH	antidiuretic hormone	抗利尿激素
AECOPD	acute exacerbation of chronic obstructive pulmonary disease	慢性阻塞性肺疾病急性加重期
AED	antiepileptic drug; automated external defibrillator	抗癫痫药；自动体外除颤器
AF	atrial fibrillation	心房颤动
AFE	amniotic fluid embolism	羊水栓塞
AFI	atrial flutter	心房扑动
AG	anion gap	阴离子间隙
AHA	American Heart Association	美国心脏协会
AHF	acute hepatic failure	急性肝衰竭
AIDS	acquired immune deficiency syndrome	获得性免疫缺陷综合征

AIN	acute interstitial nephritis	急性间质性肾炎
AIS	acute ischemic stroke	急性缺血性脑卒中
AKI	acute kidney injury	急性肾损伤
AKIN	Acute Kidney Injury Network	急性肾损伤网络专家组
ALL	acute lymphoblastic leukemia	急性淋巴细胞性白血病
ALT	alanine aminotransferase	丙氨酸氨基转移酶
AMAE	acute mesenteric arterial embolism	急性肠系膜上动脉栓塞
AMAT	acute mesenteric arterial thrombosis	急性肠系膜上动脉血栓形成
AMI	acute mesenteric ischemia	急性肠系膜缺血
AML	acute myeloid leukemia	急性髓细胞性白血病
ANA	antinuclear antibody	抗核抗体
ANC	absolute neutrophil count	嗜中性粒细胞绝对计数
ANP	atrial natriuretic peptide	心房利钠肽
AoV	aortic vein	主动脉弓
AP	anteroposterior	正位
APACHE	Acute Physiologic Assessment and Chronic Health Evaluation (score)	急性生理和慢性健康评估（评分）
APRV	airway pressure release ventilation	气道压力释放通气
aPTT	activated partial thromboplastin time	活化部分凝血活酶时间
ARAS	ascending reticular activating system	上行网状激活系统
ARB	angiotensin receptor blocker	血管紧张素受体阻滞药
ARDS	acute respiratory distress syndrome	急性呼吸窘迫综合征
ARF	acute respiratory failure	急性呼吸衰竭
ART	antiretroviral therapy	抗逆转录病毒治疗
ASA	American Society of Anesthiologists	美国麻醉医师协会
ASCVD	atherosclerotic cardiovascular disease	动脉粥样硬化性心血管疾病
ASIA	American Spinal Injury Association	美国脊柱损伤协会
ASP	antimicrobial stewardship program	抗菌药物管理计划
AST	aspartate aminotransferase	天冬氨酸转氨酶
AT	atrial tachycardia	房性心动过速
ATLS	advanced traumatic life support	高级创伤性生命支持
ATN	acute tubular necrosis	急性肾小管坏死
ATP	adenosine triphosphate	腺苷三磷酸
ATS	American Thoracic Society	美国胸科学会

AUC	area under curve	曲线下面积
AV	atrioventricular	房室的
AVDO$_2$	arteriovenous difference in oxygen content	动静脉含氧量的差异
AVF	arteriovenous fistula	动静脉瘘
AVM	arteriovenous malformation	动静脉畸形
AVNRT	atrioventricular nodal re-entrant tachycardia	房室结折返性心动过速
AVRT	atrioventricular re-entrant tachycardia	房室折返性心动过速
BAL	bronchoalveolar lavage	支气管肺泡灌洗
BBB	blood-brain barrier	血脑屏障
BEAR	brainstem evoked audio response	脑干诱发听觉反应
BG	blood glucose	血糖
BIPAP	bilevel positive airway pressure	双水平气道正压通气
BIS	bispectral index	脑电双频指数
BLS	basic life support	基础生命支持
BMI	body mass index	体重指数
BMP	basic metabolic profile/panel	基本代谢谱
BNP	B-type natriuretic peptide	B 型利钠肽
BP	blood pressure	血压
bpm	beats per minute	心率
BPS	behavioral pain scale	行为疼痛量表
BSA	body surface area	体表面积
BSAS	bedside shivering assessment scale	床旁寒战评估量表
BUN	blood urea nitrogen	血尿素氮
CABG	coronary artery bypass grafting	冠状动脉旁路移植术
CAD	coronary artery disease	冠心病
CADASIL	cerebral autosomal dominant arteriopathy with subcortical infarcts and leukoencephalopathy	伴有皮质下梗死和白质脑病的常染色体显性遗传性脑动脉病
CAP	community-acquired pneumonia	社区获得性肺炎
CAPC	Center to Advance Palliative Care	姑息治疗中心
CAS	carotid artery stenosis	颈动脉狭窄
CAUTI	catheter-associated urinary tract infection	导管相关性尿路感染
CBC	complete blood count	全血细胞计数
CBF	cerebral blood flow	脑血流量
CDC	Centers for Disease Control and Prevention	疾病预防和控制中心

CDI	Clostridium difficile infection	艰难梭菌感染
CEA	carotid endarterectomy	颈动脉内膜切除术
cEEG	continuous electroencephalogram	连续脑电图
cfu	colony-forming unit	菌落形成单位
CFV	common femoral vein	股总静脉
CHF	congestive heart failure	充血性心力衰竭
CI	cardiac index	心脏指数
CIM	critical illness myopathy	危重病肌病
CIN	contrast-induced nephropathy	造影剂肾病
CIP	critical illness polyneuropathy	危重病多发性神经病
CK	creatine kinase	肌酸激酶
CKD	chronic kidney disease	慢性肾病
CLABSI	central line-associated bloodstream infection	中心静脉导管相关血流感染
CML	chronic myeloid leukemia	慢性髓细胞性白血病
CMP	comprehensive metabolic profile	完整代谢谱
CMRO$_2$	cerebral metabolic rate of oxygen consumption	脑氧耗代谢率
CMS	Centers for Medicare and Medicaid Services	医疗保险和医疗补助服务中心
CMV	cytomegalovirus	巨细胞病毒
CNI	calcineurin inhibitor	钙调神经磷酸酶抑制药
CNS	central nervous system	中枢神经系统
CO	cardiac output	心输出量
CO$_2$	carbon dioxide	二氧化碳
COPD	chronic obstructive pulmonary disease	慢性阻塞性肺疾病
CPAP	continuous positive airway pressure	持续气道正压
CPE	cardiogenic pulmonary edema	心源性肺水肿
CPM	central pontine myelinolysis	脑桥中央髓鞘溶解症
CPOT	critical care pain observation tool	重症监护疼痛观察仪
CPP	cerebral perfusion pressure	脑灌注压
CPR	cardiopulmonary resuscitation	心肺复苏
Cr	creatinine	肌酐
CRE	carbapenem-resistant Enterobacteriaceae	耐碳青霉烯类肠杆菌科细菌
CRP	C-reactive protein	C 反应蛋白
CRRT	continuous renal replacement therapy	持续性肾脏替代疗法
C/S	culture and sensitivity	培养与药敏

CSE	convulsive status epilepticus	惊厥性癫痫持续状态
CSF	cerebrospinal fluid	脑脊液
CSHT	context-sensitive half-time	时量相关半衰期
CT	computed tomography	计算机断层扫描
CTA	computed tomography angiogram/angiography	计算机断层血管造影术
CVA	cerebrovascular accident	脑血管意外
CVP	central venous pressure	中心静脉压
CVR	cerebrovascular resistance	脑血管阻力
CVVH	continuous veno-venous hemofiltration	连续性静脉 – 静脉血液滤过
CVVHD	continuous veno-venous hemodialysis	连续性静脉 – 静脉血液透析
CVVHDF	continuous veno-venous hemodiafiltration	连续性静脉 – 静脉血液透析滤过
CXR	chest X-ray	胸部 X 线片
D5W	5% dextrose in water	5% 葡萄糖水溶液
D50W	50% dextrose in water	50% 葡萄糖水溶液
DALY	disability-adjusted life years	伤残调整寿命年
DAPT	dual antiplatelet therapy	双重抗血小板治疗
DC	direct current	直流电
DCI	delayed cerebral ischemia	迟发性脑缺血
DIC	disseminated intravascular coagulation	弥散性血管内凝血
DKA	diabetic ketoacidosis	糖尿病酮症酸中毒
DNI	do not intubate	请勿插管
DNR	do not resuscitate	不要复苏
DOAC	direct oral anticoagulant	直接口服抗凝药
DP	peritoneal dialysis	腹膜透析
2,3-DPG	2,3-diphosphoglycerate	2, 3– 二磷酸甘油
DSM-5	Diagnostic and Statistical Manual of Mental Disorders 5	精神疾病诊断和统计手册 5
DTI	direct thrombin inhibitors	直接凝血酶抑制药
DVT	deep vein thrombosis	深静脉血栓形成
DWI	diffusion weighted imaging	扩散加权成像
EBV	Epstein–Barr virus	EB 病毒
ECCO$_2$R	extracorporeal carbon dioxide removal	体外二氧化碳清除
ECF	extracellular fluid	细胞外液
ECG	electrocardiography/electrocardiogram	心电图

ECMO	extracorporeal membrane oxygenation	体外膜氧合
ED	emergency department	急诊科
EEG	electroencephalography/ electroencephalogram	脑电图
EIA	enzyme immunoassay	酶免疫测定法
EMS	emergency medical service	急救服务
EPAP	end-expiratory positive airway pressure	呼气末正压通气
ER	emergency room	急诊室
ESBL	extended-spectrum beta-lactamase	超广谱 β– 内酰胺酶
ESICM	European Society of Intensive Care Medicine	欧洲重症监护医学学会
ESR	erythrocyte sedimentation rate	红细胞沉降率
ESRD	end-stage renal disease	终末期肾病
ET	endotracheal	气管内层
ETCO$_2$	end-tidal carbon dioxide	呼气末二氧化碳分压
ETT	endotracheal tube	气管内导管
EVD	external ventricular drainage	脑室外引流
F	femoral	股骨的
FAST	focused assessment using sonography for trauma	超声创伤评估
FDA	Food and Drug Administration (USA)	美国食品药品管理局
FeNa	fractional excretion of sodium	钠排泄分数
FeUrea	fractional excretion of urea	尿素排泄分数
FFP	fresh frozen plasma	新鲜冰冻血浆
FiO$_2$	fractional inspired oxygen	吸入氧浓度百分比
FLAIR	fluid attenuated inversion recovery	液体衰减反转恢复序列
FMT	fecal microbiota therapy	粪便微生物群治疗
FP24	frozen plasma (within 24 hours)	冰冻血浆（24h 内）
FRC	functional residual capacity	功能残气量
FVC	forced vital capacity	用力肺活量
GABA	gamma-aminobutyric acid	γ– 氨基丁酸
GBS	Guillain–Barré syndrome	吉兰 – 巴雷综合征
GCS	Glasgow Coma Scale	格拉斯哥昏迷评分
GERD	gastroesophageal reflux disease	胃食管反流病
GFR	glomerular filtration rate	肾小球滤过率
GI	gastrointestinal	胃肠的

GINA	Global Initiative for Asthma	全球哮喘防治创议
GM-CSF	granulocyte–macrophage colony- stimulating factor	粒细胞 – 巨噬细胞集落刺激因子
GNB	gram-negative bacilli	革兰阴性杆菌
GOLD	Global Initiative for Chronic Obstructive Pulmonary Disease	全球慢性阻塞性肺疾病倡议
GPC	gram-positive cocci	革兰阳性球菌
GVHD	graft-versus-host disease	移植物抗宿主疾病
GW	guidewire	准绳
H$_2$	histamine-2	组胺 2
HAART	highly active antiretroviral therapy	高效抗逆转录病毒治疗
HAP	hospital-acquired pneumonia	医院获得性肺炎
Hb	hemoglobin	血红蛋白
HBV	hepatitis B virus	乙型肝炎病毒
HCAP	health care-associated pneumonia	医院获得性肺炎
HCG	human chorionic gonadotropin	人绒毛膜促性腺激素
Hct	hematocrit	血细胞比容
HCV	hepatitis C virus	丙型肝炎病毒
HE	hepatic encephalopathy	肝性脑病
HELLP	hemolysis, elevated liver enzymes, low platelets (syndrome)	溶血、肝酶升高和血小板减少（综合征）
HFNC	high flow nasal cannula	高流量鼻导管
HFPEF	heart failure with preserved ejection fraction	射血分数保留型心力衰竭
HFREF	heart failure with reduced ejection fraction	射血分数降低型心力衰竭
Hib	Haemophilus influenza type b	b 型流感嗜血杆菌
HIDA	hepatobiliary iminodiacetic acid	亚氨基二乙酸肝胆
HIT	heparin-induced thrombocytopenia	肝素诱发血小板减少症
HIV	human immunodeficiency virus	人类免疫缺陷病毒
HLA	human leukocyte antigen	人类白细胞抗原
HR	heart rate	心率
HSV	herpes simplex virus	单纯疱疹病毒
HT	hemorrhagic transformation	出血性转化
HUS	hemolytic uremic syndrome	溶血性尿毒症综合征
IA	intra-arterial	动脉内

IABP	intra-aortic balloon pump	主动脉球囊反搏
IAH	intra-abdominal hypertension	腹压增高
IAP	intra-abdominal pressure	腹腔内压
IBW	ideal body weight	理想体重
ICD	implantable cardioverter defibrillator	植入型心律转复除颤器
ICF	intracellular fluid	细胞内液
ICH	intracerebral hemorrhage	颅内出血
ICP	intracranial pressure	颅内压
ICU	intensive care unit	重症监护室
IDSA	Infectious Diseases Society of America	美国传染病学会
Ig	immunoglobulin	免疫球蛋白
IHD	intermittent hemodialysis	间歇性血液透析
IJ	internal jugular	颈内静脉
IJV	inferior jugular vein	下颈静脉
IL	interleukin	白细胞介素
ILCOR	International Liaison Committee on Resuscitation	国际复苏联络委员会
ILD	interstitial lung disease	间质性肺病
IMV	invasive mechanical ventilation	有创机械通气
INR	international normalized ratio	国际标准化比值
IO	intraosseous	骨内
IPAL-ICU	Improving Palliative Care in the ICU	改善重症监护室的姑息治疗
IPAP	inspiratory positive airway pressure	吸气正压通气
IPF	idiopathic pulmonary fibrosis	特发性肺纤维化
IRIS	immune reconstitution inflammatory syndrome	免疫重建炎症综合征
ISS	injury severity score	创伤严重程度评分
IV	intravenous	静脉注射
IVAC	infection-related ventilator-associated complication	感染所致相关呼吸机相关的并发症
IVC	inferior vena cava	下腔静脉
IVIg	intravenous immunoglobulin	静脉注射免疫球蛋白
JVP	jugular venous pressure	颈静脉压力
KCl	potassium chloride	氯化钾
LAD	left anterior descending (artery)	左前降支
LBBB	left bundle branch block	左束支阻滞
LD	loading dose	负荷剂量

LDF	laser Doppler flowmetry	激光多普勒血流计
LDH	lactate dehydrogenase	乳酸脱氢酶
LDL	low density lipoprotein	低密度脂蛋白
LDUH	low dose unfractionated heparin	低剂量普通肝素
LFT	liver function test	肝功能测试
LiDCO	lithium dilution cardiac output	锂稀释心输出量
LKM	liver-kidney microsomal (antibody)	肝肾微粒体（抗体）
LLQ	left lower quadrant	左下象限
LMA	laryngeal mask airway	喉罩通气
LMW	low molecular weight	低分子量
LMWH	low molecular weight heparin	低分子肝素
LOC	loss of consciousness	意识丧失
LOS	length of stay	住院时间
LP	lumbar puncture	腰椎穿刺
LPR	lactate: pyruvate ratio	乳酸 / 丙酮酸比值
LSD	lysergic acid diethylamide	麦角酰二乙胺
LV	left ventricular/ventricle	左心室
LVAD	left ventricular assist device	左心室辅助装置
LVEDP	left ventricular end-diastolic pressure	左心室舒张末压
LVEF	left ventricular ejection fraction	左心室射血分数
LVO	large vessel occlusion	大血管闭塞
LVOT	left ventricular outflow tract	左心室流出道
MAC	Macintosh blade	麦金托什机刀片
MAHA	microangiopathic hemolytic anemia	微血管病性溶血性贫血
MAOI	monoamine oxidase inhibitor	单胺氧化酶抑制药
MAP	mean arterial pressure	平均动脉压
MASCC	Multinational Association for Supportive Care in Cancer	癌症支持治疗多国协会
MAT	multifocal atrial tachycardia	多灶性房性心动过速
MBC	minimum bactericidal concentration	最低杀菌浓度
MCA	middle cerebral artery	大脑中动脉
MD	doctor; maintenance dose	博士；维持剂量
MDI	metered dose inhaler	定量雾化吸入器
MDMA	3,4-methylenedioxy-methamphetamine	3,4– 亚甲二氧基甲基苯丙胺

MDR	multidrug resistant	多重耐药
MELD	model for end-stage liver disease	终末期肝病模型
MI	myocardial infarction	心肌梗死
MIC	minimum inhibitory concentration	最低抑菌浓度
MMF	mycophenolate mofetil	吗替麦考酚酯
MODS	multiorgan dysfunction syndrome	多器官功能障碍综合征
MR	mitral regurgitation	二尖瓣反流
MRA	magnetic resonance angiography	磁共振血管成像
MRI	magnetic resonance imaging	磁共振成像
MRSA	methicillin-resistant Staphylococcus aureus	耐甲氧西林金黄色葡萄球菌
MSSA	methicillin-sensitive Staphylococcus aureus	甲氧西林敏感性金黄色葡萄球菌
MTP	massive transfusion protocol	大量输血方案
MVA	motor vehicle accident	机动车辆事故
MVT	mesenteric venous thrombosis	肠系膜上静脉血栓
Na	sodium	钠
NAC	N-acetylcysteine	乙酰半胱氨酸
NASH	non-alcoholic steatohepatitis	非酒精性脂肪性肝炎
NCS	Neurocritical Care Society	美国神经重症监护学会
NCSE	non-convulsive status epilepticus	非惊厥癫痫持续状态
NDM-1	New Delhi metallo-beta-lactamase	新德里金属 β– 内酰胺酶
NG	nasogastric	鼻饲
NHSN	National Healthcare Safety Network	美国国家医疗安全网
NICE-SUGAR	Normoglycemia in Intensive Care Evaluation Survival Using Glucose Algorithm Regulation (trial)	应用葡萄糖算法调节评估重症监护患者的正常血糖（试验）
NIF	negative inspiratory force	负力吸气
NIH	National Institutes of Health	美国国立卫生研究院
NIHSS	National Institutes of Health Stroke Scale	美国国立卫生研究院脑卒中量表
NMDA	N-methyl-d-aspartate	N– 甲基 –D– 天冬氨酸
NNT	number needed to treat	需治疗人数
NOMI	non-occlusive mesenteric ischemia	非闭塞性肠系膜缺血
NPH	neutral protamine Hagedorn	中性鱼精蛋白锌胰岛素
NPO	nil per os	禁食水
NPPV	non-invasive positive pressure ventilation	无创正压通气
NQF	National Quality Forum	美国国家质量论坛

NRTI	nucleoside reverse transcriptase inhibitor	核苷逆转录酶抑制药
NS	normal saline	0.9% 氯化钠溶液
1/2 NS	half normal saline	0.45% 氯化钠溶液
NSAID	non-steroidal anti-inflammatory drugs	非甾体抗炎药
NSCLC	non-small cell lung cancer	非小细胞肺癌
NSTE-ACS	non-ST elevation acute coronary syndromes	非 ST 段抬高急性冠脉综合征
NSTEMI	non-ST elevation myocardial infarction	非 ST 段抬高急性心肌梗死
NYHA	New York Heart Association	纽约心脏学会
O_2	oxygen	氧气
OHS	obesity hypoventilation syndrome	肥胖肺通气不良综合征
OI	opportunistic infection	机会性感染
OLT	orthotopic liver transplantation	原位肝移植
OPTN	Organ Procurement Transplantation Network	器官获取移植网络
OR	odds ratio; operating room	优势率；手术室
OTC	over-the-counter	非处方药
PAC	pulmonary artery catheter	肺动脉导管
PaO_2	arterial oxygen pressure	动脉氧分压
$PaCO_2$	arterial carbon dioxide pressure	动脉二氧化碳分压
PAD	pulmonary artery disease	肺动脉疾病
PAK	pancreas after kidney	肾后胰腺移植
PAWP	pulmonary artery wedge pressure	肺动脉楔压
$PbtO_2$	brain tissue oxygen partial pressure	脑组织氧分压
PBW	predicted body weight	预测体重
PC	pressure control	压力控制
PCA	patient controlled analgesia	患者自控镇痛
PCC	prothrombin complex concentrate	凝血酶原复合物
PCI	percutaneous coronary intervention	经皮冠状动脉介入治疗
PCP	pneumocystis pneumonia	卡氏肺孢子菌肺炎
PCR	polymerase chain reaction	聚合酶链式反应
PCWP	pulmonary capillary wedge pressure	肺毛细血管楔压
PD	pharmacodynamic/peritoneal dialysis	药效学 / 腹膜透析
PDT	percutaneous dilational tracheostomy	经皮扩张气管切开术
PE	pulmonary embolism	肺栓塞

PEA	pulseless electrical activity	无脉性电活动
PEEP	positive end-expiratory pressure	呼气末正压通气
PEF	peak expiratory flow	呼气流量峰值
PEG	percutaneous endoscopic gastrostomy	经皮内镜胃造瘘
PESI	Pulmonary Embolism Severity Index	肺栓塞严重指数
PET	positron emission tomography	正电子发射断层扫描
PETCO$_2$	peak end-tidal partial pressure of carbon dioxide	潮气末二氧化碳分压峰值
PGL	persistent generalized lymphadenopathy	持续性全身性淋巴腺病
PH	parenchymal hemorrhage	脑实质出血
PI	pulsatility index	脉搏指数
PiCCO	pulse contour cardiac output	脉冲心输出量
PIP	peak inspiratory pressure	吸气峰压
PLT	platelet	血小板
PO	per os	经口
POC	point-of-care	床旁检测
POCUS	point-of-care ultrasound	床旁超声
PPE	parapneumonic effusion	肺炎旁胸腔积液
PPI	proton pump inhibitor	质子泵抑制剂
PPN	partial parenteral nutrition	部分肠外营养
PRBC	packed red blood cells	浓缩红细胞
PRIS	propofol-related infusion syndrome	丙泊酚输注综合征
PRVC	pressure-regulated volume control	压力调节容量控制
PS	pressure support	压力支持
PSI	pneumonia severity index	肺炎严重度指数
PSV	pressure support ventilation	压力支持通气
PT	prothrombin time	凝血酶原时间
PTA	pancreas transplant alone	单独胰脏移植
PTH	parathyroid hormone	甲状旁腺激素
PTHrP	parathyroid hormone-related peptide	甲状旁腺激素相关肽
PTSD	post-traumatic stress disorder	创伤后应激障碍
PTT	partial thromboplastin time	部分凝血酶原时间
PTX	pneumothorax	气胸
PVR	pulmonary vascular resistance	肺血管阻力
RA	right atrium	右心房

RAAS	renin-angiotensin-aldosterone system	肾素 – 血管紧张素系统
RAP	right arterial pressure	右心房压
RASS	Richmond Agitation-Sedation Scale	躁动 – 镇静评分
RBBB	right bundle branch block	右束支阻滞
RBC	red blood cell	红细胞
RCA	right coronary artery	右冠状动脉
RCT	randomized controlled trial	随机对照试验
RLL	right lower lobe	右下叶
RLQ	right lower quadrant	右下象限
RML	right middle lobe	右中叶
RN	registered nurse	注册护士
ROSC	return of spontaneous circulation	自发性循环恢复
RQ	respiratory quotient	呼吸商
RR	respiratory rate	呼吸频率
RRT	renal replacement therapy	肾脏替代疗法
RSBI	rapid shallow breathing index	快速浅呼吸指数
RTS	Revisited Trauma Score	院前创伤评分
RUL	right upper lobe	右上叶
RUQ	right upper quadrant	右上象限
RUSH	rapid ultrasound in shock	休克时快速超声
RV	right ventricular/ventricle	右心室
Rx	treatment	治疗
SA	subclavian artery	锁骨下动脉
SAH	subarachnoid hemorrhage	蛛网膜下腔出血
SBP	systolic blood pressure	收缩压
SBT	small bowel transplantation, spontaneous breathing trial	小肠移植，自主呼吸试验
SC	subcutaneous	皮下的
SCCM	Society of Critical Care Medicine	重症监护医学会
SCI	spinal cord injury	脊髓损伤
SCLC	small cell lung cancer	小细胞肺癌
$ScvO_2$	central venous oxygen saturation	中心静脉血氧饱和度
SIADH	syndrome of inappropriate antidiuretic hormone secretion	抗利尿激素分泌不当综合征

SIMV	synchronized intermittent mandatory ventilation	同步间歇强制通气法
SIRS	systemic inflammatory response syndrome	全身炎症反应综合征
SjvO$_2$	jugular venous oxygen saturation	颈静脉血氧饱和度
SL	subclavian lateral; symptom atic leukostasis	锁骨下外侧；症状性白细胞淤滞症
SM	subclavian medial	锁骨下内侧
SMA	superior mesenteric artery	肠系膜上动脉
SMV	superior mesenteric vein	肠系膜上静脉
SNRI	serotonin-norepinephrine reuptake inhibitor	5- 羟色胺 - 去甲肾上腺素再摄取抑制药
SOFA	sequential organ failure assessment (score)	序贯器官衰竭评估（评分）
SOL	signs of life	生命迹象
SPK	simultaneous pancreas–kidney	胰肾联合移植
SpO$_2$	peripheral capillary oxygen saturation	外周毛细血管血氧饱和度
SQ	subcutaneous	皮下的
SSEP	somatosensory evoked potential	体感诱发电位
SSRI	selective serotonin reuptake inhibitor	选择性 5- 羟色胺再摄取抑制药
ST	sinus tachycardia	窦性心动过速
ST	spontaneous timed	自发计时
sTBI	severe traumatic brain injury	重度颅脑损伤
STE	ST elevation	ST 段抬高
STEMI	ST elevation myocardial infarction	ST 段抬高心肌梗死
SV	stroke volume, subclavian vein	每搏输出量，锁骨下静脉
SVCS	superior vena cava syndrome	上腔静脉综合征
SVR	systemic vascular resistance	体循环血管阻力
SVT	supraventricular tachycardia	室上性心动过速
SW	social worker	社会福利工作者
TACO	transfusion-associated circulatory overload	输液相关循环超负荷
TAD	transfusion-associated dyspnea	输液相关性呼吸困难
TAH	total artificial heart	完全型人工心脏
TAVR	transcatheter aortic valve replacement	颈导管主动脉瓣置换术
TB	tuberculosis	肺结核
TBI	traumatic brain injury	创伤性脑损伤
TBSA	total body surface area	总体表面积
TCA	tricyclic antidepressant	三环类抗抑郁药

TDF	thermal diffusion flowmetry	热弥散血流测定
TEE	transesophageal echocardiography/echocardiogram	经食管超声心动图
TIA	transient ischemic attack	短暂性脑缺血发作
TIPS	transjugular intrahepatic portosystemic shunt	经颈静脉肝内门体静脉分流术
TLS	tumor lysis syndrome	肿瘤溶解综合征
TNF	tumor necrosis factor	肿瘤坏死因子
tPA	tissue plasminogen activator	组织型纤溶酶原激活药
TPN	total parental nutrition	全胃肠外营养
TRALI	transfusion-related acute lung injury	输血相关性急性肺损伤
TRP	tubular reabsorption of phosphate	肾小管磷酸盐重吸收
TSH	thyroid-stimulating hormone	促甲状腺激素
TT	tracheostomy tube	气管切开插管
TTE	transthoracic echocardiography/echocardiogram	经胸超声心动图
TTM	therapeutic temperature modulation	治疗性调温
TTP	thrombotic thrombocytopenic purpura	血栓性血小板减少性紫癜
TWI	T wave inversion	T 波倒置
UA	unstable angina; urinalysis	不稳定心绞痛；尿检
UFH	unfractionated heparin	普通肝素
URI	upper respiratory infection	上呼吸道感染
US	ultrasound	超声
USPSTF	United States Preventive Services Task Force	美国预防服务特遣部队
UTI	urinary tract infection	尿路感染
V-A	venous-arteria	动静脉分流
VAC	ventilator-associated condition	呼吸机相关性情况
VAD	ventricular assist device	心室辅助装置
VAE	ventilator-associated event	呼吸机相关性事件
VAP	ventilator-associated pneumonia	呼吸机相关性肺炎
VATS	video-assisted thoracoscopy surgery	电视胸腔镜手术
VBG	venous blood gas	静脉血气
VC	vital capacity	肺活量
VC	volume control	容量调控
VF	ventricular fibrillation	心室颤动
VKA	vitamin K antagonist	维生素 K 拮抗药

VME	viral meningoencephalitis	病毒性脑膜脑炎
V/Q	ventilation-perfusion	通气 – 灌注
VS	volume support	容量支持
VSD	ventricular septal defect	室间隔缺损
VT	ventricular tachycardia	室性心动过速
VTE	venous thromboembolism	静脉血栓栓塞症
VTI	velocity time interval	速度时间间隔
V-V	veno-venous	静脉 – 静脉
vWD	von Willebrand disease	血管性血友病
vWF	von Willebrand factor	血管性血友病因子
VZV	varicella zoster virus	水痘带状疱疹病毒
WBC	white blood cell	白细胞
WFNS	World Federation of Neurosurgeons Scale	世界神经外科医师联合会量表
WHO	World Health Organization	世界卫生组织
WPW	Wolff-Parkinson-White	Wolff-Parkinson-White 综合征

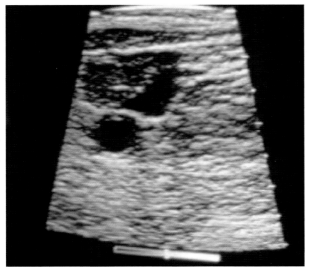

▲ 图 3-2 右颈内静脉非闭塞性血栓

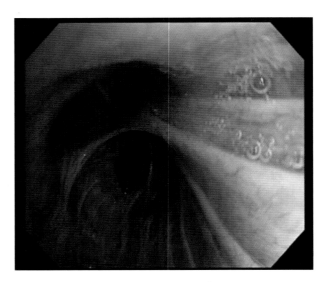

▲ 图 5-2 右上叶

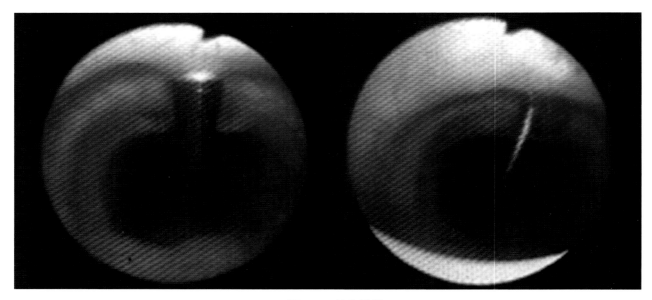

▲ 图 6-4 针和导丝

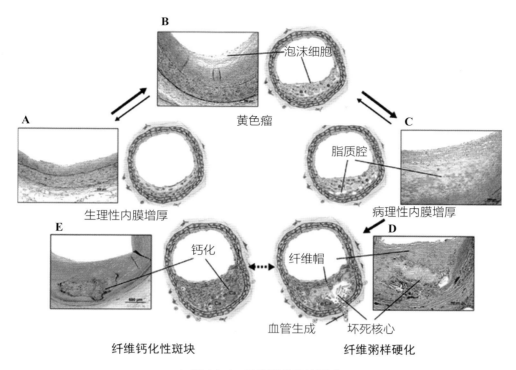

▲ 图 16-1　动脉粥样斑块形成

A. 低密度脂蛋白（LDL）颗粒迁移至血管壁内膜，导致炎症和内膜增厚；B. 单核细胞向内膜迁移，分化成巨噬细胞，巨噬细胞清除 LDL 分子，成为泡沫细胞，形成黄色瘤；C. 形成细胞外脂质池；D. 泡沫细胞发生凋亡，形成坏死核心；E. 内膜内的慢性炎症最终导致斑块纤维化和钙化

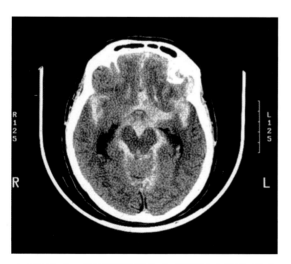

▲ 图 27-3　蛛网膜下腔出血伴侧脑室颞角增大（脑积水）

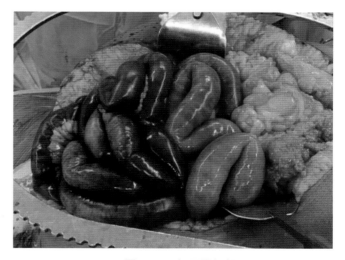

▲ 图 36-1　坏死肠组织

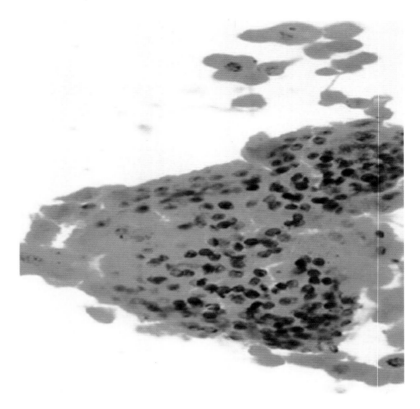

▲ 图 48-1 支气管肺泡灌洗标本的 GMS 染色显示肺孢子菌

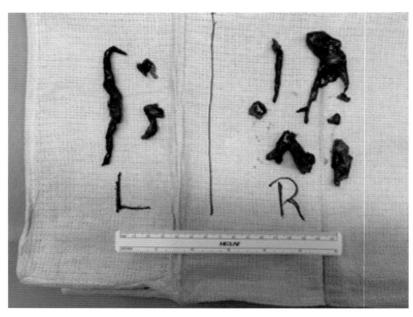

▲ 图 57-2 通过肺动脉栓塞取栓术取出的中央肺动脉栓子的碎块，与图 57-1 是同一患者

引自个人收藏，在得到患者许可的情况下进行复制